Medical Device Safety and Laws and Systems

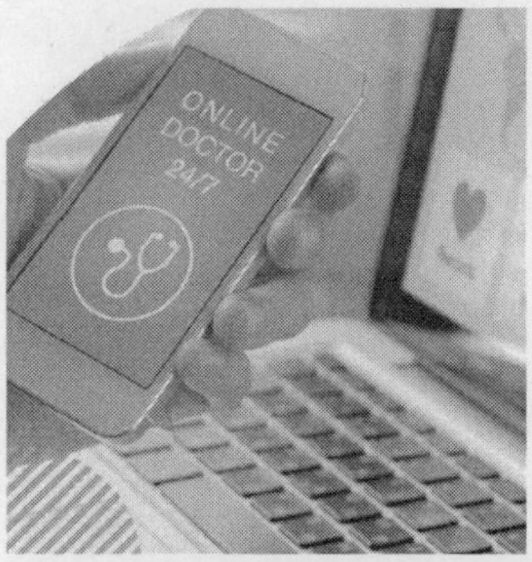

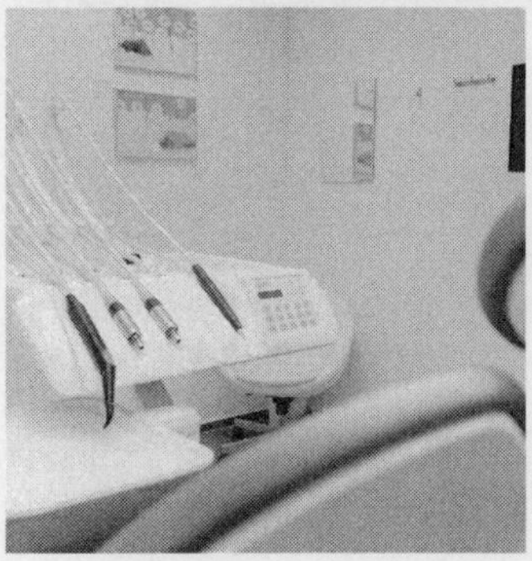

의료기기 안전 및 법과 제도

공학박사 나 승 권 저

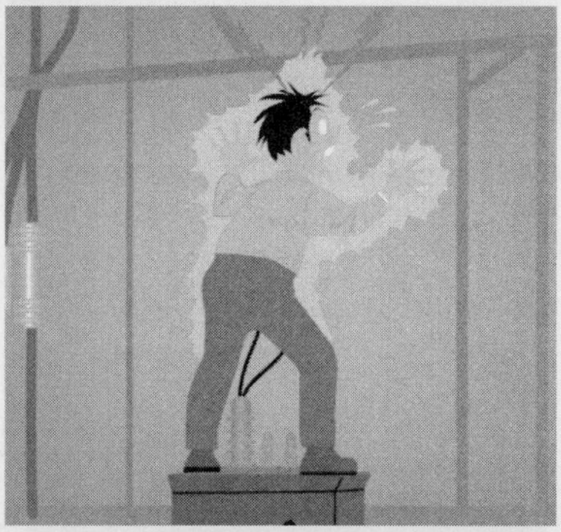

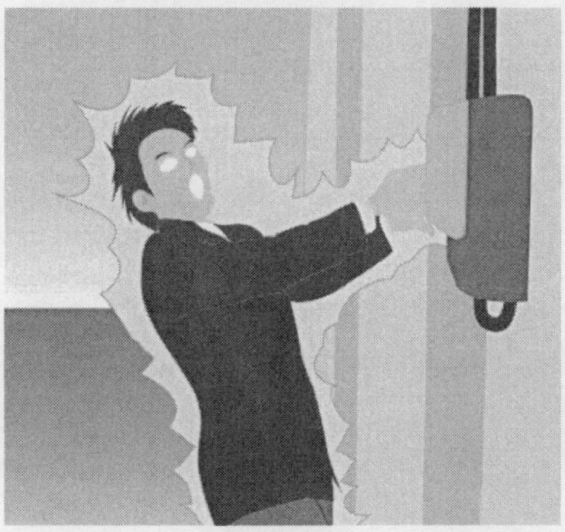

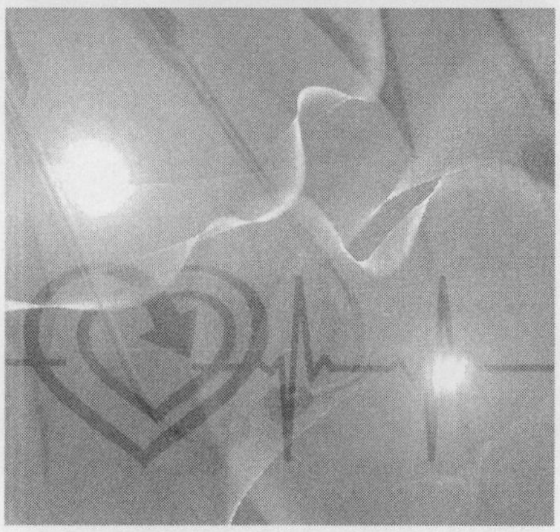

도서출판 상 학 당

欲爲大者 當爲人役

크고자 하거든 남을 섬기라

머 리 말

우리가 생활하는데 전기는 매우 유용할 뿐만 아니라 이제는 없어서는 안 되는 인류의 발명품이자 에너지이다. 보통 일반 가정집에 공급되는 전기의 전압은 220[V]이다. 220[V]의 교류전압이 어느 정도의 크기인지 알려고 누구도 전류가 살아 있는 덮인 전선을 만져보지는 않을 것이다. 일반인들이 착각하기 쉬운 것이 바로 이 전압의 크기와 전류의 크기에 대한 상식이다.

높은 전압 자체도 위험한 것이지만 인체에 위험한 영향을 주는 것은 실질적으로 전류이며, 수[μA]에서 수[mA]의 전류가 인체 내에 흐르게 되면 심한 경우 심장에 쇼크를 주어 심장박동이 멈추는 치명적인 사고를 발생시킨다. 특히 외부의 충격에 대해 면역력과 반응이 약해진 환자는 그 위험도는 몇 배로 높아지게 된다.

따라서 이러한 사고를 더욱 철저히 예방하기 위해 전기는 물론 생체와 접촉하는 의료기기의 재질, 방사선과 같이 환자와 접촉되거나 에너지가 투과되는 모든 의료기기의 안전에 대한 법규화가 필요한 것이다. 의료분야에서 최우선 순위는 항상 안전이며, 병원에서 근무하는 의료인은 물론 의료기기를 설계하는 개발자들은 항상 의료안전에 대한 법규에 대해 충분히 숙지하여야 한다.

이 책에서는 내용을 쉽게 풀이하여 설명하려고 노력하였으므로 초보자들도 이해하기 쉬울 것이다. 뿐만 아니라 의료사진을 제외한 모든 그림과 삽화는 일러스트레이터로 컬러화하였다.

또한 의공학을 전공하는 이들에게 도움이 되는 책이 되길 바라며, 집필 중 많은 고심에도 불구하고 손길이 미치지 못한 곳은 앞으로 계속적으로 보완할 것이다.

끝으로 출판과정에 도움을 주신 도서출판 상학당의 남승우 사장님과 이 책에 관심과 애정을 주신 모든 분들께 감사의 말씀을 전하며 마친다.

공학박사 나 승 권 씀

차 례

| 제1장 | 의료 안전

| 제2장 | 의료 법규

| 제3장 | 국내외 의료기기 인증

| 부 록 | 의료기기 품목 및 품목별 등급

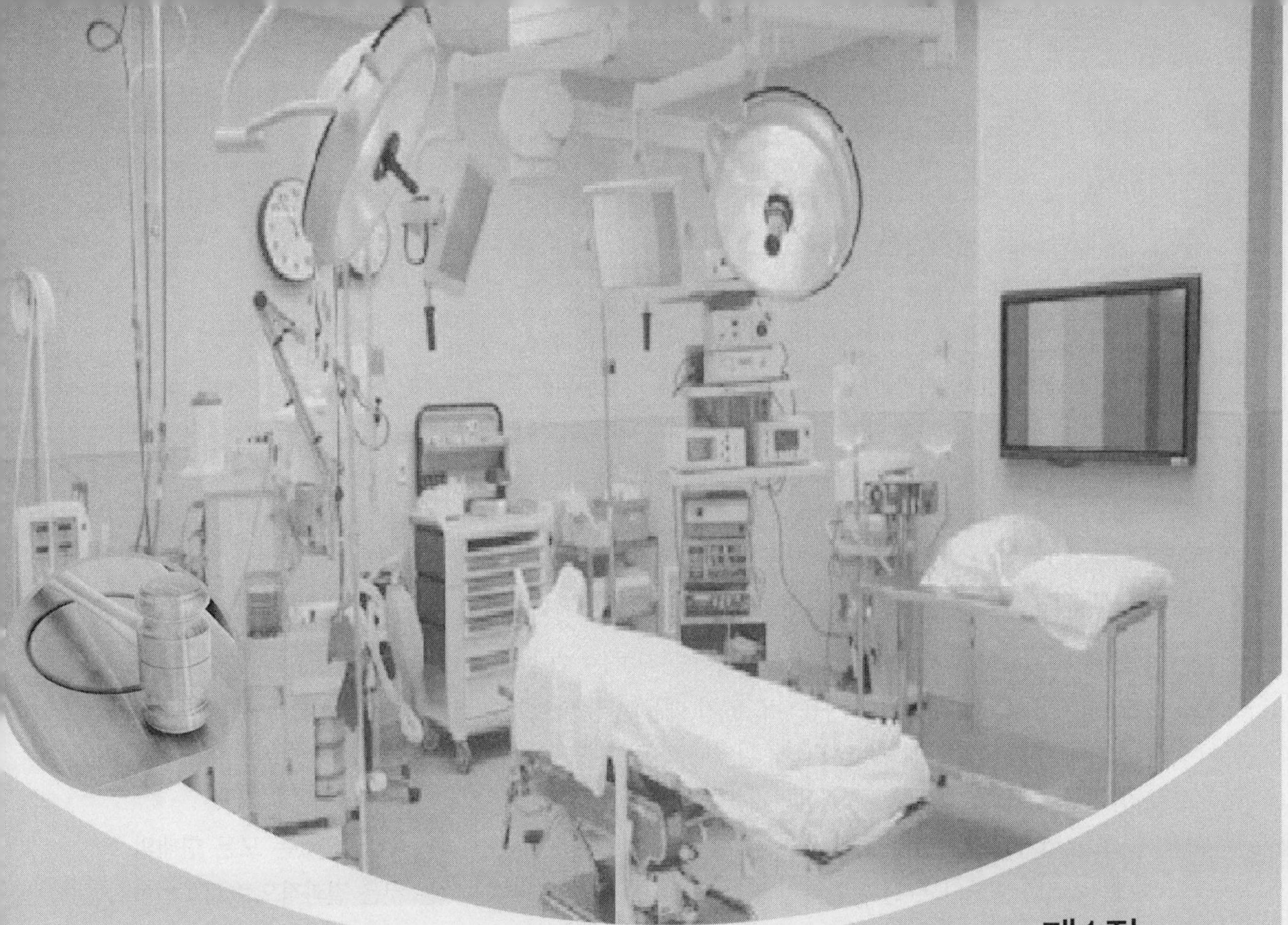

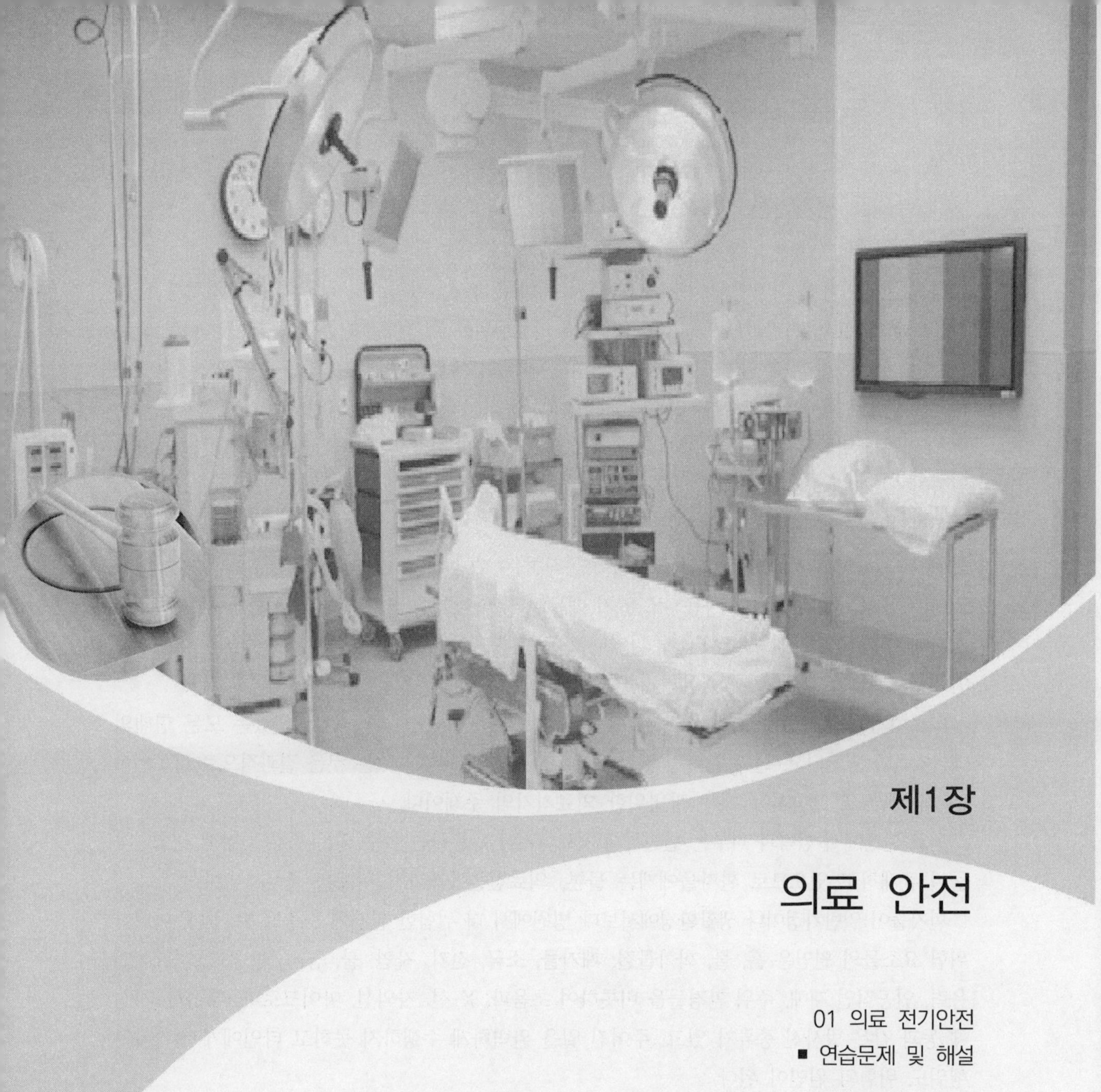

제1장

의료 안전

01 의료 전기안전
- 연습문제 및 해설

02 의료 가스안전
- 연습문제 및 해설

03 의료 기타 안전
- 연습문제 및 해설

01 의료 전기안전

병원은 태어나서 사망할 때까지 건강을 유지하여 주고, 질병으로부터 치료와 처치를 하고 수술을 한다. 또한 건강한 삶을 유지하기 위해 의료행위를 수행하는 단순한 공간이 아니라 의료진, 간호사, 보호원 및 환자, 보호자들에 의해서 여러 종류의 의료기기들을 사용하여 각별한 주의를 필요로 하는 과학적이고 인체공학적인 설계를 요하는 첨단기술의 총체이다. 진단, 치료를 받기 위해서 병원을 찾는 사람에게 의료기기의 결함이나 취급 부주의로 인한 전기적인 쇼크의 위험이 있으면 아주 위험하다.

의료기기와 생체가 긴밀한 관계를 맺고 있는 것은 생체정보를 계측하거나, 생체에 어떤 작용을 주기 위하여 생체와 밀접하게 결합되어 동작하는 것이나 의료기기들이 더욱 복잡, 다양해지고 많은 치료과정에서 널리 사용되고 있기 때문이다. 따라서 미국도 매년 1만 건에 이르는 의료기기에 관련된 환자사고의 사례가 일어나고 있는데, 이는 훈련이 불충분하고 경험 미숙으로 인해 의료기기를 올바르게 사용하지 않고 있기 때문이다.

의료기기들을 안전하게 설계, 사용하는 것은 모든 의료과정과 생각할 수 있는 모든 형태의 에너지들과 연관되고, 널리 알려져 있는 의료사고위험의 소지가 있는 것은 결과적으로 잘못된다는 개념까지도 포함하는 매우 광범위한 의료기기의 주제이다.

의료 환경에서 점막과 피부는 빈번하게 치료하거나 관통하면 아주 많은 종류의 잠재 위험인자들이 존재하고 있으므로 환자들에게는 물론, 의료진들에게까지 피해를 줄 수 있다.

환자들이 일반가정이나 생활환경에서보다 병원에서 더 위험한 환경에 노출될 수 있다. 이러한 위험 요소들의 원인은 흙, 물, 화학물질, 폐기물, 소금, 전기, 자연, 불, 공기 및 중력, 기계적인 응력, 인공적인 재해, 주위 환경들을 비롯하여 초음파, X-선, 자외선, 마이크로파, 레이저, 자성체 등과 같은 방사선 종류가 있고, 주어진 일을 완벽하게 수행하지 못하고 타인에게 전가하는 행위도 위험의 원인이 된다.

1969년 카테터(Catheter)[1]를 지나서 심장에 흐르는, 감지할 수 없을 만큼 아주 미세한 전류에 의해 감전되어 환자들이 피해를 입은 사고들이 보고된 뒤부터 인식하기 시작하였다. 전기안전에 대한 두려움은 칼 워터(Carl Water, 1970)와 랄프 네이더(Ralph Nader, 1971)가 매년 이해하기 어려운 원인에 의한 감전 때문에 많은 수의 미국인들이 일상적이고 평범한 의료과정 중에 생명의 위협을 받는다고 주장했던 1971년경에 이르러 의료사고가 최고조에 달했지만 확실한 병리학적 증거가 거의 없었기 때문에 감전사고에 의한 사망자 수를 정확하게 파악하기 어려워 의료진들을 위한 의료 설비의 시험절차 및 안전교육, 전기적으로 환자들과 분리된 접속 등은

1) 카테터(Catheter) : 체강(늑막강, 복막강) 또는 관상, 낭상기관(소화관, 방광 등)의 내용액의 배출을 측정하기 위해서 사용되는 고무 또는 금속제의 가는 관이다. 본래의 목적과는 반대로 약제나 세정액의 주입 등에도 응용된다.

사고를 막아내는 요소가 되었다.

① 의료기기의 안정성 : 의료기기의 안전성을 고려할 때 기기나 환자의 특성에 대한 사항을 주의한다.

㉠ 다른 의료기기의 위험이나 고장을 유발시켜서는 안 된다.

㉡ 의료기기의 성능 및 기기가 환자의 건강 유지나 생명에 연관되는 경우가 많으므로 기기의 기능 및 성능이 손상되지 않도록 상호간 서브 외란의 영향, 신뢰성 등을 고려한다.

㉢ 의료기기의 안전성을 엄격히 하고, 환자의 안전성을 확실하게 확보한다.

② 의료기기 사용대상의 특징 : 의료기기 대상인 환자에 대하여 주의하여야 한다.

㉠ 위험을 의식하거나 위험하다고 판단할 수 없거나, 위험을 느껴도 피할 수 없을 수도 있다.

㉡ 외부로부터의 작용에 미세한 전기적 신호 상태에 주의하여야 한다.

㉢ 여러가지 외부적 요인이 존재하는 것을 인식하고, 환자의 주위에도 각별한 주의가 필요하다.

③ 의료기기에 의한 위험의 기본요소 : 의료기기는 여러가지 다양한 원인에 의하여 고장이 일어난다. 장애는 주로 기기의 대상인 환자에게 일어나지만 기기의 조작자, 기기 주위의 의료진, 의료기기 주변의 시설이나 다른 기기(㉾ 핸드폰)에 일어나는 경우도 있다. 의료기기에 의한 장애 형태는 여러가지로 다양하지만 기본적인 요인은 다음의 4가지가 있다.

㉠ 유해 물질, 병원체의 오염으로 세균감염이 일어난다.

㉡ 기기로부터 방출된 에너지로 X-레이 감염이 일어난다.

㉢ 성능의 열화, 동작의 불량으로 기기가 파손된다.

㉣ 기기성능의 결함, 정지로 인한 가동시 환자진료시 위험을 초래한다.

④ 장애를 일으키는 요인 : 여러가지로 분석되고 있지만, 국제전기표준회의 IEC[2](International Electronical Commission)는 9가지 항목을 예로 들고 있다.

㉠ 부품의 고장(특히 생명유지장치 등)으로 인한 치료나 시술시 위험을 초래한다.

㉡ 조작 미숙, 전기적 또는 기계적 손상에 의한 동작 불량으로 인해 위험을 초래한다.

㉢ 여러가지 형태의 에너지(인체에 흐르는 전류, 방사선 초음파, 고주파 에너지, 가속입자 등)에 의해 위험을 초래한다.

㉣ 화학적 부식제, 독극물, 고온 유체의 방출, 생물학적으로 불완전한 물질의 접촉으로 위험을 초래한다.

---

2) 국제전기표준회의(IEC) : 전기 관계의 국제표준화를 목적으로 설립된 국제단체, 각 국을 대표하는 표준화 기관으로 구성되어 있다.

ⓜ 의료기기의 손상에 따른 용융 금속이나, 연고물체 등이 의료기기 외로 누출되어서 생기는 화재이다.

ⓑ 고주파 간섭에 의한, 진단데이터 수집, 자동 시스템, 치료 등의 방해로 인한 오동작이 일어난다.

ⓢ 부적절한 부품의 교환, 조작 순서 오류, 부정 출력으로 인한 오진 등으로 위험을 초래한다.

ⓞ 체표면의 과열에 의한 반사운동이나 열상으로 인한 환자가 화상을 입는다.

ⓙ 전원공급의 정지로 의료기기의 위험을 초래한다.

1. 접지와 누설전류

심장에 직접 전기를 연결한 환자에게 마이크로 쇼크(Micro-shock) 사고는 일반적으로 매크로 쇼크(Macro shock)와 관련 없는 상황에서 일어난다. 보통 마이크로 쇼크는 접속 도선을 갖는 장비의 접지시스템에 흐르는 대전류에 의해 생성되거나, 누설전류로 인해 접지된 두 전도성 물체 표면에 생성되는 전위차로 인하여 발생한다. 심장에 전기적 연결을 통하여 접속된 마이크로 쇼크 전류는 나오거나 들어간다(그림 1-1).

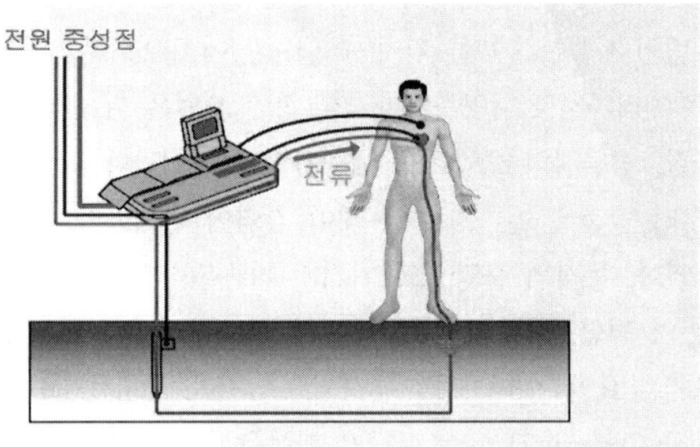

[그림 1-1] 마이크로 쇼크

마이크로 쇼크 위험(Micro Shock Hazards)은 체내기관, 특히 심장에 가해지는 매우 낮은 전류에 의한 충격이며 이는 심실세동을 일으키게 되므로 치명적이다.

카테터 전극의 크기가 작아질수록, 총 전류량(세동에 필요한)도 점차적으로 작아진다는 것을 나타내고 있는 마이크로 쇼크(Micro shock)의 발생에 영향을 미치는 중요한 변수가 심장 내 전극 표면에서의 전류밀도를 나타낸다. 작은 카테터 전극일수록 더 큰 내부저항을 가지고 있다(그림 1-2).

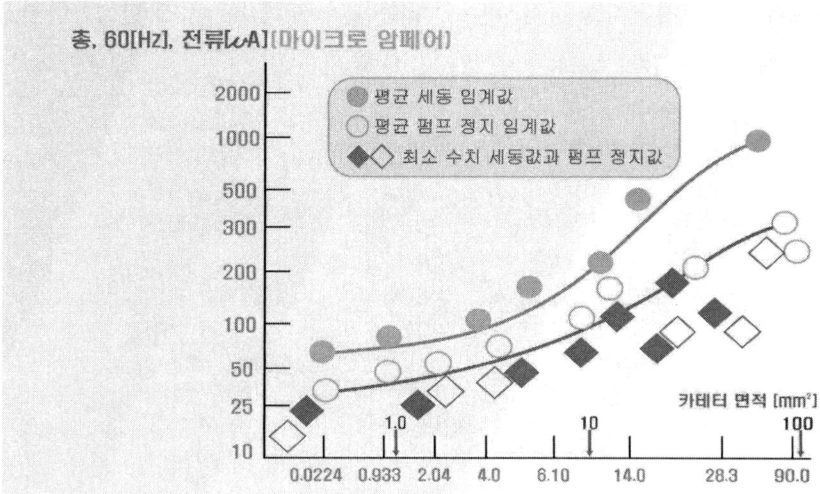

[그림 1-2] 심실세동과 펌프정지의 임계값과 카테터 면적과의 관계

1) 접지 전위차에 의한 마이크로 쇼크

의료기기에서 일어날 수 있는 마이크로 쇼크(Micro Shock) 사고의 세 가지 경우가 있으며, 마이크로 쇼크 사고가 어떻게 하여 발생하는가를 나타낸 것이다.

[그림 1-3]은 이러한 예를 간단히 설명한 것이며, 마이크로 쇼크가 발생할 수 있는 경우는 아니다.

(1) 마이크로 쇼크의 세가지 발생 원인

① 임시로 설치된 외부 심박조율기에서 사용하는 심외막 및 심내막 전극에서 발생한다.

② 내 심장 전위 측정장치에서 사용되는 전극에서 발생한다.

③ 혈압측정, 혈액 채취 등을 하기 위하여 심장에 설치한 액체 충만형 카테터에서 발생한다.

(2) 마이크로 쇼크의 경우

중환자 구역에 있는 환자 개개인마다 기준 접지점(Reference Ground Point)이 필요하고, 이러한 구역에 있는 전도성 물체 표면들 사이의 전위차는 40[mV]를 넘지 않아야 한다.

① 중환자실(Intensive Care Unit : ICU)에 있는 환자를 나타내고 있는데, 심전도 측정장치에 연결되어 있는 환자는 60[Hz] 방해를 감소시키기 위하여 오른다리 전극을 접지하였다.

② 접지된 금속 압력센서가 연결된 심장 내 연수 충만형 카테터를 사용하여 좌심실의 혈압을 측정하고 있다.

③ 오른다리와 좌심실 혈압을 측정하는 측정장치들은 아주 먼지점에 있는 중앙 배전반에서 오는 다른 회로에 접속되어 있는, 접지된 3선벽 콘센트에 연결되어 있다.

④ 어느 한 회로에서 회로차단기를 동작시킬 수 없는 단락사고가 기기에 발생한다면, 마이크로 쇼크가 발생할 가능성이 있다.

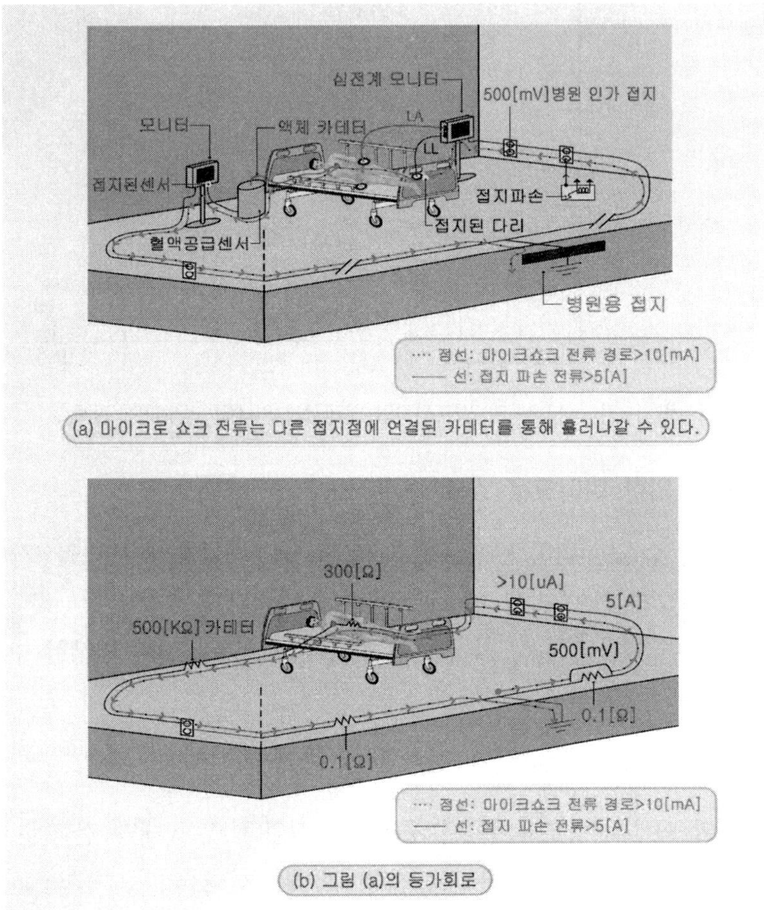

(a) 마이크로 쇼크 전류는 다른 접지점에 연결된 카테터를 통해 흘러나갈 수 있다.

(b) 그림 (a)의 등가회로

[그림 1-3] 접지 전위차에 의한 마이크로 쇼크

2) 누설전류(Leakage Current)

전위가 다른 인접한 두 절연선들 사이에서 미세하게 흐르는 소전류이다.

접속 도선을 갖는 장비에 누설전류는 대부분 두 도체 사이의 표유용량[3](Stray Capacitance)을 통하여 흐르지만, 약간의 저항성을 가진 누설전류는 먼지, 수분, 절연을 통하여 흐른다(그림 1-4).

---

3) 표유용량(Stray Capacitance) : 전자회로에서 부품 간, 배선 간, 배선 및 부품과 기판 간에 존재하는 정전용량이다. 보통 매우 적으므로 무시할 수 있을 정도이나, 고주파 회로나 펄스 회로에서는 콘덴서 역할을 하므로 동작에 영향을 주기도 한다.

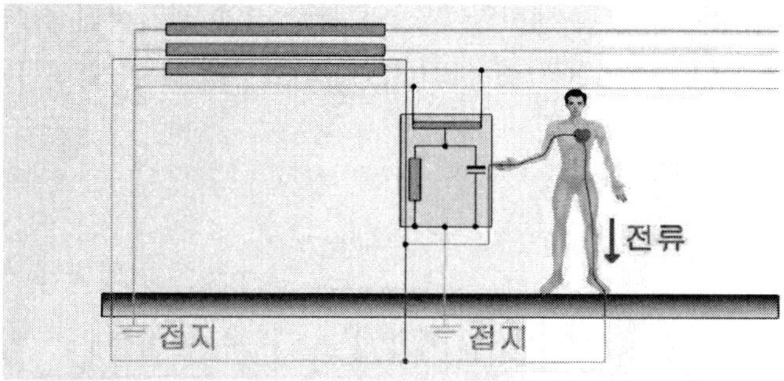

[그림 1-4] 누설전류

전기 장비 내의 각종 도체에서 섀시나 환자에 연결된 도입선으로 흐르는 전류가 누설전류의 주요인이다.

① 섀시로 흘러가는 누설전류는 접지선의 접지저항이 낮은 경우에는 [그림 1-5]와 같이 안전하게 접지로 흐르게 되나, 만일 접지선의 절연이 파괴되었을 경우에는 접지전위 이상으로 섀시의 전위는 상승하게 된다.

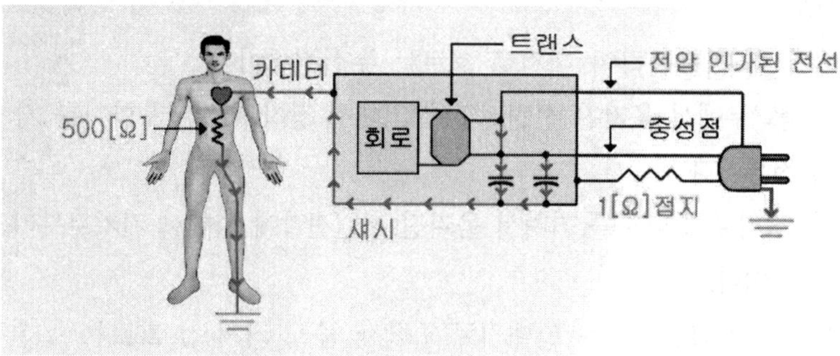

[그림 1-5] 접지가 파손되지 않은 경우

② 심장에 전기적으로 접속을 갖는 환자에게 누설전류가 흐르게 되면 마이크로 쇼크(Micro Shock)를 받을 수 있다([그림 1-6] 100[μA]의 전류가 심장을 통해 흐른다).

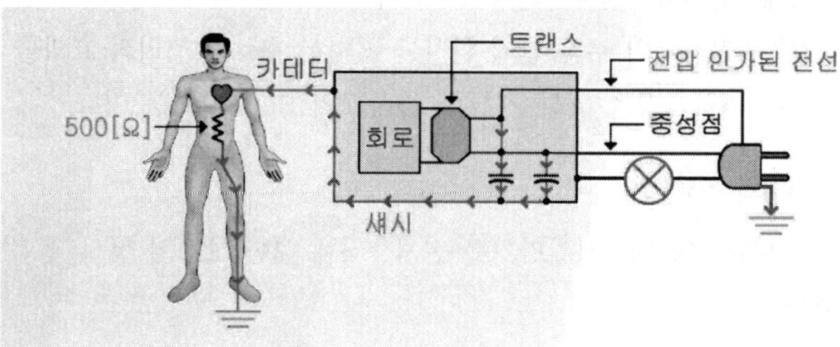

[그림 1-6] 접지가 파손된 경우

③ 신체의 일부분이 접지되어 있는 섀시와 환자의 심장 간에 전기적인 접속이 되어 있으면, 마이크로 쇼크를 유발할 수 있다([그림 1-7] 100[μA]의 전류가 반대 방향으로 심장을 통해 흐른다).

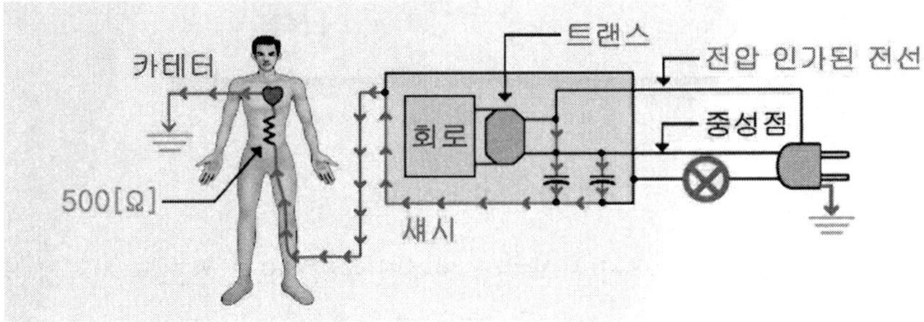

[그림 1-7] 접지가 파손된 경우

(1) 누설전류의 종류

환자, 외장, 접지(단일고정상태) 등 3가지가 정해져 있다.

① 환자누설전류
   ㉠ 장착부에서 환자를 통하여 대지로 흐르는 누설전류이다.
   ㉡ 신호 입·출력부에서 옮겨진 전원전압에 의해서 장착부로부터 환자를 거쳐 대지로 흐르는 누설전류이다.
   ㉢ (F형 절연) 장착부에 환자를 거쳐서 옮겨진 전원전압에 의해서 기기로부터 대지로 흐르는 누설전류이다.

② 외장누설전류 : 기기외장으로부터 대지로(조작자 등을 거쳐서) 흐르는 누설전류이다.

③ 접지누설전류 : 전원 1차 회로에서 보호접지선에 흐르는 누설전류이다.

④ 누설전류 이외에 환자와 직접 관련된 것으로는 환자기능전류와 환자측정전류가 있다.
   ㉠ 환자기능전류 : 생리적인 영향을 주기 위하여 환자를 통하여 장착부의 부분 사이에 흐르는 전류(제세동전류, 신경·근육 등의 자극전류 등)이다.
   ㉡ 환자측정전류 : 장착부의 부분 간에 환자를 거쳐서 흐르는 생리적 효과를 의도하지 않는 전류(피부 저항측정을 위한 전류나 증폭기의 Bias전류 등)이다.

(2) 의료용 전기기기의 분류

KS P 1005를 적용하는 의료용 전기기기를 전기충격에 대한 보호의 형식 및 정도에 따라서 다음과 같이 분류한다.

① 전기충격에 대한 보호형식 : 'IEC 60601-1:Edition 3.0(2005-12)'의 용어 정의를 기본으

로 보면 Ⅰ급기기(Class Ⅰ)와 Ⅱ급기기(Class Ⅱ)로 구분한다(단 KFDA에서는 배터리를 주 전원으로 사용하는 기기의 경우는 '내부전원형기기'로 분류하도록 하고 있다).

② 전기충격에 대한 보호의 형식에 따른 분류 : 전기충격에 대한 보호형식은 주전원(Main전원) 혹은 전원공급 장치(Power Supply Unite)로부터 사람이 감전될 수 있는 보호형식의 정도로 외장(enclosure : 기기 또는 부분의 외측 표면)을 기준으로 Ⅰ급기기(Class Ⅰ)와 Ⅱ급기기(Class Ⅱ)로 분류한다.

㉠ 1급기기 : 전기 감전에 대한 보호를 기초절연에만 의존하지 않고 접촉 가능 금속부 또는 내부 금속부가 보호접지에 접속하기 위한 수단을 추가 안전수단으로 갖춘 기기이다. 주로 외장(Enclosure : 기기 또는 부분의 외측 표면)이 금속부로 된 기기의 경우가 해당되며, 이때는 반드시 접지단자가 있는 전원코드가 필수이다(주요 평가항목 : 내전압 시험기준, 접지 누설전류시험).

㉡ 2급기기 : 전기 감전에 대한 보호를 기초절연에만 의존하지 않고 이중절연 또는 강화절연과 같은 추가 안전수단을 갖춤에 따라 보호접지나 설치의 조건에 의존하지 않는 기기이다. 주로 외장(Enclosure : 기기 또는 부분의 외측 표면)이 사출물 혹은 절연 재질로 된 기기의 경우가 해당하며, 이때는 접지단자가 없는 전원코드가 필수이다(주요 평가항목 : 내전압 시험기준이며 접지 누설전류 시험항목은 빠진다).

㉢ 3급기기

㉣ 내부전원 기기

③ 전기충격에 대한 보호의 정도에 따른 분류 : 전기충격에 대한 보호정도, 즉 장착부(Applied)의 형식을 기재하는 것으로 'IEC 60601- 1:Edition 3.0(2005-12)'의 용어 정의를 기본으로 보면 B형기기(Type B), BF형기기(Type BF), CF형기기(Type CF)로 분류한다.

㉠ B(Body)형 기기 : 실지로 적용된 전기기기의 장착부(Applied Part)가 특별한 보호 수단을 갖추지 않은 기기들이다(주요평가 항목 : 내전압 시험기준, 외장누설 전류시험, 환자누설 전류시험). 전격 보호를 위하여 이 기준규격에서 규정한 요구조건을 따르는 장착부, 특히 허용누설전류 기준규격에 적합하며 심장에 직접 사용하기에는 적합하지 않다.

㉡ BF(Body Floating : Type BF)형 기기 : B형 장착부보다 감전보호에 대한 능력이 높은 보호수단을 갖춘 기기로서 환자 접속부가(Patient Connections) 장착부(Applied Part : 외부에서 생성된 전압 및 접지로부터)와 분리되어 있는[Isolated(Floating) Applied Part] 특별한 보호수단을 갖춘 기기들이 여기에 속한다.

ⓐ 주의할 사항 : 환자접속부가(Patient Connections) 있는 기기에서 Floating된 기기들이 여기에 속한다.

ⓑ 환자접속부(Patient Connections) 자체가 없는 예를 들어 매트리스나, 의료용 진

동기(일명 안마의자) 레이저 조사기 등이 여기에 속하는지 알고 기재한 경우가 상당 수 있음을 발견할 수 있었다.

ⓒ 저주파자극기, 고주파자극기의 도자(도전자 혹은 전극)가 환자접속부(Patient Connections)에 해당되며 도자를 인체에 붙이거나 접속(접촉)하여 사용하는 기기들 중에서 Isolated(Floating)된 기기가 여기에 속한다(주요평가 항목 : 내전압시험기준, 외장누설전류시험, 환자누설전류시험, 환자측정전류시험).

ⓓ B형 장착부보다 더 높은 전격에 대한 보호를 갖춘 F형 장착부로서 심장에 직접 사용하기에는 적합하지 않다.

㉢ CF(Cardiac Floating)형 기기 : BF형 장착부보다 감전보호에 대한 능력이 높은 보호수단을 갖춘 기기로서 심장에 직접 또는 간접적으로 도전 접속하는(Patient's Heart) 환자접속부가(Patient Connections) 장착부(Applied Part : 외부에서 생성된 전압 및 접지로부터)와 분리되어 있는(Isolated (Floating) Applied Part) 특별한 보호수단을 갖춘 기기들이 여기에 속한다.

ⓐ 주의할 사항 : 심장에 도전 접속(Patient's Heart)하는 심장에 사용하는(Cardiac Application) 환자접속부가(Patient Connections) 있는 기기에서 Floating된 기기들이 여기에 속한다(주요평가 항목 : 내전압시험기준, 외장누설전류시험, 환자누설전류시험, 환자측정전류시험). BF형 장착부보다 더 높은 전격에 대한 보호를 갖춘 F형 장착부이다.

(3) 형별 분류(B, BF, CF형)

기기를 형체에 적용하는 양식에 따라서 누설전류의 허용치는 다르다.

① 신체 표면에 취부하여 사용하는 기기와 심장에 직접 적용하는 기기로 나누어서 기준을 정하고 있는 분류를 형별 분류라 한다. B는 신체(Body)를, C는 심장(Core)이다.

② 다른 기기와 병용하는 경우는 인체를 거쳐서 기기에 유입하는 전류도 있을 수 있으므로 이 경우에는 외부로부터의 유입을 막기 위한 Floating(FH 표시)를 취하여야 한다.

〈표 1-1〉 의료용 전기기기의 누설전류의 정도에 의한 분류(형별)

형별분류	환자누설전류(정상상태)		외부로부터의 유입	적용범위
B형	100[μA]	Macro shock 대책	보호 없음	체표면에만 적용
BF형	100[μA]		Floating	체표면에만 적용
CF형	10[μA]	Macro shock 대책	Floating	직접 심장에 적용 가능

* 고장시에는 이 값의 5배로 한다.

〈표 1-2〉 연속 누설전류 및 환자 측정전류의 허용치

(단위 : [mA])

전류의 경로	B형기기		BF형기기		CF형기기	
	정상 상태	단일 고장 상태	정상 상태	단일 고장 상태	정상 상태	단일 고장 상태
접지 누설전류	0.5	1	0.5	1	0.5	1
외장 누설전류	0.1	0.5	0.1	0.5	0.01	0.5
환자 누설전류 - 1(장착부에서 대지에 흐르는 전류)	0.1	0.5	0.1	0.5	0.01	0.05
환자 누설전류 - 2(신호 입출력부에 옮긴 전원전압에 따른다)	-	5	-	-	-	-
환자 누설전류 - 3(장착부에 옮겨진 전원전압에 따른다)	-	-	-	5	-	0.05
환자 측정전류 - 직류 환자 측정전류 - 교류	0.01 0.1	0.5	0.01 0.1	0.5	0.01	0.05

(4) 전도성 물체 표면

신체의 다른 부분에 접촉되어 있는 다른 전도성 물체 표면(Conductive Surface)과 심장에 접촉되어 있는 하나의 전도성 물체 표면 간의 작은 전위차에 의해서도 마이크로 쇼크가 발생한다.

(5) 심장의 전기전도 경로

① 심장에서 전기접속을 위한 규정

㉠ 임시로 설치된 외부 심박조율기(Cardiac Pacemaker)에서 사용하는 심내막(Endocardial) 및 심외막(Epicardial) 전극들이다.

㉡ 내 심장 전위 측정장치(Intracardiac Electrgram : EGM)에서 사용되는 전극들이다.

㉢ 심장에 설치한 액체 충만형 카테터(Liquid-filled Catheter)는 다음과 같은 작업을 한다.

ⓐ 혈액채취를 한다.

ⓑ 심장에 염료(Dye)나 약물 등과 같은 물질을 주입한다.

ⓒ 혈압을 측정한다.

② 액체 충만형 카테터(Liquid-filled Catheter)의 내부저항 : 50~1[MΩ]이며, EGM 전극 도입선들의 저항과 심박조율기(Pacemaker)의 금속제 도체에 비해 훨씬 크다. 또한 신체의 내부저항 300[Ω], 피부 저항 변화가 크다.

③ 심실 제동 및 펌프 정지의 임계값과 카테터 면적의 관계

㉠ 심장 내 적극의 표면적 최소 제동전류를 결정하는 중요한 요소이다. 즉 전극의 크기가 작을 수록 세동에 필요한 총전류량이 감소한다.

㉡ 전류밀도가 마이크로 쇼크 발생의 중요한 변수이다.

④ 마이크로 쇼크 사고의 2가지 경우
   ㉠ 임시 정맥 관통 심박조율기(Temporary Transcends Pacemaker)를 통한 마이크로 쇼크, 전동기에 의해 조절되는 침대에서 전동기의 전력 코드에 있는 접지선이 파손되어 있을 경우의 대책이다.
   ㉡ 대책 : 침대 전동기를 정확하게 접지하거나 심박조율기의 단말들을 잘 절연한다.
   ㉢ 접지 전위차에 의한 마이크로 쇼크(Micro Shock) : 중환자 구역에 있는 각 환자마다 하나의 기준 접지점(Reference Ground Point)이 필요하다.
⑤ 60[Hz] 간섭을 감소시키기 위해 오른쪽 다리 전극을 접지, ECG 측정장치에 연결, 접지된 금속 압력센서가 연결된 심장 내 염수 충만형 카테터를 사용 좌심실의 혈압을 측정한다.
   ㉠ 어느 한쪽 회로에서 회로차단기를 동작시킬 수 없는 단락사고가 기기에 발생하면 마이크로 쇼크가 발생한다.
   ㉡ 대책 : 각 환자 주위에 있는 모든 장비들의 접지들을 하나의 환자 접지점에 연결함으로써 방지한다. 또한 현대식 압력센서들과 ECG 측정장치들은 모든 환자의 도입선들에 대해 전기적으로 분리된다.
⑥ 분리 전원 시스템에서 정전용량의 불균형에 의한 마이크로 쇼크 : 분리 전원 시스템으로부터 전원공급을 받는 측정기의 접지선이 파손된 경우에는 단락사고가 없는 경우에도 알 수 없는 위험이 존재한다.
⑦ 위험한 전류의 발생은 측정기에 있는 간접 정전량기들이 검은 전력선과 접지 간에만 연결되어 있기 때문이다.
   ㉠ 대책 : 환자의 몸에 연결되는 도입선은 두 측정기들로부터 전기적으로 분리시킨다.
   ㉡ 심장의 전기전도 경로(Conductive Paths to The Heart)

3) 분리 전원 시스템에서 정전용량의 불균형에 의한 마이크로 쇼크

마이크로 쇼크의 경우로 접지가 분리 전원 시스템에서 아주 중요한 역할을 보여주고 있다. 분리 전원 시스템으로부터 전원공급을 받는 측정기는 접지가 완벽한 경우에는 단락사고가 발생할 경우라도 미약한 수[mA, Milli Ampere]의 누설전류가 접지로 통과할 뿐이지만, 측정기의 접지선이 절연이 파괴된 경우에는 단락사고가 없는 경우일지라도 치명적인 감전위험이 존재할 가능성이 있다.

심장 내부에 전극을 붙인 환자가 두 개의 측정기 새시에 동시에 접촉되었을 때, 환자가 치명적 감전사고를 당할 수 있는 것은 [그림 1-8]과 같다.

① 내부 카디악 심전계 모니터와 심전계 모니터 중 한 측정기의 접지선이 손상되었을 경우는 [그림 1-8] (b)와 같다,
② [그림 1-8] (a)와 같이 환자는 정전용량 브리지에서 감지요소가 되고, 정전용량 C_A, C_B는

전력선에서 접지까지의 총 정전용량이며, 현실적으로 RF 간섭을 걸러내어 제거하는 대용량 정전 용량기이다.

㉠ 분리 변압기(Isolation Transformer)에서 분리된 전력선들과 결선들 및 접지들 사이에 있는 C_S인 표류(체류), 커패시턴스(Stay Capacitance)는 선 분리 감시장치(Line Isolation Monitor)를 작동시킬 만큼 그 양이 충분하지 않을 수도 있다.

㉡ 환자의 저항이 500[Ω]이고, C_A와 C_S의 합이 3000[pF]이고, 두 개의 정전 용량기 C_{B1}과 C_{B2}는 1500[pF]만큼 정전용량의 차이가 나면 환자를 통하여 흐르는 전류는 약 500[μA]이다.

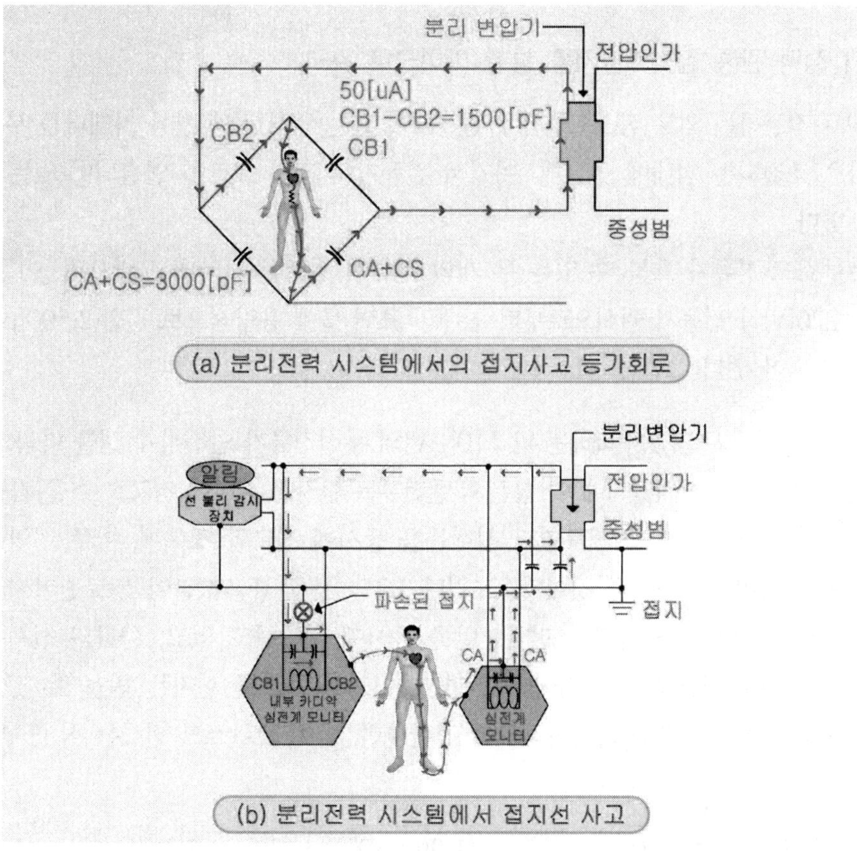

[그림 1-8] 분리전력 시스템에서의 접지사고 등가회로 및 접지선 사고

치명적인 전류가 발생할 가능성이 있는 마이크로 쇼크와 같은 상황은 일어날 가능성이 아주 많은 경우이다. 이것은 측정기에 있는 간섭정전용량기(Interference Capacitors)들이 보통 접지 간 사이와 검은 전력선에만 연결되어 있기 때문이다.

접지선의 상태를 정기적으로 자주 테스트함으로써 마이크로 쇼크와 같은 치명적인 위험은 줄일 수 있다. 방법은 두 측정기들로부터 환자의 몸에 연결되는 도입선들을 전기적으로 분리하는 것이지만 환자와 잠재적인 위험이 있는 전류원이 우연하게 발생한 사고로 접촉할 가능성은 완벽하게 배제할 수는 없으므로 접지 및 환자의 몸에 연결되는 전극의 안전조치들이 필요하다.

4) 전도성 물체 표면

마이크로 쇼크(Micro Shock)가 항상 접속 도선을 가지는 의료기기에서 만들어지는 누설전류에 의해서만 발생되는 것은 아니다. 인체의 다른 부분에 접촉되어 있는 다른 전도성 물체 표면(Conductive Surfaces)과 심장에 접촉되어 있는 하나의 전도성 물체 표면 간의 미세한 전위차에 의해서도 마이크로 쇼크는 발생할 가능성이 얼마든지 있다.

5) 임시 정맥 관통 심박조율기를 통한 마이크로 쇼크

축전지[4]로 작동하는 외부 심박조율기에 연결되어 있는 임시 정맥 관통 카테터를 부착한 환자가 전동기로 조절되는 침대에 있는데, 여기서 전동기의 전력 코드에 연결되어 있는 접지선은 손상되어 있다.

마이크로 쇼크 전류가 흐를 수 있는 두 개의 전류적 경로를 나타내고 있으며, 이 두 가지의 상황 모두 220[V]가 전동기 권선으로부터 침대의 표면 틀에 용량적으로 결합(2,500[pF] 정전용량을 통하여)되어 있다(그림 1-9).

① 접지선이 손상되지 않았을 때에는 약 110[μV]의 누설전류가 안전하게 선을 따라 흐를 것이지만 접지선이 손상되었기에 이 같은 누설전류는 환자를 통하여 경로로 흐를 가능성 있다.
② 의료진이나 환자가 이 접지표면과 침대틀을 동시에 접촉할 경우에, 아주 미약한 전류가 접지를 통하여 흐르게 될 것이다. 그러나 [그림 1-9] (b)와 같이 의료진이 심박조율기(Pacemaker)와 침대 난간의 전극단말을 동시에 접촉하고 있고, 환자의 신체 일부분이 어떠한 접지된 물체와 접촉되어 있으면, 마이크로 쇼크를 환자는 받을 수 있다.
③ 환자의 피부저항이 100[kΩ]이라고 가정한다면, 마이크로 쇼크 전류는 식 (1-1)과 같다.

$$I = \frac{120}{[(1/\omega C)^2 + (R} \qquad = \frac{120}{[(1.06\times 10^6)^2 + (3.0\times 10^5)^2]^{1/2}} \cong 109[\mu\text{A}] \quad (1\text{-}1)$$

규정 안전한도(10[μA])를 초과한 수치이다.

---

4) 축전지 : 전지이다. 가역반응을 하므로 2차전지라고도 한다. 납축전지와 알칼리 축전지가 실용되지만, 일반적으로 납축전지가 많이 사용된다. 그러나 납(pb) 축전지는 환경오염의 폐해가 있어 알칼리 축전지의 실용화가 시급하다.

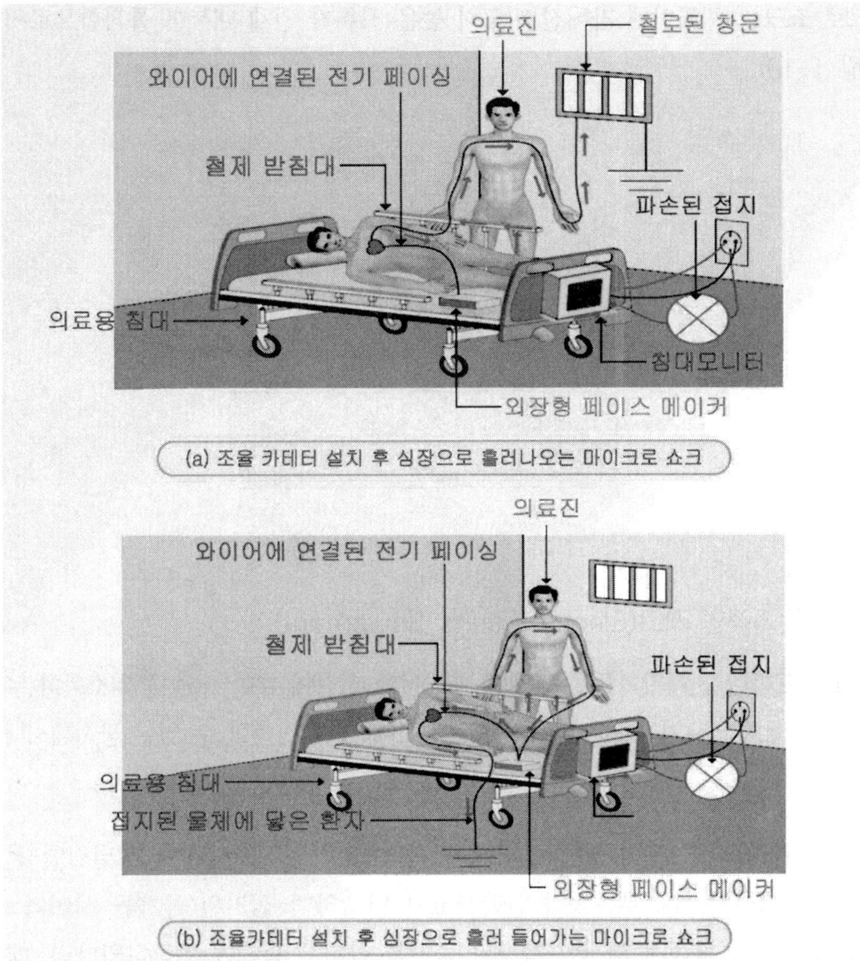

[그림 1-9] 조율 카테터 설치 후 심장으로 흘러 들어가고 나오는 마이크로 쇼크 전류

의료진이 심박조율기 단말과 접지된 물체를 동시에 접촉하고, 환자가 침대 난간에 접촉하고 있으면 환자를 통해 같은 크기의 마이크로 쇼크 전류가 반대 방향으로 흐를 수 있는 회로의 양단의 경로들은 아주 가능성 있는 경우로, 마이크로 쇼크를 막기 위해서는 침대 전동기를 확실하게 접지(근본적인 해결 방법)하거나 심박조율기의 단말들을 단단히 절연하여야 한다.

6) 매크로 쇼크 위험

신체가 전기적인 충격을 받았을 경우, 심실세동 위험이 크지 않은 것은 신체를 통과하여 흐르는 전류가 공간적으로 퍼지고, 건조한 피부의 접촉저항이 크기 때문이다.

① 전기설비 및 의료기기도 인간이 치명적인 전압에 노출되지 않도록 설계되어 만들어진다.

② 매크로 쇼크는 체표면에 가해진 비교적 높은 전류가 인체 내부를 통과함으로써 발생한다 (그림 1-10).

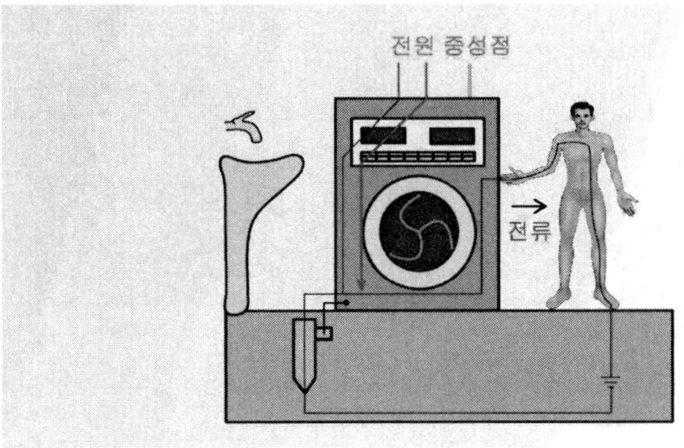

[그림 1-10] 매크로 쇼크 위험

7) 장비의 전기적인 사고(Electric Faults Equipment)

의료기기를 포함한 전기기기들은 인체에 치명적인 전압에 대한 노출을 최소화하는 것을 전제로 설계하지만 많은 의료기기들은 환자나 의료진들이 쉽게 접촉할 수 있는 금속섀시나 케이스를 가지고 있다.

① 섀시나 캐비닛이 [그림 1-11] (b)와 같이 접지되어 있지 않을 때, 비닐절연 전선과 섀시 사이에서 절연사고나 부품들의 단락사고가 발생하면 접지된 물체들 사이와 섀시 모두 220[V] 전위가 가해져 섀시와 접지된 물건을 인체에 동시에 접촉하였다면, 매크로 쇼크(Macro shock)가 발생할 것이다.

② 섀시와 캐비닛을 [그림 1-11] (a)와 같이 전원장치와 콘센트에서 나온 녹색 전선을 통과하여 접지되며, 접지선은 중성선(Neutral wire)에 연결되어 전력배전반에 접지된다.

㉠ 섀시와 전력선 사이에서 사고가 발생한다면, 전류는 안전하게 녹색 전선을 통하여 접지로 흐른다.

㉡ 접지저항이 아주 낮으면, 다른 접지된 물체들과 섀시 사이에 인가된 전압은 신경쓰지 않을 정도로 아주 작다.

㉢ 회로차단기를 동작시킬 수 있을 만큼 접지선을 통과하여 흐르는 전류가 크면 주위 사람들의 주의를 요하고 보수를 하여야 한다.

③ 도선(전위가 있는)이나 기기의 고압선과 접지가 직접 단락되는 경우는 일반적으로 극히 드물다.

㉠ 전기기기가 정상적으로 동작할 때는, 그 전류의 양이 미세하게 접지선을 통과하여 흐르

는 전류가 거의 없다.

㉡ 전기로 인한 위험한 사고가 발생할 때까지 매크로 쇼크의 보호를 위한 접지선이 필요하지 않다.

㉢ 콘센트의 접지가 미비하게 연결되었거나 접지선이 손상된 것은 정상적인 동작에는 일어나기 어려우므로, 기기의 접지선이 콘센트에 연결되어 있는지 수시로 확인하고 반드시 테스트하여야 한다.

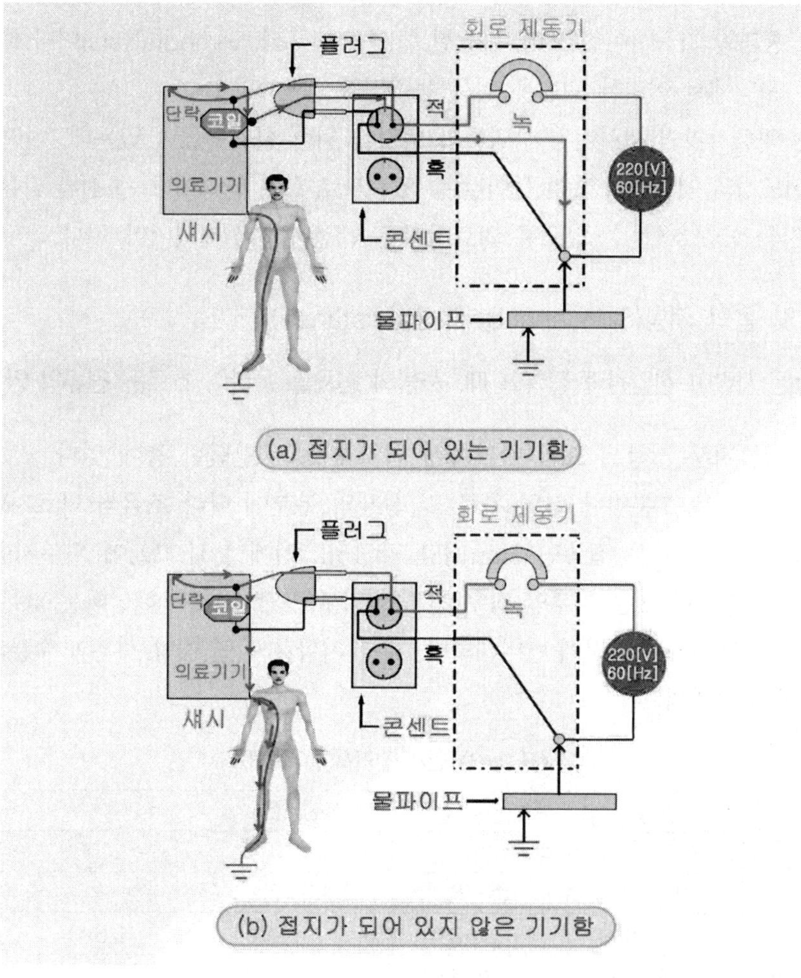

[그림 1-11] 접지가 되어 있는 경우와 되어 있지 않은 기기함

④ 전기기기 내부의 사고는 부품의 단락, 절연의 실패나 단락을 일으키는 기계적인 사고로부터 시작된다.

㉠ 전원 코드는 플러그나 콘센트와 같이 물리적인 손상이나 장력에 아주 약하다.

㉡ 의료기기의 캐비닛이나 섀시에 전위가 인가될 수 있는 것은 전원코드 내부에 접지선이

있기 때문이다.

ⓒ 접지선이 접지와 전력 코드 사이의 어느 한 부분에서 단선되었다고 가정한다면, 손상된 전력 코드의 틈새에서 섀시로 연결된 접지선과 전력선이 접촉할 가능성이 있다.

ⓔ 매크로 쇼크(Macro Shock) 사고는 전기기기나 전력 배전 시스템에서 케이블 및 접지선 결함들을 수리하지 않거나 부주의로 인해 발생한다.

⑤ 정상적인 동작상태에서 동작하는 의료기기 위에 액체물질(Intravenous Solutions, 소변, 혈액, 아기우유, 주사액)들이 쏟아지면 순간적으로 전기적인 회로 단락을 일으킬 만큼의 큰 전류가 통과할 가능성이 있으며, 다습한 환경 혈액투석(Hemodialysis)이나 물리치료가 행해지는 구역에서 이러한 위험은 더욱 높아진다.

⑥ 수많은 의료기기의 섀시에는 구멍들과 냉각을 위한 환기구들이 있는데, 이러한 구멍들을 통해 전도성의 액체들이 흘러 들어갈 수 있으므로 회로 단락이나 큰 전류 같은 위험으로부터 환자들을 보호할 수 있도록 의료기기는 안전하게 설계되어야 한다.

8) 피부 및 몸의 저항(Skin and Body Resistance)

피부 저항은 사람이 전압원과 접촉할 때, 사람의 신체를 통하여 흐르는 전류의 양을 제한한다.

① 거의 모든 피부 저항은 표피 바깥쪽에 위치해 있는 단단한 층에 있다.

㉠ 피부 저항은 수분이나 땀의 유무 및 신체의 부분에 따라 조금씩 다르지만, 건조하고 상처가 없는 경우 접촉면 1[cm^2]당 약 15[kΩ]에서 1[MΩ]에 피부저항에 이른다.

㉡ 상처가 있거나 젖은 피부인 경우 건조한 피부의 약 1[%]에 해당하는 낮은 피부저항을 가지고 접촉하는 면적에 반비례하며, 피부 저항은 천연 지방 성분과 수분의 양에 따라 많이 달라진다.

〈표 1-3〉 인체 전기저항(어린이)

(단위 : [Ω])

저항범위		통전경로				
		건조한 상태		습한 상태		
		오른손 - 왼손	손 - 발	오른손 - 왼손	손 - 발	오른손 - 발
최소		3,800	1,810	1,900	1,680	1,270
최대	백인	50,400	35,450	35,450	11,860	3,300
	흑인	240,000	55,000	28,000	5,200	5,700
평균		26,500	5,050	7,800	2,860	2,040

* 연령범위 : 3~15세, 신장범위 : 89~160[cm], 체중범위 : 14~58[kg], 흑인피험자 : 8명

ⓒ 인체 내부저항은 팔, 다리(각 사지)의 경우 200[Ω] 정도이고, 몸통의 경우 100[Ω] 정도, 두 사지 간의 신체 내부의 저항은 약 500[Ω] 정도이다.

㉣ 지방질은 저항계수가 높기에 비만 환자의 인체 내부 저항값은 더욱 높은 저항값이 예상된다.

㉤ 피부의 저항을 감소시키거나 제거하는 의료과정은 환자의 몸에 좀 더 전류가 흐를 수 있게 하여 환자로부터 매크로 쇼크 위험에 노출하게 한다(환자로 부터 나오는 미약한 신호를 좀 더 정확히 측정하기 위한 처치과정이다).

2. Electric Shock

생리학적 영향(Physiological Effects)은 생체가 전기회로의 한 부분이 되는 경우에 발생의 요인이 된다. 또한 전류가 신체의 한 부분으로 들어가면 반드시 다른 한 부분으로 표출되어야 하며, 전류의 크기는 가해진 전압을 직렬로 연결된 생체조직들과 두 인입 점들의 임피던스 합으로 나눈 값과 같고, 거의 모든 경우에 접촉면에서의 피부 저항이 가장 큰 부분을 차지한다(그림 1-12).

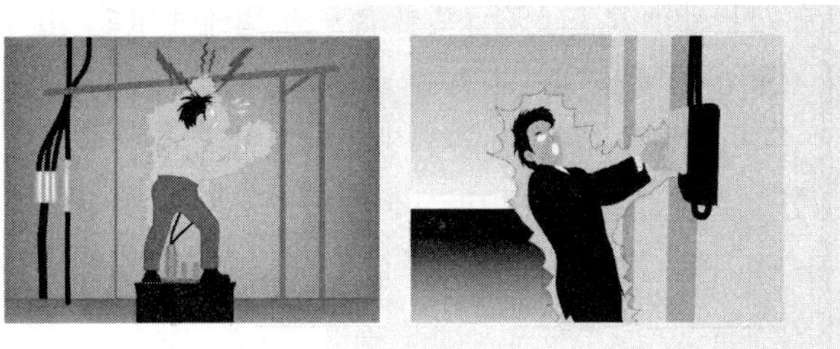

[그림 1-12] 전기 감전

1) 전류의 생체조직 현상

다음과 같은 세가지 현상이 발생한다.

① 전기화학적인 화상 및 직류전류와 고전압에 의한 조직의 손상 및 감전이다.
② 신경이나 근육과 같은 반응성 조직에서의 전기적 자극(Electric Stimulation)에 의한 감전(An electric shock)이다.
③ 생체조직에서의 저항성 발열로 인한 수분부족 현상이다.

차폐 케이블 동선을 양손에 쥐고 있는 체중이 70[kg]인 사람에게 1~3초간 60[Hz] 전류를 차폐 케이블을 통해 흘렸을 때, 발생하는 각각의 영향들을 [그림 1-13]과 같은 전류의 크기이다.

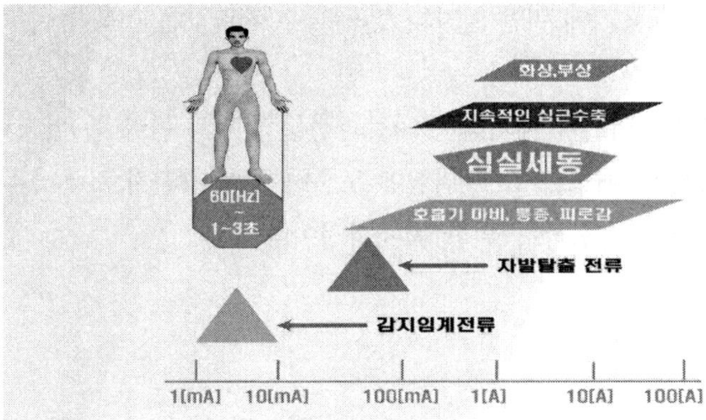

[그림 1-13] 전기의 생리적 영향

2) 생체에의 전류작용

생체에 대한 전류의 작용은 네 가지로 크게 나눌 수 있다.

① 열작용 : 전류 I가 저항 R을 시간 t만큼 흐르면 열에너지(줄 열)가 발생하는 영향이며, 조직에서의 저항성 발열이 일어난다.

② 화학작용 : 이온의 이동에 따라 전류가 생기는 것이다.

③ 자극작용 : 강한 전류가 생체를 통하면 신경 및 근육 같은 반응성 조직에 대해 자극을 가하여 근육의 지속적 수축, 호흡근 마비, 미주신경 자극에 따른 심장박동의 억제나 심실세동이 생기는 현상이다.

④ 자기작용 : 생체에 전류가 흐르면 전자기 유도에 의해 미약한 자기마당[5]이 형성되며, 안전에 별 영향을 주지 않는다.

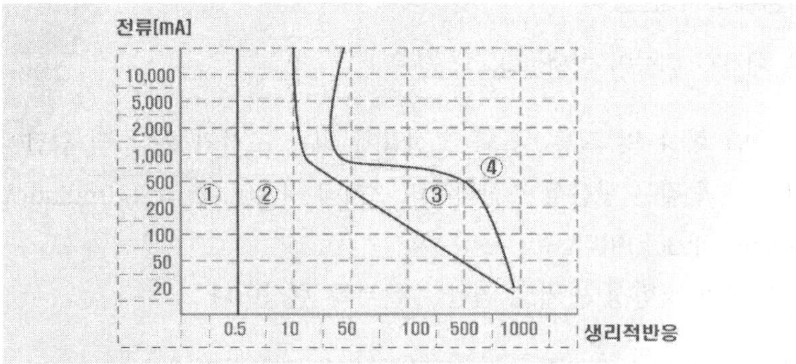

[그림 1-14] 전류의 증가에 따른 신체의 생리적인 반응

5) 자기마당 : 1820년경 에르스텟(Oersted)과 암페어(Ampere)에 의해 밝혀졌다. 직선 도선에 전류를 흘리고 주위의 자기마당을 홀-센서를 사용하여 측정하고, 전류의 크기, 방향 및 전류가 흐르는 도선으로부터의 거리, 위치에 따른 자기마당의 변화를 조사하여 비오-사바르(Biot-Savart)의 법칙과 앙페르(Ampere)의 법칙을 확인하였다. 전류가 일으키는 자기마당을 측정하는 데 이용하는 홀(Hall) 효과와 사각 줄토리(코일) 및 솔레노이드가 사용되었다.

전기 감전의 위험도를 결정하는 인자는 '전류의 크기'이며, 가해지는 전류가 증가함에 따라 우리 몸의 생리적인 반응단계는 [그림 1-14]와 같다.

3) 감지임계전류(Threshold of Perception, 최초 감지전류)

국부전류[6](Local Current) 밀도가 피부에 있는 신경 종단을 자극할 만큼 역치[7]에 도달할 때 생체는 찌릿함을 느낀다. 감지임계전류는 개인이 감지할 수 있는 최소 크기의 전류이며, 전류 감각의 역치이고, 감지임계전류의 크기는 개인 및 측정조건에 따라서 상당히 큰 차이가 있다.

> 실험으로 젖은 손으로 가는 동선을 쥐는 경우, 가장 낮은 감지임계전류는 60[Hz], 0.5[mA]이다.
> 직류전원인 경우, 감지임계전류는 2~10[mA] 범위 사이에 있으며 피부가 약간 따뜻해지는 것을 느낀다.

4) 자발탈출전류(Let go Current, 이탈전류)

자발탈출전류는 좀 더 강한 전류가 흐르게 되면 신경과 근육들이 강하게 자극하게 되고 피로와 통증이 온다.

① 감지임계전류보다 좀 더 큰 전류가 흐르면 신체는 비자발적인 근육의 수축이나 반사적인 움츠림으로 인해, 인체는 작업시 의자에서 떨어져 다치는 것과 유사한 2차 사고를 당할 수 있다.

② 전류가 좀 더 증가될 경우에는 근육의 비자발적인 수축 작용으로 인해 스스로 손을 뗄 수가 없게 된다.

③ 감전자가 타인의 도움없이 떨어질 수 있는 최대의 탈출전류(AC 8[mA] 초과~16[mA])이다.

　㉠ AC(이탈전류) : 남자 16[mA](60[Hz]), 여자 10.5[mA](60[Hz])

　㉡ DC(해방전류) : 남자 73.7[mA], 여자 50[mA]

　㉢ 교류 : 직류 및 남자 : 여자의 가수전류는 1 : 5와 1 : 1.5로 최소 감지전류와 거의 같은 비율이다.

최소 감지전류		
관　계	교류 : 직류	남자 : 여자
가수전류	1 : 5	1 : 1.5

6) 국부전류(Local Current, 국소전류) : 전지의 극판이 불순물을 함유할 때 국부에 흐르는 전류이다.

7) 역치 : 반응을 유도하는 최소한의 자극치이다.

5) 호흡기 마비, 통증 및 피로감(마비한계전류)

통전전류가 이탈전류의 한계를 넘게 되면 전류가 흐르는 부위의 인체는 근육이 경련현상을 일으키거나 신경이 마비되어 운동을 자유로이 할 수 없게 되므로 자력으로는 위험지역을 벗어날 수 없다. 즉 근육의 비자발적인 강한 수축과 신경자극이 장시간 계속되면 고통이나 피로감, 신경마비를 느끼게 되며 자력으로는 위험지역을 벗어날 수 없게 된다. 직류에서는 약 60~90[mA], 교류에서는 약 10~15[mA] 정도이다.

6) 심실세동

심장은 전류에 매우 민감해서 아주 미세한 전류에도 생명이 위독할 수도 있다.

가슴을 통하여 흐르는 일부분의 전류는 심장으로 흐르면 심장박동이 불규칙하고 미약하여 충전부에서 분리시켜도 자연적으로 회복이 불가능하므로 4~6분 이내로 인공호흡과 심장마사지(심폐소생법)를 실시해야 소생이 가능하다(AC 50[mA] 초과).

(1) 심실세동의 발생

보통 AC 52[mA]에서 5초, 518[mA]에서 0.05초 이상이면 심실세동(Ventricular Fibrillation)을 일으킨다고 한다.

(2) 통전시간(감전시간)에 따른 심실세동 한계 전류값 구하는 법

① 심실세동 한계치는 달지엘(Dalziel)의 감전자 1,000명 중 5명 이상 심실세동을 일으키는 '감전시간과 위험전류' 관계인 심실세동 한계 전류값은 식 (1-2)와 같다.

$$I = \frac{165}{\sqrt{t}} [\mathrm{mA}] \tag{1-2}$$

(I : 심실세동 한계치, t : 통전시간(감전시간) 초)

② 달지엘의 식 응용 시 : $I = 116/\sqrt{t}\,[\mathrm{mA}]$로 적용, 즉 0.1초 이상 367[mA]가 흐르거나, 367[mA] 이상의 전류가 0.1초 동안 흐르면 심실세동을 일으킨다.

(3) 심실세동 한계에너지

접촉저항(인체저항과 대지 접촉저항 등)의 최악의 조건의 에너지는 식 (1-3)과 같다.

$$W = I^2 R\, T (\mathrm{W.\ sec}\ \text{또는 J}) \tag{1-3}$$

(I : 심실세동 한계치[A], R : 접촉저항 500[Ω])

T : 통전시간 1[초]라고 하면 심실세동은 식 (1-4)와 같다.

$$W = (165/\sqrt{t} \times 102)2 \times 500[\Omega] \times 1[초] = 13.6[W.sec]$$
$$= 13.6 \times 0.24 = 3.3[cal]) \qquad (1-4)$$

즉 전류, 저항, 시간의 양이 13.6[W.sec] 이상이면 심실세동으로 위험하다.

(4) 심실세동 제거

빠르고 비조직적인 심장의 리듬을 심실세동 [그림 1-15]이며, 전류를 제거하더라도 정지되지 않는다.

① 심장세동은 심장이 전기적 신호를 제어하지 못해 전기 쇼크에 의한 사망의 주요 원인이다.
② 세동제거기(Defibrillator)로부터 나오는 강하고 짧은 전류 펄스가 동시에 가해져 심장근육의 모든 세포들이 소극화될 때에야 마침내 정상적인 반복활동(Rhythimic Activity)으로 돌아오게 된다. 즉 모든 세포들이 같이 이완된 후, 항상 정상적인 리듬으로 돌아온다.

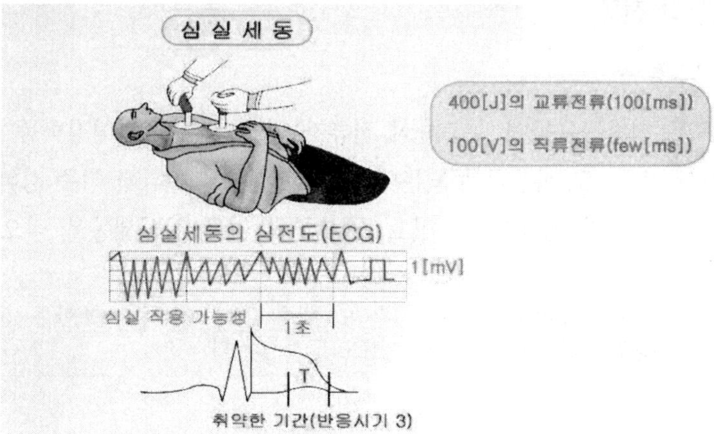

[그림 1-15] 심실세동

③ 통전시간과 심실세동 한계전류와 통전 경로별 위험은 〈표 1-4〉, 〈표 1-5〉와 같다.

〈표 1-4〉 통전시간과 심실세동 한계전류표

통전시간[초, sec]	한계전류[mA]	통전시간[초, sec]	한계전류[mA]
0.05	518	1.50	95
0.10	367	2.00	82
0.15	300	2.50	73
0.20	260	3.00	67
0.80	130	4.00	58
1.00	116	5.00	52

7) 통전경로별 위험도

〈표 1-5〉 통전경로별 위험도

위험도	통전경로	위험도	통전경로
0.3	오른손 - 등	1.0	양손 - 양발
0.4	왼손 - 오른손	1.0	왼손 - 한발 또는 양쪽 발
0.7	한손 또는 양손 - 앉아 있는 자세	1.3	오른손 - 가슴
0.7	왼손 - 등	1.5	왼손 - 가슴
0.8	오른손 - 한발 또는 양쪽 발		

8) 세동제거기(Defibrillator, 제심세동기)

부정맥 치료에 사용되는 기계로 심방세동, 심실세동을 정상 조율로 되돌릴 때 사용하고, 심장에 직류의 고전압류를 흐르게 하여 심장 전체를 동시에 수축시키는 상태로 하여 전체의 보조를 맞춘다.

9) 허용전류 이상의 전류

(1) 지속적인 심근수축

전류가 강하면 모든 심장근육들이 수축하여 전류가 인가되는 동안 심장박동이 중지되다가 전류를 차단하면 정상 리듬으로 복귀하게 되는데, 이러한 현상은 전류가 아주 강하고 아주 짧은 시간 동안 가해지는 경우에만 발생할 수 있고, 대부분의 경우 심실세동을 일으킨다.

> 세동제거(Defrillation) : 실험에 의하면 완벽한 심근수축을 위해 필요한 전류는 최소한 1~6[A] 정도이며, 전류가 짧게 가해지면 심장조직에는 아무런 심한 손상도 입지 않는다.

(2) 화상과 신체적인 부상

화상의 원인이 되는 저항성 발열은 전류가 인입하는 피부 표면에서 흔히 발생하는데, 이는 피부저항이 높기 때문이다. 그래서 10[A]를 넘는 전류가 신체에 미치는 영향에 대해서는 특히 짧은 지속 기간을 갖는 저항성 발열의 전류는 알려진 것이 극히 드물다.

> 고전압(220[V] 이상의 전압이 가해지는 경우)에서 피부에 구멍이 생길 수 있으며, 뇌나 다른 신경조직에 강한 전류가 흐르면 모든 기능(반응능력)들이 상실할 수 있으며, 때로는 근육을 강하게 수축하여 뼈에서 근육을 분리시키기도 한다.

전류량에 따라 인체 반응을 〈표 1-6〉은 요약한 것이다.

〈표 1-6〉 전류의 세기에 따른 인체의 생리적 반응

구 분	전류량	인체반응	비고
주파수 : 60[Hz] 통전시간 : 1초 전류값 : 실효값	1[mA]	전류감지 최소 한계값이다.	Freezing Current
	5[mA]	전류감지 최대값이다.	
	10~20[mA]	이탈할 수 없는 전류 : 근육의 지속적 수축으로 전원으로부터 이탈이 불가하다.	
	50[mA] 이상	고통(근육수축, 호흡마비, 심장억제, 통증, 허탈, 피로감)	
	100~300[mA]	심실세동	
	6[A] 이상	지속적 심장 수축, 호흡정지, 3도 화상	

10) 전류의 생리학적 효과

우리가 전등을 켜면 전류가 흘러서 빛을 내는 것은 전등이 저항을 가지고 있기 때문이다. 또한 피부와 인체는 유한의 저항(건조시 약 10[kΩ])을 가지고 있으므로 인체의 두 부위 사이에 전위차가 있으면 인체 저항을 통해 전류가 흐르게 되며, 이 전류가 Electrical Hazard를 일으키는 근본적인 원인이다.

① 전류에 의한 생리학적 효과는 다음과 같다.
 ㉠ Joule(줄, 약어 [J])열에 의한 조직 가열이 일어난다.
 ㉡ 흥분성 섬유(신경, 근육)의 전기적 자극이 일어난다.
 ㉢ 전기화학적 화상이 일어난다.
 ㉣ 이온, 입자 등의 진동, 배향이 일어난다.

② 영향은 단독으로 생기는 것은 아니고, 몇 가지가 중복하여 발생한다.
 ㉠ 전류의 생리적 효과 : 주파수, 지속시간, 진폭의 3요소에 의하여 영향을 받는다.
 ㉡ 전류에 의한 인체의 상해작용 : 체중, 체내의 전류 경로, 조직의 자극 문턱값 등의 요소에도 영향을 받는다.
 ㉢ 전기적인 쇼크 : 환자, 보호자, 의료인, 그 밖의 의료기기가 전기 회로의 일부가 되어서 신체가 전류의 통로가 되었을 때 발생하는 것으로서 과도한 전류가 신체의 일부를 통하여 흐를 때 세 가지의 문제점이 있다.
  ⓐ 전류가 감각 또는 운동신경세포로 전달되어서 원하지 않는 활동전위를 유발한다.
  ⓑ 직류전류와 고전압에 의한 조직의 손상이 발생한다.
  ⓒ 피부 표면에서의 높은 피부저항에 의하여 저항성 발열로 인한 화상의 원인을 제공한다.

11) 중요한 반응인자들

(1) 인입점

전류에 의해서 생명을 직접 위협하는 것은 심실세동의 발생이다. 역치는 주파수 50~60[Hz]의 전류에 대하여 100[mA] 이상이며, 두 인입점[8](Point of Entry)들이 어디에 위치하느냐에 따라 매우 다르다.

① 인입점들이 모두 손발에 위치하여 전류가 체표면을 흐를 때는 전류의 크기가 커지더라도 심실세동의 위험은 작다.

② 전류가 신체 내부를 통하여 직접 흐를 경우에는 60[Hz]의 전류 30[μA]에서도 심실세동을 일으킨다.

③ 미약한 전류에 의해 생기는 전격을 마이크로 쇼크(Micro shock)라 하고, 이와 반대로 체표로부터의 큰 전류에 의하여 생기는 전격을 매크로 쇼크(Macro shock)라 한다.

㉠ 마이크로 쇼크는 심장 카테터법(Cardiac cathetarization) 또는 페이스메이커(Pace maker)를 시행할 때에 전극을 심장 내로 삽입하는 것에 의하여 종종 발생하고, 심장 내 전극과 외부전극 사이에 전류가 흐르기 때문이다.

ⓐ 마이크로 쇼크를 방지하기 위해 안전전류한도는 10[μA] 이하로 하여야 한다.

ⓑ 심장을 세동시키기 위해 필요한 전류의 크기는 전류가 심장에 직접 가해졌을 때보다 신체 표면에 가해졌을 때 그 영향이 훨씬 크다.

㉡ 매크로 쇼크는 두 인입점들이 어디에 위치하느냐에 따라 생체의 위험 정도가 달라지는데, 매크로 쇼크 요인이 예사로이 넘어갈 수도 있다.

ⓐ 두 인입점들이 모두 손발에 위치해 있다면, 전류의 크기가 큰 경우에도 심실세동의 위험은 작다.

ⓑ 많은 의료과정 중에 생기는 신체의 개구부나 피부의 절개 부분을 통한 전도성의 의료기기들의 삽입에 의해 피부저항이 감소됨에 따라 보호효과가 적어진다.

ⓒ 피부저항이 신체표면으로 흐르게 되면, 생리적인 영향이 피부에 가해지는 것보다 좀 더 낮은 전압에서 발생한다.

ⓓ 환자 심장근육에 의료 장비가 직접 시술로 삽입된 경우, 전기적인 충격에 아주 취약하게 된다.

㉢ 의료 장비가 심장과 의료기기 외부에 절연된 상태에서 심장에 전기가 흐를 수 있는 통로를 제공해 준다면, 마이크로 쇼크로도 심실세동을 발생시킬 수 있다.

---

8) 인입점 : (Main) 본 점에서 특정한 곳까지 따로 끌어들인 선로의 점이다.

ⓐ 마이크로 쇼크로 인한 전도성 장치를 통해 흐르는 전류는 심장을 통과하여 흐르며, 접촉점 전류밀도가 아주 높다(그림 1-16).

ⓑ 심장 내 카테터에 의해 발생되는 심장세동에 대한 의료자료에 의하면 80[μA]에서 600[μA] 범위에 있는 마이크로 쇼크 전류도 세동을 초래할 가능성이 있다고 한다.

ⓒ 다른 하나의 전극은 신체의 어느 곳에 접속되더라도 관계가 없으며, 마이크로 쇼크를 방지하기 위한 안전전류한도는 10[μA]이다.

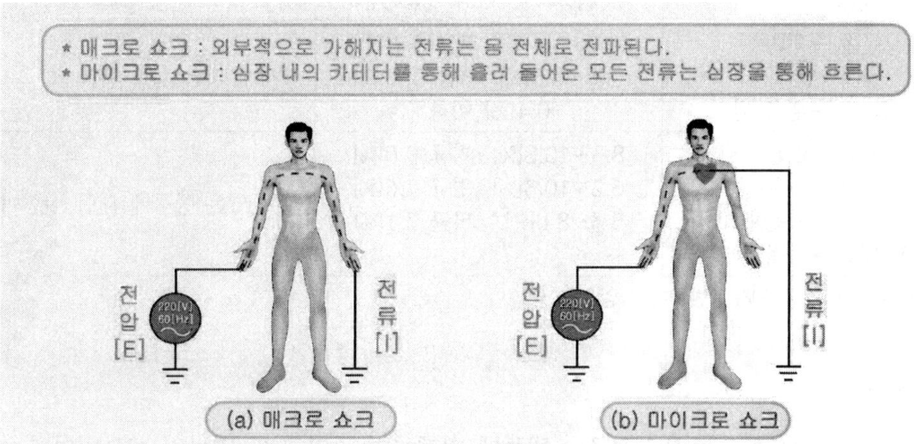

[그림 1-16] 매크로 쇼크와 마이크로 쇼크

㉣ 페리스(Ferris)와 킹(King) 등은 양(羊)의 전류 경로에 의한 심실세동 전류의 변화에 대해 실험하여 〈표 1-7〉과 같은 결과를 얻었다.

㉤ 프레이버거(Freiberger) 등은 인체에 흐르는 전류 중에 몇 [%]가 심장에 흐르는가를 측정해 〈표 1-7〉과 같은 결과를 얻었다.

〈표 1-7〉 전류경로와 심실세동 관계

구 분	전류경로	양의 수	심실세동을 일으키는 최소 전류[mA]		심실세동을 일으키지 않는 최대 전류[mA]
			평균	범위	평균
60[Hz] 통전 시간 3초[s]	오른쪽 앞발 → 왼쪽 뒷발	20	250	160~390	240
	오른쪽 앞발 → 왼쪽 앞발	10	340	300~370	360
	머리 → 왼쪽 뒷발	10	300	120~430	260
	왼쪽 앞발 → 오른쪽 흉부	10	240	140~390	200
	오른쪽 명부 → 왼쪽 명부	11	260	170~410	240
	오른쪽 뒷발 → 왼쪽 뒷발	5	12.4[A]까지 심실세동을 일으키지 않는다.		

④ 〈표 1-8〉과 같이 심장에 대한 전류의 분류 비율은 손이나 앞발 사이 그리고 뒷발 사이는 상대적으로 매우 작은 편이며, 머리 → 뒷발, 앞발 → 뒷발의 경로가 가장 크지만 발 사이의 통전은 심장에 대한 위험도는 낮지만 전류의 크기에 따라서는 괴사(壞死 : Necrosis)가 발생하여 발을 절단해야 하는 경우도 발생하기 때문에 이것에 대한 안전도 고려할 필요가 있다.

〈표 1-8〉 심장부에 흐르는 전류비

전류경로	심장부에 흐르는 전류비	실험대상
오른손 → 왼손 손 → 발 오른쪽 발 → 왼쪽 발	1.0~4.4[%], 평균 3.3[%] 4,8~8.5[%], 평균 6.7[%] 0.4[%] 이하	사체에 대한 실험이다.
머리 → 뒷발 오른쪽 앞발 → 뒷발 왼쪽 앞발 → 뒷발 오른쪽 뒷발 → 왼쪽 뒷발	8.3~10.8[%], 평균 9.0[%] 6.2~10.3[%], 평균 7.6[%] 5.3~8.0[%], 평균 7.1[%]	살아 있는 동물에 대한 실험이다.

※ 사후 30분간은 전류분포가 변화하지 않는다.

12) 체 중

심실세동을 일으킬 수 있는 임계전류는 체중에 비례하여 증가하며, 일반적으로 비만한 사람이 그렇지 않은 사람보다는 위험이 적으나 개인에 따라 많은 차이를 보인다.

㉮ 동물을 실험 하였을 경우에도 [그림 1-17]과 같이 각 점들이 아주 넓은 범위로 분산되어 있으며, 체중에 대한 세동 임계전류의 변화를 볼 수 있으며 같은 값들로 신체에 대한 세동 임계전류를 외삽[9](Extrapolate)에 이용한다.

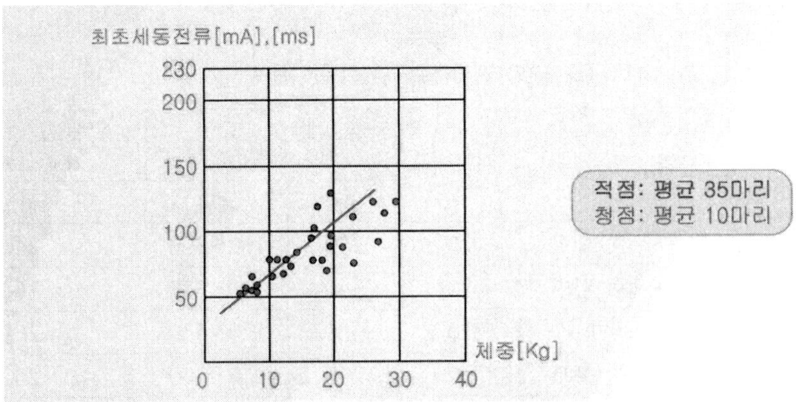

[그림 1-17] 체중과 최소 세동전류와 관계

9) 외삽(Extrapolate) : 미래 예측의 한 수법인 탐색적 예측 수법의 대표적인 것이다. 과거에서 현재까지 시계열 데이터의 경향선을 미래로 연장시켜서 미래를 예측한다.

13) 감지임계전류 및 자발탈출전류의 가변성

남자, 여자의 감지임계전류와 자발탈출전류의 가변성이다. [mA] 대 [%] 등급 단위로 나타낸 도표에서 자료들은 직선에 매우 가까이 분포되어 있으며, 가우스 분포[10]를 따르는 것이다(그림 1-18).

① 최소 감지임계전류 : 500[μA] 범위에 들며, 평균적으로 83[μA] 정도이다. 평균 감지임계전류는 남자의 경우 1.1[mA], 여자의 경우는 0.7[mA]이다.

② 자발탈출전류 : 여자는 평균 10[mA], 남자는 평균 16[mA]이며, 가우스 분포를 따르는 것으로 나타난다.

③ 중요 사항 : 자발탈출전류의 변동범위가 감지임계전류의 변동범위보다 훨씬 크며, 자발탈출전류의 변동범위의 큰 차이는 개인에 따라서 피부 저항의 크기가 많이 다르기 때문이고 성별, 체중 등 많은 요인들이 있다.

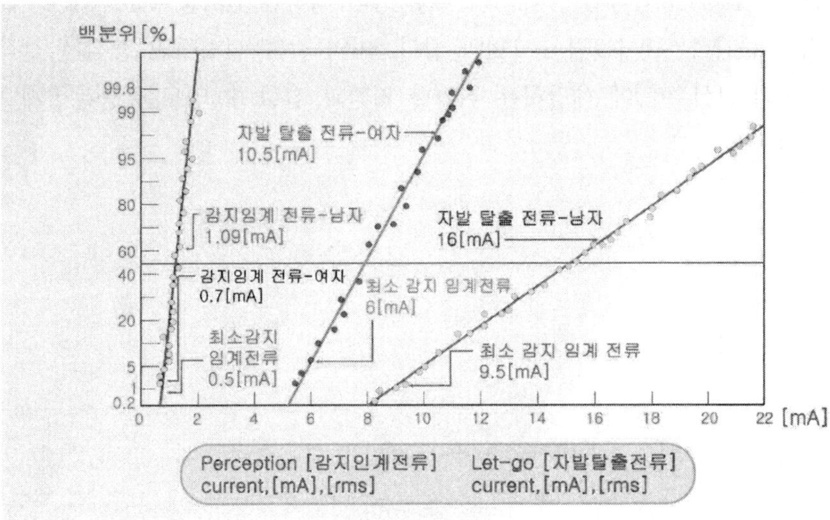

[그림 1-18] 남 · 여 자발탈출전류와 감지임계전류값의 분포

14) 지속시간

비록 한 개의 전기자극 펄스도 심전도(E.K.G)의 T파에 해당하는 심장 재분극의 위험한 시기에 인가하면 심실세동을 초래할 가능성이 있다.

10) 가우스 분포(Gaussian Distribution) : 가우스가 고안한 오차의 분포를 수식화한 것으로서 오늘날 정규분포라 한다.

① 심장에 가해지는 100[μS] 이하의 폭을 갖는, 진폭이 크고 급격한 전기적인 변화에 대한 자극 임계점은 일정한 전하 전송밀도(Charge Transfer Density), 3.4[μC.cm - 2]에 가까워진다. 자극임계전류 I_t : 스트렝스 듀레이션(Strength-duration)은 식 (1-5)와 같이 펄스폭 t 에 반비례한다.

$$I_t = I_r(1 + I/T) \tag{1-5}$$

여기서 I_r : 일정한 리오베이스[11](Rheobase : 기전류) 전류값이고, t : 크로낙시[12](Chronaxie) 시간상수이다.

② 정상적인 심장의 경우 단일 박동 자극 임계전류에 대한 세동 자극 임계전류의 비는 심장에 부착된 전극인 경우 20 : 1~30 : 1에 이르고, 가슴표면 전극인 경우 10 : 1~15 : 1에 이른다.

③ 손발에 인가된 60[Hz] 전극인 경우, 1초 미만 동안 지속된 전기충격들에 대해 세동임계전류는 급격히 증가하는데 [그림 1-19]와 같다. 이와 같은 전기적인 충격은 각각의 심장 사이클의 T파(심실수축)에 해당하는 취약한 기간과 겹칠 수 있도록 충분하게 펄스폭이 길어야 한다.

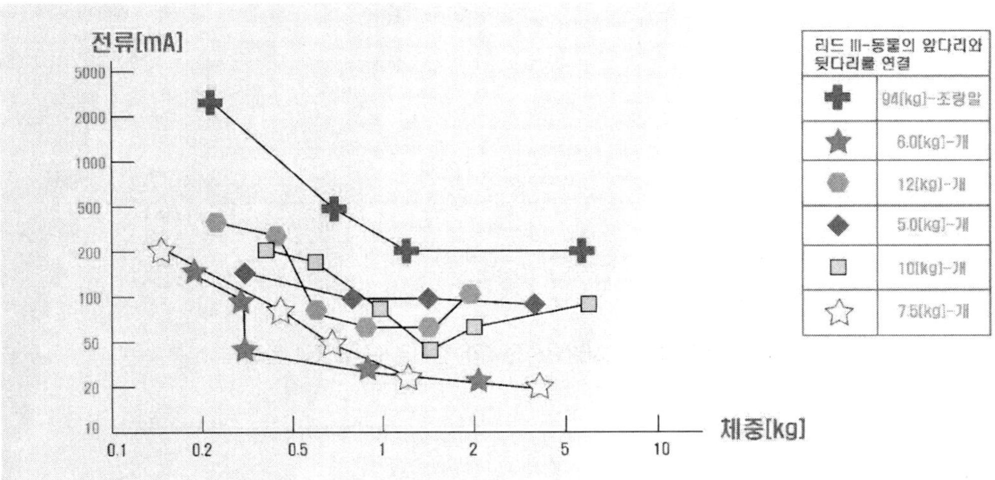

[그림 1-19] 동물에게 전류가 인가되는 시간과 체중의 변화에 따른 심실세동의 임계전류값 변화

11) 리오베이스(Rheobase) : 근육이나 신경 등을 자극하여 반응을 일으킬 수 있는 가장 약한 강도의 전류이다. 통전 시간이 너무 짧으면 반응을 일으키는 데 강한 전류를 필요로 한다.

12) 크로낙시(Chronaxie) : 기전류의 2배의 전류를 흘렸을 때 흥분에 이르는 최단 통전시간이다.

15) 주파수

자발탈출전류는 상용 전력선의 주파수대인 50~60[Hz] 범위에서 최소이고, 상용 전력선의 주파수 범위가 가장 위험하다. 또한 10[Hz] 이하의 주파수나 수백 [Hz] 이상의 주파수로 가면 자발탈출전류는 증가하는데, 각 사이클의 일부분에서 근육들이 부분적으로 이완할 수 있기 때문이며, 자발탈출전류와 주파수와의 관계의 그래프는 [그림 1-20]과 같다.

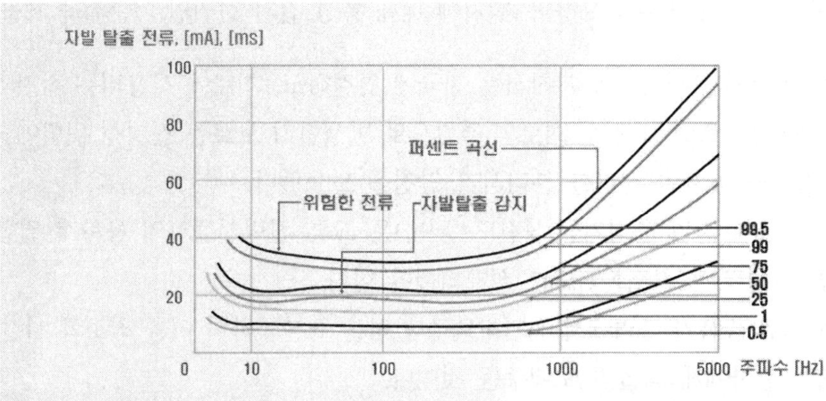

[그림 1-20] 자발탈출전류와 주파수와의 관계

16) 심장접속의 분리(Isolated Heart Connections)

마이크로 쇼크의 위험을 방지하기 위한 최선의 방법은 심장에 대한 전기적인 연결을 분리하거나 제거하는 것이며, 축전지에 의해 동작하는 외부 심박조율기(Peacemaker)는 연결부분을 완전히 절연함으로써 마이크로 쇼크의 위험을 아주 적은 양으로 감소시킬 수 있다.

① 최신식 혈압측정 센서 : 센서함, 전기적인 결선, 액체주(Column of Liquid) 사이에 3중절연 되도록 설계한다.

② 환자의 신체 안에 들어가는 카테터의 전도성 벽 부분들이 전기적으로 신체 내부에 전부 접속하게 하여 마이크로 쇼크 전류가 심장에 집중되지 않고 몸 전체에 분산하도록 하는 전도성 벽을 가진 카테터들이 개발되었다.

③ 카테터 벽의 전도성 : 액체충만형 카테터들에 의해 발생된 압력의 측정에는 미치지 않아야 하며, 혈압이나 혈류를 측정하기 위해서 신체 말단에 센서를 갖는 누설전류를 가져야 한다.

(1) 저전압에서 작동

거의 모든 반도체 전자 진단기기는 저전압 분리변압기나 저전압 축전지(110[V] 이하)로부터 전력을 공급받는데, 진단기기들을 직접 젖은 피부에 접속할 경우에도 전압이 낮아서 안전하다면 매크로 쇼크는 일어나지 않는다.

저전압 교류전력을 이용하는 장비들을 환자에게 사용할 경우에 전류가 직접 심장에 가해지면 마이크로 쇼크가 발생될 가능성이 있어 장비들은 보통 높은 전압 교류 전력으로 작동하는 장비보다는 안전하다.

(2) 오른다리 구동회로(Driven Right-leg Circuit)

환자의 안전에 있어서 매우 중요하며, 환자에 대해 통상 접지 전위인 기준점을 제공해 준다.

① 기준점은 환자의 오른다리에 부착하는 전극에 연결하고, 회로에 사용되는 접지와 환자의 오른다리를 공통으로 할 경우 회로의 결함으로 발생할지 모르는 전기적 위험에 대비하여 회로의 접지와 환자의 접지를 분리시켜 안전을 도모했다.

② 낮은 전압 생체 전위 측정기들(심전도, 뇌파)은 교류 전력선들과의 용량적 결합에 의한 전기적인 간섭[13)]이 최소화되도록 설계되어야 한다.

㉮ 생체 전위 증폭기 출력에서 전기적으로 간섭을 표본화하여 이를 최소화 시킬 수 있는 신호를 환자에게 되돌려 보내주는 것이다.

③ 귀환된 전류가 인입된 전류보다 작아 심장 속으로 인입되지 않아 전기적인 간섭이 감소되고, 환자를 잘 분리시켜 저전압 마이크로 쇼크에 대한 위험이 감소하여 통상 1[μA]보다 작은 전류가 흐른다.

④ 전기적 반응이 최소화되어야 하고 환자는 신체 안전상 접지할 수 없다.

(3) 장비의 신뢰성 있는 접지

모든 장비에서 일어나는 접지 사고들은 전원 공급선, 접지 연결점이나 콘센트의 플러그에서 발생한다.

① 모든 환자 치료구역 : 병원용 플러그, 콘센트나 'Junior Hard Service'/SJO, SJT 또는 SJTO) 또는 'Hard Service'(SO, ST 또는 STO) 전력 코드를 반드시 사용해야 한다.

② 금형을 이용하여 만든 플러그는 병원에 설치 후, 1년 이상 10년 이내에 40~85[%]가 눈에 나타나지 않는 파손을 입는 것으로 조사되고 있다. 이러한 플러그의 사용을 병원에서는 피해야 한다.

③ 코드가 해당 설비에 인입하는 곳이나 플러그와 코드 사이의 연결지점에는 장력을 경감시키기 위한 장치를 설치하여야 한다.

---

13) 간섭 : 전자장비에 필요 없는 반응을 유발시키는 전기적 또는 전자기적인 혼란으로 2개 또는 3개의 파동이 서로 영향을 미칠 때 변화하는 현상이다.

④ 코드를 저장하기 위한 설비나 장소를 두는 것도 코드의 파손을 방지시키기 위한 하나의 방법이며, 가끔 일반적인 3구에서 2구로 바꾸는 어댑터의 적절하지 못한 사용 때문에 장비의 접지들이 차단되어 의료기기의 파손과 누전을 가져올 수도 있다.

(4) 누설전류의 감소

장비의 외장과 환자의 도입선 사이에서의 누설전류를 감소시키는 것이 전원선에 의해 전원을 공급받는 장비를 설계하는 사람에게는 가장 중요한 관점이다.

① 환자 전원선과 도입선 사이, 외장접지 사이와 환자 도입선의 임피던스는 주의를 기울여 가능한 한 저항값을 크게 하도록 설계해야 한다. 거의 모든 현대식 장비들은 주어진 누설전류 한도를 만족하여야 하며, 1.0[μA/m] 이하인 특수 전원선을 사용한다.
② 노후된 장비들은 큰 누설전류가 흐를 수 있으므로 노후된 장비들은 확실한 접지가 되지 않는 한 마이크로 쇼크에 민감한 환자들에게 절대 사용되어서는 안된다.

(5) 이중으로 절연된 기기(Double-insulated Equipment)

접지의 목적은 모든 전도성 물체 표면들을 서로 연결함으로써 치명적인 전위를 없애는 것이며, 노출된 전도성 물체 표면들이나 섀시에 따로 절연체 층을 만들어 신체와 직접 접촉되지 않도록 함으로써 접지와 같은 효과를 발생하므로 감전으로부터 환자가 보호받을 수 있다.

① 섀시와 전위를 갖는 도선 사이를 장비의 기능 본위로 절연하는 것을 1차 절연이라 한다.
② 별도의 2차 절연층은 외부함 사이와 섀시에 존재하는데, 2차 절연층은 섀시에 접지사고가 발생한 경우에도 의료진 및 환자와 보호자를 보호한다.
③ 외부함이 절연물질로 만들어졌다면, 2차 절연체로서 역할을 한다.
④ 모든 제어용 손잡이나 개폐기의 손잡이(lever)도 반드시 이중으로 절연되어야 한다.
　㉠ 플라스틱 손잡이는 오목한 곳에 나사가 들어 있기도 한다.
⑤ 이중으로 절연된 기기는 보통 누설전류를 감소시키며, 의료측정기의 경우 액체(전도성이 있는)가 엎질러져도 두 개의 절연층 모두 효력을 상실하지 않아야 하며, 마이크로 쇼크와 매크로 쇼크를 이중으로 절연함으로써 감전을 방지할 수 있다.

(6) 전류제한기(Current Limiters)

노후된 환자감시 측정기에서는 반도체 전류제한기를 환자 도입선에 직렬로 연결하여, 전류를 수 [mA]로 제한하기도 한다.

① 거의 모든 생체전위들은 1[mA] 이하이며, 증폭기 입력 임피던스가 아주 높기에 생체 전위

를 측정할 때 나오는 전류의 크기는 보통 수 [μA] 이하이다.

② 전류제한기의 회로는 외부의 제세동기(Defibrillator)에서 나오는 높은 전압이 인가될 때 단선되거나 단락되기 때문에 전류제한기 사용이 광범위하지는 않다.

17) 전기적인 분리(Electrical Isolation)

(1) 분리 증폭기

① 전기적인 분리는 양단은 각각의 전력 공급원과 접지를 사용하며, 입력과 출력 간에 존재하는 전기신호의 저항적인 연속성을 타파하는 기기이다.

② 측정용 증폭기(Instrumentation Amplifier)와 단일 이득 분리단(Unity-gain Isolation Stage)으로 구성된다.

(2) 생체 전위 증폭기와 환자 도입선의 전기적인 분리

① 분리 증폭기

㉠ 분리전압(Isolation voltage) : 입력 공통단과 출력 공통단 사이에 존재하는 전위, 1~10[kV] 정도의 전압이다.

㉡ 분리 증폭기에 의한 전압의 제거 정도 : 분리 성분 제거비(Isolation Mode Rejection Ratio)이다.

㉢ 분리 증폭기 특징

ⓐ 입력과 출력 사이에 존재하는 큰 저항을 격리(10[MΩ] 이상)한다.

ⓑ 높은 분리 성분 전압(1000[V] 이상)이다.

ⓒ 높은 공통 선분 제거(100[dB] 이상)이다.

② 분리 증폭기 설계

㉠ 변압기에 의한 분리 : FM이나 AM 30[kHz] 정도의 반송파 신호를 사용하고 DC-DC (직류 - 직류) 변환기를 사용한다.

㉡ 광학 분리 : 출력단에 광다이오드, 전원단에 발광 다이오드를 사용하고 직류(DC)상태에서 광학적으로 전송하면 변 · 복조가 불필요하고, 선형성을 개선시키기 위해 피드백을 사용한다.

㉢ 용량 분리 등의 기본 방법 사용 : 차동 세라믹 전기용량 장벽을 넘어 신호를 전송하기 위해 입력전압의 디지털화하며, 주파수 변조와 부호화(Digital encoding)를 사용한다. 또한 장벽 양단에 전원 공급 장치가 필요하고, 최대 분리 전압은70[kHz]의 대역폭에 대해 8[kV] 정도이다.

18) 설비의 안전대책

병원 내에서는 전기설비, 가스설비 등이 복잡하게 조합되어 있으며, 그 안에서 환자나 의료종사자의 안전을 지키지 않으면 안된다.

① 전기기기를 설비할 때, 전기에너지가 인체에 해를 미치는 문제(전기안전문제)와 전기기기가 다른 전기기기에 방해를 주어 오동작을 시키는 문제(전자환경문제)가 있다.
② 기기나 설비는 이상이 없지만 사용자의 조작 미숙으로 인해서 사고가 일어날 수 있으며, 병원 전기설비 중에서 의료접지방식, 비접지 배선 방식, 비상전원을 가지고 설비에 대한 안전대책을 살펴본다.

〈표 1-9〉 위험전류한계(AAMI 안전기준)

전류한계	전류의 주파수	환자회로 형식
500[μA]	DC~1[kHz]	정상상태에서는 환자와 접촉하지 않는다.
100[μA]	DC~1[kHz]	환자와 접촉할 가능성이 있다(접촉 가능 부분).
50[μA]	DC~1[kHz]	의도적으로 환자와 접촉시킨다(환자 장착 부분).
10[μA]	DC~1[kHz]	심장, 대동맥, 대정맥과 접촉한다. 또는 외부도체를 심장부로 통하는 경로에 접촉시킨다.
I=(RCL) · [kHz]	1~100[kHz]	위의 위험전류한계에 [kHz]로 표시한 값을 곱한다.
I=100(RCL)	100[kHz] 이상	위의 위험전류한계에 100을 곱한다.

＊RCL : Risk Current Limits : 위험전류한계

19) 분리전력배전 시스템

완벽한 등전위 접지 시스템도, 큰 단락사고로, 대 접지전류 때문에 발생하는 접지 사이에 인가하는 전압을 감소시킬 수 없지만, 단락사고와 같은 접지사고는 관리가 잘되어 있고 우수한 품질의 설비에서는 감전이 일어나기 힘들다.

① 분리변압기(Isolation Transformer)는 선로의 절연을 위한 것으로, 전력은 공급하면서도 접지나 누설전류가 흐를 수 있는 계통을 분리함으로써 3상 3선식에서 완벽한 비접지를 충실하게 만들어 내며, 계통을 노이즈나 고조파로부터 보호하는 데도 그 역할을 할 수 있으며, 기본파에 대하여 상대적으로 아주 적은 노이즈, 고조파의 전자기적 전달을 막는다.
② 분리변압기는 접지나 누설전류 발생빈도가 적어 위험으로부터 막아주고 분리전력 시스템은 누설전류를 적당히 감소시키지만, 10[μA] 미만(안전한도)으로 감소시키지는 않는다.
③ 분리변압기에는 2차 결선측과 접지 사이에 보통 큰 정전용량이 존재하여, 정전용량으로 인해 마이크로 쇼크(Micro Shock)에 대한 보호를 할 수 없는 경우가 있다.

④ 분리전력시스템은 매크로 쇼크(Macro Shock)의 방지(특히 수분이 많은 곳)에서 효과가 크고, 가연성의 마취제를 사용하거나 저장된 곳에서만 분리전력시스템이 필요하다.

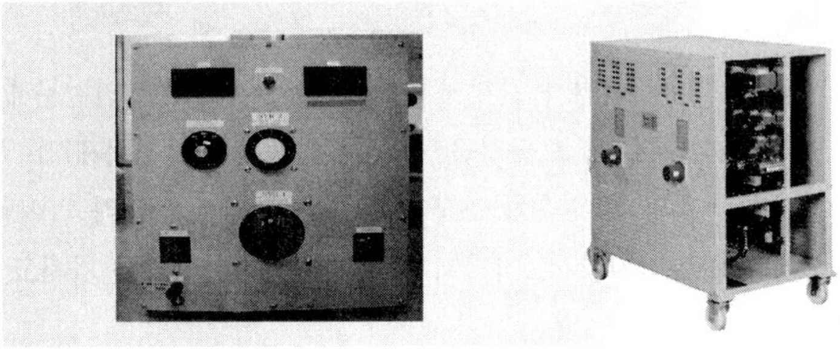

[그림 1-21] 분리변압기

20) 접지사고 회로차단기(Ground-Fault Circuit Interrupters)

접지사고로 인한 전류가 6[mA]를 초과할 때, 접지사고 회로차단기는 전원을 차단시키며, 전력선에서의 전류는 중성선에서의 전류의 크기가 아주 미세한 누설전류를 갖는 전기설비인 경우에는 동일하다.

① 분리 변압기(Isolation Transformer) : 대형 단락사고로 인한 대접지전류 때문에 발생하는 접지들 사이에 인가전압 발생을 방지한다.

② 전력선에서의 전류와 중성선에서의 전류의 차이를 감지하여 전류의 차이, 전기설비에서 접지로 흘러 들어갈 전류의 양이 허용전류를 넘어설 때, 전원을 차단하거나, 접지 쪽으로 통하는 전류의 경로에는 그 어떤 정보를 주지 않는다.

③ 접지사고 회로차단기(Ground-fault circuit imterrupter)

㉠ 반도체 소자와 차동변압기를 사용하는 회로를 사용한다.

㉡ 접지사고 회로차단기의 반응시간은 접지사고 전류의 크기에 반비례한다.

㉢ 수동 리셋 단추를 누름으로써 접지사고 회로차단기에 의하여 전원이 차단되었을 경우 전원을 원상태로 복구시킬 수 있다.

㉣ 접지사고 회로차단기는 순간 누름 버튼 스위치가 있는데, 이것은 일시적으로 안전한 단락사고를 발생시킴으로써 차단기의 시험에 필요한 기능을 수행한다.

㉤ 짧은 시간의 전력공급 중단이 별로 문제가 되지 않는 곳에서는 저가의 접지사고 회로차단기들이 고가의 분리전원 배전 시스템보다 훨씬 유리하다.

㉥ 약간의 마이크로 쇼크를 방지하고 마이크로 쇼크를 일으킬 수 있는 정도의 누설전류를 차단시킬 수 있을 만큼 민감하지 않으며, 기존의 3선접지 전력 배전 시스템과 함께 사용한다.

④ 접지사고 회로차단기는 누설전류(마이크로 쇼크를 일으킬 수 있는 정도)를 차단시킬 수 있을 만큼 민감하게 반응하지 않아 매크로 쇼크용 보호기구로 사용하고 있으나, 접지 시스템에서 전위차를 초래하는 큰 단락전류의 원인을 차단함으로써 미약한 마이크로 쇼크를 막기도 하지만 통상 환자 치료구역에 있는 회로들은 접지사고 회로차단기들을 포함하지 않아야 한다. 또한 접지사고 회로차단기의 동작 때문에 생명 유지장치(의료기기)에 전력공급이 중단되면 대부분의 소규모 접지사고에 의한 것보다 더욱 치명적인 위험을 환자에게 초래할 수 있다.

(1) 접지 시스템(Grounding System)

분리 전원 시스템을 사용하고 있는 경우에도 회로차단기 정격까지의 전류를 통과시킬 수 있는 낮은 저항의 접지가 마이크로 쇼크와 매크로 쇼크로부터 환자를 보호하기 위해서는 꼭 필요하다.

① 환자 주위에 있는 모든 콘센트의 접지부분과 전도성 물체 표면들을 똑같은 전위로 유지시킴으로써 환자들을 보호할 뿐만 아니라, 의료치료 중 발생한 단락사고들로부터 환자를 안전하게 보호해 준다.

② 접지 시스템은 [그림 1-22]와 같이 한 명의 환자와 설비의 접지점, 결선 그리고 기준 접지점을 포함하고 있다.

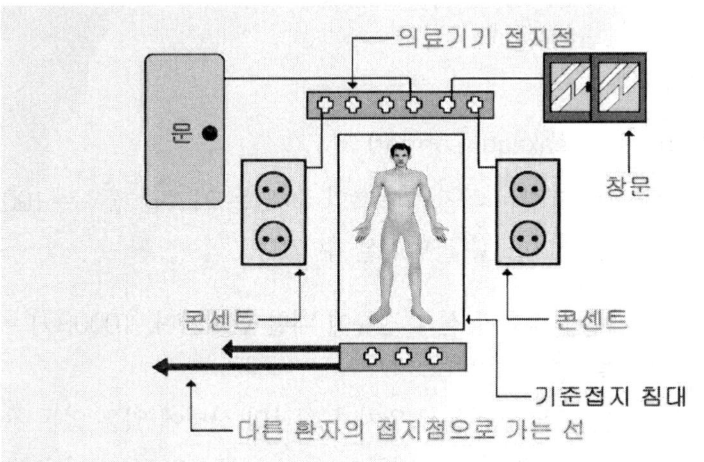

[그림 1-22] 접지 시스템

③ 환자와 설비 접지점은 모든 부분의 금속제 침대, 금속제 문, 콘센트의 접지, 그 외의 다른 전도성 물체 표면에 각각 따로 결선된다. 위와 같은 결선은 콘센트 접지들과 전도성 물체 표면들 사이의 전위차는 40[mV]를 초과해서는 안 되며, 0.15[Ω]을 초과할 수 없다.

④ 개개의 환자와 설비 접지점은 따로 분리된 결선을 통하여 기준 접지점에 연결되어야 하며, 기준

접지점은 건물의 접지점에 반드시 연결되어야 한다.

⑤ [그림 1-23]은 결선 시스템 접지에 대한 것으로 각 의료기기와 전기통신, 컴퓨터 등이 확실히 접지되어 있어야 하고, 접지가 안될 시에는 누전으로 인하여 환자나 의료진에게 치명적인 위험을 초래할 수 있다.

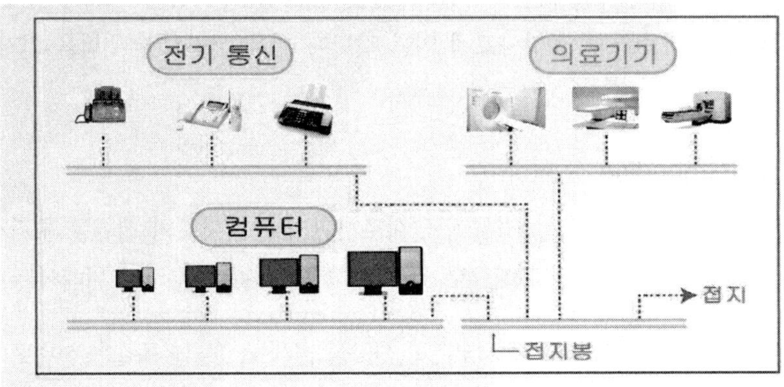

[그림 1-23] 결선 시스템 접지

(2) 분리 전력 배전 시스템(Isolated Power-distribution System)

① 매크로 쇼크의 방지, 특히 수분이 많은 곳에서 효과가 있다.

② 가연성의 마취제가 사용되는 곳에서만 필요하다.

21) 전기기기의 시험

(1) 섀시 누설전류(Chassis Leakage Current)

섀시로 부터 흘러나오는 누설전류는 환자와 접촉할 수 있는 기기인 경우는 100[μA], 환자와 접촉하지 않는 기기인 경우는 500[μA]를 넘어설 수 없다.

① 직류에서 1[kHz]에 이르는 정현파 실효 전류에 대한 한계이며, 1000[Ω] 이하의 저항을 갖는 전류 측정기로 측정할 수 있다.

② 섀시 누설전류의 한도는 모든 제어용 스위치가 최악의 상태에 있든 없든 간에, 전력선의 극성이 (+), (-) 간에, 기기의 전원 스위치가 온(on)이든 오프(off)이든 모두 적용된다.

(2) 누설전류 시험과 측정

① 섀시 누설전류 시험

㉠ 환자와 접촉되지 않는 경우 : 500[μA] 이하

㉡ 환자와 접촉 가능성이 있는 경우 : 100[μA] 이하

② 누설전류 측정회로 : 모든 기기들이 하나의 전원선에 의해 전원을 공급받고 있는 경우 전체의 환자감시장치나 인퓨전 펌프를 하나의 기기로 취급하여 시험한다.

〈표 1-10〉 단일 고장상태

1	보호접지선의 단선이다.
2	기기의 전원 도선 중 1선의 단선이다.
3	F형 장착부에 외부의 전압이 나타난다.
4	신호입력부 또는 출력부에 외부의 전압이 나타난다.
5	이중절연의 한쪽의 단락이다.
6	가연성 마취 혼합가스의 누설이다.
7	위해를 일으킬 염려가 있는 전기부품의 고장이다.
8	위해를 일으킬 염려가 있는 기계부품의 고장이다.
9	온도 제어기의 고장이다.

(3) Class별 분류(1, 2, 3 내부전원기기)

기초절연은 누설전류를 적게 하는 수단으로 전원으로부터의 절연이 기본이다.

① 의료용 전기기기를 사용하는 환자는 수술 중에 마취를 시키거나 신체가 약하거나, 여러가지 트랜스듀스[14], 코드, 센서 등이 취급되어 있으므로 기기로 부터 벗어날 수 없는 상황에 놓이게 된다.

② 기초절연이 파괴되어도 안전하게 되도록 또 하나의 안전 수단(추가 보호수단)을 갖출 필요가 있어, 2중 안전이 기준 설정시의 기본이다.

③ 추가 안전수단의 방식에 따라서 1, 2, 3급 기기 및 내부 전원 기기로 분류한다(표 1-11).

〈표 1-11〉 Class별 분류와 보호수단

Class별	보호수단	추가보호수단	비 고
1급 기기	기초절연	보호접지	보호접지 설비, 영구접지 또는 꽂음 접속기(3P)
2급 기기		보광절연	(a) 절연외장 2급 기기, (b) 금속외장 2급 기기(1차 회로 이중절연) → (a), (b) 조합이다.
3급 기기		의료안전 초저압 전원	특수한 전원설비를 요한다. CF형은 인정하지 않는다. 교류 24[V] 또는 직류 50[V]가 최대전압인 안전변압기에 접속된 기기이다.
내부 전원기기		내부전원	사용성의 설비에 의한 제한 없음, 전지 내장, 외부전원에 접속시킬 수 없는 구조이다.

④ 의료기기는 국제적으로 통용되는 기본적인 기호와 표시등으로 정해져 있다(표 1-12).

14) 트랜스듀스(Transducer) : 어떤 에너지를 다른 형태의 에너지로 변환하는 장치로 압전 변환기가 있다.

〈표 1-12〉 표시등의 색과 그 의미

색	의 미
녹 색	동작분비 완료
노 랑	주위 또는 준비의 요구
빨 강	위험의 경고, 즉시 대처할 것을 요구
기 타	빨강, 노랑 이외의 뜻

⑤ 비발광 누름 버튼의 색은 다음과 같다.

㉠ 빨강은 모터의 정지 또는 회로의 개방을 표시할 때만 사용한다.

㉡ 동일 누름 버튼을 열림과 닫힘에 사용할 때는 빨간색을 사용하지 않는다.

(4) 환자 도입선에서의 누설전류(Leakage Current in Patient Leads)

환자 도입선이 가장 낮은, 일반적인 임피던스를 갖는 환자와의 접점이기 때문에 아주 중요하다.

① 환자 도입선에서의 누설전류의 최대한도는 50[μA]이다.

② 분리된 환자 도입선은 10[μA] 미만의 누설전류를 가져야 하며, 분리된 환자 도입선만이 심장에 부착하는 카테터나 전극에 연결될 가능성이 있다. 또한 서로 연결된 독립적인 환자 도입선들과 접지 사이 누설전류는 환자 도입선들이 동작하는 상태에서 측정하여야 한다.

③ 선 전압이 환자에게 인가되었을 때, 환자 도입선에서 접지로 흐르는 누설전류도 측정되어야 한다.

④ 누설전류는 위험전류, 분리전류라 하고, 전원선 전압과 주파수가 분리된 환자 도입선에 인가될 때 접지로 흐르는 분리 전류는 20[μA] 이상되어서는 안된다.

(5) 접지핀과 외부함 간의 저항(Ground-pin-to-chassis Resistance)

플러그의 접지핀과 노출된 금속물체, 설비의 섀시들 간의 저항은 기기를 사용하는 동안 0.15[Ω]을 넘어서는 안 되며, 저항을 측정하는 동안에 전력 코드는 기기 인입구에 있는 장력 경감기와 부착 플러그에 구부러진 상태로 연결되는 지점에 있어야 한다.

3. 전자파의 정의, 발생원인, 영향

1) 전자파의 정의

전기자기파(전자파)는 주파수가 (DC)0[Hz]~1022[Hz](r-선)에 이르는 광범위한 주파수 영역을 가지는 일종의 전자기 에너지로서, 전기에 진동이 일어날 때 그 주위에 생기는 전기력(전기장, E)과 자기력(자기장, H)이 주기적으로 바뀌면서 생기는 파동이다.

① 전자파는 주파수(파장)의 크기에 따라 감마선, 엑스선, 가시광성, 적외선, 초단파, 무선파 등으로 [그림 1-24]와 같이 구분한다.

② 전자파 중 공기나 인체에 조사되면 이온을 (+)와 (-)이온으로 전리를 일으키는 방사선이 있는데 이를 전리방사선(Ionizing Radiation)이라 하고, 전리를 일으키지 않는 것을 비전리방사선(Non Ionizing Radiation)이라 한다.

③ 일반적으로 전자파는 비전리방사선 종류(극초단파, 가시광선, 무선파)에 속하는 것이며, 다음과 같은 전자파의 성질이 5가지가 있다.

㉠ 전자파는 빛의 속도와 같이 초당 30만[km]의 속도로 진행한다.

㉡ 전자파는 전류가 흐르는 주위에 형성되는 전계와 자계의 변화를 일으키는 파동이다. 주기적으로 반복되는 파동의 마루(파동의 골)과 (파동의 골) 사이의 간격을 파장(λ)이라고 한다.

㉢ 파장의 역수는 주파수(f)로 나타내는데 주파수는 초당 사이클의 수이며 단위는 [Hz]를 사용하고, 주파수와 파장은 반비례로, 전자파의 주파수가 높으면 파장은 짧고 주파수가 낮으면 파장은 길다. 식 (1-6)과 같다.

$$f = \frac{1}{\lambda} \tag{1-6}$$

㉣ 전자파는 파장이 짧을수록(주파수가 높을수록) 에너지는 커지고 더 높은 투과력을 가지고, 파장이 길수록(주파수가 낮을수록) 낮은 에너지를 갖고 낮은 투과력을 갖는다.

㉤ 전자파는 파장이면서 입자의 성질을 함께 갖고, 거리가 멀어질수록 약해지는 성질이 있다.

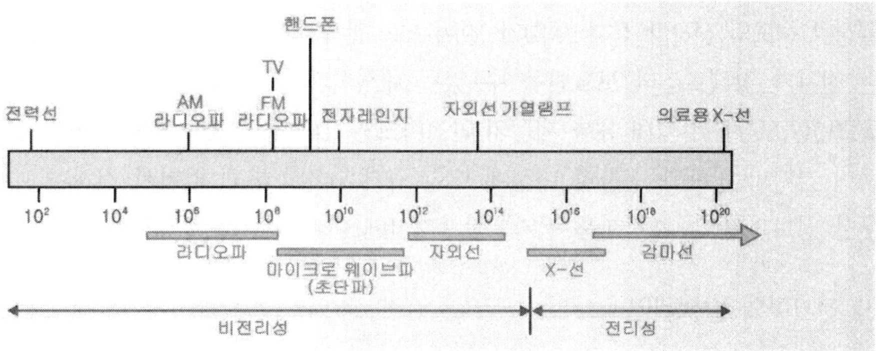

[그림 1-24] 전자파 스펙트럼

(1) 전자파 적합성(Electromagnetic Compatibility)

미국의 전파 기술자 협회(IRE)가 1963년에 제안한 전자파 환경 공학의 주요한 과제 중 하나이다.

① 전자기기는 주어진 전자파 환경에서 정상적으로 동작하고 자체에서 발생하는 전자파 방해를 제한하여 다른 시스템에 나쁜 영향을 주지 않도록 할 필요가 있으나 전자파 방사를

극도로 억제하거나 전자파 방해에 대한 내성을 과다하게 설계하는 것은 많은 경제적 부담을 갖게 되므로 양자의 적절한 조화를 도모하도록 한 것이다.

② 전자파장해(EMI)와 전자파 내성(EMS)의 적절한 균형으로 어떤 것에 대해서도 허용되지 않는 방해 전자파를 발생시키지 않으면서 전자파 환경에 만족스럽게 동작하는 기기 또는 시스템의 능력이다.

(2) 전자파 장애(Electromagnetic Interference)

전자 방해파에 의해 일어나는 기기, 장치 또는 시스템의 성능 저하이다.

① 전자기기로부터 부수적으로 발생된 전자파가 그 자체의 기기 또는 타 기기의 동작에 영향을 미치는 것이다.

㉮ 컴퓨터에 내장된 클록 펄스 발생기는 수많은 고조파 성분을 포함하고, 고조파 성분은 공간으로 방사되거나 전원선을 통해 전도되어 근처 TV 수상기의 화면이나 음성의 질을 떨어뜨릴 수 있는 현상은 자동차나 비행기가 지나갈 때도 느낄 수 있다.

② 전자파 잡음(무선 주파수 잡음)은 원하지 않는 전자파 에너지로서 무선주파수 범위는 10[kHz]~3,000[GHz]로 전파법에서 정의한다. 대부분의 전자기기는 정도의 차이는 있지만 전자파 잡음을 발생하며, 발생된 전자에너지는 어떠한 매질의 경로를 통해 타 기기에 방해를 주게 된다.

(3) 전자파 내성(Electromagnetic Susceptibility)

일정한 정도의 전자파 장해(EMI)가 일어나도 전자기기가 정상적으로 작동할 수 있는 내성, 또는 전자파 장해로부터 보호받을 수 있는 내성이다.

유럽연합(EU)에서 역내 유통 제품의 안전마크인 CE 마크 제도를 도입하여 시행하는 등 선진국들이 전자파 장해와 전자파 내성에 대한 규제를 강화하고 있어서 전자파 내성이 컴퓨터를 비롯한 정보기기 및 가전제품 전기 · 전자기기에 대한 새로운 무역장벽으로 급부상하고 있다.

2) 전자파의 발생원인

전자파는 강한 전류가 흐르는 송전 전력선과 케이블, 주택배선, 각종 전기기기 등 전류가 흐르는 곳에는 항상 존재하며, 전기를 사용하는 모든 기구에서 발생된다.

① TV를 비롯한 모든 가정용 전자제품에서 전자파가 발생하는데 가전제품 중 비교적 많은 전자파를 발생시키는 것은 2450[MHz]의 고에너지 마이크로웨이브를 사용하는 전자레인지, 800~900[MHz]의 마이크로웨이브를 사용하는 휴대폰이나 카폰, 컴퓨터 등이다.

② 병원에서 진단이나 치료목적으로 사용하는 초음파, 자외선, 레이저를 사용하는 기기나 암

치료용 방사선 발생장치, 높은 자장을 이용한 진단용 MRI, X-선을 이용하여 진단하는 CT 등도 전자파를 이용한 의료기기이며 전자파를 발생한다.

3) 전자파의 분류

전자파는 주파수가 큰 순서대로 감마선(Gamma Ray), X-선, 자외선, 가시광선(빛), 적외선, 전파(초고주파, 고주파, 저주파, 초저주파) 등으로 분류할 수 있다.

전파는 전자파의 일종으로 주파수가 3,000[GHz] 이하의 것이다.

4) 전자파의 영향

(1) 전자파가 인체에 가하는 작용

전자파의 인체보호기준 대상 주파수 대역인 비전리 복사 대역은 0~300[GHz]이고, 다음과 같은 특성을 갖는다.

① 열작용 : 흡수된 전자기장의 에너지에 의해 조직 속에 내부 전계가 생기면 전류밀도가 발생하여 열이 발생한다. 갑작스런 체온상승은 기형을 유발하기도 하고 심한 경우에는 치사에 이르게 할 수도 있다.

② 비열작용 : 열적 작용이 미약한 전자기장의 장기간 누적효과에 의한 작용이다.

③ 자극작용 : 전자기장에 의한 유도전류에 의해 전류가 흐르는 경우, 세포막 전위가 변화하고 신경이나 근육에서 활동전위가 발생하여 흥분 현상이 일어날 수 있어 고주파보다는 저주파(100[KHz] 이하)일 때 더 현저하게 일어나고 심장에 위험한 영향을 미칠 수 있다.

④ 쇼크 및 화상

㉠ 쇼크(Shock) : 우리 몸이 전자파에 노출될 경우, 체내에 나트륨(Na^{++}), 칼륨(K^{+})과 세포간 이온의 흐름이 교란되어 신체장애 및 Shock에 빠질 수 있다.

㉡ 화상 : 조직세포의 온도를 비정상적으로 상승시켜 기는 이상을 초래하거나 파괴하는 것을 가리킨다.

(2) 전자파가 인체에 미치는 영향

① 전자파의 일종인 X-선이나 감마선은 강한 에너지를 갖고 있어 많이 쏘였을 경우 태아 기형 등 세포에 악영향을 끼친다.

㉠ 레이더 기지나 전자레인지에 사용하는 마이크로파도 세기를 강하게 하면 음식물이 익을 정도이다.

㉡ 전자파의 인체 유해성 시비는 전자파의 세기가 약한 휴대폰 · TV · 컴퓨터 · 고압송전선 등에 장기간 노출됐을 때 인체가 어떤 영향을 받는가에 초점이 맞춰져 있는데, 전자파

유해성 논란에 불을 지핀 고압 송전선의 경우는 50~60[Hz](전자레인지용은 25억 [Hz])에 불과한 극저주파이다.

② 유해론자들은 전자파를 구성하는 전기장과 자기장을 주범으로 보고 있다.

㉠ 전기장은 전압이 높을수록, 자기장은 전류가 높을수록 많이 생긴다.

㉡ 전기장은 전기가 통하는 구리 등 금속, 식물이나 생체에 의해 상당 부분 흡수·차단되지만 자기장은 자석의 힘처럼 거의 모든 물질을 통과하므로 자기장은 일반인들이 막기가 어렵다.

ⓐ 인체에 유해하다는 가장 설득력 있는 이론은 '유도전류론'인데, 인체는 수분이 70[%]로 전기가 잘 통하기 때문에 고압송전선 가까이 있으면 몸에 송전선에 흐르는 유도전류가 흐르고, 유도전류는 인체대사에 중요한 역할을 하는 칼륨·나트륨 등 중요한 이온들의 정상적인 흐름을 방해한다.

ⓑ 고압송전선 밑에 있으면 몸을 쥐어짜는 듯한 느낌을 받는다고 주장하는 것도 유도전류에 의한 것으로 해석하고 있다.

③ 자기장은 자석이 쇳가루를 잡아당기듯 몸 안의 철성분에 영향을 미치는 것으로 추측하고 있는데, 유해론자들은 고압송전선뿐 아니라 각종 가전제품에서 나오는 전기장과 자기장에 장기간 노출됐을 경우 호르몬·면역체계가 깨져 백혈병·림프압·뇌암·기형아 등을 일으킨다고 주장하나 전자파의 인체 영향은 아직 과학적으로 규명되지 않고 있으며, 역학조사나 경험적 관찰에 의해 추정할 뿐이다.

(3) 전자파가 의료기기에 미치는 영향

전자파가 인체에 미치는 영향 이외에 또 다른 피해는 의료기기의 전자회로에 영향을 주어 오작동을 일으키는 주요원인이 되며, 각종 의료용 모니터상에 화상의 떨림 현상 등을 들 수 있다. 원인별로 분류하여 보면 〈표 1-13〉과 같다.

① 전기수술기(Electric Surgical Unit) : 수술용 의료기기로서 500[kHz]~10[MHz], 500[W] 정도의 강한 고주파 발진기이며, Pulse성 발진으로 인한 광대역 Noise(잡음)를 발생하며 저주파 Noise도 발생한다.

〈표 1-13〉 전자파의 종류별 발생원인

전자파	전자파의 종류별 발생원인
고주파 잡음	전기수술기, Surgical Laser, Radio, Elevator, 무선전화기
저주파 잡음	상용교류장해, 형광등
초저주파 잡음	Baseline동요
충격파(Impulse) 잡음	방전잡음, Digital기기, Computer 등
자기 잡음	교류전원장애(Motor), 정자계(MRI)

② MRI : 강자장과 RF(Radio Frequency)를 이용한 Computer 단층기기로서 강력정자계를 이용하므로 주위의 Pacemaker(심박 조율기)나 Monitor류 등에 영향을 준다.

③ 교류전원 Line 장애 : 의료기기에 대한 상용교류의 장애는 구동 Monitor류에 가장 큰 영향을 주며, 정전유도에 대한 영향이 가장 커 대책은 적절한 Shield설비와 회로의 기능접지가 필요하다.

④ 정전기 잡음 : 인체에 대전된 정전기는 방전시에 Impulse 잡음을 발생하며, 기기의 오동작까지도 일으키게 되므로 정전기 방지용 재료의 선택이 중요하다.

(4) 전자파 노출 감소 및 차단

① 전자파에 따른 피해를 최소화하기 위해 전자파의 방출이 의심되는 의료기기로부터 가능한 일정거리 이상 떨어져서 사용한다.

② 접지가 되어 있지 않은 상태에서는 사용기기의 스위치를 켜지 않아도 전기장이 발생하기 때문에 사용하지 않는 전기기기는 플러그를 뽑아 놓아야 한다.

4. 등전위

① 둘 이상의 전기기기를 동시에 사용할 때는 접지점을 반드시 한곳에 하여야 한다. 여러 접지점이 쓰여질 때, 모두 등전위로 된다는 보장은 없다.

㉮ 벽의 접지단자나 창틀, 손잡이, 수도꼭지 등의 사이에서는 전위차가 존재할 수가 있다.

㉠ 근소한 접지 전위차를 검출하는 일은 곤란하지만, 그대로 놓았을 때는 치명적인 사고를 일으킬 수 있다.

㉡ 서로 다른 전원계통의 배선에서는 접지도체 사이에 1[V] 또는 그 이상의 전위차가 생기는 일이 있다.

㉢ 접지점을 2점이나 3점으로 하면 각점의 미소한 전위차로 인하여, 접지선을 매개로 하여 전류가 인체에 흘러 들어가는 위험성이 있기 때문이다.

② 환자를 중심으로 한 반경 2.5[m]의 공간을 환자 환경이라고 하고 이 범위 내에 있는 침대 및 모든 장치를 같은 전위상태인 완전한 등전위로 해야 이상적인 상태라 할 수 있고, [그림 1-25]와 같이 등전위 접지시스템이라고 한다.

㉠ 환자반경 2.5[m] 이내의 범위에 10[mV] 이상의 전위차가 발생하지 않도록 하고, 10[mV]는 마이크로 쇼크의 허용전류를 10[μA] 이하로 하고 인체를 약 1[kΩ]의 저항을 가지는 등가회로로 가정했을 때 흐를 수 있는 전류이며 식 (1-7)과 같다.

$$I = \frac{10 \times 10^{-3}[\mathrm{V}]}{10^{-3}[\Omega]} = 10[\mu\mathrm{A}] \tag{1-7}$$

㉡ 마이크로 쇼크를 방지하기 위해서는 인체에 10[μA] 이상의 전류가 흐르지 않게 되는 전위차는 10[mV]가 된다.

㉢ 마이크로 쇼크에 대한 방지대책으로서 누설전류가 10[μA] 이하가 되도록 정전자계가 유입될 수 있는 도전체를 접지하는 것으로 환자가 점유하는 장소로부터 수평방향으로 2.5[m], 수직방향 2.3[m]의 범위에 있는 노출 도전성 부분을 접지한다.

③ 환자 접지점(Patient Grounding Point)은 모든 콘센트, 실내급수관, 가스관, 금속침대틀, 금속창문틀 등 손에 접촉할 가능성이 있는 금속부를 연결 단자를 통해서 개별적으로 배전반 접지에 연결된 기준 접지점(Reference grounding point)에 연결되어야 한다.

④ 환자 접지점, 기준 접지점 및 연결단자를 통해서 모든 노출 도전성 부분을 등전위로 만드는 접지를 보여주고 있다.

⑤ 병원의 흉부수술실, 심혈관엑스선 촬영실, 중환자실, 관상동맥환자 치료실의 전기설비에는 보호접지시설 이외에 실내의 모든 금속체에 등전위 접지를 시설하여 환자를 보호하도록 하고 있다(그림 1-25).

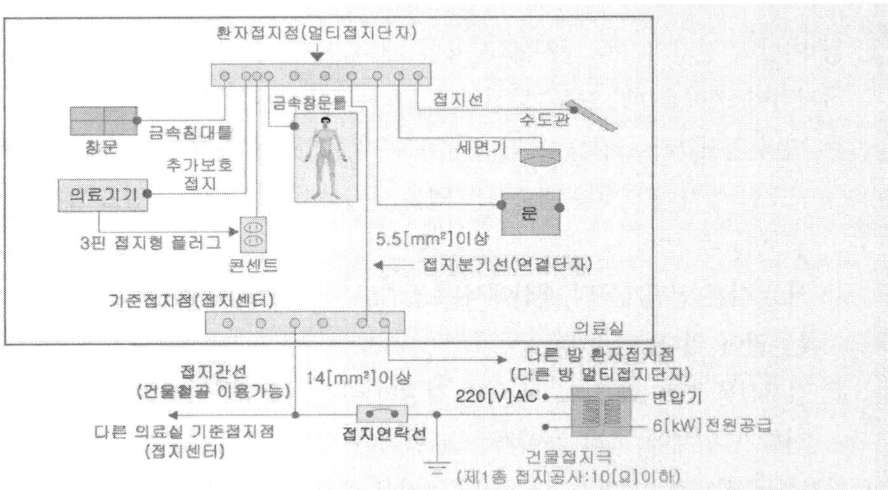

[그림 1-25] 등전위 접지시스템

1) 의료와 에너지

의료시설에서 진료용 기기로부터 여러가지 에너지가 방사되며, 진료상의 목적으로 에너지를 주는 경우와 진료상 의도하지 않은 에너지가 누설되는 경우가 있을 수 있다. 이들 에너지에 대한 안정성은 일상생활에서의 안전성과 다르지 않다.

① 의료시설은 다음과 같은 특수한 사정이 있다.

㉠ 환자는 에너지에 대하여 특히 약하다.

ⓛ 치료상의 목적으로 큰 에너지를 의도적으로 주는 경우가 있다.

ⓒ 환자는 구속된 상태에 있으므로 위험을 느껴도 피할 수 없을 수도 있다.

② 진료용 기기로부터 여러가지 에너지가 방사되는 진료의 목적과 의도하지 않은 에너지 누설과 같은 이유로 안전성은 특히 엄격히 규정된다.

③ 체내 삽입형 페이스메이커를 가진 환자에게 전자유도가 있을 경우 심장질환을 갖는 환자에 전류를 흘리는 경우를 생각해 보면 에너지에 대한 안전성을 일반적인 환경보다도 엄격히 규정할 필요가 있음을 알 수 있다.

④ 환자가 위험에 대해 대처할 수 없을 경우에는 치료목적으로 에너지를 주므로 안전기준의 한계를 초과하는 에너지를 주는 경우가 생긴다.

⑤ 생체에 대한 에너지의 작용은 다음 조건에 주의하여야 한다.

㉠ 작용기간

ⓛ 조사밀도

ⓒ 작용부위

㉣ 에너지의 종류

㉤ 기타 파라미터(주파수, 파형 등)

⑥ 안전기준과 관련하여 에너지의 종류, 작용기전에 따라서 문턱값이 있는 경우에 주의하여야 한다.

㈎ 방사선은 문턱값이 없으면 아무리 작은 소량의 영향도 축적되니 가능한 방사선의 조사량을 작게 하도록 노력하고, 저주파 전류의 영향에는 문턱값이 있으며, 기준값 이하의 전류는 전혀 영향을 일으키지 않는다.

⑦ 안전 문제를 고려할 때 중요한 것은 기기에서 사용하는 에너지의 안전한계를 아는 것이며, 각종 에너지에 대한 인체의 안전한계를 알려면 인체의 물성을 알아야 한다. 각종 에너지에 대한 인체의 안전한계는 〈표 1-14〉와 같으며 값은 어디까지나 대략적인 값이며, 실제로는 작용의 지속시간, 주위의 조건, 펄스인 경우는 첨두치, 개인차 등도 고려하여야 한다.

〈표 1-14〉 각종 에너지의 한계

에너지	작용/대상	안전한계
고주파 전류	피부 고환	1[W/cm^2] 0.1[W/cm^2] 0.01[W/cm2]
저주파 전류	이탈한계 심실세동	10[mA](Macroshock) 0.1[mA](Microshock)
온 도	영상	450[°C]
초음파	Cavition 열작용 생식세포	10[W/cm^2] 1[W/cm^2] 0.1[W/cm^2]

2) 에너지와 생물

안정성은 의료기기 기술에 최초로 요구되는 것은 생체에 에너지를 방출시켜 위해를 주지 않는 것이며, 생체에 에너지를 주게 되면 신경세포의 흥분이 일어나고, 손실에 의한 열의 발생이 일어나므로 분자나 입자에 작용하는 직접적인 힘 등의 여러가지 작용이 일어난다. 의료용 기기로 인하여 발생하는 안전 문제를 분류해 보면 〈표 1-15〉와 같다.

〈표 1-15〉 의료현장에서 주의할 안전문제

안전의 종류	내용(예)
열적 안전	이상고온, 이상저온, 발열의 집중, 항온유지 불능, 폭발, 화재 등이다.
방사선적 안전	방사선 누설, 과대 에너지 조사, 장기간 작용 등이다.
광학적 안전	과도한 집중, 목표물 이외의 누설(반사, 산란 등)이다.
전기적 안전	감전 Shock(쇼크), 과대 에너지, 다른 기기의 간섭, 정보의 왜곡, 기능정지, 정전이다.
기계적 안전	낙하, 압박, 예리한 Edge(에지), 고무관의 파열, 혈액누설, 초음파의 접속이다.
화학적 안전	의료용 가스나 약품의 오용, 용량의 과다 또는 과소, 기기의 부식, 재질의 변화, 폭발, 화재 등이다.
생물학적 안전	멸균 불완전에 의한 세균감염, 혈전이나 기포의 혼입, 생리적 반응에 의한 것 등이다.

연습문제 및 해설

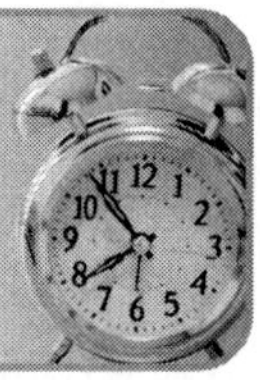

01 다음 중 전기안전에 대한 설명이 아닌 것은?

① 모든 제어용 손잡이나 개폐기의 손잡이는 하나로 묶어 절연한다.
② 외장접지 사이와 환자 도입선의 임피던스는 가능한 한 크게 한다.
③ 마이크로 쇼크 위험을 방지하기 위해 심장에 전기적인 연결을 분리하거나 제거한다.
④ 전류제한기의 회로는 외부의 제세동기에서 나오는 높은 전압이 인가될 때 단선되거나 단락된다.

해설 모든 제어용 손잡이나 개폐기의 손잡이(lever)는 반드시 이중으로 절연되어야 한다.
㉮ 플라스틱 손잡이 : 오목한 곳에 나사가 들어 있고, 이중절연은 보통 누설전류를 경감시킨다.

02 다음 설명의 의료기기와 사람이 접촉을 하는 장착부의 분류에 해당하는 것은?

> ⓐ 심장 부위에 직접 노출될 것에 대비되어 있지 않다.
> ⓑ 심장을 제외한 체외 또는 체내에 접촉하여 사용할 것에 대비한 형태이다.

① A형　② B형　③ BF형　④ CF형

해설 장착부의 분류
㉠ B형 : 환자를 보호하기 위한 최소한의 형태, 심장부위에 직접 노출될 것에 대비되어 있지 않다.
㉡ BF형 : 심장부위에 직접 노출될 것에 대비되어 있지 않다. 심장을 제외한 체외 또는 체내에 접촉하여 사용할 것에 대비한 형태이다.
㉢ CF형 : 심장에 직접 사용 가능하다.

03 다음 중 심장에 직접 의료용 전기기기의 전극 등을 삽입 또는 부착하여 실시하는 경우의 의료시설은 무슨 접지인가?

① 등전위 접지　② 보호접지　③ 사면접지　④ 비접지

해설 접지방법 : 병원의 경우는 환자의 생명을 다루는 곳으로 일반적으로 정상적인 사람과는 다르다. 일반적인 사람이 느낄 수 있는 감지전류는 약 1[mA], 심실세동전류 경우는 약 50~100[mA]이다(심장이 고통을 느낌). 그러나 환자의 경우에는 [mA]보다 1000배가 작은 [μA]의 전류가 심장을 통과해도 위험하다. 전류의 흐름을 차단하여 환자가 마이크로 전류에서도 감전될 수 있는 것을 방지하고자 병원에서 수술실 기타 환자의 중요 업무를 보는 곳에서는 비접지 방식을 사용하는 것이다.

04 다음 이상동작 중에 자동적으로 회로를 개방하거나 또는 전류를 감소시켜 기기 자체 또는 기기부분의 온도를 제한하는 기구는?

① 제어기 또는 제한기의 가변조정　② 과전류 차단기
③ 자동복귀형 열감지 차단기　④ 열감지 차단기

해설 01 ① 02 ③ 03 ④ 04 ④

해설 보호기구

㉠ 제어기 또는 제한기의 가변조정 : 공구를 사용하지 않고 조작자가 설정치를 변화시킬 수 있는 조정 수단이다.
㉡ 과전류 차단기 : 과전류 차단기에 흐르는 전류가 사전의 설정치를 초과했을 때 즉시 또는 시간의 간격을 두고 전기회로를 개방하는 보호 기구이다.
㉢ 자동복귀형 열감지 차단기 : 기기가 관련된 부분이 냉각된 후 자동적으로 전류를 복귀시키는 열감지 차단기이다.
㉣ 자동온도 조절기 : 정상적인 동작상태에서 자동적으로 전기회로를 개폐함으로써 기기 또는 기기 부분의 온도가 2개의 특정한 값 사이를 유지하도록 하는 온도 감지기구로서 온도 설정치는 고정되거나 또는 가변할 수 있는 구조이다.

05 다음 중 한 부분 이상의 환자 접속부를 포함하는 전기회로는?

① 환자회로 ② 보호커버 ③ 신호입력부 ④ 신호출력부

해설 환자회로 : 한 부분 이상의 환자 접속부를 포함하는 전기회로로서 환자 접속부로부터 필요한 범위(부분)에서 내전압 요구기준을 만족시킬 수 있을 만큼 절연되지 않은 도전부나 연면거리 및 공간거리 요구기준을 만족시킬 수 있을 만큼 분리되지 않은 도전부를 포함하는 모든 도전부를 포함한다.

06 다음 중 플러그를 이용해 전원에 접속하는 것을 의도하는 기기는 플러그를 뽑아내고, 1초 후에 플러그의 전원용 핀 간 및 전원용 각 핀과 외장과의 사이에 전압은 얼마 이하인가?

① 60[V] ② 30[V] ③ 40[V] ④ 15[V]

해설 플러그를 이용해 전원에 접속하는 것을 의도하는 기기 : 플러그를 뽑아내고 1초 후에 플러그의 전원용 핀 간 및 전원용 각 핀과 외장과의 사이에 전압이 60[V]를 넘지 않도록 설계한다.

07 다음 중 도전바닥인 수술실 등에 있어서 올바른 접지 방법은?

① 경제성을 고려하여 바닥을 실리콘으로 밀봉시킨다.
② 자주 바닥에 물청소를 한다.
③ 도전바닥 밑에 섬유로 된 망을 잘 밀착시킨다.
④ 도전바닥 밑에 구리테이프 또는 금속망을 의료용 접지 센터에 접속한다.

해설 수술실에서 유기될 수 있는 누설전류 및 정전기 등을 신속히 조밀하게 대지로 방류시키기 위한 설비로서 의료용 접지 센터에 연결 배선한다.

08 다음 중 접지선에 전류를 보내기 위한 강압 변압기로 알고 있는 전압을 출력시켜 전류값을 측정하는 것은?

① 교류전류방법 ② 2선 저항기법 ③ 4선 저항기법 ④ 비접지 배선

해설 교류전류방법 : 접지선에 전류를 보내기 위한 강압 변압기로 알고 있는 전압을 출력시켜 전류값을 측정한다. 접지선의 임피던스($R \cdot L \cdot C$의 저항)는 옴의 법칙을 이용해 계산한다.

09 다음 중 환자와 기기 사이에 전류가 흐를 수 있는 것은?

① 접촉가능 부분 ② 환자 접속부 ③ B형 장착부 ④ BF형 장착부

해설 05 ① 06 ① 07 ④ 08 ① 09 ②

해설 환자 접속부 : 정상상태 또는 단일 고장상태에서 환자와 기기 사이를 통하여 환자와 기기 사이에 전류가 흐를 수 있는 장착부의 모든 개별부이다.

10 다음 중 전기충격에 대한 기초적 보호를 위해 활전부에 사용하는 절연은?

① 공간거리 ② 기초절연 ③ 연면거리 ④ 이중절연

해설 ㉠ 공간거리 : 서로 절연해야 하는 나충전부 상호간 또는 나충전부에서 그것과 절연해야 할 부분과의 최단 공간거리이다.
㉡ 기초절연 : 전기충격에 대한 기초적인 보호를 위해 활전부에 사용하는 절연이다.
㉢ 연면거리 : 두 개의 도전성 부분간의 절연물 표면에 연한 최단거리이다.
㉣ 이중절연 : 기초절연과 보강절연으로 구성한 절연이다.

11 다음 중 미약한 값의 생체전위 측정에서 교류 전력선과의 용량성 결합에 의한 전기적 간섭을 최소화하기 위한 방법은?

① 선분리 감시 ② 오른다리 구동회로
③ 접지사고 회로차단기 ④ 심장접속의 분리

해설 오른다리 구동회로 : 낮은 전압 생체 전위 측정기들(심전도, 뇌파)은 교류 전력선들과의 용량적 결합에 의한 전기적인 간섭이 최소화 되도록 설계되어야 한다. 전기적 반응이 최소화되어야 하고, 환자는 신체 안전상 접지할 수 없다.

12 다음 중 장착부에서 환자를 경유하여 대지에 흐르는 전류는?

① 환자누설전류 ② 환자측정전류
③ 누설전류 ④ 외장누설전류

해설 환자누설전류 : 장착부에서 환자를 경유하여 대지에 흐르거나 또는 외부의 전원에서 환자에게 의도하지 않은 전압에 기인하여 환자로부터 F형 장착부를 경유하여 대지로 흐르는 전류이다.

13 다음 중 정상적인 사용시 장착부 간에 환자를 사이에 두고 흐르는 전류는?

① 환자기능전류 ② 환자측정전류
③ 누설전류 ④ 접지누설전류

해설 환자측정전류 : 정상적인 사용시 장착부 간에 환자를 사이에 두고 흐르는 생리적인 효과를 생각하지 않는 전류이다. 전원부에서 절연의 내부 또는 표면을 통해 보호접지선으로 흐르는 전류를 접지누설전류라 한다. 안전검사시 측정하는 중요한 파라미터 중 하나이다. ㉮ 증폭기의 바이어스 전류, 임피던스 플레시스 모그라피에 사용하는 전류이다.

14 다음 중 여러 종류의 의료기기를 동시에 사용하는 환자의 심전도를 측정할 경우 환자보호를 위해 취해야 하는 안전장치는?

① 주파수 왜곡을 제거한다.
② 증폭기에 인가되는 최대 입력전압을 제한한다.
③ 전지 루프를 제거한다.
④ 리드선을 개방한다.

해설 10 ② 11 ② 12 ① 13 ② 14 ③

해설 전지 루프를 제거하면 : 여러 종류의 의료기기에 전기가 통하지 않는다. 따라서 환자의 심전도를 측정할 경우 전류가 흐르면 위험하므로 전지루프를 제거하여 심장에 전기가 흐르지 못하도록 해야 한다.

15 다음 설명은 무엇에 대한 것인가?

> 환자가 접촉할 수 있는 곳에 있는 모든 전도성 물체 표면을 같은 전위상태로 유지시키며, 환자를 모든 접지된 물체나 전류원으로부터 완벽하게 분리시키거나 절연시키는 것이다.

① 제세동기의 사용법　② 방사선기기의 사용법
③ 쇼크로부터 환자를 보호하는 방법　④ 의료기기 사용법

해설 환자를 쇼크(shock)로부터 보호하기 위한 가장 기본적인 해결방법
㉠ 환자가 접촉할 수 있는 곳에 있는 모든 전도성 물체 표면을 같은 전위상태로 유지시키는 것이다.
㉡ 환자를 모든 접지된 물체나 전류원으로부터 완벽하게 분리시키거나 절연시키는 것이다.

16 다음 중 과도한 전류가 생체에 흘렀을 때 나타나는 현상이 아닌 것은?

① 활동전위가 유발되어 기능을 잃은 세포가 원래의 기능을 회복한다.
② 전류에 의해 세포내 이온의 이동이 발생한다.
③ 전류가 흥분성 섬유(신경, 근육)에 전기적 자극을 가해 활동전위를 유발시킬 수 있다.
④ 피부 저항에 의한 조직에서의 저항성 발열로 인한 화상이 일어난다.

해설 심장 : 전기적 작용으로 박동하기 때문에 규칙적인 박동이 계속 일어나는 것이다.
㉠ 심장은 세포 중에 전류를 발생시키는 세포(동결절)가 있으며 여기서 발생된 전류를 심장 전체에 전달하는 세포(심방세포, 심실세포)가 있다.
㉡ 지속적으로 생체전기를 발생하고 전기를 전달하는 전기신호 시스템에 의하여 규칙적인 박동이 계속 일어나는 것이다.
㉢ 전기신호 체계가 어떠한 이유로 교란을 받는다든지 하여 제대로 작동하지 않으면 심박동은 불규칙하게 된다.

17 다음 중 전기충격에 대한 보호를 기초절연 외에 이중 또는 강화절연에 의존하는 기기는?

① 1급 기기　② 2급 기기　③ 고정형 기기　④ 수지형 기기

해설 2급 기기 : 전기충격에 대한 보호를 기초절연에만 의존하지 않고 이중절연 또는 강화절연과 같은 추가 안전수단을 갖춤에 따라 보호접지나 설치의 조건에 의존하지 않는 기기이다.

18 다음 중 전류의 크기에 대한 인체의 생리적 영향의 순서는?

① 심실세동 - 화상, 부상 - 지속적인 심근수축
② 자발탈출전류 - 호흡기 마비, 통증, 피로감 - 심실세동
③ 호흡기 마비, 통증, 피로감 - 감지임계전류 - 자발탈출전류
④ 감지임계전류 - 심실세동 - 자발탈출전류

해설 전기의 생리학적 영향은 6가지로 표현한다.
감지임계전류 - 자발탈출전류 - 호흡기 마비, 통증, 피로감 - 심실세동 - 지속적인 심근수축 - 화상, 부상

해설 15 ③ 16 ① 17 ② 18 ②

19 다음 중 세동제거기(defibrillator)의 기능은?

① 환자의 정상적인 호흡을 도와준다.
② 환자에게 지속적으로 미량의 약을 투여한다.
③ 심방세동, 심실세동을 정상 조율로 되돌릴 때 사용한다.
④ 심장 부분을 확장시키는 상태로 하여 전체의 보조를 맞춘다.

해설 세동제거기(defibrillator, 제심 세동기) : 부정맥 치료에 사용되는 기계이며, 주로 심방세동, 심실세동을 정상 조율로 되돌릴 때 사용한다. 심장에 직류의 고전압류를 흐르게 하여 심장 전체를 동시에 수축시키는 상태로 하여 전체의 보조를 맞춘다.

20 다음 중 마이크로 쇼크시 심장에서 전기의 접속 규정은?

① 임시로 설치된 외부 심박조율기(cardiac pacemaker)에서 사용되는 심내막(Endocardial) 및 심외막(Epicardial) 전극들이다.
② 증폭기에 인가되는 최대 입력전압을 제한한다.
③ 혈압측정, 혈액채취 작업을 수행하기 위해 심장에 설치한 액체충만형 카테터이다.
④ 내심장 전위측정장치에서 사용되는 전극들이다.

해설 심장에서 전기의 접속규정
㉠ 내심장 전위측정장치(Intracadiac Electrogram)에서 사용되는 전극들이다.
㉡ 임시로 설치된 외부 심박조율기(Cardiac Pacemaker)에서 사용하는 심내막(Endocardial) 및 심외막(Epicardial) 전극들이다.
㉢ 다음과 같은 작업들을 수행하기 위해 심장에 설치한 액체충만형 카테터(Liquid-Filled Catheter)이다.
　ⓐ 심장에 염료(Dye)나 약물 등과 같은 물질을 주입한다.
　ⓑ 혈압을 측정한다.
　ⓒ 혈액을 채취한다.

21 다음 중 쇼크로부터 환자를 보호하기 위한 방법이 아닌 것은?

① 환자를 모든 접지된 물체나 전류원으로부터 완벽하게 분리시키거나 절연한다.
② 환자가 접촉할 수 있는 곳에 있는 모든 전도성 물체 표면을 반드시 같은 접지 전위상태로 유지한다.
③ 전극에 연결되어 있는 환자는 자체적으로 피부저항이 증가하기 때문에 추가보호는 필요없다.
④ 접촉할 수 있는 심장에 연결된 전기적인 접속을 가지고 있는 환자는 마이크로 쇼크를 방지하기 위한 별도의 장치가 필요하다.

해설 환자를 쇼크(Shock)로부터 보호하기 위한 가장 기본적인 해결방법은 크게 두 가지로 나누어진다.
㉠ 환자가 접촉할 수 있는 곳에 있는 모든 전도성 물체 표면을 같은 전위상태로 유지시키는 것이다.
㉡ 환자를 모든 접지된 물체나 전류원으로부터 완벽하게 분리시키거나 절연시키는 것이다.
　ⓐ 물체 표면의 전위를 접지 전위와 반드시 같게 할 필요는 없다.
　ⓑ 실제 환경에서는 어느 한 가지 방법이라도 완벽하게 실현할 수 있기 때문에 두 가지 방법을 적재적소에 조합하여 사용하여야 한다.

22 다음 중 개인이 감지할 수 있는 최소 크기의 전류는?

① 감지임계전류　② 누설전류　③ 감응전류　④ 자발탈출전류

해설 19 ③　20 ②　21 ③　22 ①

해설 감지임계전류 : 개인이 감지할 수 있는 최소의 전류이다.
㉠ 개인에 따라서, 측정조건에 의하여 상당히 차이가 있다.
㉡ 가장 낮은 감지임계전류 : 60[Hz]에서 약 0.5[mA]이다.
㉢ 직류전류인 경우 감지임계전류 : 2[mA]와 10[mA] 범위 내에 존재한다.

23 다음 중 전기충격보호 정도에 따라 의료기기 3종류 분류가 아닌 것은?

① B형 장착부　② BF 장착부　③ CF 장착부　④ DF 장착부

해설 ㉠ B형 장착부 : 인체에 전극을 장착할 수 있는 장치로 누설전류는 정상상태일 때 0.1[mA], 단일 고장상태에서 0.5[mA] 이하의 전류가 흘러야 한다.
㉡ BF형 장착부 : B형 장착부보다 더 높은 전격에 대한 보호를 갖춘 F형 장착부이다.
㉢ CF형 장착부 : BF형 장착부보다 더 높은 전격에 대한 보호를 갖춘 F형 장착부. 누설전류가 정상일 때 0.01[mA] (10[μA]) 이하며, 단일 고장발생일 때에는 0.05[mA](50[μA]) 이하의 전류가 흐르도록 규정되어 있다.
㉣ B : 인체의 Body, F : 입력 절연형 Floating, C : 심장 Cardiac이다.

24 다음 중 전자장비에 필요없는 반응을 유발시키는 전기적 또는 전자기적인 혼란으로 2개 또는 3개의 파동이 서로 영향을 미칠 때 변화하는 현상은?

① 저전압　② 간섭　③ 전원공급　④ 분리

해설 간섭 : 교차하거나 같은 경로로 진행하는 2개 이상의 파열이 겹칠 때 생기는 순효과이며, 각 점에서 각 파의 진폭을 합한 효과와 같다. 만약 성분을 이루는 파 가운데 두 파가 주파수와 같다면 합성파는 보강간섭을 일으키지만 두 성분파의 위상차가 1/2파장이라면 상쇄간섭이 일어난다.

25 다음 중 뇌파검사기의 노이즈 발생을 방지할 수 있는 것은?

① 무전기를 비치해 환자의 긴급한 상황에 대비한다.
② 긴 접지선을 연결한다.
③ 뇌파검사기의 전원 전단에 라인 필터를 설치한다.
④ 내부에 벽지를 잘 바른다.

해설 라인 필터(Line Filer) : 전선에 함유된 여러가지 노이즈를 제거하기 위해 사용하는 필터이다. 기본적으로는 코일과 콘덴서로 된 패스 필터이다. 노이즈 발생을 방지하기 위해서는 뇌파검사기의 전원 전단에 라인 필터를 설치하는 것이다.

26 다음 중 '전자파 장해에 의해 일어나는 기기, 장치 또는 시스템의 성능저하를 말하는 것'은 전자파의 무엇에 대한 설명인가?

① EMC　② EMI　③ EMS　④ RFI

해설 ㉠ EMC(Electromagnetic Compatibility, 전자파 적합성) : 전자파 환경에서 정상적으로 동작하고 자체에서 발생하는 전자파 방해를 제한하여 다른 시스템에 나쁜 영향을 주지 않도록 하는 것이다.
㉡ EMS(Electromagnetic Susceptibility, 전자파 내성) : 일정한 정도의 전자파 장해(EMI)가 일어나도 전자기기가 정상적으로 작동될 수 있는 내성, 또는 전자파 장해로부터 보호받을 수 있는 내성이다.
㉢ EMI(Electromagnetic Interference, 전자파 장해, 전파간섭) : 불필요한 전자기 신호 또는 전자기 잡음이 다른 기기나 시스템의 동작에 장해를 일으키는 것이다.

해설 23 ④ 24 ② 25 ③ 26 ②

27 다음 중 심전도에 유입되는 노이즈의 원인이 아닌 것은?

① 체표면에 부착된 전극의 리드선 때문이다.
② 환자의 일상용품 때문이다.
③ 심전계의 늘어진 전원선 때문이다.
④ 주변에 있는 형광등 때문이다.

해설 노이즈 : 기계의 동작을 방해하는 전기신호이다. 환자의 일상용품에 전기가 흐르지 않는 한 노이즈의 원인이 될 수 없다.

28 다음 중 등 전위 접지시 기기들 간에 전위차는?

① 5[mV] ② 10[mV] ③ 15[mV] ④ 20[mV]

해설 등전위 접지 : 기기들간의 전위차는 10[mV] 이내로 제한한다.

29 다음 중 등 전위 접지가 사용되지 않는 곳은?

① 흉부수술실 ② 심혈관 엑스선 촬영실
③ 중환자실 ④ 원장실

해설 병원에서 등 전위 접지가 사용되는 곳 : 흉부수술실, 심혈관 엑스선 촬영실, 중환자실, 관상동맥환자 치료실 등이 보호접지시설 이외에 실내의 모든 금속체에 등전위 접지를 시설해야 한다.

30 다음 중 심장에 직접 또는 아주 가까운 부분에 전기를 사용하는 의료기기를 쓰는 경우 마이크로 쇼크를 방지하기 위해서 접지하는 것으로 수술실, 중환자실, 인큐베이터실 등에서 사용하는 접지는?

① 보호접지 ② 잡음접지 ③ 기능접지 ④ 등 전위 접지

해설 의료용 접지(기능접지+감점보호용 접지)의 필요성 : 최근 ME(Medical Electronic)기기의 급속한 보급으로 ME기기의 전격에 대한 철저한 대책을 요한다.

㉠ 잡음방지용 접지 : 내 · 외부의 강한 전계의 침입으로 인한 잡음으로 검사장해, 통신기기의 장해로 인한 기능 저하의 방지하기 위한 접지이다. 뇌파검사실, 심전도실에서 사용한다.
㉡ 등 전위 접지 : 심장에 직접 또는 아주 가까운 부분에 전기를 사용하는 의료기기를 쓰는 경우 마이크로 쇼크를 방지하기 위해서 접지하는 것이다. 수술실, 중환자실, 인큐베이터실 등에서 사용한다.
㉢ 보호접지 : 매크로 쇼크에 대한 대책이며 의료기기(ME) 등의 외함에 행하는 접지로 기기로부터의 누설전류에 의한 기기 외함의 전위상승을 억제하기 위한 것이다.

해설 27 ② 28 ② 29 ④ 30 ④

02 의료 가스안전

1. 의료 가스의 종류

의료용 공급 가스로서는 산소(Oxygen : O_2), 질소(Nitrogen : N2), 탄산, 헬륨, 에틸렌옥사이드(EO), 아산화질소(N_2O) 등이 있다. 이는 구급용, 마취용, 인공호흡용, 고압산소치료용 등 주로 흡입용으로 주로 사용하고 있다.

1) 산 소(Oxygen)

① 특징 : 무색 · 무미 · 무자극성의 자연성 가스로 기체와 액체 두 가지 형태이며, 의료 가스 중에서 약 60[%] 정도를 사용하고 있다.
② 용도 : 생체조직의 파괴 및 수술로 전신마취의 경우에 산소를 적당히 혼합해서 산소분압을 높이거나 산소만을 공급하여 조직의 가스교환을 돕는다.
③ 사용 장비 : 산소텐트, 마취기, 인공호흡기, 인큐베이터 등이 있다.

2) 질 소(Nitrogen)

① 특징 : 무색 · 무취, 불연성 가스로 기체와 액체 두 가지 형태로 사용한다.
② 용도 : 진동이 적다. 또한 감전이나 인화 위험성이 적고, 고속회전(25,000~60,000[RPM]) 하므로 출혈이 적고, 절삭력이 뛰어나 의료용 드릴의 동력원으로 쓰이고, 제혈대 보관 등의 내동용으로 사용이 증가하고 하고 있다.
③ 사용 장비 : 절삭용 드릴, 냉동용 등이 있다.

3) 아산화질소(Nitrous-oxide)

① 특징 : 무색, 미약한 향기의 가스로 소량을 흡입하면 취기가 돌고 다량 흡입시 마취효과가 난다.
② 용도 : 혈액을 매개로 중추신경계에 작용하여 의식상실을 일으키므로 산소와 혼합하여 사용하면 인체에 해가 없기에 마취가스로 사용된다.
③ 사용 장비 : 마취기 등이 있다.

4) 액체 헬륨(liquid helium)

① 특징 : 모든 물질 중에서 가장 낮은 끓는 점(-268 [℃])을 보이며, 초전기 전도현상과 함께 극저온에서 볼 수 있는 특이한 현상(액체헬륨의 초유동현상)을 가진다.

② 용도 : 극저온을 얻기 위한 냉각 및 초전도를 이용한다.
③ 사용 장비 : MRI장치 등이 있다.

5) 탄 산(Carbonic-acid : H_2CO_3)

① 특징 : 이산화탄소가 물에 녹아서 생기는 산으로 수용액으로만 존재한다.
② 용도 : 내시경 등 외과수술에서 사용되는 기복 장치용으로 사용한다.

6) 산화에틸렌(Ethylene-oxide : C_2H_4O)

① 특징 : 상쾌한 냄새가 나는 무색의 기체로 반응성이 풍부하다.
② 용도 : 의료용 기기류(내시경 카메라, 화이바 스코프 및 열을 가해 멸균할 수 없는 기기)의 소독 · 멸균에 사용한다.

7) 압축공기(Compressed-air)

① 용도 : 인공호흡기 및 치과용 공기천공기의 구동용 등으로 쓰인다.
② 사용 장비 : 인공호흡기, 고압력 탱크, 치과용 등이 있다.

8) 흡 인(Vacuum)

① 특징 : 진공펌프를 이용하여 배관을 진공상태로 만들어서 각종 이물질을 흡인할 수 있게 만들어 주는 설비이다.
② 용도 : 환자로부터 배출되는 각종 오물 및 이물질을 흡인하는 용도로 쓰인다.
③ 사용 장비 : 일반흡인기, 수술실흡인기, 저압흡인기 등이 있다.

9) 잉여가스(Evacuation)

① 특징 : 진공펌프를 이용하여 배관을 진공상태로 만들어서 수술시 환자에게서 배출되는 마취가스를 흡인할 수 있게 만들어 주는 설비이다.
② 용도 : 수술 중 마취기의 호흡회로 및 환자에게서 배출되는 잉여 마취가스가 수술 실무자의 건강을 저해할 수 있는 가능성이 있기 때문에 잉여 마취가스를 제거하는데 쓰인다.
③ 사용 장비 : Excess Gas Panel 등이 있다.

10) 의료가스중앙공급장치(Central Piping System)

산소, 아산화질소, 질소 및 혼합, 특수가스 등 의료상 유용한 가스를 중앙화된 배관공급시스템에서 자동적으로 공급하는 설비와 압축 및 흡인을 행하는 시스템이다.

〈표 1-16〉 가스의 종류

종 류	표시색	적정범위	표 기
산 소	녹 색	4[kg/cm²]	O_2
아산화질소	청 색	4[kg/cm²]	N_2O
압축공기	황 색	4[kg/cm²]	AIR
질 소	적 색	10[kg/cm²]	N_2
흡인	흑 색	350~550[mmHg]	V
잉여가스	회 색	350[mmHg]	EVA

2. 의료 가스관리

① 특정고압가스로 분류되는 대상은 의료 가스(Oxygen, Nitrogen, Nitrous- oxide) 중에서 액화산소와 압축산소이다. 의료 가스 저장용량에 따라 관련 법규를 준수하여야 한다.

② 수소 · 산소 · 액화암모니아 · 아세틸렌 · 액화염소 · 천연가스 · 압축모노실란 · 압축디보레인 · 액화알진 등 기타 대통령령이 정하는 고압가스(이하 '특정고압가스'라 한다)를 사용하고자 하는 자로서 산업통상자원부장관령이 정하는 자(이하 '특정고압가스사용자'라 한다)는 특정고압가스를 사용하기 전에 미리 시장 · 군수 또는 구청장에게 신고한다. 다만 산업통상자원부장관령이 정하는 경우에는 신고하지 아니한다.

③ 저장용량 250[Kg] 이상 : 환산 용량으로 볼 때 압축가스 Cylinder-47Liter(실린더-47리터) 용기일 경우 약 9cylinder (9실린더) 부터 적용을 받고 액화산소의 경우는 액화산소 초저온 용기 2cylinder(2실린더)경우부터 적용을 받는다. 의료 가스용기의 용량에 따라 다소 차이가 있지만 보편적인 환산법을 적용한다.

④ 관련법규(고압가스 안전관리법 시행규칙) 제46조 특정고압가스 사용신고 등 : 법 제20조 제1항의 규정에 의하여 특정고압가스사용신고를 하여야 하는 자는 다음 각 호와 같다.

㉠ 저장능력 500[kg] 이상인 액화가스 저장설비를 갖추고 특정고압가스를 사용하고자 하는 자이다.

㉡ 저장능력 50[m³] 이상인 압축가스 저장설비를 갖추고 특정고압가스를 사용하고자 하는 자이다.

㉢ 배관으로 특정고압가스(천연가스는 제외한다)를 공급받아 사용하려는 자이다.

㉣ 압축모노실란 · 압축디보레인 · 액화알진 · 포스핀 · 셀렌화수소 · 게르만 · 디실란 · 오불화비소 · 오불화인 · 삼불화인 · 삼불화질소 · 삼불화붕소 · 사불화유황 · 사불화규소 · 액화염소 또는 액화암모니아를 사용하려는 자. 다만 시험용(해당 고압가스를 직접 시험하는 경우만 해당한다)으로 사용하려 하거나 시장 · 군수 또는 구청장이 지정하는

지역에서 사료용으로 볏짚 등을 발효하기 위하여 액화암모니아를 사용하려는 경우는 제외한다.

ⓜ 자동차 연료용으로 특정고압가스를 공급받아 사용하려는 자이다.

⑤ 법 제20조 제1항에 따라 특정고압가스 사용신고를 하려는 자는 사용개시 7일 전까지 별지 제33호서식의 특정고압가스 사용신고서를 시장 · 군수 또는 구청장에게 제출하여야 한다.

⑥ 제2항에 따른 신고를 받은 시장 · 군수 또는 구청장은 그 신고인에게 별지 제34호서식의 특정 고압가스 사용신고증명서를 발급하고, 그 신고사항을 한국가스안전공사에 알려야 하며, 「자동차관리법」에 따라 등록을 받은 관청은 그 등록사항을 한국가스안전공사에 알려야 한다.

※ 시험용으로 사용하고자 하거나 시장 · 군수 또는 구청장이 지정하는 지역에서 사료용으로 볏짚 등을 발효하기 위하여 액화암모니아를 사용하고자 하는 경우는 제외한다.

1) 고압가스사용신고

① 위 사항에 해당할 경우 관할관청에 신고한다.

② 특정 고압가스를 사용하고자 하는 병원 사업자는 고압가스 안전관리자(해당 자격증 소지자)를 선임 후 고압가스 사용신고서를 관할 구청장, 시장에게 제출하여야 한다.

2) 제20조(안전관리규정 준수 여부의 확인 · 평가)

① 법 제11조 제6항에 따른 안전관리규정 준수 여부의 확인 · 평가는 다음 각 호의 구분에 따라 실시한다.
1. 최초의 확인 · 평가 : 법 제7조에 따른 사업개시 신고를 한 날부터 6개월이 되는 날의 전후 30일 이내
2. 정기 확인 · 평가 : 제1호에 따른 최초 확인 · 평가를 한 날을 기준으로 다음 각 목에서 정하는 시기. 다만, 영 제9조 각 호의 어느 하나에 해당하는 시설의 경우에는 5년의 범위에서 산업통상자원부장관이 법 제11조 제6항에 따른 확인 · 평가의 결과를 고려하여 정하는 주기로 한다.
   가. 별표 19 제1호 나목의 검사대상에 해당되는 사업자등 : 매 5년마다 법 제16조의2에 따른 정기검사를 할 때
   나. 가목 이외의 사업자등 : 제1호에 따른 최초 확인 · 평가를 한 날을 기준으로 매 5년이 지난날의 전후 30일 이내

② 법 제16조의2에 따른 정기검사 및 수시검사를 할 때 또는 법 제17조 제1항에 따른 검사를 할 때에는 안전관리규정의 준수 여부를 확인할 수 있다.
③ 제1항에 따른 확인 · 평가를 할 때에는 외부 관련 전문가를 참여시킬 수 있다.
④ 안전관리규정 준수 여부 확인 · 평가의 기준 및 주기와 그 밖에 필요한 사항은 산업통상자원부장관이 정하여 고시할 수 있다.

3) 공급분산

① 화재 · 지진 등의 천재지변 또는 설비 전체의 변경, 점검, 이상 등에 의해서 기능에 이상이 생기지 않도록 주의하여 두 곳 이상에서 공급이 가능할 수 있게 설치한다.

② 액산탱크를 보조하여 위급 시 사용할 수 있도록 가스실에 액화산소 및 기체산소 Manifold를 설치하여 By-pass로 연결하도록 시설한다.

4) 제48조(특정고압가스 사용신고시설의 검사)

> ① 법 제20조 제4항에 따른 특정고압가스사용시설의 완성검사(시설의 위치가 표시된 도면을 첨부한다) 또는 정기검사를 받으려는 자는 별지 제35호서식의 완성검사신청서 또는 정기검사신청서를 한국가스안전공사에 제출하여야 한다. 다만, 제46조 제1항 제5호에 따른 사용신고대상인 특정고압가스를 연료로 사용하는 자동차의 경우에는 그 제조자가 특정고압가스 사용신고자를 대신하여 완성검사신청서를 한국가스안전공사에 제출할 수 있으며, 그 사실 및 검사결과를 특정고압가스 사용신고자에게 알려야 한다.
> ② 특정고압가스 사용신고자는 법 제20조 제4항에 따라 완성검사증명서를 발급받은 날을 기준으로 매 1년이 되는 날의 전후 15일 이내에 정기검사를 받아야 한다. 다만, 다음 각 호의 경우에는 각 호에서 정하는 시기에 정기검사를 받을 수 있다.
> 1. 법 제20조 제1항 제1호에 해당하는 자의 경우 : 법 제16조의2에 따른 정기검사의 시기
> 2. 천재지변, 재난 및 그 밖의 부득이한 사유로 해당 시기에 정기검사를 실시하는 것이 적당하지 않다고 시장·군수·구청장이 인정하는 경우 : 영 제25조 제2항에 따라 정기검사 업무를 위탁받은 자와 협의하여 따로 정하는 시기
>
> ③ 동일한 사업소 안에 2개 이상의 정기검사 대상시설이 있는 경우로서 정기검사를 받아야 하는 시기가 각각 다른 경우에는 같은 연도에 정기검사를 받아야 하는 시설 중 하나의 시설의 정기검사 시에 다른 시설도 정기검사를 함께 받을 수 있다.
> ④ 자동차 연료용으로 특정고압가스사용신고를 한 자가 「자동차관리법」에 따라 정기검사 또는 구조변경검사를 받은 경우에는 법 제20조 제4항에 따른 정기검사를 받은 것으로 본다.
> ⑤ 완성검사 및 정기검사 기준은 별표 8과 같다.
> ⑥ 완성검사 또는 정기검사에 합격한 자에 대하여는 별지 제36호서식의 완성검사증명서 또는 정기검사증명서를 발급하여야 한다.

5) 청정관리

의료용 공급 가스는 직접 인체에 투여되기 때문에 엄밀한 청정도 유지를 위해 배관의 굴곡의 최소화가 필수이다.

6) 적정용량 확보

① 일주일 정도의 가스소비용량을 측정하여 계획하여야 한다.

② 산소소비용량이 일주일에 100[m^3]를 초과하는 경우에는 가반식 액화산소 또는 정치식 액화산소장치를 고려하여야 한다.

7) 안전유지관리

① 통일된 규격을 사용하며, 설치장소를 효과적으로 배치한다.

② 설치 구역을 구분하여 가스차단장치 및 경보장치를 설치한다.

8) 비상관리

① 수해 및 지진 등 비상재해에 대한 대책으로 UPS 등 비상전원의 접속과 가스 실린더, 가스 압축기, 흡인펌프류 등은 추가의 예비설비를 갖추도록 한다.
② 의료가스 공급배관은 2계통 이상으로 하여 공급의 안정성을 확보하여야 한다.
③ 산소, 압축공기, 흡인의 경우 병동부와 그 외 부서로 나누어 배관한다.
④ 특수지역은 각 부서별 단독배관을 고려한다.

3. 의료가스 배관 및 공급이상

1) 의료가스 배관

① 병원의 환자 또는 가스를 필요로 하는 의료용구 및 환자에 공급되는 의료가스(산소, 마취가스, 질소, 진공, 의료 압축 공기) 등을 동관을 통해 공급하기 위한 배관설비공사의 기준은 기계설비공사업 면허를 받은 자가 시공할 수 있는지를 기준으로 하고 있다.
② 한국은 의료가스의 기준이 마련되어 있지 않고 단지 일반가스에 준하는 기준으로 공급되고 있으나, 가스는 위험한 요소를 많이 포함하고 있어 그 기준이 시급한 실정이다.
③ 다른 나라의 경우 고압가스 실린더 내에서 산소, 일산화질소 등을 사용하는 경우에는 실린더는 2개의 뱅크로 나누어진다. 즉 하나는 공급용이며, 또 다른 하나는 예비용이다. 공급측에 있는 뱅크가 비면, 가스는 변환장치를 통하여 예비용에서 공급되기 때문에 공급이 안정되게 된다.
④ 의료 공기 공급장치는 입자, 일산화질소 등과 같은 불순물을 제거하여 청결하고 고순도로 압축된 공기를 공급한다. 또한 파이프 내의 응결을 방지하기 위하여 공기는 낮은 이슬점에 가진 건조한 상태로 제공되며, 의료용 퓨오팩의 건조제 에어드라이어를 사용한다.
⑤ 진공 펌프는 수밀형 혹은 유밀형으로 되어 있으며, 이는 고흡입력을 유지한다. 공급장치에는 작동 조건과 공급 조건을 언제라도 파악할 수 있는 감시 시스템을 설치하여 의료 가스를 연속적으로 안전하고 완벽하게 공급하도록 해야 한다.

2) 의료 가스공급

(1) 의료 가스 중앙공급장치

산소, 마취가스, 질소, 무균압축공기 및 흡인을 각 배관을 통하여 공급하는 장치이다(그림 1-26).

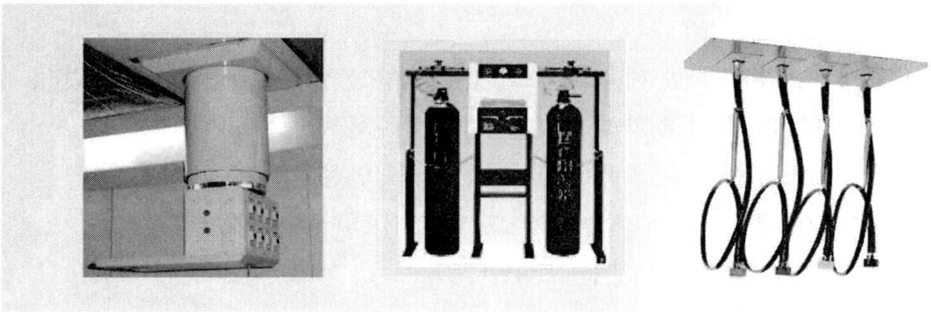

[그림 1-26] 의료 가스 중앙공급장치

〈표 1-17〉 각 실별 의료가스의 공급

실 명	사양 조건	가스 종류
수술실·분만실	벽체형, 천정형이 있다.	산소, 아산화질소, 압축공기, 질소, 흡인, 잉여가스
중환자실	강력하고 집중적 치료 및 전신 관리를 고려한다.	산소, 압축공기, 흡인
미숙아실	인큐베이터의 가동률은 항상 100[%]를 고려한다.	산소, 압축공기, 입인
일반병실	진료과목별 소모량을 고려한다.	산소, 흡인
전염병실	고온처리를 위한 호기배제장치이다.	산소, 흡인

(2) 경보장치

지역경보장치(Area Alarm System)로서 응급실 및 중환자실, 수술실 등 중요한 부서의 복도에 설치되며 쉽게 공급 압력을 확인할 수 있으며, 이상 압력시 경보음을 발생하여 교체 시기 및 돌발 상황에 신속하게 대처하여 주는 장치이다.

기계실의 의료가스 기계에 대한 이상 유무를 경보를 나타내는 주경보장치(Master Alarm System)가 있으며 상시 인원이 거주하는 감시실 및 통제실 등에 설치하는 것이 바람직하다(그림 1-27).

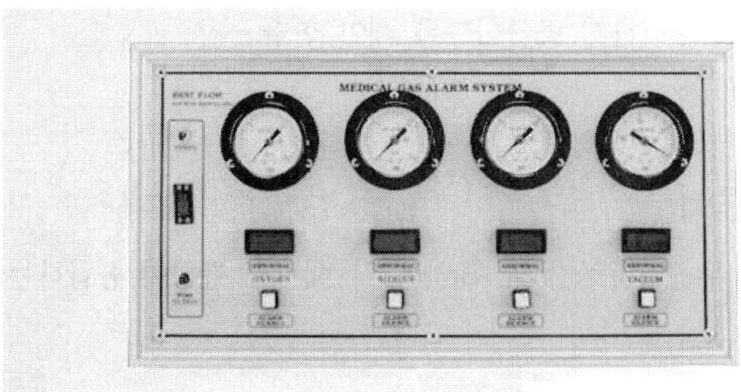

[그림 1-27] 경보장치

(3) 차단장치

병원 내 가스사용 지역을 층별 및 용도에 따라 구분 선정하여 설치하고, 지역에서 사용하는 가스시설에 화재 및 기타 이상이 발생하였을 때 타지역의 가스공급에 지장을 주지 않고 이상 발생지역에 한하여 차단, 수리를 하기 위한 장비이다(그림 1-28).

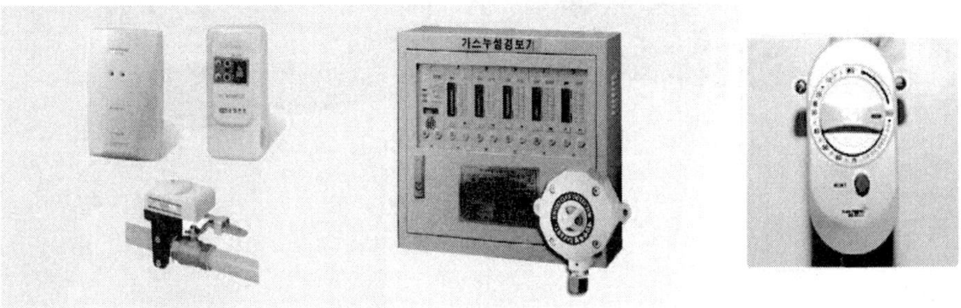

[그림 1-28] 차단장치

(4) 구리배관(Copper Tube Piping)

의료가스 공급장치의 배관은 설계도서 및 시방서에 명시되어 있는 KS 규격품 및 L-TYPE 이상의 동배관, 동부속으로 시공되어야 한다. 용접부는 용접봉(B-CUP-3)을 사용하여 세밀한 용접이 이루어져 있어야 한다(그림 1-29).

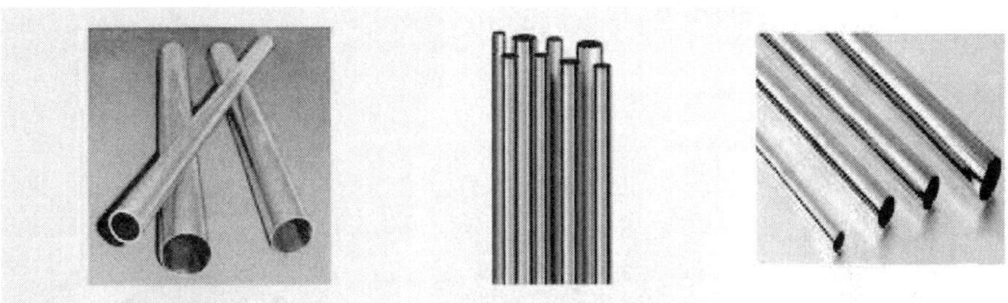

[그림 1-29] 구리배관

(5) 단말구 장치(Outlet Unit)

배관 시스템을 통해 공급된 의료 가스는 사용 용도에 맞게 적절한 단말구 장치로 이루어져서 수술부, 응급부, 일반 병실과 병원부속실에서 최적의 의료 환경요건을 구비해야 한다. 2중적 안전장치와 경보 장치를 통하여 안전하고 효율적으로 환자의 건강과 진료환경을 구축해야 한다(그림 1-30).

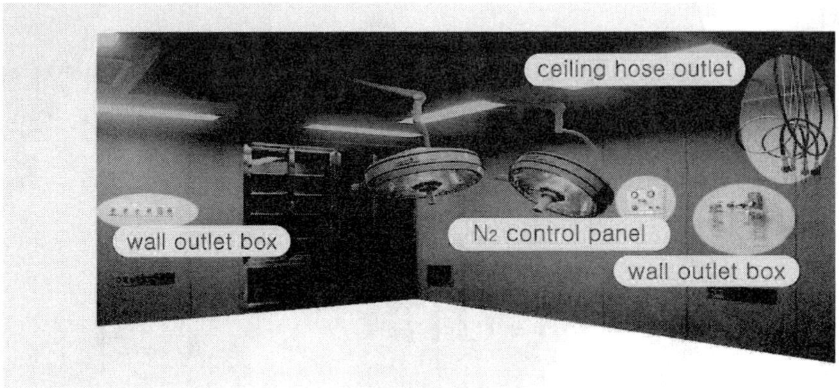

[그림 1-30] 단말구 장치

3) 2차 장비

단말구까지 공급된 의료용 가스 및 흡인, 공기는 2차 장비를 통해 최종적으로 환자에게 투여되어야 한다(그림 1-31).

① 가습기와 산소유량계(Oxygen Flowmeter with Humidifier)
② 내부 흡입관(Wall Suction)
③ 가슴(흉부) 흡입관(Thoracic Suction)
④ 이동식 석션(Movable Suction)

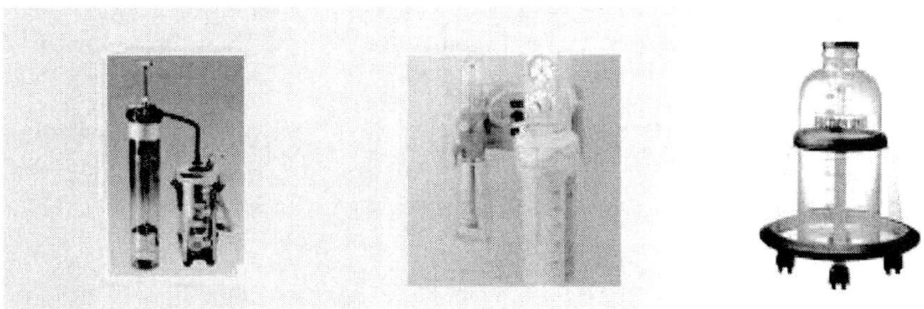

[그림 1-31] 가슴(흉부)흡입관, 내부 흡입관, 이동식 석션

4) 의료 가스 아우트렛과 석션 유니트(Suction Unit)

의사와 간호사와 같은 의료 직원들이 매일 의료 서비스를 위해 사용하는 의료 가스 아우트렛은 그와 관계없는 다른 의료용 가스와는 교차연결이 되지 않도록 설계되어야 한다. 설치 혹은 정비 시 의료용 가스 아우트렛 밸브를 부착할 시 교차연결이 되지 않도록 하기 위하여 벽체형 아우트렛의 밸브 베이스에 핀 가이드 시스템이 있어야 하고, 릴형 및 실링형 아우트렛의 경우에는 호스 연결 부문에 DISS 표준을 적용해야 한다.

종류로는 벽체형이 주종이며, 각 제품은 수술실, 집중치료실, 분만실, 미숙아실 등 여러 치료 서비스 조건에 적합하도록 설계한다.

① NSV TYPE WALL OUTLET(NSV) : 먼저 커버를 슬라이드시켜 2차 장비를 끼우면, 릴리스 버튼이 튀어나오며 가스가 흐르기 시작한다(그림 1-32).

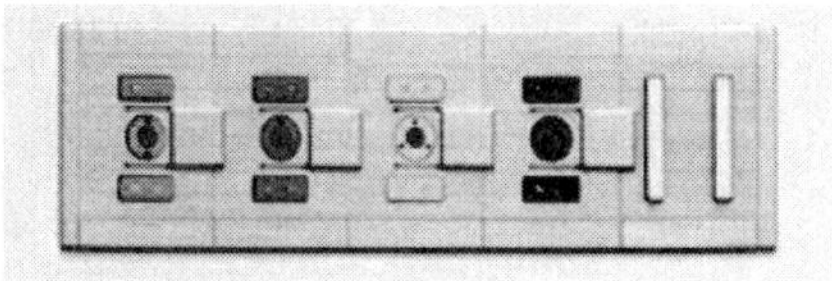

[그림 1-32] NSV TYPE WALL OUTLET

② CPS TYPE WALL OUTLET(CPS) : 색상 핸들을 우측으로 돌려서 먼지 캡을 벗겨내고, 편리하게 정비할 수 있도록 스톱 밸브가 각 아우트렛의 페이스를 설치되어 있어야 한다. 또한 아우트렛 밸브 및 어댑터는 핀 가이드 구멍의 차이로 인해 상호교환이 불가능하도록 제조되어 있다. 산소 어댑터는 산소 아우트렛 밸브에만 맞고 기타 다른 아우트렛 밸브에는 맞지 않는다(그림 1-33).

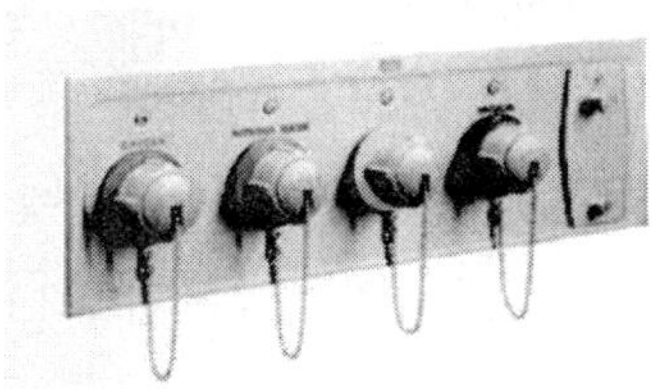

[그림 1-33] CPS TYPE WALL OUTLET

③ REEL TYPE OUTLET : 폴스 실링 내에 설치되어 있으며, 조정가능한 호스로 약 25[cm] 간격으로 정지하게 되어 있고, 5[m]까지는 원하는 호스의 길이로도 확장될 수 있다.

④ CEILING COLUMN(RETRACTABLE) : 의료가스 아우트렛과 전원 소켓이 있으며, 유닛의 높이는 45[cm]까지 조정 가능하며, 이는 콘트롤 노브에 의한 진공 공압 메커니즘으로 제어 가능하고, 고정형도 가능하다(그림 1-34).

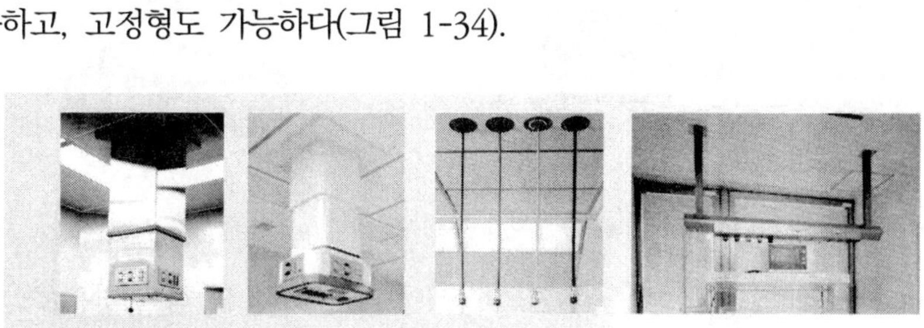

[그림 1-34] CELING

⑤ MOTOR-DRIVEN CEILING COLUMN : 장치의 밑면에 있는 제어 스위치 조작이나 다른 장소에 위치해 있는 원격 제어 스위치에 의해 모터로 구동된다.

⑥ CEILING TYPE OUTLET : 원하는 길이를 제공해주는 리트랙터로 구성되어 있다. 이 모듈은 의료용 가스 아우트렛과 전원 소켓이 구비되어 있으며, 보통 신생아집중치료실 및 인큐베이터실에 설치되어있고 고정형도 가능하다.

⑦ NITROGEN CONSOLE UNIT : 질소는 보통 시어터 내에서 외과 도구용 전원 소켓으로 사용한다(그림 1-35).

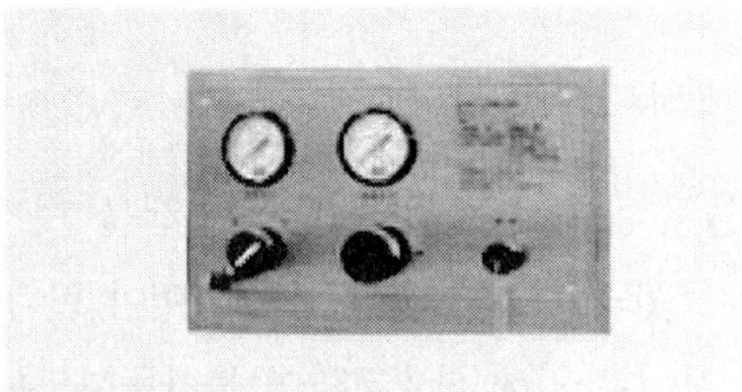

[그림 1-35] Nitrogen Console Unit

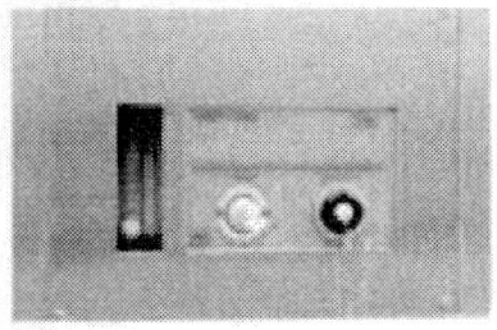

[그림 1-36] Anesthetic Gas Scavenging Unit

⑧ Water-Seled Vacuum Station : 수동식 펌프, 리시버, 박테리아 필터 및 콘트롤 패널로 이루어져 있다. 비상사태 혹은 정비의 경우, 메인밸브가 닫혀서 모든 파이프라인을 폐쇄하며, 섹션 밸브가 닫혀서 각 층 혹은 부문을 폐쇄한다. 게이지형 밸브 종류도 있다.

⑨ 가슴 흡입관(Thoracic Suction Unit) : 수술 후의 환자에게 연속적 저흡입압 치료서비스를 해야 하는 경우, 흡입압이 수압 수준으로 감소된다(그림 1-37).

⑩ Flowmeter with Humidifier : 산소 유량 속도는 0.2~15[lit/min]으로 제한되어 있으며, 가스는 적합한 상태로 가습된다.

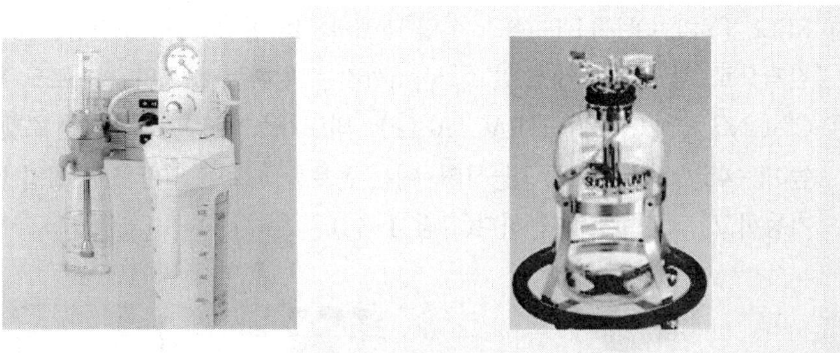

[그림 1-37] Suction(석션)

⑪ Wall Suction-Unit : 흡입압력을 환자의 상태에 따라 조절가능하며 병은 스냅록을 열면 쉽게 제거된다.

⑫ Kick Suction Unit : 수술실 및 분만실에서의 다량의 흡입이 필요할 경우 사용된다.

⑬ 산소/진공 방출대(Oxygen/Vacuum Outlet Stand, 그림 1-38)이다.

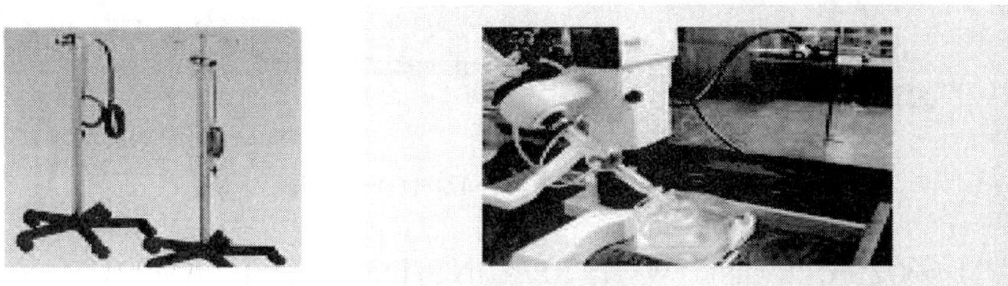

[그림 1-38] 산소/진공 방출대

⑭ 쌍 방출대(Twin Outlet) : 시설된 Outlet 밸브로부터 떨어진 곳에서 산소 공급기 및 흡인기가 필요할 때 사용되는 이동식 스탠드이다. 단일 아우트렛의 출력은 이 트윈 아우트렛을 사용하면 배가 될 수 있다(그림 1-39).

⑮ 호흡하는 공기 단자(Breathing Air Terminal)(PUREX 1) : 섬세한 필터를 갖추고 있기 때문에 미세먼지와 물의 이동을 배관을 통해 배출하는데 사용한다(그림 1-40).

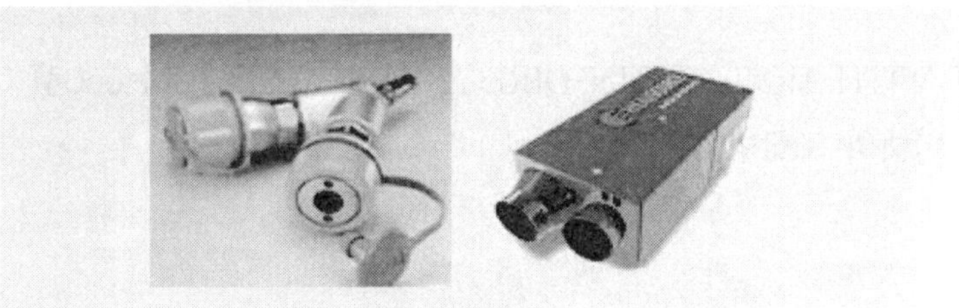

[그림 1-39] 쌍 방출대

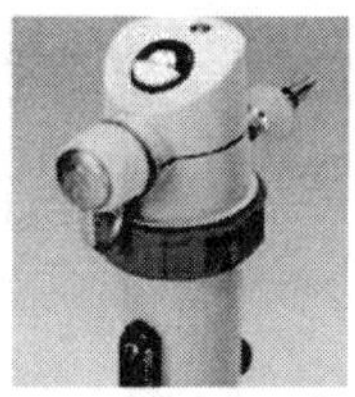

[그림 1-40] 호흡하는 공기 단자

5) 베드헤드 유닛

의사와 간호사들이 진료를 하는데 필요한 의료서비스 기능 및 환자의 독서 등 기능이 통합된 수평형으로 되어 있고, 기능적 위치에서의 의료 가스 아우트렛, 전기 콘센트 및 간호사 호출 유닛과 같은 필요한 장비를 필요한 수량만큼 설치하는 것이 가능하다. 이때 병동의 크기, 병상의 수 및 병도 내에서의 배열을 고려한다.

환자의 압박감을 감소시키기 위해 장비가 노출되지 않는 매립형이 있으며, 치료용 램프가 내장되어 있는 패널형 및 간접 조명으로 포근한 공간을 창조할 수 있는 형식 등 다양한 형식이 있어 병실에 다양한 기능을 가지고 편리성을 환자들에게 서비스할 수 있다.

① UM-6601 FULL UNIT(UM-66) : 의료용 가스 아우트렛, 전원소켓, 간호원 호출용 기기를 제공한다. 베드 사이드 캐비넷과 함께 설치한다(그림 1-41).

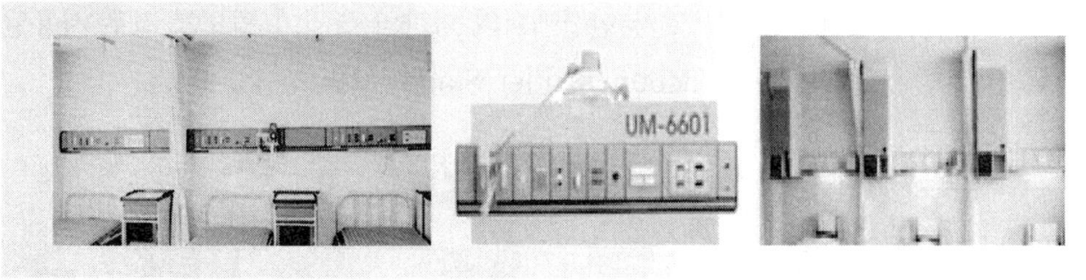

[그림 1-41] UM-6601

② UM-6602 FULL UNIT WITH READING/IN-DIRECT LAMP (UM-6602) : 베드 사이드 캐비넷과 함께 설치한다(그림 1-42).

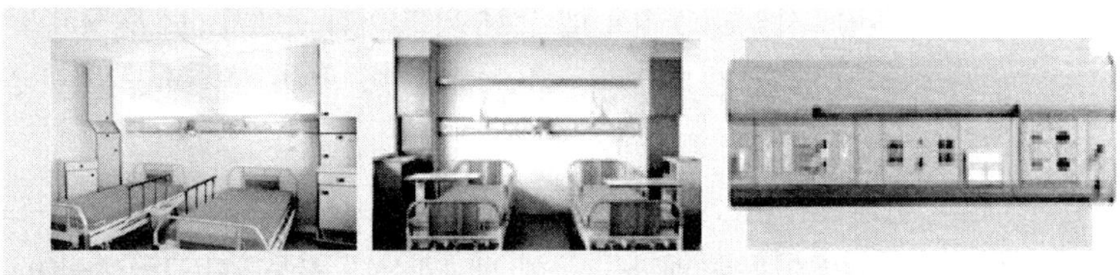

[그림 1-42] UM-6602

③ UM-6603 FULL UNIT WITH ARMLIGH&IN-DIRECT LAMP UNIT (UM-6603) : 2개 병상용 베드 사이드 케비넷의 조합형이다.

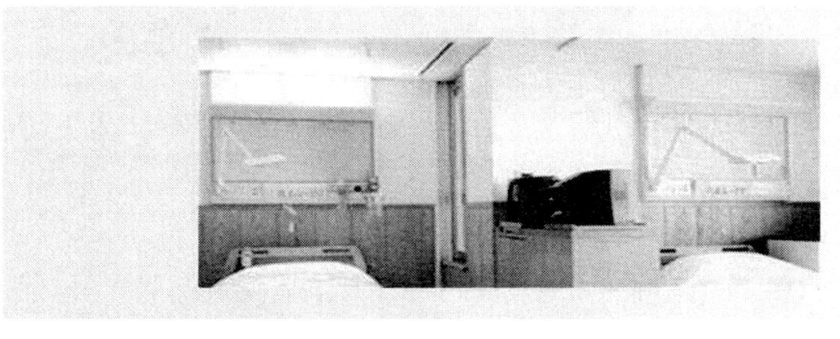

[그림 1-43] UP-7200 FULL UNIT WITH IN-DIRECT LAMP(PANEL TYPE)

6) 모듈형 수술 시어터

의사 및 간호사와 같은 의료 스탭진들을 위한 수술환경도 인간공학 측면에서 고려하며 수술실은 가장 많은 통합 기능이 요구되므로 벽, 천정 및 비스듬한 패널로 이루어져 있으며 전기장비, 의료용 가스 시스템 및 조명용품뿐만 아니라 모든 필요한 기능 및 장비가 구비되어 있어야 한다.

가장 많은 통합 기능이 요구되는 수술 부분에서는 청결을 유지해야 하며, 시설, 장비 및 장치의 안전성을 항상 유지해야 하고, 향후 새로운 시설을 도입할 때 사용할 수 있도록 확장성이 있으며, 높은 작업성 및 충분한 기능을 갖춘 수술 환경을 만들어준다.

집중치료실 및 관상질환 집중 치료실과 같은 치료부문에서는 심각한 환자들을 24시간 연속적으로 치료, 관리 및 감시를 할수 있는 기능이 필요하며 시간이 촉박할 때에도 의료 치료 서비스와 대응할 수 있는 환경 혹은 공간을 설정하는 것이 필요하다.

① Modular Operting Theater : 수술실용 모듈 시스템은 패널, 천정패널 및 다양한 의료 도구 및 장비로 구성되어 있다(그림 1-44).

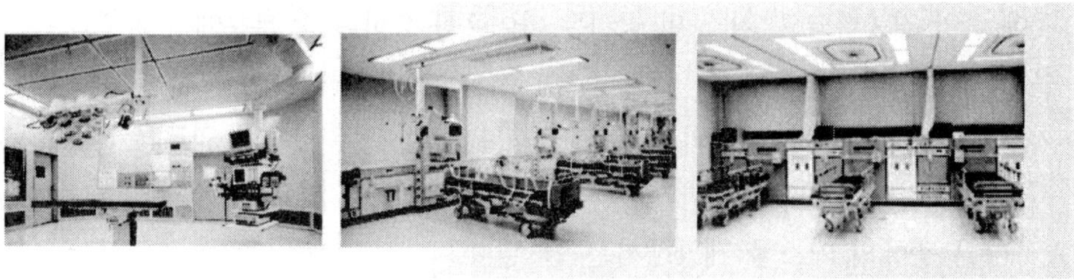

[그림 1-44] 모듈형 수술 시어터

② Flex Care unit With Infuport : 집중치료실 내의 주입 시스템과 벽체 치료 유닛용 모듈형 장비 캐리어이다.

③ ICU SEMI-HIGH Type wall Care Unit(ICU) : 분리 변압기, EPR 시스템을 구비하고 있으며, 의료용 가스 및 전기를 안전하게 공급한다.

④ Incareport Combined with Icu Wall-care unit : 인캐어 포트는 천정 공간을 이용하는 것으로 환자의 머리측 공간이 충분하다면 의사, 간호사들은 환자에게 양질의 치료 서비스를 제공할 수 있다.

㉠ 응급 처치실 및 소수술실과 수술실 혹은 분만실 등의 천정에 위치하며 벽형 매립구와는 별도로 수술대의 환자 머리 방향에 위치하여 단말구의 적정 높이를 수직 방향으로 조정하여 수술시 의료진과 스텝 및 기타 보조기구와의 통행 동선과 간섭을 이루지 않도록 천정에 고정한 장치이다.

㉡ 사용 가스의 종류에 따라 연결 수량이 변화되며, 건축의 천정마감과 수술실의 환경에 따라서 병원 수술진과의 충분한 협의 후 그 위치 및 높이를 선정한다.

4. 의료 가스공급 이상

병원에서 사용하는 의료 가스는 환자의 생명을 유지하는데 직접적인 영향을 주는 생명지탱요소이며 의료 가스가 사용되는 부문에 있어서 의료 가스는 아주 청결해야 하며, 고순도이며 안정된 압력으로 제공하여야 한다.

① 의료 가스시설이 설치되지 않았을 때는 의료용 고압실린더(고압가스 실린더)를 직접 수술실로 가지고 들어갔으나 안전 및 위생 측면에서 시스템상 문제가 있다.

② 직접 수술실로 가지고 들어 오는 고압가스 실린더가 전복될 가능성, 실린더로부터 가스가 누설될 위험, 가스의 인화 가능성, 가스 실린더 그 자체의 위생적인 관리의 어려움, 고압가스를 취급하는데 충분한 신경을 써야 하는 불편이 있어 이를 해결하기 위해 의료용 가스 중앙 파이프 시스템이 개발되었다.

③ 의료용 가스 중앙 파이프 시스템은 고압가스 실린더, 콤프레서 및 진공펌프는 병원의 한 곳에 중앙 집중화되고, 가스 및 공기는 파이프를 통하여 각 부문에서 발생할 수 있는 위험을 제거할 수 있다.

④ 가스를 사용하는데 있어서의 복잡한 절차를 없앨 수는 있으나 의료용 가스 중앙 파이프 시스템에 절대적으로 필요한 몇 가지가 있는데, 이는 다음과 같다.

㉠ 다른 종류의 가스를 제공해서는 안 된다.

㉡ 가스를 제공할 때는 일시적인 중단이 있어서는 안된다.

㉢ 고순도의 가스를 의료 가스 아우트렛(Outlet)으로부터 제공되어야 한다.

㉣ 일정한 가스압이 유지되어야 한다.

이러한 조건을 만족하기 위해서는, 준수해야 할 법적 규정 및 표준이 있다.

⑤ 의료 가스시스템은 규정을 준수해야 한다. 가스의 종류에 따른 완벽한 색상 배합을 가지며, 상황을 체크할 수 있는 시청각 감시 시스템과 의료 가스 아우트렛의 교차 연결을 방지하는 장치가 구비되어 있어 더욱 안전하고 완벽한 시스템으로 구축한다.

⑥ 의료 가스공급 감시시스템은 의료용 가스의 안정된 공급을 유지하기 위해서는 공급의 원천으로부터 파이프를 지나서 가스를 사용하는 부문으로 보이지 않는 가스가 흐르는 과정을 추적하는 감시시스템을 설치하는 것이 필요하고, 공급압 하락 및 공급장치의 기능불량을 시청각 추적에 의해 파악한다.

⑦ 의료 가스 아우트렛으로 연결하여 사용되는 제2차 장비는 의료용 가스 흐름을 정확히 제어하는 고정밀도를 가지며, 확실한 성능을 가져야 한다. 또한 환자와 직접적으로 접촉되는 흡입 장치 및 가습기, 익스텐션이 있는 아우트렛을 추구하는 개념을 바탕으로 설계 및 제작되었기 때문에 다양한 의료 서비스에 완벽한 성능을 보여준다.

㉠ 차단밸브(Blockade valve) : 공급 스테이션에서의 모든 공급, 조건과 분배라인을 감시하여 비상시 산소나 다른 의료용 Gas를 공급하거나 차단하는 밸브이다(그림 1-45).

㉡ MEDICAL GAS MULTI-MONITOR FOR CENTRAL MINITOR ROOM : 공급 스테이션은 모든 공급 조건과 분배라인을 감시하며 디지털적으로 조건을 디스플레이 한다(그림 1-46).

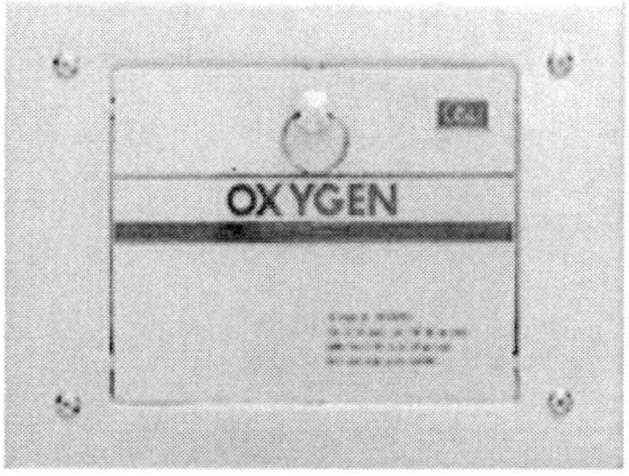

[그림 1-45] 차단밸브

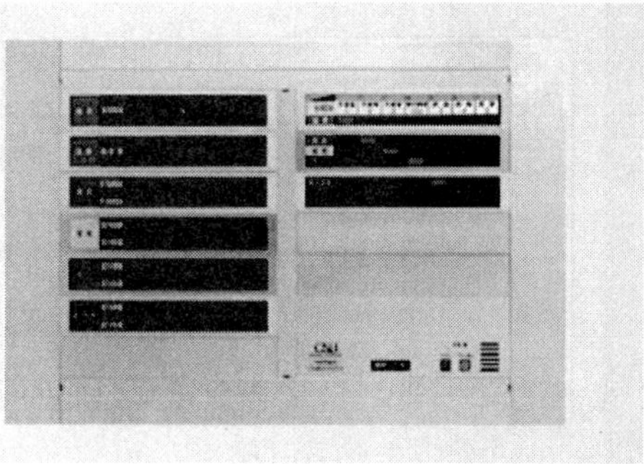

[그림 1-46] MEDICAL GAS

㉢ MT-57 TYPE ALARM PANEL(MT-57) : 공급 스테이션의 조건뿐만 아니라 파이프라인의 압력을 감시하며, 비정상적인 상황에서 시각적 및 청각적으로 정보를 보내야 한다(그림 1-47).

㉣ MULTI-SAFE GUARD ALARM PANEL : MT-57형과 같은 기능을 가지고 있으며 게이지형도 있다(그림 1-48).

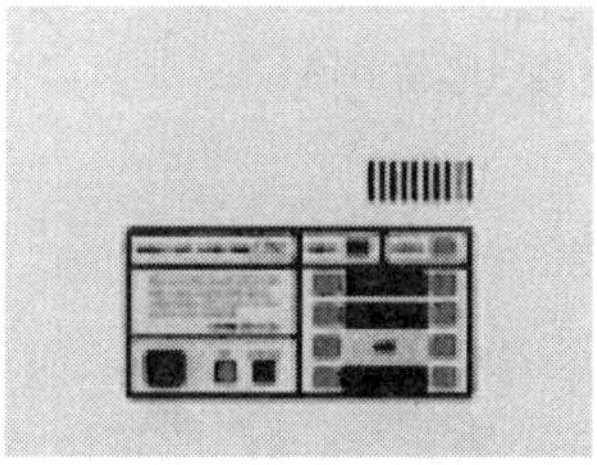

[그림 1-47] MT-57 TYPE ALARM PANEL

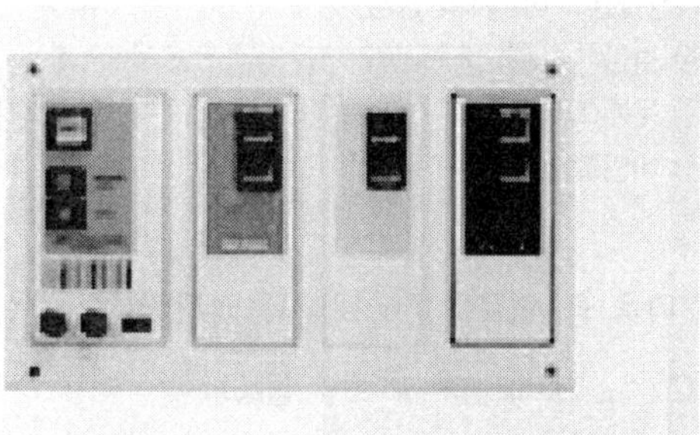

[그림 1-48] MULTI-SAFE GUARD ALARM

연습문제 및 해설

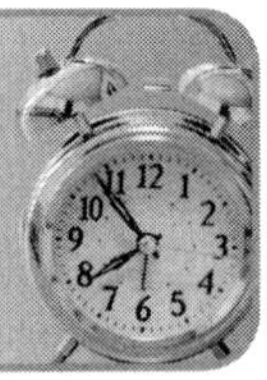

01 다음 중 보편적인 의료 가스 기준이 아닌 것은?

① 질소 ② 산업용 가스 ③ 마취가스 ④ 산소

해설 질소, 산소, 마취가스 : 보편적으로 의료용으로 쓰이지만 산업용 가스의 경우 의료행위에 사용되지 않는다.

02 다음 중 상온 · 상압에서 향기가 있는 무색의 가스로 물, 에틸, 알코올, 황산에 잘 녹으며 무통효과가 강하고 각성효과가 신속하여 마취용 가스는?

① 알코올 ② 헬륨 ③ 아산화질소 ④ 산소

해설 의료용 가스 : ㉠ 아산화질소(N_2O)의 특징

ⓐ 상온 · 상압에서 향기가 있는 무색의 가스이다.
ⓑ 마취작용이 있고 물, 에틸, 알코올, 황산에 잘 녹는다.
ⓒ 화학적 성질은 산소와 비슷하다.

㉡ 아산화질소 마취제의 장점

ⓐ 독성이 없다.
ⓑ 각성이 신속하다.
ⓒ 무통효과가 강하다.
ⓓ 기도 점막 내 자극이 없다.
ⓔ 비인화성이다.

03 다음 중 의료용 가스로 사용되지 않은 것은?

① O_2 ② N_2O ③ He ④ $COCL_2$

해설 의료용 가스 종류 : 산소(O_2), 질소(N2), 탄산(H_2CO_3), 헬륨(He), 아산화질소(N_2O) 등이다.
※ $COCL_2$(포스겐) : 염화카르보닐이며 독성이 매우 큰 무색의 기체이다.

04 다음 중 열기구용 가스로 사용되고 불연성이면서, 혈액에 대한 용해도가 작기 때문에 산소와 섞어서 잠수용 통기 가스 또는 중독이나 가사 등에 대한 산소흡입에 사용되고 있고, 자기공명영상장치(MRI) 전자석 코일을 냉각시켜 초전도 상태를 유지하고 있는 가스는?

① 헬륨 ② 이산화탄소 ③ 아르곤 ④ 질소

해설 헬륨의 특성에 대한 설명이다.
㉠ 헬륨 : 다른 물질을 냉각하는 냉각제, 호흡장치(스쿠버다이빙, 수중공사용잠수함)로 쓰인다.

05 다음 중 무색 · 무미 · 무자극성의 자연성 가스로 기체와 액체로 사용하는 의료용 가스는?

① 아산화질소 ② 질소 ③ 헬륨 ④ 산소

해설 의료가스의 특징

해설 01 ② 02 ③ 03 ④ 04 ① 05 ④

㉠ 헬륨 : 무색 · 무취의 비활성 기체이며 화학적으로 안정하다.
㉡ 질소 : 무색 · 무취, 불연성 가스로 기체와 액체로 사용한다.
㉢ 아산화질소 : 무색, 미약한 향기의 가스로 소량을 흡입하면 취기가 돌고 다량 흡입시 마취효과가 있다.

06 다음 중 의료용 기기의 소독 · 멸균에 사용되는 의료가스는?

① 아산화질소 ② 질소 ③ 액화산소 에틸렌 ④ 압축공기

해설 의료용 가스의 용도
㉠ 아산화질소 : 산소와 혼합하여 마취가스로 사용한다. ㉡ 질소 : 의료용 드릴의 동력원이다.
㉢ 압축공기 : 인공호흡기 및 치과용 공기천공기의 구동에 쓰인다.

07 다음 중 의료가스의 색상별 분류로 알맞게 짝지어진 것은?

① 산소 : 녹색 ② 아산화질소 : 회색 ③ 압축공기 : 흑색 ④ 질소 : 청색

해설 의료가스의 색상별 분류

종 류	색 상	종 류	색 상	종 류	색 상
산소	녹색	아산화질소	청색	압축공기	황색
질소	적색	흡인	흑색	잉여가스	회색

08 다음 중 흡인의 특징으로 알맞은 것은?

① 진공펌프를 이용하여 배관을 진공상태로 만들어 각종 이물질을 흡수한다.
② 무색, 미약한 향기의 가스로 소량을 흡입하면 취기가 돌고 다량 흡입시 마취효과가 있다.
③ 무색 · 무미 · 무자극성의 자연성 가스로 기체와 액체로 사용한다.
④ 무색 · 무취, 불연성 가스로 기체와 액체로 사용한다.

해설 ㉠ 흡인 : 진공펌프를 이용하여 각종 이물질을 흡인하는 설비로 환자로부터 배출되는 각종 오물 및 이물질을 흡수하는 용도로 쓴다.
㉡ ②번 : 아산화질소, ③번 : 산소, ④번 : 질소의 특징이다.

09 다음 중 의료 가스의 용도로 맞는 것은?

① 취사용 ② 인마살상용 ③ 인공호흡용 ④ 특수용접용

해설 ㉠ 의료용 가스 : 구급용, 마취용, 인공호흡용, 고압산소치료용 등 주로 흡입용으로 사용된다.
㉡ 특수용접용 : 기계용접용 가스이다.

10 다음 중 초전도 MRI 장치에 대량으로 사용되는 가스는?

① 액체 산소 ② 질소 ③ 아산화질소 ④ 액체헬륨

해설 헬륨(He) : 공기보다 가볍고 불에 타지 않아 비행선이나 기구에 사용된다.
㉠ 깊은 바다에서 작업하는 잠수부들이 호흡할 수 있는 혼합기체로 이용되며, 초전도를 이용한 단층 촬영장치인 MRI에서도 이용된다.

해설 06 ③ 07 ① 08 ① 09 ③ 10 ④

ⓛ MRI의 초전도 상태를 유지하려면 액체 헬륨을 넣어야 하고, 액체 헬륨은 다시 액체질소에 넣어두게 되면 높은 자기장을 얻을 수 있다.

11 다음 중 수술용품 등에 대한 살균을 위한 의료가스로 적당한 것은?

① 산소　② 탄산　③ 아산화질소　④ 에틸렌옥사이드(EO)

해설 의료가스의 종류는 산소, 질소, 탄산, 헬륨, 에틸렌옥사이드(EO), 아산화질소(N_2O). 이 중에 살균용 의료가스는 에틸렌옥사이드이다.

㉠ 산소 : 각종 질병 상태에서 생태조직 내에 산소가 부족할 경우 및 수술시 전신마취를 할 경우 및 수술시 전신마취를 할 경우 흡입공기에 산소를 적당히 혼합해서 산소분압을 높이거나 산소를 조직내의 가스와 교환하는 것을 도와 주는데 주로 사용된다.

㉡ 탄산 : 내시경 등 외과 수술에서 사용되는 기복장치용으로 사용한다.

㉢ 이산화질소 : 산소와 혼합하여 사용하면 인체에 거의 해가 없기에 마취가스로 사용된다.

12 다음 중 의료 가스 취급시 비상관리대책이 아닌 것은?

① 수해 및 지진 등 비상 재해에 대한 대책으로 UPS 등 비상 전원시설을 갖춰야 한다.
② 의료 가스 공급 배관은 2계통 이상으로 하여 공급의 안정성을 확보하여야 한다.
③ 산소, 압축공기, 흡인의 경우 병동부와 그 외 부서로 나누어 배관한다.
④ 일반지역은 각 부서별 단독배관을 고려한다.

해설 비상관리대비책

㉠ UPS 등 비상전원의 접속과 가스실린더, 가스압축기, 흡인펌프류 등은 추가의 예비설비를 갖춰야 한다.
㉡ 의료가스 공급배관은 2계통 이상으로 하여 공급의 안정성을 확보한다.
㉢ 산소, 압축공기, 흡인의 경우 병동부와 그 외 부서로 나누어 배관한다.
㉣ 특수지역은 각 부서별 단독배관을 고려한다.

13 다음 중 의료가스의 안전유지관리에 대한 설명이 아닌 것은?

① 통일된 규격을 사용한다.
② 설치장소를 효과적으로 배치한다.
③ 각 지역별 가스차단장치 및 경보장치를 설치한다.
④ 의료용 공급가스는 엄밀한 청정도 유지를 위해 배관의 굴곡을 최소한으로 해야 한다.

해설 의료안전유지관리

㉠ 통일된 규격을 사용한다.
㉡ 각 지역별 가스차단장치 및 경보장치를 설치한다.
㉢ 설치장소를 효과적으로 배치한다.
㉣ ④번 : 의료가스 청정관리에 대한 내용이다.

14 다음 중 의료 가스 취급기기 중 병원에서 환자를 진료, 처치치료 및 요양하는 데 필요한 의료용 가스, 의료용 무균공기 및 의료용 흡인을 안전하고 편리하게 사용할 수 있도록 공급원을 중앙기계실 및 가스실에 설치하여 의료용 가스를 필요로 하는 병원 내의 각실에 배관 line을 통하여 공급하여 주는 장치는?

① 의료용 압축공기 공급장치　② 의료가스 중앙공급장치
③ 가반식 액화산소 공급장치　④ 의료용 흡인공급장치

해설 11 ④ 12 ④ 13 ④ 14 ②

해설 의료가스 취급기기

㉠ 의료용 압축공기 공급장치 : 복수의 공기압축기와 필터, 드라이어, 드레인 에프터 쿨러 등으로 구성되고 청정, 건조, 제유의 압축공기를 생성 · 공급하는 장치이다.

㉡ 가반식 액화산소 공급장치 : 산소량이 많이 필요한 곳에서 사용되며, 기체산소보다 순도가 높으며 병원에서 사용, 관리하기 편하다.

㉢ 의료용 흡인공급장치 : 흡인펌프, 리저버탱크 등으로 구성된 의료용 흡인을 공급하는 장치이다.

15 다음 중 어떤 경우에 가반식 액화산소 또는 정치식 액화산소장치를 고려해야 하는가?

① 산소소비용량이 일주일에 10[m³] 초과 ② 산소소비용량이 일주일에 70[m³] 이상
③ 산소소비용량이 일주일에 100[m³] 초과 ④ 산소소비용량이 일주일에 140[m³] 이상

해설 산소소비용량 : 일주일에 100[m³]를 초과하는 경우에는 가반식 액화산소 또는 정치식 액화산소공급장치를 고려하여야 한다.

16 다음 중 의료가스공급시 화재 · 지진 등의 천재지변 또는 설비 전체의 변경, 점검, 이상 등에 의해서 기능이 단절되지 않도록 두 곳 이상에서 공급이 가능하도록 설치하는 것은?

① 의료가스 청정관리 ② 의료가스 비상관리
③ 의료가스 안전유지관리 ④ 의료가스 공급분산

해설 의료가스취급

㉠ 의료가스 청정관리 : 의료가스는 인체에 직접 투입되므로 엄밀한 청정도를 유지해야 한다.

㉡ 의료가스 비상관리 : 비상상황시 의료가스 공급에 차질이 없도록 비상전원 및 추가의 예비시설을 설치하는 것이다.

㉢ 의료가스 안전유지관리 : 의료가스사용 간의 안전관리방법이다.

17 다음 설명에서 (ⓐ, ⓑ)에 들어갈 것은?

> 특정고압가스사용자는 특정고압가스시설의 정기검사를 (ⓐ)년에 (ⓑ)일 이내에 받아야 한다.

① 1년, 15일 ② 1년, 30일 ③ 2년, 15일 ④ 2년, 30일

해설 특정고압가스사용신고자 : 완성 검사필증을 교부받은 날을 기준으로 매 1년이 되는 날의 전후 15일 이내에 정기검사를 받아야 한다.

18 특정고압가스를 사용하고자 하는 병원사업자는 고압가스 안전관리자를 선임 후 고압가스사용신고서를 다음 중 어디에 제출해야 하는가?

① 대통령 ② 산업자원부장관 ③ 보건복지가족부 ④ 관할 구청장, 시장

해설 특정고압가스를 사용하고자 하는 병원사업자 : 고압가스사용신고서를 관할 구청장, 시장에게 제출하여야 한다.

해설 15 ③ 16 ④ 17 ① 18 ④

03 의료 기타 안전

의료기기의 등급분류 및 지정에 관한 기준과 절차(제2조 관련)

1. 의료기기의 등급

1) 의료기기의 등급 분류 기준

가. 식품의약품안전처장은 의료기기를 사용 목적과 사용 시 인체에 미치는 잠재적 위해성의 정도에 따라 의료기기위원회의 심의를 거쳐 다음 4개의 등급으로 분류한다. 이 경우 두 가지 이상의 등급에 해당되는 경우에는 가장 높은 위해도에 따른 등급으로 분류한다.

1) 1등급 : 잠재적 위해성이 거의 없는 의료기기
2) 2등급 : 잠재적 위해성이 낮은 의료기기
3) 3등급 : 중증도의 잠재적 위해성을 가진 의료기기
4) 4등급 : 고도의 위해성을 가진 의료기기

나. 가목의 잠재적 위해성에 대한 판단기준은 다음과 같다.

1) 인체와 접촉하고 있는 기간
2) 침습의 정도
3) 약품이나 에너지를 환자에게 전달하는지 여부
4) 환자에게 생물학적 영향을 미치는지 여부

다. 가목에도 불구하고 체외진단용 의료기기는 개인과 공중보건에 미치는 잠재적 위해성의 정도에 따라 다음 4개의 등급으로 분류한다. 이 경우 두 가지 이상의 등급에 해당하는 경우에는 가장 높은 위해도에 따른 등급으로 분류한다.

1) 1등급 : 개인과 공중보건에 미치는 잠재적 위해성이 낮은 경우
2) 2등급 : 개인에게 중증도의 잠재적 위해성을 가지며 공중보건에 미치는 잠재적 위해성이 낮은 경우
3) 3등급 : 개인에게 고도의 잠재적 위해성을 가지며 공중보건에 중증도의 잠재적 위해성을 가지는 경우
4) 4등급 : 개인과 공중보건에 고도의 위해성을 가지는 경우

라. 다목의 잠재적 위해성에 대한 판단기준은 다음과 같다.

1) 사용목적과 사용 시 주의사항
2) 사용자의 임상적 경험(사용자가 의사 등 전문가인지 일반인인지 여부 등)
3) 진단정보의 중요성(진단정보를 단독으로 이용할 수 있는지 다른 진단정보와 결합하여

이용할 수 있는지 여부 등)

4) 진단검사 결과가 개인이나 공중보건에게 미치는 영향력

마. 가목부터 라목까지의 규정에 따른 사용 목적과 잠재적 위해성에 관한 세부적인 기준은 식품의약품안전처장이 정하여 고시한다.

2) 등급의 지정절차

식품의약품안전처장은 의료기기를 다음 각 목의 구분에 따라 대분류, 중분류, 소분류한다. 이 경우 대분류 및 중분류한 사항은 고시하고 소분류한 의료기기는 품목별로 등급을 정하여 고시한다.

가. 대분류 : 의료기기를 기구·기계, 장치 및 재료별로 분류

나. 중분류 : 각 대분류군을 원자재, 제조공정 및 품질관리체계가 비슷한 품목군으로 분류

다. 소분류 : 각 중분류군을 기능이 독립적으로 발휘되는 품목별로 분류

3) 등급의 재분류 신청 및 지정절차

가. 식품의약품안전처장은 이해관계인 등의 신청이 있거나 재분류의 필요가 있다고 인정되는 경우에는 의료기기위원회의 심의를 거쳐 품목별 등급을 재분류할 수 있다.

나. 재분류를 하는 때에는 잠재적 위해성의 정도와 다음의 기준에 의한 타당성을 검토하여야 한다.

1) 품목별 설명내용과 해당의료기기의 사용목적, 용도, 원리, 특성 및 기능 등이 유사한 동일 품목에 해당되는지 여부

2) 이미 분류되어 지정·관리되는 품목과 비교하여 안전성 및 성능이 충분히 확보되어 있는지 여부

다. 등급의 재분류를 신청하고자 하는 자는 별지 제54호서식의 신청서에 다음의 자료를 첨부하여 식품의약품안전처장에게 제출하여야 한다.

1) 기술문서 등에 관한 자료

2) 재분류 대상 의료기기와 유사한 다른 의료기기와의 구조·원리, 성능, 사용 목적, 사용 방법 등 기술적 특성의 비교·분석에 관한 자료

라. 다목의 규정에 따라 등급의 재분류 신청을 받은 식품의약품안전처장은 이를 90일 이내에 심사·결정한 후 그 결과를 신청인에게 통보하고, 이를 고지하여야 한다.

〈표 1-18〉 의료기기 안전 등급 분류

등급	내 용	비 고
1	인체에 직접 접촉되지 않거나, 접촉되더라도 잠재적 위험성이 거의 없고, 인체에 미치는 영향이 경미한 의료기기	외과용 골무, 진료용 장갑, 치과교정용 장치, 관장기, 검영기, 방사선방어용 앞치마, 비멸균주사침, 비멸균침, 안경렌즈, 유리주사기, 전동식 수술대, 전동식 의료용침대, 수동식 의료용침대, 구강용 카메라, 산소투여용 튜브 및 카테터, 호흡기용 마스크, 수은주식 혈압계, 전동식 환자운반기, 체외형 의료용 카메라, 부목, 압박용 밴드, 의료용개공기구, 의료용절삭기구, 혀누르개, 의료용현미경, 시력보정용안경, 레이저방어용 안경 등
2	인체에 위험성은 있으나, 생명의 위험 또는 중대한 기능장애에 직면할 가능성이 적어 잠재적 위험성이 낮은 의료기기	환자감시장치, 의료영상 전송장치 소프트웨어, 혈관내 튜브 및 카테터, 의안, 의료용 진동기, 의료용 압력분산 매트리스, 교정용 브라켓, 치과교정용 선재, 수지형 체외식 초음파 프로브, 저출력광선 조사기, 직접 주입용 의약품 주입용 기구(주사기, CT, MRI장치, 전자내시경, 소화기용 카테터, 초음파 진단 장치, 치과용 합금 등) 등
3	인체에 일정 기간 삽입되어 사용되어지거나, 잠재적 위험성이 높은 의료기기	치과용 임플란트, 무릎관절, 투석기, 인공뼈, 인공 호흡기, 척수마취용침, 심장충격기, 레이저수술기, 콘돔 등
4	인체에 영구적으로 이식되는 의료기기로 중추신경, 심장, 중앙혈관계등에 직접 접촉되어 사용되는 의료기기로 동물의 조직 또는 추출물을 이용하거나 안전성등의 검증을 위한 정보가 불충분한 원자재를 사용한 의료기기와 고도의 위험성을 가진 의료기기	인공각막, 필러, 인공심폐장치, 심폐용혈액펌프, 위내식욕억제용밴드 등

2. 의료기기 안전표시

1) 의료기기 안전표시

(1) 의료기기 안전

의료기기로부터 환자 기타의 사람들, 동물 또는 그 주위에 미치는 잠재적인 유해한 영향을 제거하기 위해 다음과 같은 안전 점검이 필요하다.

① 임상자료(Clinical Data)

② 환경에 대한 안전(Environmental Safety)

③ 오동작에 대한 안전(Functional Safety)

④ 성능에 대한 안전(Performance Safety)

⑤ 전자파장해에 대한 안전(Electromagnetic Compatibility)

〈표 1-19〉 의료현장에서 주의할 안전 문제

안전의 종류	의료현장에서 주의할 안전 문제 내용의 예
열적 안전	이상고온, 이상저온, 발열의 집중, 항온유지 불능, 폭발, 화재 등이다.
방사선적 안전	방사선 누설, 과대 에너지 조사, 장기간 작용 등이다. ① 전리방사에 대한 안전(Ionizing Radiation) ② 비전리방사에 대한 안전(Non-Ionizing Radiation)
광학적 안전	과도한 집중, 목표물 이외의 누설(반사, 산란 등)이다.
전기적 안전	감전 Shock(쇼크), 과대 에너지, 다른 기기의 간섭, 정보의 왜곡, 기능정지, 정전 등이다.
기계적 안전	낙하, 압박, 예리한 Edge(에지), 고무관의 파열, 혈액누설, 초음파의 접속 등이다.
화학적 안전	의료용 가스나 약품의 오용, 용량의 과다 또는 과소, 기기의 부식, 재질의 변화, 폭발, 화재 등이다.
생물학적 안전	멸균 불완전에 의한 세균감염, 혈전이나 기포의 혼입, 생리적 반응에 의한 것 등이다.

(2) 의료기기 전기적 안전 및 표시

〈표 1-20〉 의료기기 전기적 안전(Electrical Safety) 및 표시

구 분	B형 장착부	F형 절연 장착부	
		BF형 장착부	CF형 장착부
정 도	허용누설전류에 대해 보호된 기기	B형 장착보다 높은 전기충격에 대한 보호를 갖춘 기기	BF형 장착부보다 높은 전기충격에 대한 보호를 갖춘 기기
외장누설 전류허용치	정상시 01.[mA] 단일고장시 0.5[mA]	정상시 0.1[mA] 단일고장시 0.5[mA]	정상시 0.1[mA] 단일고장시 0.5[mA]
환자누설 전류허용치	정상시 01.[mA] 단일고장시 0.5[mA]	정상시 0.1[mA] 단일고장시 0.5[mA]	정상시 0.01[mA] 단일고장시 0.05[mA]

(3) 각종 안전관련 표시

① 기호에 의한 표시(ISO, IEC, CE, FDA 규격)로 안전을 나타낸다.

② 색(Color)에 의한 표시로 안전을 나타낸다.

㉠ 적색 : 위험주의 및 긴급대처요구(적색은 긴급시에 기능을 정지하기 위한 누름버튼에만 사용)할 때 부착한다.

㉡ 황색 : 경고 또는 주의요망일 때 부착한다.

㉢ 녹색 : 조작준비 완료를 뜻한다.

2) 적용 범위 및 목적

(1) 적용 범위

의료기기의 기계적, 전기 안전에 관한 공통 기준규격(이하 기준규격이라 한다)은 전기를 사용하는 의료기기(이하 기기라 한다)에 적용한다.

(2) 목 적

기준규격은 의료기기의 기술문서 작성 및 심사시 활용되는 규격으로 의료기기의 전기 · 기계적 안전에 관한 명확한 기준을 설정하여 기술문서 작성자에게 편의를 제공하고, 기술문서 심사의 공정성 및 투명성을 제공함으로써 의료기기의 품질관리에 적정을 기하는 데 있다. 이 기준규격은 권장 기준규격으로서 강제요건이 아니며 제품의 특성에 따라 개별 기준규격을 적용할 수 있다.

(3) 개별기준규격

개별기준규격은 이 공통기준규격에 우선한다.

(4) 보조기준규격

보조기준규격은 다음에 적용되는 일반요구사항을 규정한다.

① 한 개 군의 기기(㉵ 방사선을 이용하는 기기)이다.
② 모든 기기의 특성으로서 공통기준규격에는 충분하게 나타나 있지 않은 것(㉵ 전자파 적합성)이다.
③ 보조기준규격이 개별기준규격에 적용되는 경우는 개별기준규격이 보조기준규격에 우선한다.

3) 용어 및 정의

이 기준규격에 있어서 다음의 의미를 적용한다. '전압' 및 '전류'라는 용어를 사용하고 있는 경우 그들은 교류, 직류 혹은 합성 전압, 전류의 실효치를 의미한다.

(1) 기기의 부분, 보조기기 및 부속품

① 개폐커버 : 조정, 검사, 교환 또는 수리의 목적으로 기기의 부분에 접근할 수 있도록 마련된 외장 또는 가드의 일부이다.
② 접촉 가능 금속부 : 공구를 사용하지 않고 접촉할 수 있는 기기의 금속부분이다.
③ 부속품 : 기기가 의도한 사용을 가능케 하거나, 편리하게 하거나 혹은 보다 좋게 하거나 또는 부가적인 기능을 완전하게 하기 위해 기기와 병용하는 것이 필요하거나 또는 적절하

게 수시로 사용하는 것이다.

④ 부속문서 : 기기 또는 부속품에 부속되고 또 기기의 사용자, 조작자, 설치업자 또는 조립업자에 있어 중요한 모든 문서, 특히 안전에 관한 정보를 기재한 문서이다.

⑤ 장착부 : 기기의 일부로서 정상적인 사용시에 다음의 상태가 되는 부분이다.

㉠ 기기가 그 기능을 수행하기 위해 환자와의 물리적 접촉이 필연적인 부분이다.

㉡ 환자와 접촉되어 있는 부분이다.

㉢ 환자와 접촉할 필요가 있는 부분이다.

⑥ 외장 : 다음 부분을 포함한 기기 외측의 표면이다.

㉠ 모든 접촉 가능 금속부, 손잡이 등과 같은 것이다.

㉡ 접촉 가능한 샤프트이다.

㉢ 시험을 목적으로 하는 경우에는 외측 표면에 낮은 도전성 재료 또는 절연재료를 부착시킨, 규정된 치수의 금속박이다.

⑦ F형 절연(플로팅) 장착부(이하 F형 장착부라 한다) : 단일 고장상태에서 허용되는 환자누설전류를 초과하지 않도록 그 기기의 다른 부분으로부터 절연된 장착부, 즉 외부전원으로부터 의도되지 않은 전압이 환자에게 인가되면 전압이 장착부와 대지 사이에 인가된다. F형 장착부는 BF형 장착부와 CF형 장착부로 나눈다.

⑧ 내부전원 : 기기를 동작시키기 위해 필요한 전력을 공급하고, 기기 내부에 함께 내장되어 있는 전원이다.

⑨ 활전(Live : 라이브) 상태 : 기기 부분에 접속이 이루어졌을 때 허용누설전류를 초과하는 전류가 기기 부분에서 대지 또는 동일기기의 접촉 가능 부분으로 흐를 가능성이 있는 부분의 상태이다.

⑩ 전원부 : 기기의 전원에 도전 접속하는 것을 의도하는 모든 부분의 전체이다. 이 정의에 있어서 보호접지선은 전원부의 일부로는 간주하지 않는다.

⑪ 환자회로 : 한 부분 이상의 환자접속부를 포함하는 전기회로로서 환자접속부로부터 필요한 범위(부분)에서 내전압 요구기준을 만족시킬 수 있을 만큼 절연되어 있지 않은 도전부나 연면거리 및 공간거리 요구기준을 만족시킬 수 있을 만큼 분리되지 않은 도전부를 포함한다.

⑫ 보호커버 : 접촉했을 때 위험이 발생할 우려가 있는 부분에 불의의 접근을 방지하기 위해 준비한 외장 또는 가드의 일부분이다.

⑬ 신호입력부 : 디스플레이, 레코딩 또는 데이터 처리를 위해 다른 기기로부터 입력신호인 전압 또는 전류를 받아들이는 것을 의도한 기기 부분이다.

⑭ 신호출력부 : 디스플레이, 레코딩 또는 데이터 처리를 위해 다른 기기에 출력신호인 전압 또는 전류를 공급하는 것을 의도한 장착부 이외의 기기 부분이다.

⑮ 전원장치 : 하나 이상의 기기에 전력을 공급하는 기기이다.

⑯ 접촉 가능 부분 : 공구를 사용하지 않고 접촉할 수 있는 기기의 부분이다.

⑰ 환자 접속부 : 정상상태 또는 단일고장상태에서 그것을 통하여 환자와 기기 사이에 전류가 흐를 수 있는 장착부의 모든 개별 부분이다.

⑱ B형 장착부 : 전격보호를 위하여 이 기준규격에서 규정한 요구조건을 따르는 장착부, 특히 허용누설전류 기준규격에 적합하며 B형 장착부의 표시는 [그림 1-49]와 같은 기호를 표시한다. 심장에 직접 사용하기에는 적합하지 않다.

⑲ BF형 장착부 : B형 장착부보다 더 높은 전격에 대한 보호를 갖춘 F형 장착부로서 BF형 장착부의 표시는 [그림 1-50]과 같은 기호를 사용한다.
심장에 직접 사용하기에는 적합하지 않다.

⑳ CF형 장착부 : BF형 장착부보다 더 높은 전격에 대한 보호를 갖춘 F형 장착부로서 CF형 장착부의 표시는 [그림 1-51]과 같은 기호를 사용한다.

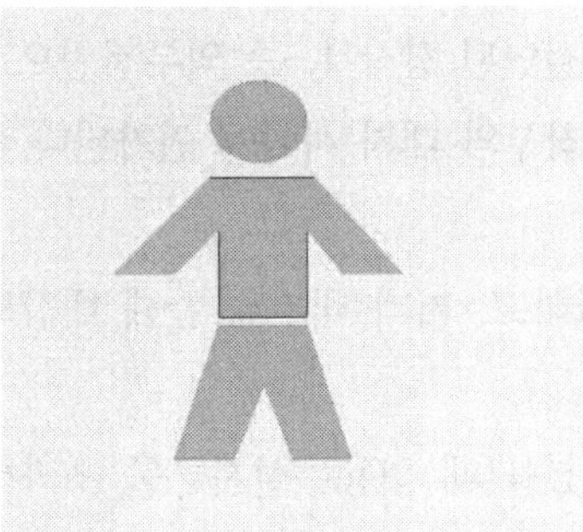

[그림 1-49] B형 장착부 기호 [그림 1-50] BF형 장착형 기호 [그림 1-51] CF형 장착형 기호

(2) 기기의 형식(분류)

① AP류 기기 : 공기혼합 가연성 마취가스에서 점화원이 되지 않도록 구조, 표시 및 관련 문서가 규정된 요구사항을 만족시키는 기기 또는 기기의 부분이다.

② APG류 기기 : 산소 또는 아산화질소[15] 혼합 가연성 마취가스에서 점화원이 되지 않도록 구조, 표시 및 관련 문서가 규정된 요구사항을 만족시키는 기기 또는 기기의 부분이다.

---

15) 아산화질소[亞酸化窒素, Nitrous oxide, 일산화이질소, 소기(笑氣 : 웃음 가스)] : 여러가지 질소 산화물 중의 하나로 화학식은 N_2O이다. 상쾌하고 달콤한 냄새와 맛을 가진 무색의 기체로 흡입하면 약한 히스테리 증상이 나타나 고통에 대해 무감각하고, 때때로 웃기까지 한다. 1772년 영국의 화학자 조지프 프리스틀리가 발견했고, 후에 다른 영국의 화학자 험프리 데이비가 아산화질소라고 했으며 생리학적 효과도 증명했다.

- 용도 : 단기간 실시하는 외과수술에서 마취제로 주로 사용하는 것인데, 장시간 흡입하면 사망한다. 기체는 식용 에어로졸의 분사제(噴射劑)로도 사용된다. 아산화질소는 묽은 질산에 아연을 반응시키거나, 아질산나트륨($NaNO_2$)에 염산히드록실아민($NH_2OH \cdot HCL$)을 반응시켜 얻을 수 있으나, 가장 보편적으로는 질산암모늄(NH_4NO_3)을 분해시켜 만든다.

③ 1급기기 : 전기충격에 대한 보호를 기초절연에만 의존하지 않고 기초절연의 고장(파손)시 접촉 가능 금속부가 생기게 되지 않도록 그 기기를 설비의 고정배선 중의 접지선에 접속하기 위한 수단을 추가 안전수단으로 갖춘 기기이다.

④ 2급기기 : 전기충격에 대한 보호를 기초절연에만 의존하지 않고 이중절연 또는 강화절연과 같은 추가안전 수단을 갖춤에 따라 보호접지나 설치의 조건에 의존하지 않는 기기이다.

⑤ 심장에의 직접 사용 : 환자의 심장에 직접 도전 접속하는 기기의 사용이다.

⑥ 고정형 기기 : 건물 또는 차량 등과 같은 안정된 특정한 장소에 고정된 기기로서 공구를 사용하지 않으면 떼어낼 수 없는 기기이다.

⑦ 수지형 기기 : 정상적인 사용시에 손으로 지지하는 것을 의도한 기기이다.

⑧ 전기를 사용하는 의료기기(이하 기기라 한다) : 사람 또는 동물의 질병의 진단, 치료, 처치, 예방 또는 동물의 구조 · 기능에 영향을 주기 위한 목적으로 전기를 사용하는 기구이다. 또한 기계 또는 장치로서 식품의약품안전처장이 지정하는 것을 말하며, 특정 전원에의 접속을 1개소만 하고 환자에게 물리적 또는 전기적 접촉을 통하여 환자로부터 발생되는 에너지를 검출하거나 기기로부터 발생된 에너지를 환자에게 전달하는 기능을 가진다. 정상적인 사용을 가능하게 하기 위하여 제조자에 의해 정의된 부분품 또는 부속품을 포함한다.

⑨ 이동형 기기 : 기기 자체의 바퀴 또는 그와 동등한 수단에 의해 지지된 상태에서 한 장소에서 다른 장소로 이동시키는 것을 의도한 기기이다.

⑩ 영구설치형 기기 : 공구를 사용하지 않으면 떼어낼 수 없는 영구적인 접속방법으로 전원에 전기적으로 접속되는 기기이다.

⑪ 휴대형 기기 : 1인 이상의 손에 의해 운반되고, 사용 중 또는 사용하고 있지 않은 기간 중에 한 장소에서 다른 장소로 이동시키는 것을 의도한 기기이다.

⑫ 거치형 기기 : 고정형 기기, 또는 한 장소에서 다른 장소로 이동하는 것을 의도하지 않은 기기이다.

⑬ 가반형 기기 : 전원에 접속 또는 접속하지 않은 상태에서 범위에 제한되지 않고 한 장소에서 다른 장소로 쉽게 이동하는 것을 의도한 기기이다.

⑭ 내부전원 기기 : 내부전원에 의해 동작시킬 수 있는 기기이다.

(3) 절 연

의료기기의 절연의 종류를 나타내면 [그림 1-52]와 같다.

① 공간거리 : 두 개의 도전성 부분 간의 공기 중 최단거리이다.

② 기초절연 : 전기충격에 대한 기초적인 보호를 위해 활전부(Live Part)에 사용하는 절연이다([그림 1-52] (a)).

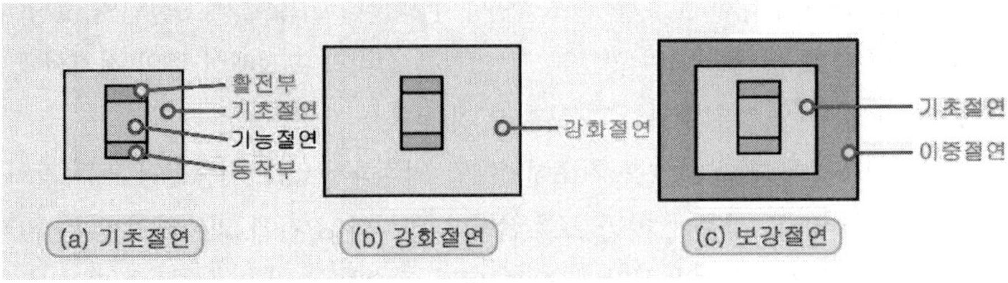

[그림 1-52] 절연의 종류

③ 연면거리 : 두 개의 도전성 부분 간의 절연물 표면에 연한 최단거리이다.
④ 이중절연 : 기초절연과 보강절연으로 구성한 절연([그림 1-52] (c))이다.
⑤ 강화절연 : 이 기준규격에서 규정한 조건하에서 이중절연과 동등한 정도의 전기충격에 대한 보호를 제공하고 활전부(Live part)에 사용하는 단일절연 시스템([그림 1-52] (b))이다.
⑥ 보강절연 : 기초절연의 불량 시 전기충격에 대한 보호를 위하여 기초절연에 추가해 사용하는 독립된 절연이다([그림 1-52] (c)).

(4) 전 압

① 고전압 : 교류[AC] 1,000[V]를 넘거나 또는 직류[DC] 1,500[V] 혹은 첨두 전압이 1,500[Vp]를 초과하는 전압이다.
② 전원전압 : 전원으로부터 공급되는 전압으로서 다상인 경우 선간의 전압, 단상인 경우는 중성선과 선간의 전압이다.
③ 안전특별 저전압 : 변압기 또는 컨버터에 정격전압을 인가했을 때, 안전특별저전압 변압기 또는 이와 동등하게 분리된 장치에 의해 접지회로가 없는 도선 간에 나타나는 공칭전압으로서 교류[AC] 25[V] 또는 직류[DC] 60[V]를 넘지 않는 전압이다.

(5) 전 류

① 접지누설전류 : 전원부에서 절연의 내부 또는 표면을 통해 보호접지선으로 흐르는 전류이다.
② 외장누설전류 : 정상적인 사용시에 장착부를 제외하고 조작자 또는 환자가 접촉할 수 있는 외장 또는 외장의 부분에서 보호접지선 이외의 도전접속을 통해 대지 또는 그 외장 외의 다른 외장 부분으로 흐르는 전류이다.
③ 누설전류 : 기능과는 무관한 전류로서 접지누설전류, 외장누설전류 및 환자누설전류로 정의된다.
④ 환자측정전류 : 정상적인 사용 시 장착부 간에 환자를 사이에 두고 흐르는 생리적인 효과를 의도하지 않는 전류로서 증폭기의 바이어스 전류, 임피던스 프레티스모그라피에 사용하는 전류이다.

⑤ 환자누설전류 : 장착부에서 환자를 경유하여 대지에 흐르거나 또는 외부의 전원에서 환자에게 의도하지 않은 전압에 기인하여 환자로부터 F형 장착부를 경유하여 대지로 흐르는 전류로 [그림 1-53]이다.

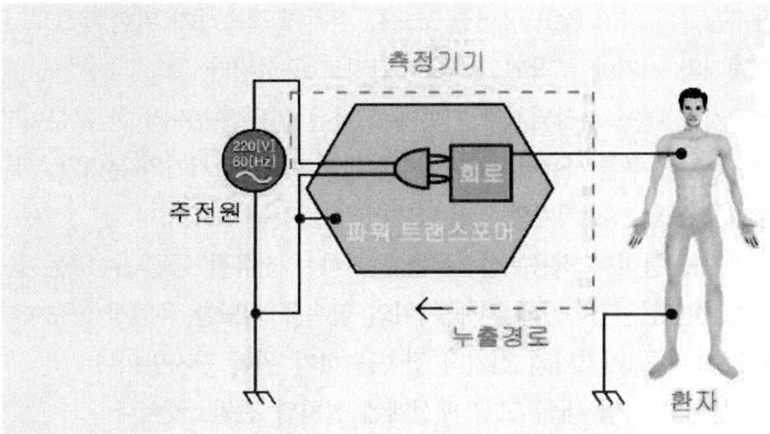

[그림 1-53] 누설전류

(6) 접지단자 및 접지선(그림 1-54, 그림 1-55)

① 기능접지선 : 기능접지단자에 접속하는 도선이다.

② 기능접지단자 : 기능상의 목적으로 접지할 것을 의도하는 측정용 전원이나 제어회로의 한 점 또는 실드부분에 직접 접속한 단자이다.

③ 등전위화 도선 : 기기와 전기설비의 등전위화 모선 간을 접속하는 도선이다.

④ 보호접지선 : 보호접지단자와 외부의 보호접지계간을 접속하는 도선이다.

⑤ 보호접지단자 : 안전의 목적으로 Ⅰ급기기의 도전성 부분에 접속한 단자이다. 보호접지단자는 보호접지선에 의해 외부의 접지계에 접속하는 것을 의도한다.

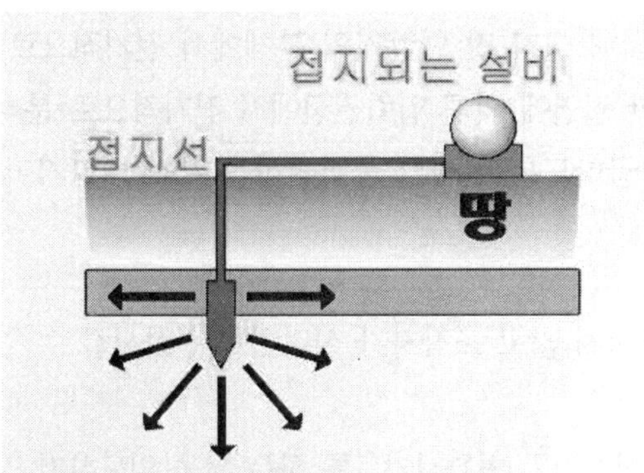

[그림 1-54] 접지의 개념도

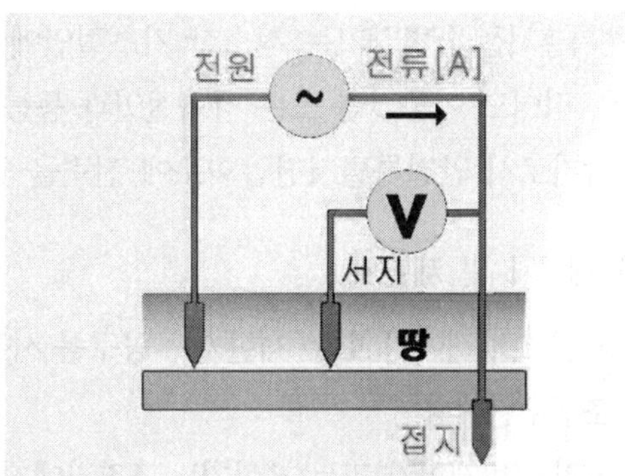

[그림 1-55] 접지저항의 측정

⑥ 보호접지 : 보호의 목적으로 보호접지 기준규격에 적합한 수단에 의해 보호접지단자에 접속하는 것이다.

(7) 전기적 접속(전기적 접속기)

① 전원접속기 : 공구를 사용하지 않고 유연한 코드를 기기에 접속하기 위한 것으로서 코드에 부착된 전원 커넥터와 기기에 부착된 전원소켓단자로 구성된다.
② 전원소켓(Inlet) : 기기 내에 부착되거나 기기에 고정된 전원접속기의 한 부분이다.
③ 보조전원소켓(Outlet) : 공구를 사용하지 않고 다른 기기 또는 그 기기의 분리된 부분에 전원을 공급하는 것을 의도한, 그 기기와 같은 전원전압을 갖는 소켓이다.
④ 도전접속 : 도전접속을 통하여 허용누설전류를 초과하는 전류를 흘릴 수 있는 접속이다.
⑤ 착탈전원코드 : 적절한 전원접속기에 의해 기기의 접속을 의도한 유연성 코드이다.
⑥ 외부접속용 단자반 : 다른 기기와의 전기적 접속을 하기 위한 단자반이다.
⑦ 고정전원소켓 : 건물이나 차량 내의 고정 배선계에 설치된 전원소켓이다.
⑧ 내부접속용 단자반 : 기기의 내부 또는 기기의 부분간의 내부접속을 하기 위한 단자반이다.
⑨ 전원커넥터 : 전원에 접속하는 것을 의도하는 유연성 코드와 일체로 하거나 또는 여기에 부착하는 것을 의도한 전원접속기의 부품이다. 전원 커넥터는 기기의 전원소켓에 삽입시키는 것을 의도하는 것이다.
⑩ 전원플러그 : 고정전원소켓에 삽입시키기 위해 기기의 전원 코드와 일체로 하거나 또는 부착하는 것을 의도한 부품이다.
⑪ 전원단자반 : 전원에의 전기적 접속을 하기 위한 단자반이다.
⑫ 단자반 : 전기적 접속을 하기 위한 기기의 부품으로서 여러 개의 독립된 접점이 있어도 좋다.
⑬ 전원코드 : 전원을 공급하기 위하여 기기에 고정하거나 또는 착탈하는 유연성 코드이다.

(8) 변압기

안전특별저전압 변압기는 최소한 기초절연에 의해 대지 및 변압기의 본체에서 전기적으로 분리되고, 적어도 이중절연 또는 강화절연과 동등한 절연에 의해 입력권선에서 전기적으로 분리되는 변압기로서 안전특별저전압회로에 전력을 공급하도록 설계된 출력권선을 가진 변압기이다.

(9) 제어기 및 제한기

① 가변조정(제어기 또는 제한기) : 공구를 사용하지 않고 조작자가 설정치를 변화시킬 수 있는 조정수단이다.
② 고정조정(제어기 또는 제한기) : 조작자에게 설정치를 변화시키도록 하는 것을 의도하지 않고 또 공구를 사용하지 않으면 설정치를 변화시킬 수 없는 조정수단이다.

③ 과전류차단기 : 과전류차단기에 흐르는 전류가 사전의 설정치를 초과했을 때, 즉시 또는 시간의 간격을 두고 전기회로를 개방하는 보호기구이다.

④ 자동복귀형 열감지차단기 : 기기가 관련된 부분이 냉각된 후 자동적으로 전류를 복귀시키는 열감지차단기이다.

⑤ 열감지차단기 : 이상 동작 중에 자동적으로 회로를 개방하거나 또는 전류를 감소시켜 기기자체 또는 기기부분의 온도를 제한하는 기구로서 그 설정치는 조작자가 변화시킬 수 없는 구조로 되어 있다.

⑥ 자동온도조절기 : 정상적인 동작 상태에서 자동적으로 전기회로를 개폐함으로써 기기 또는 기기 부분의 온도가 2개의 특정한 값 사이를 유지하도록 하는 온도 감지기구이다. 또한 온도 설정치는 고정되거나 또는 가변할 수 있는 구조이다.

(10) 기기의 동작

① 냉상태 : 기기에 충분히 긴 시간 동안 전력을 공급하지 않아 기기의 온도가 주위온도와 같아진 상태이다.

② 연속가동 : 초과온도를 제한하지 않고 시간제한이 없는 정상부하에서 기기의 가동이다.

③ 간헐부하의 연속가동 : 기기가 전원에 연속적으로 접속된 상태에서 가동되는 것으로서 지정한 허용 부하시간은 장시간 부하가동온도에 도달하지 않을 정도로 짧으나, 다음 부하까지의 간격은 장시간 무부하 가동온도까지 냉각할 만큼 충분히 길지 않은 상태에서 기기의 가동이다.

④ 단시간 부하의 연속가동 : 기기가 전원에 연속적으로 접속된 상태에서 가동되는 것으로서 지정한 허용부하시간은 장시간 부하가동온도에 도달하지 않을 만큼 짧으나, 다음 부하까지의 간격은 장시간 무부하 가동온도까지 냉각할 만큼 충분히 긴 상태에서 기기의 가동이다.

⑤ 듀티 사이클 : 기기 가동시간의 합과 듀티 사이클에 이은 휴지시간의 조화에 대한 가동시간의 비로서 가동시간과 듀티 사이클 간격이 변화할 경우에는 충분히 긴 시간의 평균치로서 계산한다.

⑥ 간헐가동 : 특정한(지정한) 동일 사이클이 연속하여 가동되는 것으로서 각각의 사이클은 연속된 각 사이클이 지정한 온도한계를 초과하지 않는 정상부하의 동작시간과 간헐가동에 이은 기기에 전원을 예열하거나 끊은 상태에서의 휴지기간으로 구성된다.

⑦ 정상상태 : 안전상 위험에 대한 보호를 위해 준비된 모든 수단이 완전한 상태이다.

⑧ 정상사용 : 사용설명서에 따라 조작자가 행하는 일상적인 점검 및 조정을 포함하여 동작과 사전 준비를 한다.

⑨ 올바른 설치 : 최소한 제조업자가 부속문서에 나타내고 있는 설치에 관한 지시에 따라 설치된

상태이다.

⑩ 단시간 동작 : 냉상태에서 개시하고 지정한 온도한계를 넘는 일이 없고, 각 동작의 간격은 기기가 냉상태에 달할 만큼 충분히 긴 지정시간의 정상부하에 있어서의 동작이다.

⑪ 단일고장상태 : 기기에 갖추어진 안전상 위험에 대한 보호수단의 하나가 고장 나거나 또는 외부에 하나의 이상상태가 존재하는 상태이다.

(11) 기계적 안전

① 시험수압 : 기기안전 기준에 규정한 적합 여부를 시험하기 위해 용기 또는 용기 부분에 적용하는 압력이다.

② 최대 허용부하 압력 : 제조업자 혹은 시험기관 또는 전문가가 최신 시험보고서에서 지정하고 있는 압력이다.

③ 최소파단하중 : 후크의 법칙[16]이 성립하는 최대 하중이다.

④ 압력(과압) : 대기압을 넘는 압력(게이지 압력)이다.

⑤ 안전동작하중 : 기기의 사용설명서에 따라 설치 또는 사용한다면 그 기기 또는 기기부품의 제공자의 선언에 의해 허용될 수 있는 기기 또는 기기의 부품이 견딜 수 있는 최대하중이다.

⑥ 안전장치 : 한계를 초과하는 움직임에 의한 위험한 힘 또는 현수 수단의 사고시 현수물체 낙하의 위해로부터 환자 또는 조작자를 보호하는 수단이다.

⑦ 정하중 : 물체의 가속 또는 감속에 기인하는 모든 부하를 제외한 한 부분에 대한 최대의 하중이다. 하중이 몇 개의 병렬된 지지부에 분할되고, 또 이들 부분에 대한 배분이 명확히 결정되지 않은 경우는 가장 불리한 가능성을 생각할 것이다.

⑧ 안전계수(율) : 최소파단하중과 안전동작 하중과의 비이다.

⑨ 총하중 : 정상상태에서 가속과 감속에 의해 발생하는 정하중과 힘의 합이다.

(12) 기 타

① 형식명칭(형식번호) : 기기의 특정한 형식을 식별하기 위해 사용하는 숫자 혹은 문자 또는 양자의 조합이다.

② 공칭(값) : 허용차를 인정하는 참고적인 목적으로 사용되는 값으로서 공칭전원전압, 나사의 공칭직경 등이 있다.

③ 환자 : 의료적인 진료의 대상이 되는 사람 또는 동물이다.

---

16) Hooke's Law : 물체에 가해진 하중과 그로 인해 발생하는 변형량과의 관계를 나타내는 법칙이다. 어떤 임의의 물체에 하중이 가해지면 어느 한계에 이르기까지는 변형량이 하중에 선형적으로 비례한다는 법칙이다. 응력(Stress)이 σ, 변형률(Strain)이 ε, 탄성계수(Elastic Modulus)가 E로 표시될 때 후크의 법칙을 수식으로 나타내면 $\sigma = E\varepsilon$가 된다.

④ 정격(값) : 제조업자가 기기의 특성을 표시하는 양에 대해 지정한 값이다.

⑤ 제조번호 : 일정한 형식의 기기에 대하여 개개의 제품을 식별하기 위해 사용하는 번호 및 기타명칭이다.

⑥ 전원 : 전원 기준규격의 적용범위 이외의 것으로서 전기장치에 전력을 공급할 수 있도록 영구적으로 설치된 전력원으로 여기에는 구급차 및 이와 같은 것에 영구적으로 설치된 축전지계도 포함한다.

⑦ 공구 : 부품을 조이거나 느슨하게 하기 위해 또는 조정하기 위해 사용되는 기기에 포함되지 않는 기구이다.

⑧ 사용자 : 기기의 사용 및 보수에 관한 책임자이다.

⑨ 응급용 트로리 : 심장 · 호흡계의 응급사태를 위해 생명유지 및 소생용 기기를 지지하고 운반하는 것을 의도한 바퀴를 부착한 트로리이다.

⑩ 공기혼합 가연성 마취가스 : 특정한 조건에서 점화의 가능성이 있는 농도의 마취증기와 공기가 혼합된 가연성 혼합물이다. 가연성의 소독제 또는 청소제의 증기와 공기와의 혼합제가 국가 또는 지역의 법규에 따라, 공기 · 가연성 마취가스로 취급되는 일도 있다.

⑪ 산소/아산화질소 혼합 가연성 마취가스 : 특정한 조건하에서 점화의 가능성이 있는 농도의 산소 또는 아산화질소(소기가스)와 마취가스가 혼합된 가연성 혼합물이다.

⑫ 조작자 : 기기를 취급하는 사람이다.

⑬ 안전상 위험 : 직접 기기에서 발생하여, 환자, 기타의 사람들, 동물, 또는 그 주위에 미치는 잠재적인 유해한 영향이다.

4) 일반 요구사항

① 기기는 제조업자의 설명서에 따라 수송, 보관, 설치, 정상적인 사용 그리고 보수하였을 때, 정상상태 및 단일고장상태에서 당연히 예측되는 안전상 위험이 발생되어서는 안 된다. 다만, 기기의 의도된 사용에 의해 생기는 안전상 위험은 제외한다.

② 기기 및 기기의 부품이 동등한 안전도를 갖는다는 것을 보증할 수 있는 경우에는 이 기준규격에서 정한 상세한 기준규격과 다른 재료를 사용하거나 다른 구조여도 된다.

③ 다음의 단일고장상태는 이 기준규격에서 규정한 요구사항 및 시험의 대상이 된다.

㉠ 보호접지선의 단선이다.

㉡ 하나의 전원도선의 단선이다.

㉢ F형 장착부에 외부전압이 나타날 때이다.

㉣ 신호입력부 또는 신호출력부에 외부전압이 나타날 때이다.

㉤ 산소와 가연성 마취가스 또는 아산화질소와 가연성 마취가스의 외장으로부터의 누설이다.

ⓗ 액체의 누출이다.

ⓢ 위험을 발생할 가능성이 있는 전기부품의 사고이다.

ⓞ 위험을 발생할 가능성이 있는 기계부품의 사고이다.

ⓙ 온도제한기의 사고이다. 하나의 단일고장상태가 또 하나의 단일고장상태를 필연적으로 유발할 경우에는 이 두 가지 고장을 하나의 단일고장상태로 생각한다.

④ 이 기준규격에 의한 다음의 현상은 발생하기 어렵다.

㉠ 이중절연의 전체적인 전기적 파괴이다.

㉡ 강화절연의 전기적 파괴이다.

㉢ 고정하여 영구적으로 설치된 보호접지선의 단선이다.

⑤ 환자의 접지는 정상상태로 생각한다.

⑥ 사용설명서에 특별히 지정이 없는 한, 기기는 방진커버나 멸균커버를 분리한 상태에서 가동했을 때 발생하는 영향에 견딜 필요는 없다.

이 기준규격과 관련된 검사 및 시험의 기준을 달성했을 때, 이 장의 요구사항에 적합한 것으로 간주한다.

5) 분 류

기기 및 그 장착부는 규정에 따른 표시 및 표식에 의해 분류해야 하며, 그 분류는 다음과 같다.

① 전기충격에 대한 보호형식에 의한 분류

㉠ 외부전원에서 입력을 얻는 기기

ⓐ Ⅰ급기기 : 1급기기에는 2중 절연 또는 강화절연 부분, 특별저전압에서 동작하는 부분, 또는 기기를 가동시키기 위해 전기회로의 도전성 부분에 접촉되지 아니하면 안 되는 경우에는 보호 임피던스에서 보호된 접촉 가능 부분이 있어도 좋다.

ⓑ Ⅱ급기기 : 적어도 강화절연과 같은 절연에 의해 도전성 부분으로부터 절연된 명판, 나사 및 리베트와 같은 소부품을 제외하고 모든 도전성 부분을 싸는 내구성 있는 실질적으로 연속한 절연물의 외장을 지닌 기기이다. 2급기기를 싸는 절연물의 외장은 보강절연의 일부 또는 전체를 형성해도 좋다.

㉡ 내부전원형 기기 : 전원에 접속하는 것을 의도하는 내부전원기기는 그렇게 접속하고 있는 동안은 1급 또는 2급기기에 대한 요구사항에 적합해야 한다. 반면 그렇게 접속하고 있지 않을 때는 내부전원기기에 대한 요구사항에 적합할 것이다.

② 전기충격에 대한 보호의 정도에 따른 분류

㉠ B형 장착부 : 전격보호를 위하여 이 기준규격에서 규정한 요구조건을 따르는 장착부, 인체에 전극을 장착할 수 있는 장치로 누설전류는 정상상태일 때 100[μA]이하 이며, 단일고장상태에서 500[μA] 이하의 전류가 흘러야 한다.

㉡ BF형 장착부 : B형 장착부보다 더 높은 전격에 대한 보호를 갖춘 F형 장착부이다.

㉢ CF형 장착부 : BF형 장착부보다 더 높은 전격에 대한 보호를 갖춘 F형 장착부, 누설전류가 정상일 때 10[μA] 이하며 단일고장 발생일 때에는 50[μA] 이하의 전류가 흐르도록 규정되어 있어 심장 표면이나 심장 내에 전극을 장치하는 장비는 CF형 장착부를 택하여야 한다. 심장에 직접 적용되는 것은 10[μA], 피부로부터는 10[mA]로 한계전류를 정하고 있으나 미국의 UL 기준은 각각 5[μA]와 5[mA]로 규정하고 있다.

㉣ BF와 CF의 F : Floating의 약자로 환자와 장비가 절연되어 있는 상태를 말하며, 장비의 입력부는 접지로부터 Float되어 있어 장비의 입력부에 고전압을 가하여도 전류는 환자에게 흐르지 않도록 되어 있다.

③ 물의 유해한 침입에 대한보호의 정도에 따른 분류

④ 제조업자가 지정하는 멸균 또는 소독방법에 의한 분류

⑤ 공기·가연성 마취가스 또는 산소/아산화질소·가연성 마취가스가 있는 곳에서의 사용의 안전정도에 의한 분류

㉠ 공기·가연성 마취가스 또는 산소/아산화질소·가연성 마취가스 속에서의 사용에 적합치 않은 기기이다.

㉡ AP류 기기 : 공기혼합 가연성 마취가스에서 점화원이 되지 않도록 구조, 표시 및 관련 문서가 규정된 요구사항을 만족시키는 기기 또는 기기의 부분이다.

㉢ APG류 기기 : 산소 또는 아산화질소 혼합 가연성 마취가스에서 점화원이 되지 않도록 구조, 표시 및 관련 문서가 규정된 요구사항을 만족시키는 기기 또는 기기의 부분이다.

⑥ 가동 모드에 의한 분류

㉠ 연속가동 : 초과온도를 제한하지 않고 시간제한이 없는 정상부하에서 기기의 가동이다.

㉡ 단시간 동작 : 냉상태에서 개시하고, 지정한 온도한계를 넘는 일 없이 또 각 동작의 간격은 기기가 냉상태에 달할 만큼 충분히 긴 지정시간의 정상부하에 있어서의 동작이다.

㉢ 간헐가동 : 특정한(지정한) 동일 사이클이 연속하여 가동되는 것으로서 각각의 사이클은 연속된 각 사이클이 지정한 온도한계를 초과하지 않는 정상부하의 동작시간과 그에 이은 기기에 전원을 예열하거나 끊은 상태에서의 휴지기간으로 구성된다.

㉣ 단시간 부하의 연속가동 : 기기가 전원에 연속적으로 접속된 상태에서 가동되는 것으로서 지정한 허용부하시간은 장시간 부하가동온도에 달하지 않을 만큼 짧으나, 다음 부하

까지의 간격은 장시간 무부하 가동온도까지 냉각할 만큼 충분히 긴 상태에서 기기의 가동이다.

ⓜ 간헐부하의 연속가동 : 기기가 전원에 연속적으로 접속된 상태에서 가동되는 것으로서 지정한 허용부하시간은 장시간 부하가동온도에 도달하지 않을 정도로 짧으나, 다음 부하까지의 간격은 장시간 무부하 가동온도까지 냉각할 만큼 충분히 길지 않은 상태에서 기기의 가동이다.

6) 분류에 관계하는 요구사항

(1) 1급기기

① 1급기기에는 2중절연 또는 강화절연부분, 특별저전압에서 동작하는 부분, 또는 기기를 가동시키기 위해 전기회로의 도전성 부분에 접촉되지 아니하면 안 되는 경우에는 보호 임피던스에서 보호된 접촉 가능 부분이 있어도 좋다.

② 외부직류전원에 접속하는 것을 지정하고 있는 기기의 접속 가능 도전부로부터의 전원부의 분리가 기초절연으로만 이루어지는 경우 개별보호접지를 준비한다.

(2) 2급기기

① 2급기기는 다음 중 한 가지로 해야 한다.

㉠ 절연외장의 2급기기 : 적어도 강화절연과 같은 절연에 의해 도전성 부분으로부터 절연된 명판, 나사 및 리베트와 같은 소부품을 제외하고, 모든 도전성 부분을 싸는 내구성 있는, 실질적으로 연속한 절연물의 외장을 지닌 기기이다. 2급기기를 싸는 절연물의 외장은 보강절연의 일부 또는 전체를 형성해도 좋다.

㉡ 금속외장의 2급기기 : 전원부 전체에 걸쳐 이중절연을 사용한(이중절연의 사용이 분명히 실시불가능하기 때문에 강화절연을 사용한 부분은 제외한다) 실질적으로 연속한 도전성 외장을 지닌 기기이다.

㉢ 상기 1급기기 및 2급기기의 형태를 조합한 기기이다.

② 기기에 1급기기에서 2급기기의 보호로 변화되는 장치를 부착할 경우에는 다음과 같이 모든 요구사항을 만족해야 한다.

㉠ 교환장치는 선택한 '클래스'(등급)를 명료하게 표시할 것이다.

㉡ 교환에는 공구의 사용이 필요한 점이다.

㉢ 기기는 항상 선택한 '클래스'(등급)에 관한 요구사항의 전 범위에 적합할 것이다.

㉣ 2급기기의 위치에 있을 때, 교환장치는 기기에의 보호접지선의 접속을 떼어낸다.

③ 2급기기에는 기능접지단자 또는 기능접지선을 갖추어도 좋다.

(3) 1급기기 및 2급기기

① 기초절연 외의 기기에는 1급기기 또는 2급기기의 요구사항에 따른 추가보호수단을 갖출 것이다.

② 외부의 직류전원에서 전력의 공급을 받을 것을 지정하고 있는 기기(예 구급차 내에서 사용하는 기기)에 대해서는 극성을 반대로 접속했을 때 안전상 위험을 발생하지 않을 것이다.

(4) 내부전원형 기기

전원에 접속하는 것을 의도하는 내부전원기기는 그렇게 접속하고 있는 동안은 1급 또는 2급 기기에 대한 요구사항에 적합해야 한다. 그렇게 접속하고 있지 않을 때는 내부전원기기에 대한 요구사항에 적합할 것이다.

(5) B, BF 및 CF형 기기

의료기기를 제조할 때 안전대책상 필요한 조건은 IEC(International Electro-technical commission)에서 국제적으로 통일한 안을 기준으로 하고 있다.

① IEC의 안전대책 추진방법은 먼저 근본 원인을 제거하는 절대적 안전대책을 우선하고, 그것이 불충분한 경우는 추가적 보호 수단을 강구한 조건부 안전대책, 즉 부가적 보호수단을 더한다. 다시 이것들이 의도한 안전 목표에 도달하지 않는 경우는 기술적 안전대책(예 주의 표시 등) 등을 강구하도록 요구하고 있다. 심장에의 직접사용을 의도하는 기기 또는 기기의 부분은 CF형으로 본다.

〈표 1-21〉 여러 상태에서 인체와 외부도체와의 접촉저항 참고치

저항치	표면상태, 접촉상태
40[kΩ]	건조한 도체에 마른 손가락 끝을 접촉시켰을 때(접촉면 3.2[cm^2])이다.
15[kΩ]	젖은 도체에 마른 손가락 끝을 접촉시켰을 때(접촉면 3.2[cm^2])이다.
8[kΩ]	마른 손으로 펜치(Nipper)를 잡았을 때(접촉면 18.6[cm^2])이다.
5[kΩ]	젖은 신을 신은 발이다.
1.6[kΩ]	마른 손으로 1.5[inch] 파이프를 잡았을 때(접촉면 96.7[cm^2])이다.
1[kΩ]	젖은 손으로 1.5[inch] 파이프를 잡았을 때, 또는 피부 위에 심전도 전극을 장착하였을 때(접촉면 96.7[cm^2])이다.
100[Ω]	물에 불은 손으로 1.5[inch] 파이프를 잡고, 50[mA]의 전류를 3초 동안 흘렸을 때이다.
50~100[Ω]	Paddle을 붙였을 때의 전극과 신체와의 합성저항이다. 심장 또는 가슴부위에 젤리 등을 충분히 바른 3.5[inch]인치 세동제거용 전극이다.

② IEC에서는 의료용 기기를 전기 쇼크 방지의 보호형식에 따라 Class Ⅰ, Ⅱ, Ⅲ, 내부전원형

기기의 4종류 class로 전기 쇼크 방지의 보호 정도에 따라 B, BF, CF의 3종류로 분류하고 있다(B는 인체에 장착하는 장치-Body, F는 입력절연형-Floating, C는 심장-Cardiac).

7) 전압 및 에너지의 제한

플러그를 이용해 전원에 접속하는 것을 의도하는 기기는 플러그를 뽑아내고 1초 후에 플러그의 전원용 핀 간 및 전원용 각 핀과 외장과의 사이에 전압이 60[V]를 넘지 않도록 설계해야 한다.

① 적합 여부는 다음의 시험 방법에 의해 조사한다.

㉠ 기기를 정격전압 또는 정격전류 범위의 상한치로 동작시킨다.

㉡ 기기의 전원스위치를 'ON' 또는 'OFF' 중 바람직하지 않은 쪽의 위치로 해두고, 플러그에 의해 기기를 전원에서 떼어낸다.

㉢ 떼어낸 1초 후에 플러그의 핀 및 각 핀과 외장과의 사이의 전압을 시험에 영향을 주지 않는 내부 임피던스를 지닌 계측기를 이용해 측정한다.

㉣ 측정한 전압이 60[V]를 넘지 않아야 한다.

㉤ 이 시험은 10회까지 하여야 한다.

② 정격전압 250[V] 이하에 관해서는 3000[pF] 이하, 정격전압 125[V] 이하에 관해서는 5000[pF] 이하의 용량을 지닌 간섭억제용 콘덴서가 각 전원도선과 대지와의 사이에 사용되고 있는 경우에는 전원도선과 외장과의 사이의 시험은 하지 않아야 한다. 0.1[μF] 이하의 간섭억제용 콘덴서가 각 전원도선 간에 접속되어 있는 경우에는 전원도선 간의 시험은 하지 않아야 한다.

③ 기기의 전원을 끊고, 정상적인 사용시에 부착하고 있는 개폐커버를 제거한 직후에 접촉 가능해지는 콘덴서 또는 기기에 접속한 회로부품의 활전부에 60[V]를 넘는 잔류전압 또는 이 전압을 넘을 경우에는 2[mJ]를 넘는 잔류 에너지가 있어서는 안 된다. 자동방전이 상식적인 수단이면 불가능하고, 또 개폐커버가 공구를 사용하지 않으면 떼어낼 수 없는 경우에는 수동방전이 가능한 장치를 짜넣는 것이 인정된다. 이 경우에는 콘덴서 또는 거기에 접속하는 회로를 표시하여야 한다.

④ 적합여부는 다음의 시험방법에 의해 조사한다.

㉠ 기기를 정격전압에서 동작시킨 후 전원을 차단한다. 정상적인 사용시에는 부착되어 있는 개폐커버를 보통으로 할 수 있는 속도로 가능한 한 빨리 제거한다. 그 직후에 접촉 가능한 콘덴서 또는 거기에 접속하는 회로부품의 잔류전압을 측정하고, 또 잔류 에너지를 계산한다. 자동적이지 않은(수동의) 방전장치가 제조업자에 의해 지정되어 있을 경우에는 그것이 짜 넣어져 있는 것과 표시를 검사에 의해 확인하여야 한다.

8) 의료기기의 생물학적 평가에 적용되는 일반원리

의료기기의 제품에 사용되는 재료를 선택함에 있어서 재료의 성질(기계적 · 형태적 · 전기적 · 물리적 · 독성학적 · 화학적 성질)과 기능이 사용목적에 적당한가를 먼저 생각해야 한다.

① 의료기기의 생물학적 평가와 연관하여 고려되어야 하는 사항 : 생물학적 평가 이전에 완제품의 추출 가능한 정성분석과 화학물질에 대한 정량작업이 이루어져야 한다.

㉠ 공정과정에서의 잔류물, 혼합물, 첨가물이다.

㉡ 완제품에서의 기타 구성성분 및 구성성분의 상호작용이다.

㉢ 완제품의 성능과 성질이다.

㉣ 용출물이다.

㉤ 제조재료(들)이다.

㉥ 제품의 분해산물(분해하였을 때 생겨지는 산물)이다.

② 생물학적 가치와 판단에 사용되는 시험과 시험결과의 분석 : 의료기기 및 부분품이 사람신체와 접촉하는 접촉상태, 시간, 횟수, 재료의 화학적 특징 등이 고려되어야 한다. 의료용 재료 및 완제품에 대하여 행하는 시험에 사용되므로 잠재적인 생물학적 피해의 범위는 광범위하며 다음 중 피해 영향이 포함된다.

㉠ 단기적 영향 : 피부, 점막 및 안구에 대한 자극성 시험, 급성독성시험, 용혈성 시험 및 응혈성, 감작성 시험 등이 포함된다.

㉡ 장기적 혹은 특정한 독성 영향 : 생식독성시험, 발암성시험, 유전독성시험, 감작성시험, 만성독성시험 및 아급성이다.

㉢ 모든 잠정적인 생물학적 피해는 각각의 원자재 및 완제품에 대하여 고려되어야 하지만, 모든 잠정적 피해에 대해서는 시험이 필요하거나 시행되어야 함을 뜻하는 것은 아니다.

㉣ 체외 혹은 체내 시험은 마지막 사용 용도를 바탕으로 설정되어야 하며, 충분한 지식을 갖춘 자가 우수 시험실 관리기준(Good laboratory practice)에 맞게 시행하여야 한다. 체내시험을 시행하기 이전에 체외시험이 먼저 이루어져야만 하고, 시험분석이 끝난 시험자료는 보관되어야 한다.

③ 생물학적 재평가 : 다음 사항 중 하나 이상의 선택사항에 해당된다면 생물학적 재평가가 고려되어야 한다.

㉠ 저장중인 완제품의 상태변화이다.

㉡ 사람에게 사용되었을 때 부작용이 나타날 수 있다는 증거가 있는 경우이다.

㉢ 멸균방법에 대한 변화 및 조성, 공정 주요포장의 변화이다.

㉣ 제품 재료의 출처나 사양의 변화이다.

㉤ 제품의 사용목적의 변화이다.

※ 위 기준규격에 의한 생물학적 평가는 의료기기의 제조에 사용되는 재료의 성분의 특징과 임상시험, 비임상시험, 유동성, 시판 후 생겨나는 결과 등을 생각하여야 한다.

9) 의료기기의 등급 분류 및 지정에 관한 기준과 절차

(1) 의료기기의 등급 분류 기준

① 식품의약품안전처장은 인체에 미치는 잠재적 위해성의 정도에 따라 의료기기위원회의 심의를 거쳐 의료기기를 다음 4개의 등급으로 분류한다.

㉠ 1등급 : 인체에 직접 접촉되지 아니하거나 접촉되더라도 잠재적 위험성이 거의 없고, 고장이나 이상으로 인하여 인체에 미치는 영향이 경미한 의료기기이다.

㉡ 2등급 : 사용 중 고장이나 이상으로 인한 인체에 대한 위험성은 있으나 생명의 위험 또는 중대한 기능장애에 직면할 가능성이 적어 잠재적 위험성이 낮은 의료기기이다.

㉢ 3등급 : 인체 내에 일정기간 삽입되어 사용되거나, 잠재적 위험성이 높은 의료기기이다.

㉣ 4등급 : 인체 내에 영구적으로 이식되는 의료기기, 심장 · 중추신경계 · 중앙혈관계 등에 직접 접촉되어 사용되는 의료기기, 동물의 조직 또는 추출물을 이용하거나 안전성 등의 검증을 위한 정보가 불충분한 원자재를 사용한 의료기기이다.

② 잠재적 위해성에 대한 판단 기준

㉠ 의료기기의 인체 삽입여부이며, 인체 내 삽입 · 이식기간이다.

㉡ 의약품이나 에너지를 환자에게 전달하는지 여부이다.

㉢ 환자에게 국소적 또는 전신적인 생물학적 영향을 미치는지 여부이다.

㉣ 체내(구강 내를 제외한다)에서의 화학적 변화 유무이다.

(2) 등급의 지정 절차

식품의약품안전처장은 의료기기를 기구 · 기계, 장치 및 재료별로 대분류하고, 각 대분류군을 원자재 · 제조공정 및 품질관리체계가 비슷한 품목군으로 중분류하여, 각 중분류군을 기능이 독립적으로 발휘되는 품목별로 소분류하여 소분류된 품목별로 등급을 정하여 고시한다.

(3) 등급의 재분류 신청 및 지정 절차

① 식품의약품안전처장은 이해관계인 등의 신청이 있거나 재분류의 필요가 있다고 인정되는 경우에는 의료기기위원회의 심의를 거쳐 품목별 등급을 재분류할 수 있다.

② 재분류를 하는 때에는 잠재적 위해성의 정도와 다음의 기준에 의해 타당성을 검토하여야 한다.

㉠ 품목별 설명내용과 해당의료기기의 사용목적, 용도, 원리, 특성 및 기능 등이 유사한 동일 품목에 해당되는지 여부이다.

㉡ 이미 분류되어 지정 · 관리되는 품목과 비교하여 안전성 및 성능의 충분히 확보되어 있는지 여부이다.

③ 등급의 재분류를 신청하고자 하는 자는 신청서에 다음의 자료를 첨부하여 식품의약품안전처장에게 제출하여야 한다.

㉠ 기술문서 등에 관한 자료이다.

㉡ 재분류 대상 의료기기와 유사한 다른 의료기기와의 구조 · 원리, 성능, 사용목적, 사용방법 등 기술적 특성의 비교 · 분석에 관한 자료이다.

④ ③의 규정에 따라 등급의 재분류 신청을 받은 식품의약품안전처장은 이를 90일 이내에 심사 · 결정한 후 그 결과를 신청인에게 통보하고, 이를 고지하여야 한다.

10) 의료기기 안전표시

① 의료기기의 용기나 외장에는 다음 사항을 기재하여야 한다. 단, 보건복지가족부 령이 정하는 용기나 외장의 경우는 예외이다

㉠ 제조업자 또는 수입업자의 상호와 주소

㉡ 수입품의 경우는 제조원(제조국 및 제조사명)

㉢ 제품명, 형명(모델명), 품목허가(신고)번호

㉣ 제조번호와 제조년월일

㉤ 중량 또는 포장단위

※ 위 사항이 외부의 용기나 포장에 의하여 보이지 아니할 경우에는 외부의 용기나 포장에도 같은 사항을 기재하여야 한다.

② 의료기기의 첨부문서에는 다음 사항을 기재하여야 한다.

㉠ 사용방법 및 사용시 주의사항이다.

㉡ 보수점검이 필요한 경우 보수점검에 관한 사항이다.

㉢ 의료기기법 제18조의 규정에 의하여 식품의약품안전처장이 기재하도록 정하는 사항이다.

㉣ 그 밖에 보건복지가족부령으로 정하는 사항이다.

※ 위 사항은 다른 문자 · 기사 · 도화 또는 도안보다 쉽게 볼 수 있는 장소에 기재하여야 하고, 보건 복지부령이 정하는 바에 의하여 한글로 읽기 쉽고 이해하기 쉬운 용어로 정확히 기재하여야 한다.

③ 심장충격기의 경우, 아래 사항을 포함하여 식품의약품안전처장이 별도로 고시한 의료기기 기술문서 등 심사에 관한 규정에서 정한 기재사항에 따라 기재하여야 한다.

㉠ 제품명, 형명(모델명)
㉡ 제조업자 또는 수입자의 상호 및 주소
㉢ 수입품의 경우 제조원(제조국, 제조회사명)
㉣ 품목 허가번호 및 사용목적
㉤ 제조번호와 제조년월일, 중량 또는 포장단위
㉥ 제품의 유효(사용)기간(유효 또는 사용기간이 정해진 품목에 한한다)
㉦ 성능 및 사용방법(첨부문서로 대체가 가능하다)
㉧ 사용상의 주의사항(첨부문서로 대체가 가능하다)
㉨ 기타 필요한 기재사항
 ⓐ 정격 전원 주파수[Hz] 및 정격 전원 전압[V]
 ⓑ 전원 입력 또는 소비전력[A], [VA] 또는 [W]
 ⓒ 전기 충격에 대한 보호의 형식 및 정도
 ⓓ 별도의 ECG, 감시용 전극에 접속하기 위한 심장충격기의 경우 감시기에는 심장충격기 보호회로를 포함하고 있다는 표시([그림 1-56)
 ⓔ 50[Ω]의 저항성 부하에 전달되는 주울(Joule) 단위의 방출 에너지로 교정하여 표시

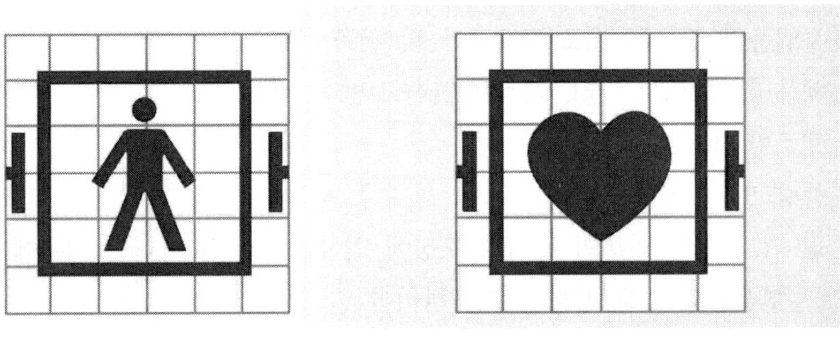

(a) BF형 기기 기호 (b) CF형 기기 기호

[그림 1-56] 심장충격기 방전

※ 위의 기타 필요한 기재사항 중 '별도의 ECG, 감시용 전극에 접속하기 위한 심장충격기의 경우 감시기에는 심장충격기 보호회로를 포함하고 있다는 표시'는 심장충격기 방전에 대한 안전표시로써 뇌파계나 전기수술기, 환자 감시 장치의 기타 필요 기재 사항이기도 하다.

3. 멸 균

1) 멸균의 의미

감염관리는 의료기기의 제조에서 시작된다. 의료기기의 사용환경 및 환자가 기대하는 멸균 품질을 이해할 때 적절한 수준의 멸균 프로세스가 운용될 수 있다. 여기서 멸균이란 미생물에 물리적·화학적 자극을 가하여 완전히 사멸 제거하는 것이다. 멸균 프로세스를 빠르고 효과적이며, 저비용을 수행하기 위해서는 무엇보다 생균수[17]를 낮추어야 한다.

2) 멸균의 공정 및 검증

멸균 공정은 KGMP(한국 우수의약품 제조기준)의 정의로 하나의 특수 공정이다. 즉 멸균 후 뒤이은 검사나 시험에서 멸균을 완전히 확인할 수 없기 때문에 특수하게 관리되어야 한다. 이와 같은 특수한 관리는 검증에서 시작된다.

제품에 있는 생균수가 많을수록 멸균 공정이 더욱 복잡해지며, 특히 발열성과 유관한 제품이 경우 생균 및 생균수의 관리가 더욱 중요해진다. 공정 검증은 IQ(설치적격성 검증)와 OQ(운용적격성 검증), PQ(성과적격성 검증)로 구분하며 세척(적용시), 청정실, 포장 및 멸균공정이 검증 범주에 포함된다.

3) 멸균방법

① 멸균방법을 결정할 때 고려할 사항은 제품의 양립성이다.

㉮ 감마멸균은 쉽고 빠르지만 테프론 재질에 맞지 않다. 전자빔 멸균은 배터리나 전자부품을 가진 제품에 해롭다. 산화에틸렌은 잔류물이 걱정되고, 스팀 멸균은 그 사용에 제한을 받는다.

② 다양한 멸균 방법 중 의료기기의 3가지 주요 멸균 공정과 멸균 의료기기 표시에 대한 요구사항과 관련된 일련의 규격이다.

㉠ 산화에틸렌(EO) 멸균 확인 및 일상 관리(EN 550)
㉡ 조사 멸균 확인 및 일상 관리(EN 552)
㉢ 습열에 의한 멸균 확인 및 일상 관리(EN 554)
㉣ 멸균 의료기기 표시에 대한 요구사항(EN 556)

4) 산화에틸렌(EO) 멸균 확인 및 일상관리(EN 550)

① 본 규격(EN 550)의 목적은 의료기기의 멸균을 위한 산화에틸렌(EO, Ethylene Oxide) 멸균

17) 생균수 : 제품 그리고 포장(패키지) 내에 있는 생명력이 있는 미생물의 개체수이다.

공정 및 절차에 대한 검증 및 일상 관리의 표준화에 있다. 멸균 절차의 검증은 멸균기가 해당 사양을 준수하는 것으로 전제로 한다.

② 산화에틸렌은 독성, 가연성이고 폭발성이다. 산화에틸렌은 다루는데에 대한 그리고 사용되는 공장에 대한 안전 요건을 규정하는 국가 규정에 주의를 기울여야 한다. 또한 의료기기에 존재하는 산화에틸렌 잔류량의 수준을 명시하는 국가 표준에 주의를 기울여야 한다.

③ 멸균 원리 : 산화에틸렌(EO)은 알킬화(Alkylation)[18] 제제의 일종으로 미생물 원형질의 주성분인 단백질의 활성수소원자와 화학결합을 하여 단백질의 기능을 불활성화하여 사멸시키는 것이다.

④ 멸균의 조건 : 온도 37~60[℃], 습도 약 50[%], 가스농도 450~100[mg/L]이고, 작용시간은 가스농도에 따라 다르다. 산화에틸렌(EO)의 농도가 높으면 치사율이 더 높으며, 이에 반비례하여 노출시간이 감소되게 된다.

⑤ 장 점

㉠ 침투성이 높기때문에 섬유나 플라스틱 필름까지 투과할 수 있으므로 완전 포장상태에서도 멸균이 가능하다.

㉡ 습열에 의한 멸균법에 비해 훨씬 낮은 온도에서 멸균되므로 고온 · 고습상태에서 형태변형이 우려되는 고무제품이나 플라스틱, 광학기기 등의 멸균이 가능하다.

㉢ 모든 미생물을 사멸가능하고, 금속에 대한 부식성도 없다.

⑥ 단 점

㉠ 멸균비용이 고가이고, 가연성이 있으므로 화기에 주의해야 한다.

㉡ 멸균시간이 길고, 발암성이나 기형을 유발할 수 있다.

〈표 1-22〉 산화에틸렌(EO) 멸균 Airation 최소시간

피멸균물의 재질	강제환기시	자연환기시
고무와 금속으로 된 제품	8시간	96시간
폴리에틸렌	8시간	48시간
금속기구(포장)	8시간	24시간
고무	8시간	96시간
종이	8시간	24시간
폴리염화비닐과 금속제품	12시간	7일
폴리염화비닐	12시간	7일

18) Alkylation : Amino, Carboxyl, Hydroxyl 내의 활성수소원자를 알칼리로 치환하는 작용이다.

㉢ 멸균 후의 잔류가스농도를 낮추기 위한 Airation[19]이 필요하다.

㉣ 피멸균물에 따라서 산화에틸렌(EO)과 화학반응을 하여 화합물이 생긴다.

⑦ 산화에틸렌(EO) 멸균 공정 : 산화에틸렌(EO) 멸균 공정은 프리컨디셔닝 그리고 컨디셔닝, 멸균 및 통기를 포함해야 한다.

㉠ 프리컨디셔닝 또는 컨디셔닝 : 프리컨디셔닝 또는 컨디셔닝 처리는 멸균 주기 이전에 멸균 로드(적재) 전체에 미리 정한 온도와 상대습도에 이르기 위한 제품의 처리과정으로써 적재(로드)내에 명시된 온도와 상대습도를 얻기 위해 명시된 시간 동안 관리된 조건 하에서 수행되어야 한다. 프리컨디셔닝 또는 컨디셔닝 동안 습도는 프리컨디셔닝 에어리어[20] 멸균기로 각각 스팀을 공급함으로써 생성되어야 한다.

㉡ 멸균 주기 : 멸균 주기는 다음을 포함한다.

ⓐ 공기 제거(Air Removal)이다.

ⓑ 컨디션닝(사용되어진다면, Conditioning)(If Used)이다.

ⓒ 멸균제 투입(Sterilant Injection)이다.

ⓓ 노출 시간 동안 명시된 조건의 유지(Maintenance Of Specified Conditions For The Exposed Time)이다.

ⓔ 멸균제 제거(Sterilant Removal)이다.

ⓕ 플러싱[21](사용되어진다면)(Flushing)(If Used)이다.

ⓖ 대기압식 공기 주입(Air Admission to Atmospheric Pressure)이다.

㉢ 통기 : 멸균 공정의 일부로써 산화에틸렌 그리고 그 반응물을 미리 정한 수준까지 의료기기로부터 없애는 과정이다. 제품은 정해진 기간동안 통기를 위해서 명시된 조건아래에서 유지되어야 한다. 이는 멸균기나 분리된 챔버나 방 내에서 행해질 수 있다.

⑧ 산화에틸렌(EO) 멸균 검증 : 산화에틸렌(EO) 멸균 검증을 위한 절차들이 문서화되고 각 검증에 대한 기록들은 보존되어야 한다. 또한 보고서를 준비하고, 검토하고 승인하도록 지정된 사람들에 의해서 서명되어야 한다.

㉠ 커미셔닝 : 커미셔닝은 장비가 그 사양에 맞게 제공 · 설치되었으며, 운용 지침에 따라 가동되었을 때 미리 정해진 한계 내에서 작동한다는 증거를 얻고 문서화하는 것으로써 프리컨디셔닝(사용되었다면), 멸균 및 통기 장비에 대한 설비 스팩이 만족됨을 증명한다.

---

19) Airation : 물속에 공기를 불어넣어 물속의 산소를 증가시킴과 동시에 물속에서 나오기 어려운 과잉의 유해한 이산화탄소나 질소를 빼내거나 물을 공기 속에 분무시키는 일이다.

20) 프리컨디셔닝 에어리어 : 프리컨디셔닝이 일어나는 챔버나 방이다.

21) 플러싱 : 다음 중 하나에 의해 멸균 로드(적재)와 챔버로부터 남은 멸균제가 제거되는 절차이다.
① 챔버에 여과된 공기 혹은 비활성 가스를 채우고 빼기를 여러 번 반복한다.
② 로드(적재)와 챔버를 통해 여과된 공기나 활성이 없는 가스를 계속 통과시킨다.

커미셔닝은 멸균 공정을 통제하고, 지시하고, 기록하기 위한 모든 계기의 교정으로부터 시작한다.

㉡ 성과 적격성 검증 - 물리적 : 물리적 성과 적격성 검증에 사용된 제품은 멸균을 위해서 일상적으로 행해지는 것과 동일한 방법으로 포장되어야 한다. (만일 사용된다면) 프리컨디셔닝으로부터의 로드(적재)의 제거와 멸균 주기의 개시 사이의 최대 경과시간이 설정되고 문서화되어야 한다.

㉢ 물리적 성과 적격성 검증은 다음을 나타내야 한다.

ⓐ 정해진 프리컨디셔닝 시간의 마지막에 멸균 로드(적재)의 모든 파트들이 프리컨디셔닝 스펙에 문서화된 온도와 습도 내에 있어야 한다.

ⓑ 습도와 증기 투여에 따른 압력의 증가 간의 상관관계이다.

ⓒ 멸균기 챔버로 멸균제를 투입시, 멸균 로드(적재)의 모든 부분들이 멸균 공정 스펙에 문서화된 온도와 습도 범위 내에 있어야 한다.

ⓓ 멸균공정 스펙에 문서화된 물리적 조건들이 멸균 로드(적재) 전체에 걸쳐서 만족되고 전 노출 시간동안 유지되어진다.

ⓔ 기체 멸균제가 멸균기 챔버에 투입되어진다.

ⓕ 멸균 로드(적재)의 모든 부분에서의 명시된 통기 온도의 도달 잔류하는 산화에틸렌의 수준과 문서화된 절차에 따른 통기 후의 반응물은 통기 후의 수준이 명시된 제한량보다 낮다는 것을 증명하도록 정해져야 한다.

㉣ 성과 적격성 검증 - 미생물학적

ⓐ 미생물학적 성과 적격성 검증은 제품의 멸균을 위한 처리의 적절성을 산화에틸렌 멸균을 위한 지표[22]의 비활성에 의해서 증명해야 한다. 이들 지표들은 명시된 멸균 주기의 적용에 있어서 멸균을 위해 명시된 조건이 만족되어지도록 정기적으로 사용되어지는 것보다 치명성을 덜 옮기도록 선택된 멸균 주기 조건들 아래에서 전체 멸균 로드(적재) 중 대표적인 위치에 배치되어야 한다.

ⓑ 미생물학적 성과 적격성 검증에 사용된 제품은 멸균을 위해서 정기적으로 제공 되어질 때의 것과 동일한 방법으로 포장되어져야 한다.

제품의 모의실험을 위해 고안된 시험용 디바이스[23]가 산화에틸렌 멸균을 위한 지

22) 생물학적 지표(BI, Biological Indicator) : 1차 포장 내에 저장된 한정된 숫자의 명시된 미생물이 집어넣어진 보조물이다.

23) 시험용 디바이스 : 멸균될 상품에서 멸균제(들)에 최악의(멸균하기에 가장 힘든) 조건을 모의 대상이다.
① 이 기구는 멸균제가 도달하기 가장 어려운 장소에 BI가 배열되도록 구성되어진다. 이 시험용 디바이스의 디자인은 멸균되어질 상품 종류와 멸균 절차에 따라 다르다.
② 어떤 시험용 디바이스(PCD)에서는 접종된 매개체가 BI의 장소에서 사용될 수 있다.

표와 공동으로 정기적인 감시를 위해 사용되어 지는 것이라면, 그 시험용 디바이스의 적합성은 미생물학적 성능 검증의 부분으로써 증명되어져야 한다.
산화에틸렌 멸균에 대한 지표는 프리컨디셔닝에 멸균 로드(적재) 내에 위치되어져야 하고 만약 사용된다면 멸균 주기 동안에 위치가 유지되어야 한다.

5) 조사 멸균 확인 및 일상관리(EN 552)

(1) 본 규격(EN 552)의 목적

의료기기의 멸균을 위한 조사 멸균 공정 및 절차에 대한 검증 및 일상 관리의 표준화에 있다. 멸균 절차의 검증은 멸균기가 해당 사양을 준수하는 것을 전제로 한다.

(2) 조사 멸균 처리과정

특정 제품을 고에너지 방사선에 노출시키는 물리적 프로세스의 일종으로 밀폐 장치의 포장되어 있는 제품을 특수 설계 기구를 통해 코발트^{60}(Co^{60})이나 세슘^{137}(Cs^{137}) 방사성 동위 원소 상의 감마선이나 또는 10[Mev] 이하의 전자빔[24] 발생기에 노출시키게 된다.

(3) 조사 멸균 검증

① 설치 검증 조사기[25]의 설치와 관련된 제반 작동 변수를 주기적으로 통제 및 점검 확인하는 동시에 이 점검 기록을 보존 관리한다. 사전 지정 기간 동안 방사선 조사 영역의 특정 지점에 위치하는 방사선 조사 대상 제품의 특수 구간에 조사되는 흡수선량[26]은 제반 요소에 따라 결정된다.

㉠ 감마선 조사기의 제반 요소

ⓐ 방사선원의 방사능 및 구조

ⓑ 방사선원에서 제품까지의 간격

ⓒ 제품 구조, 밀도 및 적재 형식

ⓓ 다른 제품을 포함하여 방사선원 및 특정 제품 구간 사이에 위치한 물질 구조와 밀도

㉡ 전자빔 조사기의 제반 요소

ⓐ 전자빔의 주요 특성(전자 에너지, 평균 빔 전류, 조사 폭 및 조사 통일성)

ⓑ 컨베이어 속도

ⓒ 제품 구조 및 밀도

---

24) 전자빔 : 연속 또는 파동 형식의 고에너지 전자 흐름이다

25) 조사기 : 방사선원, 컨베이어 및 원천 메커니즘, 안전장치, 차폐 보호막을 모두 포함한 상태에서 안전하고 신뢰할 수 있는 멸균 처리 과정을 허용한다.

26) 흡수선량 : 단위중량당에 흡수된 방사선 에너지 양이다.

ⓓ 출력 창 및 특정 제품, 구간 사이 위치한 물질 구조, 농도 및 두께

ⓔ 출력 창에서 제품까지의 간격

㉢ 제품상의 선량 분포도에 영향을 미치는 조사기 변경사항이 발생하는 경우에는 설치 검증 절차를 전부 또는 일부 반복해서 수행하여야 한다.

② 감마선 멸균 : 병원에서 진단 및 치료에 사용되는 방사선중 코발트^{60}에서 발생되는 감마선을 각종 의료용품 및 진단기구 등에 밀봉된 상품에 그대로 노출시켜 멸균하는 방법이다. 어떠한 독성물질도 잔류되지 않아 보건 환경적으로 안전성을 세계보건기구 및 미국 FDA 등에서 인정받았으며, 2차 오염을 방지할 수 있으므로 가장 안전한 방법이며 주로 선진국에서 많이 사용된다.

㉠ 멸균 원리 : 방사성 동위원소를 이용하여 감마선을 조사하여 미생물을 사멸시키는 것으로, 코발트^{60}(Co^{60})이나 세슘^{137}(Cs^{137})에서 나오는 감마선은 생체분자의 전리활성화를 일으켜 생체에 손상을 일으킨다. 이 과정에서 자유전자가 생성되며, 이들의 강력한 산화환원작용으로 생체가 손상을 받아 궁극적으로 미생물이 사멸되어 멸균된다.

㉡ 장 점

ⓐ 투과력이 높으며, 열에 불안정한 기재의 멸균에 적당하다.

ⓑ 완전포장상태에서도 멸균이 되므로 멸균유효기간이 길다.

ⓒ 방사선의 진리활성작용으로 멸균을 시키므로 온도가 오르지 않는다.

ⓓ 단 점 : 방사선조사에 따른 재질의 착색, 퇴색, 경화현상, 연화현상 등 원자재의 형태 변형이 발생할 수 있다.

③ 전자빔 멸균 : 각종 수술용 도구 또는 멸균이 요구되는 의료도구를 과산화수소수, 전자빔을 이용하여 2차 가공없이 멸균하는 방법이다.

㉠ 멸균 원리 : 기화된 과산화수소(H_2O_2)에 고주파 에너지를 가하여 자유 라디칼을 발생시켜 미생물을 사멸시키는 멸균법이다.

㉡ 장 점

ⓐ 전자회로제품의 멸균이 가능하다.

ⓑ 소량의 과산화수소만 사용하여 발생된 자유 라디칼의 수명이 짧아서 Airation이 불필요하다.

㉢ 단 점

ⓐ 전용포장이 필요하고, 용기 크기가 작아서 대량멸균에는 알맞지 않다.

ⓑ 대상물에 수분이나 습기가 있으면 과산화수소의 가스농도가 낮아서 멸균에 지장을 준다.

④ 성과 적격성 검증[27)]

㉠ 선량 관련 기준 : 성과 적격성 검증작업 개시전 각 제품별 최소선량[28] 및 최대 선량[29]을 확정한다.

㉡ 제품, 제품 적재 형식 및 조사용기 : 성과 적격성 검증과정 개시 전 다음 제반사항을 확정하고 서면에 기록한다.

ⓐ 수용 가능 편차와 함께 패키지 내부 제품 위치 확정, 규격 및 밀도를 포함하는 패키지 제품 관련 기술사항이다.

ⓑ 조사용기 내부의 제품 적재 형식 관련 기술사항이다.

ⓒ 조사용기 규격이다.

ⓓ 조사기 내부의 다른 모든 제품 관련 기술사항이다.

㉢ 선량 매핑[30]

ⓐ 사전 규정된 적재 형식에 따라 제품과 함께 적재되어 있는 조사용기 전역에 다수의 선량계 배치 과정을 통해 선량 매핑 작업을 수행한다.

ⓑ 가장 마지막 쪽 조사지점 및 정기적 감시 지점상의 흡수선량을 결정한 후, 관련 자료를 기록으로 남겨둔다. 특히 예상되는 가장 마지막 쪽 조사 지점 및 정기적 감시 지점에서 이들 용기 사이의 흡수선량 변동성을 결정하기 위해 충분한 수량의 대표적 조사용기를 이용하여 선량 매핑작업을 수행한다.

ⓒ 제품 멸균 처리과정에 사용되는 각 경로, 각 적재 형식, 각 제품 또는 제품 범주별로 별도의 선량 매핑 실습작업을 수행한다.

ⓓ 선량 매핑과정을 통한 최종 결과 및 결론, 방사선 조사 변수를 포함하는 모든 기록 자료를 보존 관리한다.

㉣ 공정 관련 사양 : 멸균 진행과정 및 그 전후의 각 제품 처리 방법에 대해 기술하는 서면 공정 관련 사양을 확정한다. 공정 관련 사양에는 다음 제반사항이 수록되어 있어야 한다.

ⓐ 해당 사양의 수용 가능 편차와 함께 패키지 내부 제품 위치 확정, 규격 및 밀도를 포함하는 패키지 제품관련 기술사항이다.

ⓑ 조사용기 내부의 제품 적재 형식관련 기술사항이다.

ⓒ 조사용기 규격관련 기술사항이다.

---

27) 성과 적격성 검증 : 관련 위임 장비가 해당 공정 사양에 따라 작동되는 경우 수용 가능한 제품을 생산할 것이라는 구체적 입증 자료 취득 및 문서화 과정이다.

28) 최소선량 : 멸균 처리 과정에 필수 요구되는 선량이다.

29) 최대 선량 : 방사선 조사 과정을 통해 파생되는 제품 또는 패키지 상의 수용 불가능한 변경사항에 의해 제한된다.

30) 선량 매핑 : 사전 지정 조건의 조사 용기에 배치되어 있는 특정 밀도의 제품 또는 모의 제품 적재 과정 중 방사선량 분포도를 결정하기 위해 수행되는 실습 과정이다.

ⓓ 멸균선량[31] 및 최대 선량관련 기술사항이다.

ⓔ 정기 선량계 감시 지점관련 기술사항이다.

ⓕ 최소 및 최대 선량 지점에서 정기 선량계 측정 자료를 흡수선량으로 변환하기 위해 이 정기 선량 계측장치에 적용해야 하는 제반 조정 작업 관련 기술사항이다.

ⓖ 감마선 조사기의 경우, 사전 지정 제품과 동일 시점에 조사기에 존재할 수 있는 다른 제품 밀도 수용 가능 범위관련 기술사항이며, 전자빔 조사기의 경우 조사장치 작동 조건관련 기술사항이다.

※ 제품 위치 재확정 과정을 수반하는 방사선 조사 영역에 대상 제품을 수차례 노출 시켜야하는 경우에는 이 요구사항도 공정 관련 사양에 반영되어 있어야 한다.

6) 습열[32]에 의한 멸균 확인 및 일상 관리(EN 554)

① 본 규격(EN 554)의 목적은 의료기기의 멸균을 위한 습열 멸균 공정 및 절차에 대한 검증 및 정기적인 감시의 표준화에 있다. 멸균 절차의 검증은 멸균기가 해당 사양을 준수하는 것을 전제로 한다.

② 유지시간[33] 중 습열 멸균 공정 주기는 멸균 환경으로 하여금 재생 가능하게 의료기기상의 멸균 상태가 요구되는 모든 표면상에 멸균 환경이 존재하도록 해야 한다. 또한 멸균 주기 중에 발생하는 물리적 조건으로 인해 의료기기 또는 그 포장의 질적인 성과가 훼손되어서는 안된다.

③ 멸균 원리 : 스팀(Steam)에 압력을 가한 포화스팀(Saturated Steam) 상태의 습열(Moist Heat)을 이용하여 모든 종류의 미생물 파괴한다. 고압 습열 멸균은 온도, 습도, 시간의 각 요소의 상승작용으로, 보통 132[℃]에서 약 2.0[kg/cm^2]의 압력으로 시행한다.

④ 장 점

㉠ 단시간의 노출로 저항이 강한 세균까지 사멸시킨다.

㉡ 가장 경제적인 멸균방법이며, 온도상승이 빠르며 멸균대상물에 침투성이 높다.

㉢ 포화스팀을 이용하므로 멸균과정에서 독성물질이 남지 않는다.

㉣ 여러가지 종류의 세균에 대해 손쉽게 멸균할 수 있다.

⑤ 단 점

㉠ 온도에 약한 플라스틱이나 고무재질의 멸균에는 적합하지 않다.

㉡ 수분을 포함하지 않는 기름이나 윤활유, 파우더 등의 멸균에는 적합하지 않다.

---

31) 멸균선량 : EN 552 기준을 준수하기 위해 필수 요구되는 그레이 단위 흡수선량이다.

32) 습열 : 물에서 액체 또는 압력수증기 형태로 추출된 열이다.

33) 유지시간 : 멸균기 적제품 내 모든 지점의 온도가 멸균온도 대역 내에서 유지되는 기간이다.

〈표 1-23〉 고압스팀멸균의 온도와 시간

멸균온도	노출시간
115 ~ 118[℃]	30분
121 ~ 124[℃]	15분
126 ~ 129[℃]	10분

⑥ 검증을 위한 설치 검증, 성과 적격성 검증(PQ)은 이 전문 분야에 경험이 있는 지정된 자에게 부여된다. 습열 멸균 공정 및 절차에 대한 검증은 다음 조건들을 만족해야 한다.

㉠ 설치 검증 : 멸균기와 멸균기 설치 장소가 명세에 부합되고, 제어 · 표시 및 기록에 사용되는 기기의 교정이 소정의 한도 내에 있음을 설치 검증을 통해 입증한다. 설치 검증 중 수행될 시험 및 점검은 상세히 기록 및 문서화되어야 한다.

㉡ 성과 적격성 검증(PQ) : 성과 적격성 검증은 설치 검증의 종료 후에 수행된다.

ⓐ 검증된 참조 적재품이나 이전에 검증된 제품, 포장 또는 적재 패턴 결합과의 가치가 동등함이 입증된 경우를 제외하고 성과 적격성 검증은 새로운 또는 수정된 제품, 포장, 적재 패턴, 기기 또는 공정 매개변수의 도입에 대해 수행된다.

ⓑ 성과 적격성 검증은 지정된 멸균기 적재품 전체에 걸쳐 멸균 조건의 충족을 입증한다.

ⓒ 유지시간 전체에 걸쳐 측정된 온도는 멸균온도 +3[oK]를 상한선으로 하여 소정의 멸균온도 대역 내에 해당되어야 한다.

4. 방사선 안전

1) 방어시설의 검사

안전관리검사에서의 방사선 방어시설이란 진단용 방사선발생장치를 설치하여 사용하는 장소에서 X-선이 촬영실이 아닌 장소로 누설되는 것을 방어하기 위해 납 혹은 콘크리트 등의 물질을 이용하여 적합하게 차폐하는 것뿐만 아니라 환자 또는 방사선 관계종사자 등에게 필요 이외의 X-선에 노출되지 않게 적합한 방어용 기구를 사용하여 방어조치를 하는 것이다.

2) 방사선 방어시설의 검사기준

① 진단용 방사선 발생장치를 설치하여 진단하는 곳, 즉 촬영실에서는 바닥 · 천장 또는 벽에는 도구를 사용하지 아니하고서는 제거 및 이동할 수 없는 방사선 차폐시설(이하 "방어벽"이라 한다)이 마련되어야 한다. 또한 방어벽의 외부에서 측정한 방사선 산란선량 또는 누설선량의 합계는 주당 2.58×10^{-5}[C/kg](주당 100[mR]) 이하이어야 한다.

㉠ 사람이 거주 및 통행하지 아니하는 쪽에는 방어벽을 설치하지 않아도 되고, 방사선

관계자 이외의 자가 거주하는 쪽에 설치된 방어벽의 외부에서 측정한 방사선 산란선량 및 누설선량의 합계는 주당 2.58×10^{-6}[C/kg](주당 10[mR]) 이하이어야 한다.

② 방사선 누설선량 측정 : 누설선량 측정은 제어실 또는 암실을 포함한 촬영실 외부에서의 1차선 및 산란선량에 의한 누설선량을 측정하는 것으로 인체 대용 phantom(팬텀, 30×30×30[cm])을 사용하여 누설선량 측정기로 측정하며, 허용기준은 다음 사항과 같다.

㉠ 진단용 엑스선발생장치, 전산화단층 촬영장치

ⓐ 방사선 관계종사자 상주 또는 주거 : 주당 100[mR](2.58×10^{-5}[C/kg]) 이하이다.

ⓑ 비방사선 관계종사자 상주 또는 주거 : 주당 100[mR](2.58×10^{-5}[C/kg]) 이하이다.

㉡ 치과진단용 X-선 발생장치(구내촬영용), 진단용 X-선발생기 : 주당 최대 동작부하가 10[mA.min] 이하일 경우는 진료용 X-선 방어칸막이로 차폐 가능하며, 이 경우 진료용 X-선 방어칸막이 외부에서의 누선선량은 주당 100[mR] (2.58×10^{-5}[C/kg]) 이하가 되어야 한다.

③ 촬영실의 1차선 방어벽 이외의 모든 천장, 벽 및 바닥에는 2차선 방어벽이 장치되어야 하고, 이 경우는 방어벽의 높이는 2[m] 이상이어야 한다.

④ 방어벽의 차폐물질이 연판으로 된 경우에는 이의 조건에 해당해야 한다.

㉠ 연판 자체의 무게로 인해 주름이 잡히거나 휘어지지 아니하도록 하여야 하고, 물리적 충격을 직접 받지 않도록 해야 한다.

㉡ 연판과 연판이 이어지는 부분은 폭 1.5[cm] 이상의 연판으로 겹쳐지도록 하여야 하고, 연판 외의 차폐물질과 이어지는 부분은 폭 2.5[cm] 이상의 연판으로 겹치게 하여야 한다.

⑤ 필름출입구의 문은 1[mm] 연당량 이상이어야 한다.

⑥ 제어실의 방사선 방어시설 : 제어실은 촬영실과 분리되어 진단용 방사선을 조절하는 제어장치가 설치된 장소로서 환자의 동작 및 활동을 볼 수 있는 환자 보기창 등이 설치되어야 한다.

⑦ 제어소의 방사선 방어시설

㉠ 제어소는 촬영과 일부 개방된 방어벽으로 구별된 상태에서 진단용 방사선을 조절하는 제어장치가 설치된 곳이어야 한다.

㉡ 제어장치가 X-선 고전압 발생장치에 붙어 있지 아니한 제어소의 바닥면적은 1.5[m^2] 이상이어야 한다.

㉢ 방어벽과 검사테이블 간의 거리는 2[m] 이상이어야 하며, 진단용 방사선 발생장치의 최고 관전압에 따른 방어벽 또는 환자 보기창의 구조는 다음 사항과 같다.

ⓐ 최고 관전압이 100[kV]를 초과하는 경우

• 방어벽은 1.5[mm]연당량 이상이어야 하고, 방어벽의 배치구조는 [그림 1-57]과 같다.

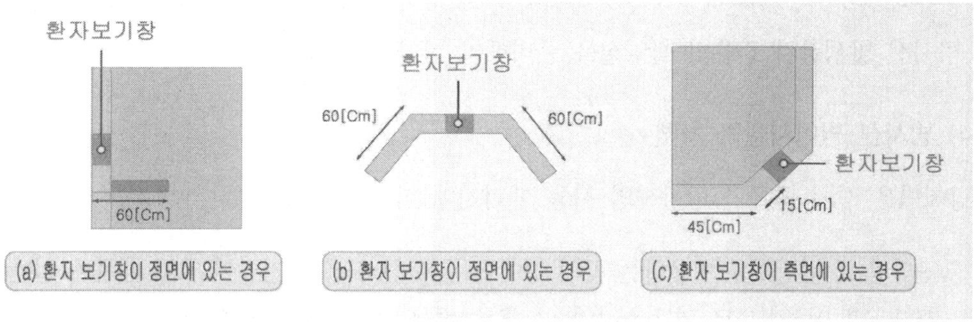

[그림 1-57] 제어소 방어벽의 배치구조

• 환자 보기창은 1.5[mm]연당량 이상이어야 하 고, 100[kV]에서의 연당량이 지워지지 않도록 기재되어야 한다.

ⓑ 최고 관전압이 100[kV] 이하인 경우

• 방어벽은 1[mm]연당량 이상이어야 하고, 방어벽의 크기는 가로 1[m]×세로 2[m] 이상이어야 한다.

• 환자 보기창은 1[mm]연당량 이상이어야 한다.

⑧ 진단용 방사선 발생장치를 의료기관 이외의 곳으로 이동하여 사용하는 경우의 방사선 방어시설

㉠ 이동검진차량이 통행할 수 있는 지역에서 사용하는 경우 : 진단용 방사선 발생장치는 이동검진차량에 부착하여야 하고, 방사선 관계종사자가 위의 장치를 조작하는 장소에는 방어벽을 설치하며, 방어벽 외측과 차량의 외측에서의 방사선 누설선량은 주당 2.58×10^{-5}[C/kg](주당 100[mR]) 이하이어야 한다.

㉡ 도서벽지 등 이동검진차량이 통행할 수 없는 지역에서 사용하는 경우 : 진단용 방사선 발생장치는 이동검진차량에의 장치 부착이 필요하지 아니하며, 방사선 관계종사자가 위의 장치를 조작하는 장소에는 진단용 X-선 방어칸막이를 설치하며, 진단용X-선 방어칸막이 외측에서의 방사선 누설선량은 주당 2.58×10^{-5}[C/kg](주당 100[mR]) 이하이어야 한다.

⑨ 이동형 진단용 방사선 발생장치 : Mobile Unit, C-Arm, Portable Unit 의 방사선 방어시설 및 다른 방어시설은 필요하지 않고, 일정한 촬영실 안에 고정하여 촬영장치로만 이용된 경우에는 다목 내지 가목의 기준에 의한 방사선 방어시설을 갖추어야 한다. 방어벽 외측과 차량의 외측에서의 방사선 누설선량은 주당 2.58×10^{-5}[C/kg](주당 100[mR]) 이하이어야 한다.

3) 진단용 방사선 발생장치의 설치 대수

촬영실 1실에 1대를 설치하되, 어쩔 수 없이 2대 이상을 설치하여야 하는 경우에는 변환 스위치 등을 활용하여 한꺼번에 2대가 가동되지 않게 해야 한다. 다만, 전산화단층촬영장치 중 진단용 방사선 발생장치 전용의 촬영실을 준비해야 한다.

4) 방사선 방어시설의 차폐

방어벽은 장치 종류와 방사선의 사용 에너지에 따라 달라진다.

① 진단용 X-선장치를 이용하는 곳의 방어벽은 X-선 사용관 전압이 낮기 때문에 일반적으로 150[kV] 이하이므로 몇 [mm]의 납 혹은 콘크리트로 방어할 수 있다.
② 방사선의 차폐에는 1차선을 차폐하기 위한 1차 방어벽과 2차선을 차폐하기 위한 2차 방어벽으로 구분되며, 1차 방어벽은 촬영실 안에서 1차선이 대상될 수 있는 바닥, 천장이 포함된 전체 벽면이 포함되므로 2차 방어벽은 1차선 이외의 산란 X-선이 대상될 수 있는 촬영실 주위의 모든 방어벽이다.

5) 방사선 장해 방어용 기구

진단용 방사선 발생장치의 사용시 방사선으로부터 환자 혹은 방사선 관계종사자를 방어하기 위한 방사선 장해 방어용 기구는 식품의약품안전처장의 고시 및 산업표준화법에 의한 한국산업규격(KS)에 적절하여야 한다. 그 종류는 진료용 X-선 방어칸막이, 진료용 X-선 방어앞치마, 치과진료용 X-선 방어앞치마, 환자생식기방어용 기구, 그 밖의 방사선 장해방어용 기구, 투시촬영대에 부착한 엑스선 방어용 앞치마(투시장치에 한한다.) 등이 있다.

① 인간의 신체 안에 조직 간 선량분포에 따른 위험 정도를 하나의 양으로 표현하기 위하여 피폭된 모든 조직에 대하여 각 조직의 등가선량에 해당 조직의 조직가중치를 곱한 결과를 합산한 양이다. 이 경우는 전신피폭된 조직가중치의 합은 '1'로 하는 것을 유효선량이라고 한다.
② 인간의 신체의 피폭선량을 나타내기 위하여 흡수선량에 당해 방사선의 방사선가중치를 곱한 양을 말하며, 이러한 경우는 진단용X-선의 방사선 가중치는 '1'로 말하는 것은 등가선량이라고 한다.
③ 방사선 관계종사자의 측정에 필요한 세부사항 등 선량한도 측정방법은 식품의약품 안전청장의 허가를 받아 측정기관의 장이 정한다.
④ 연간 선량한도는 연도 중 처음 피폭선량을 측정한 시기와 상관없이 매년마다 12월 말일을 기준으로 하고, 티·엘배지를 사용하는 방사선 관계종사자의 선량한도는 매 분기 말일마다 측정한 양을 더한 값으로 한다.

5. 폐기물의 안전관리

지정폐기물 중 의료기관, 동물병원, 시험 · 검사 · 연구기관 등 환경부령으로 정하는 배출기관에서 인체나 동물에 대한 진찰, 치료, 시험 · 검사 · 수술 등 의료행위 또는 시험 · 검사 · 연구 등에서 발생되는 물질로서 인체에 위해를 줄 우려가 있어 환경 · 보건상 특별한 관리가 필요하다고 인정되어 대통령령으로 정하는 폐기물이다.

〈표 1-24〉 의료 폐기물 발생 현황(2005)

구 분	'00년(t)	'01년(t)	'02년(t)	'03년(t)	'04년(t)	'05년(t)
합 계	22,350	27,777	33,981	37,327	43,127	59,056
조직물류	1,624	993	919	952	1,039	7,936
폐합성수지류	20,726	26,782	33,062	36,375	42,088	51,120

병 · 의원 등에서는 의료폐기물을 성상 및 위해도에 따라 전용 용기에 별도 보관하여야 하며, RFID(무선주파수인식기술) 의료폐기물 관리 시스템이 도입됨에 따라 의료폐기물 배출시부터 전용용기에 전자태그를 부착하여 관리하여야 한다.

1) 의료 폐기물의 종류

병 · 의원은 사업장에서 발생하는 의료폐기물을 성상 및 위해성 정도에 따라 격리의료폐기물, 위해의료 폐기물(조직물류폐기물, 병리폐기물, 손상성폐기물, 생물 · 화학폐기물, 혈액폐기물), 일반의료 폐기물로 세분한다.

① 격리의료 폐기물 : 전염병 등으로부터 타인을 보호하기 위하여 격리된 환자에 대한 의료행위에서 발생한 일체의 폐기물이다.

② 위해의료 폐기물 : 인체 위해의 우려가 있어 특별한 관리가 필요한 조직물류폐기물, 병리계폐기물, 손상성 폐기물, 생물 · 화학 폐기물, 혈액오염 폐기물 등의 폐기물이다.

㉠ 조직물류 폐기물 : 인체 또는 동물의 조직 · 장기 · 기관 · 신체의 일부, 동물의 사체, 혈액 · 고름 및 혈액생성물(혈청, 혈장, 혈액제제) 등과 재활용하는 태반, 치아가 있다.

㉡ 병리계 폐기물 : 시험 · 검사 등에 사용된 배양액, 배양용기, 보관균주, 폐시험관, 슬라이드, 커버글라스, 폐배지, 폐장갑 등이 있다.

㉢ 손상성 폐기물 : 주사바늘, 봉합바늘, 수술용 칼날, 한방침, 치과용 침, 파손된 유리재질의 시험기구등이 있다.

㉣ 생물 · 화학 폐기물 : 폐백신, 폐항암제, 폐화학치료제 등이 있다.

㉤ 혈액오염 폐기물 : 폐혈액백, 혈액투석시 사용된 폐기물, 그 밖에 혈액이 유출될 정도로

포함되어 있어 특별한 관리가 필요한 폐기물 등이 있다.

③ 일반의료 폐기물 : 위해의 정도는 낮으나 별도의 관리가 필요한, 혈액 · 체액 · 분비물 · 배설물이 함유되어 있는 탈지면, 붕대, 거즈, 일회용 기저귀, 생리대, 일회용 주사기, 수액세트 등이 있다.

2) 의료 폐기물의 보관용기 · 보관기간 · 보관상태

(1) 보관용기

전용용기에 넣어 보관하여야 하며, 상자형 용기의 구조는 이중구조로 하되, 겉면에는 뚜껑을 설치하고, 내부에는 오렌지색의 투명한 합성수지 주머니를 넣어서 사용하여야 한다. 또한 합성수지류 전용용기에는 뚜껑이 열리지 않도록 하는 잠금장치가 있어야 한다.

① 봉투형 용기 : 고상(병리계, 생물 · 화학, 혈액오염, 일반의료 폐기물)

※ 봉투형 용기는 위탁 처리시 골판지(또는 합성수지류) 용기에 담아서 배출한다.

② 골판지류 용기 : 고상(병리계, 생물 · 화학, 혈액오염, 일반의료 폐기물)

③ 합성수지류 용기 : 액상(병리계, 생물 · 화학, 혈액오염)

(2) 보관기간

기존 배출기관 규모기준에서 종류별로 위해성 및 발생량 등을 고려하녀 차등화됨에 따라 격리의료폐기물은 7일, 위해의료폐기물은 종류별로 15일 또는 30일간 이내에서 보관한다.

〈표 1-25〉 의료폐기물의 보관용기 · 보관기간 · 보관상태

폐기물의 종류		형태	보관용기	보관기간	보관상태
격리의료 폐기물		고상	합성수지(붉은색)	7일	냉장(4[℃] 이하)보관
위해 의료 폐기물	조직물류 폐기물	고상	합성수지(노란색)	15일	냉장(4[℃] 이하)보관 (치아는 60일)
		액상			
	병리계 폐기물	고상	골판지(노란색)	15일	상온가능
		액상	자가처리	매 일	
	손상성 폐기물	고상	합성수지(노란색)	30일	상온가능
	생물 · 화학 폐기물	고상	합성수지(노란색)	15일	상온가능
	혈액오염 폐기물	고상	골판지(노란색)	15일	상온가능
일반의료 폐기물		고상	골판지(검정색)	15일	상온가능
		액상	합성수지(검정색)	15일	상온가능

(3) 보관상태

부패 · 변질의 우려가 있는 폐기물은 전용용기에 넣어 전용 보관시설(4[°C] 이하)의 또는 전용의 보관창고에서 보관하여야 하나, 피 · 고름이 묻어 있는 탈지면과 부패 · 변질의 우려가 없는 치아는 상온보관(현재는 냉장)보관한다.

보관창고는 냉동시설이 바깥에서 배부가 보이지 않는 구조로 시설을 설치하되 의료폐기물을 보관한다는 보관표지판을 설치하여야 하고, 시설의 내부에 온도계를 부착하여 가동여부를 확인하여야 하며, 주변지역과 시설에는 주 1회 이상 약물소독의 방법으로 소독을 실시한다.

3) 의료폐기물의 처리

의료폐기물은 소각시설이나 멸균 · 분쇄시설에서 처리(도서지역 발생 의료폐기물은 생활폐기물 소각시설에서 처리가능)하며, 위탁처리는 소각만 허용하고, 자가처리는 소각 또는 멸균분쇄가 가능하다.

① 소각처리는 현재 최고의 처리방법으로 90[%] 이상의 부피감소와 병원균 소멸효과가 크나, 소각방법 및 유해가스처리에 대한 신중한 검토가 필요하다.

② 병원 폐기물 소각 처리시 소각온도를 1200[°C]로 유지하여야 하며, 의료폐기물은 사용한 배지, 동물사체, 적출물 등의 소각 처리에는 2차 연소식 소각로를 이용 완전 분해를 할 수 있는 회전로식, 상연소식 및 유동층 상식의 소각로를 사용한다.

㉠ 회전식 소각로 : 폐기물과 연소공기의 혼합 촉진을 위해 경사진 회전원통으로 구성되어 있으며, 액체 및 고체 동시에 소각처리가 가능한 입증된 기술이나, 설치와 운영비(수동으로 재처리)가 비싸다.

㉡ 공기 조절식 소각로 : 병원에 자체 시설하여 소각처리에 사용하는 소형소각로로 에너지 회수에 대한 잠재적 가능성과 보조연료의 큰 소비 없이 부피를 감소시킬 수 있으나, 다량의 폐기물 소각시 완전 소멸하지 않을 가능성과 배출가스로 대기오염의 우려가 있다.

㉢ 스토커식 소각로 : 투입되는 쓰레기를 건조, 연소, 후연소의 과정으로 소각하며, 발열량이 낮은 폐기물 소각에 적합하고 연소실 온도는 750~950[°C] 정도이다.

연습문제 및 해설

01 다음 중 전기충격에 대한 보호를 기초절연에만 의존하지 않고 기초절연 고장시 접촉가능 금속부가 생기게 되지 않게 그 기기를 설비의 고정배선 중의 접지선에 접속하기 위한 안전수단으로 갖춘 기기는?

① 1급 기기　② 2급 기기　③ 고정형 기기　④ 수지형 기기

해설 1급 기기 : 전기충격에 대한 보호를 기초절연에만 의존하지 않고 기초절연 고장시 접촉가능 금속부가 생기게 되지 않게 그 기기를 설비의 고정배선 중의 접지선에 접속하기 위한 안전수단으로 갖춘 기기이다.

02 다음 중 높은 전격에 대한 보호를 갖춘 F형 장착부로 심장에 사용할 수 있는 기기는?

① 접촉가능 부분　② 환자접속부　③ B형 장착부　④ CF형 장착부

해설 CF형 장착부 : 더 높은 전격에 대한 보호를 갖춘 F형 장착부로서 B형이나 BF형 장착부와는 달리 CF형 장착부는 심장에 직접 사용할 수 있다.

03 다음 중 의료기기의 접촉특성에 대한 분류가 아닌 것은?

① 비접촉 의료기기　② 영구접촉기기
③ 체내이식형 의료기기　④ 표면접촉 의료기기

해설 ㉠ 의료기기의 접촉특성에 의한 분류 : 비접촉 의료기기, 표면접촉 의료기기, 체내삽입 의료기기, 체내이식형 의료기기가 있다.
㉡ 접촉기간에 따라 제한 : 접촉기기, 지속접촉기기, 영구접촉기기로 나눈다.

04 다음 중 체내 삽입 의료기기가 아닌 것은?

① 인공심장박동기　② 수액세트　③ 복강경　④ 산소공급기

해설 체내삽입 의료기기 : 사람 신체에 접하는 의료기기를 뜻한다.
㉠ 수액세트 : 혈관의 한 지점에서 접하고 복강경은 조직, 뼈상아질계와 접촉한다.
㉡ 산소공급기 : 순환하는 혈액과 접촉한다.
㉢ 인공심장박동기 : 체내이식형 의료기기이다.
㉣ 위내시경 : 점막과 접촉한다.

05 다음 중 접촉기간에 따른 분류가 아닌 것은?

① 제한접촉　② 지속접촉　③ 표면접촉　④ 영구접촉

해설 접속기간에 따른 분류

해설　01 ①　02 ④　03 ②　04 ①　05 ③

㉠ 제한접촉 : 24시간 내에 일회 또는 수회 접하는 의료기기
㉡ 지속접촉 : 24시간 이상 30일 이내에 일회, 수회(누적되는) 및 장기간 접하는 의료기기
㉢ 영구접촉 : 일회, 수회 누적되며 장기간 이용되거나 접촉기간이 30일을 초과하는 의료기기

06 다음 중 의료기기에 의한 위험의 기본요소가 아닌 것은?

① 성능의 열화, 동작의 불량　② 의료기기 바깥에서 받은 에너지
③ 유해물질, 병원체의 오염　④ 의료기기 성능의 결함, 정지

해설 의료기기로부터 방출된 에너지가 위험의 기본요소가 된다.

07 다음 중 공기혼합 가연성 마취가스에서 점화원이 되지 않도록 구조, 표시 및 관련 문서가 규정된 요구사항을 만족시키는 기기 또는 기기의 부분은?

① APG류 기기　② 1급 기기　③ 2급 기기　④ AP류 기기

해설 기기 설명
㉠ APG류 기기 : 산소 또는 이산화질소 혼합 가연성 마취가스에서 점화원이 되지 않도록 구조표시 및 관련 문서가 규정된 요구사항을 만족시키는 기기 또는 기기의 부분이다.
㉡ 1급 기기 : 전기충격에 대한 보호를 기초절연에만 의존하지 않고 기초절연의 고장시 접촉가능 금속부가 생기게 되지 않도록 그 기기를 설비의 도정 배선 중의 접지선에 접속하기 위한 수단을 추가 안전수단으로 갖춘 기기이다.
㉢ 2급 기기 : 전기충격에 대한 보호를 기초절연에만 의존하지 않고 이중절연 또는 강화절연과 같은 추가 안전수단을 갖춤에 따라 보호접지나 설치의 조건에 의존하지 않는 기기이다.
㉣ 고정형 기기 : 건물 또는 차량 등과 같은 안정된 특정한 장소에 고정된 기기로서 공구를 사용하지 않으면 떼어낼 수 없는 기기이다.

08 다음 중 의료기기를 품목별로 분류한 것 중 잘못 짝지어진 것은?

① 방사선진료장치 : 방사선진료장치, 의료용 X-선 장치 등이다.
② 생체현상 측정기기 : 호흡기능검사용 기기, 청력검사용 기기 등이다.
③ 체외진단용 기기 : 내장기능검사용 기기, 비전리 진단장치 등이다.
④ 전기수술장치 : 의료용 흡인기, 기흉기 및 기복기 등이다.

해설 체내진단용 기기
㉠ 내장기능검사용 기기 : 생체현상 측정기기이다.
㉡ 비전리 진단장치 : 비전리 진단장치에 속한다.

09 다음 중 의료기기의 품목별 분류시에 체외진단용 기기에 해당하지 않는 것은?

① 분변분석기기　② 유전자 분석기기
③ 의료용 원심분리기　④ 분사식 주사기

해설 의료기기의 품목별 분류시 39가지로 분류
㉠ 체외진단용 기기 : 분변분석기기, 유전자 분석기구, 의료용 원심분리기, 체액분석기기, 혈액검사용 기기가 있다.
㉡ 분사식 주사기 : 의약품 주입기로 분류되며, 채혈 또는 수혈 및 생검용기구와 의료용 취관 및 체액유도관이 있다.

해설　06 ②　07 ④　08 ③　09 ④

10 다음 중 의료기기에 의한 장해의 형태 중 위험의 기본요소가 아닌 것은?

① 낮은 저항계수
② 기기로부터 방출된 에너지
③ 기기성능의 결함, 정지
④ 병원체의 오염, 유해물질

해설 기기에 의한 장해의 형태는 다양하지만 그 기본적인 요소는 다음의 4가지이다.
㉠ 기기로부터 방출된 에너지 ㉡ 기기성능의 결함, 정지
㉢ 동작의 불량, 성능의 열화 ㉣ 병원체의 오염, 유해물질

11 다음 중 안전상 위험에 대한 보호를 위해 준비된 모든 수단이 완전한 상태는?

① 연속가동
② 단시간 부하의 연속가동
③ 정상상태
④ 간헐가동

해설 정상상태 : 안전상 위험에 대한 보호를 위해 준비된 의료진 · 환자 · 의료장비가 완전한 상태이다.

12 다음 중 의료기기 생물학적 안전의 정의에서 재료에 해당하지 않는 것은?

① 합성 ② 세라믹 ③ 합금 ④ 생물체

해설 재료 : 의료기기의 부분품으로 사용되는 합성 혹은 세라믹, 합금, 금속, 천연중합체 비생물 조직 등을 포함하는 비생물체이다.

13 다음 중 의료용 전기기기의 직접적 사고가 아닌 것은?

① 잘못된 정보로 인한 사고이다.
② 정전으로 인한 사고이다.
③ 과대한 에너지로 인한 사고이다.
④ 감전으로 인한 쇼크로 인한 사고이다.

해설 ㉠ 전기기기의 직접적 사고 : 정전 또는 감전으로 인한 쇼크 등이다.
㉡ 잘못된 정보 : 직접적 사고는 아니다.

14 다음 중 의료기기의 생물학적 시험에서 시험방법의 고려사항이 아닌 것은?

① 일반적인 사용 조건에서의 사람 신체접촉과 접촉의 정도, 시간, 횟수와 상태이다.
② 완제품에 대한 물리적 · 화학적 특성이다.
③ 환자의 신체크기에 의한 의료기기 접촉표면적과의 관계는 고려하지 않는다
④ 문헌, 경험 및 비임상시험에 근거한 정보이다.

해설 환자의 신체크기에 의한 의료기기 : 접촉표면적과 관계는 고려한다.

15 다음 중 기기의 일부로서 정상작동시 환자와 접촉되는 부분은?

① 개폐커버 ② 접촉가능 금속부 ③ 부속품 ④ 장착부

해설 장착부 : 기기의 일부로서 정상적인 가동시에 다음의 상태가 되는 부분이다.
㉠ 기기가 그 기능을 수행하기 위해 환자와의 물리적 접촉이 필연적일 때이다.
㉡ 환자와 접촉될 때이다.
㉢ 환자와 접촉할 필요가 있는 부분이다.

해설 10 ① 11 ③ 12 ④ 13 ① 14 ③ 15 ④

16 의료기기에 대한 확인과 관리 · 감독이 법으로 규정되어야 하는 것은 인체에 직접적으로 사용하는 기기인 만큼 그 어느 것보다 안전성이 가장 중요시 되는데 다음 중 이 모든 것을 관장하는 기관은?

① KFDA ② GMP ③ FTSC ④ ISO

해설 기관설명
㉠ KFDA : 식품의약품안전처 ㉡ GMP : 대한민국 의료기기 관리제도
㉢ FTSC : 연방표준화위원회 ㉣ ISO : 국제 표준화 기구

17 다음 중 거의 완전한 진공이 된 후 동시에 스팀이 멸균물에 스며들기 때문에 스팀 침투시간도 크게 감소될 수 있으며 멸균시간도 감소할 수 있는 것은?

① 스팀멸균 ② 진공 스팀멸균 ③ 선진공 스팀멸균 ④ 후진공 스팀멸균

해설 선진공 스팀멸균 : 전체멸균시간을 크게 감소시킬 수 있으며, 이것은 거의 완전한 진공이 된 후 동시에 스팀이 멸균물에 스며들기 때문에 스팀 침투시간도 크게 감소된다.

18 다음 중 의료현장에서 주의해야 할 안전관리 중 멸균불완전에 의한 세균감염, 혈전이나 기포의 혼입 생리학적 반응 등을 하기 위한 안전관리문제를 뜻하는 것은?

① 생물학적 안전 ② 화학적 안전 ③ 전기적 안전 ④ 열적 안전

해설 의료현장에서 주의해야 할 안전관리 중 멸균불완전에 의한 세균감염, 혈전이나 기포의 혼입 생리학적 반응 등을 하기 위한 안전이라고 한다.

19 다음 중 포화스팀의 멸균방법이 아닌 것은?

① 수술기구 ② Scissor ③ Forcep ④ 파우더

해설 파우더 : 수분을 포함하지 않아 포화스팀 멸균방법 멸균대상으로는 부적합하다.

20 다음 중 멸균과정에서 주의해야 할 점이 아닌 것은?

① 멸균방법에 따라 피멸균물 분류 · 포장 ② 멸균기술개발에 노력
③ 멸균방법에 따라 원칙을 지킨다. ④ 피멸균물의 멸균 전에 세척

해설 멸균기술개발에 노력 : 멸균과정에서 주의해야 할 점이 아니다.

21 다음 중 멸균의 화학적 방법이 아닌 것은?

① 살균제 ② 가열 ③ 살균성가스 ④ 페놀산 방부법

해설 화학적 방법 : 살균제 · 살균성가스 등이 있으며, 가열소독이 곤란한 합성수지 · 고무제품 등외에도 사람의 손을 소독하거나 살균하는 데에 쓰인다. 역사적으로는 영국의 의사 J.리스터가 창시한 페놀산 방부법에서 비롯되었다. ※ 가열방법은 물리적 방법이다.

해설 16 ① 17 ③ 18 ① 19 ④ 20 ② 21 ②

22 다음 중 병의 감염이나 전염을 예방하기 위하여 병원균을 죽이는 일. 약품, 일광, 열탕, 증기를 이용하는 것은 무엇인가?

① 세척 ② 소독 ③ 항균 ④ 멸균

해설 ㉠ 세척 : 깨끗이 씻는 것이다.
㉡ 항균 : 균에 저항하는 것이다.
㉢ 멸균 : 미생물에 물리적 · 화학적 자극을 가하여 완전히 사멸 제거하는 것이다.
㉣ 방부 : 물질이 썩거나 삭아서 변질되는 것을 막는 것이다.

23 방사선을 취급하는 종사자의 피폭선량측정을 위해 측정기를 기본적으로 다음 중 몇 군대에 착용해야 하는가?

① 1곳 ② 2곳 ③ 3곳 ④ 4곳

해설 개인선량계의 착용위치 : 전신이 균등 피폭시 남자는 가슴, 여자는 복부에 착용한다. 신체를 3등분했을 경우 어느 한 부위가 가슴의 선량보다 50[%] 이상 차이가 날 때 이 경우 TLD는 가슴과 가장 많은 피폭예상부위에 추가로 착용하며 이 중 최대값을 전신선량으로 한다.

24 다음 중 안전관리에 대한 설명이 아닌 것은?

① 진단용 방사선발생장치 ② 방사선방어시설 및 암실, 현상기
③ 방사선필름카세트 ④ X-선 관찰대

해설 안전관리 : 진단용 방사선발생장치, 방사선방어시설 및 암실, 현상기, 방사선필름카세트, 산란엑스선제거용 그리드, 엑스선 사진관찰대 등 진단영상정보에 관한 설비의 관리와 방사선관계종사자의 피폭관리이다.

25 다음 중 손, 피부에 대해 등가선량 한도는 연간 얼마인가?

① 200[mSv] 이하 ② 250[mSv] 이하 ③ 500[mSv] 이하 ④ 1000[mSv] 이하

해설 ㉠ 피부 및 손발에 대한 등가선량 한도 : 연간 500[mSv] 이하이다.
㉡ 눈의 수정체에 대한 등가선량 측정깊이 : 3[mm]이다.

해설 22 ② 23 ② 24 ④ 25 ③

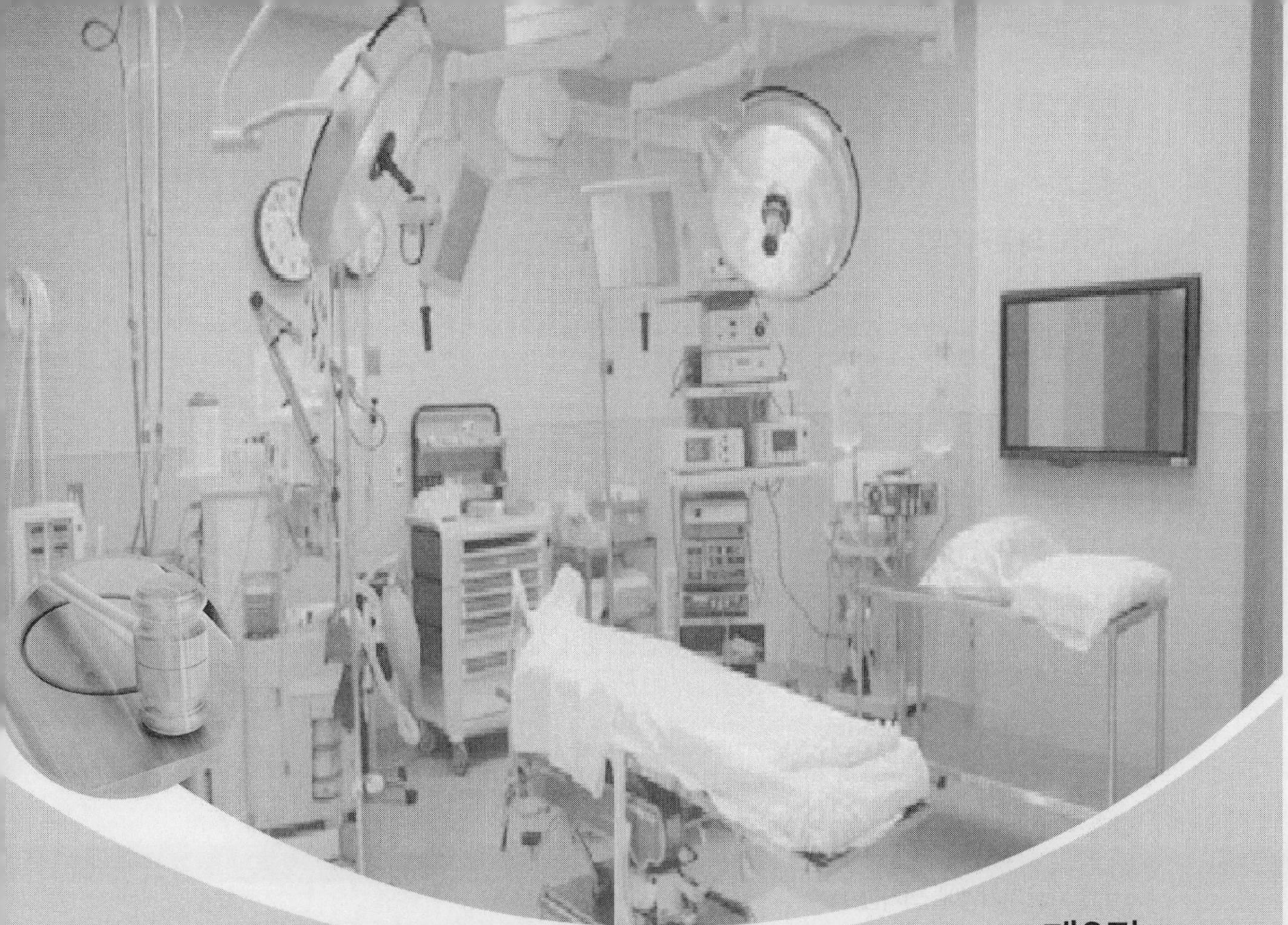

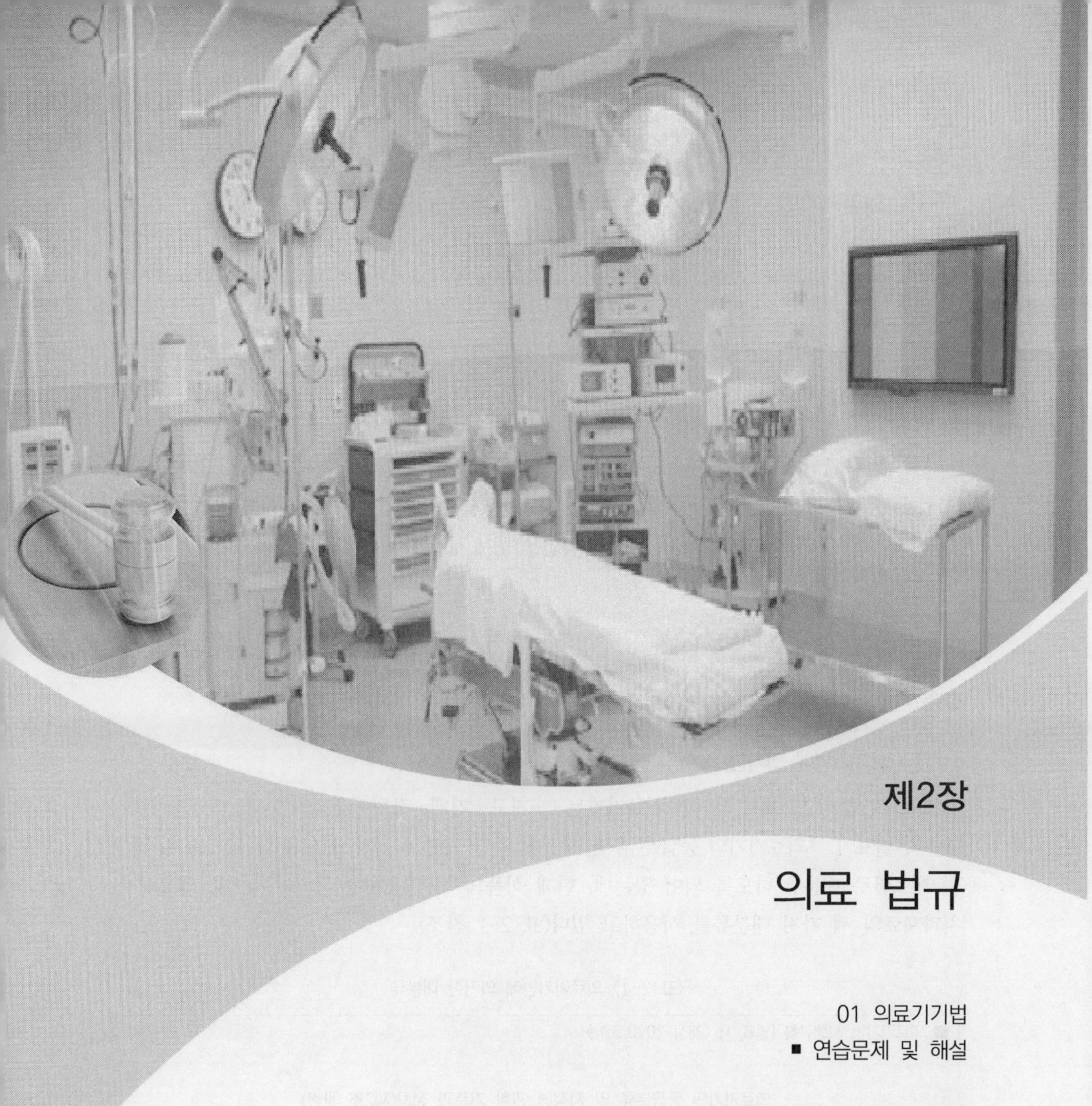

제2장

의료 법규

01 의료기기법

■ 연습문제 및 해설

02 의료법

■ 연습문제 및 해설

01 의료기기법

1. 의료기기법

의료기기에 대한 확인과 관리 · 감독이 법으로 규정되어야 하는 이유는 의료기기가 인체에 직접적으로 사용하는 기기인 만큼 그 어느 것보다 안전성이 가장 중요시되기 때문이다. 의료기기 관리하는 기관은 식품의약품안전처(KFDA)이다.

식품의약품안전처의 조직과 그 직무의 법적 근거는 식품의약품안전처장과 그 소속기관 직제(직위에 관한제도)에 관한 대통령령과 시행규칙 그리고 식품의약품안전청 및 질병관리 본부 시험의뢰규칙에 있다. 현재 식품의약품안전처의 승인을 받아 시험검사를 행하고 있는 기관은 9개이다.

1) 의료기기의 분류

의료기기의 분류는 법률에 의거한 분류와 품목군별 분류, 안정성을 평가하는 데 필요한 인체 접촉 특성에 따른 분류까지를 포함한다.

(1) 의료기기법에 의거한 대분류

의료기기법 제2조에서 정의한 의료기기는 "…기구 · 기계 · 장치 · 재료…"이다. 의료기기법시행규칙 별표 1. 「의료기기의 등급분류 및 지정에 관한 기준과 절차」에서는 "기구 · 기계, 장치 및 재료별로 대분류"하도록 되어 있는데, 현재 식품의약품안전처에서는 기구기계, 의료용품, 치과재료의 세 가지 대분류를 사용하고 있다(표 2-1 참조).

〈표 2-1〉 의료기기범에 의거한 대분류

■ 의료기기법 시행규칙 [별표 1] 〈개정 2020.5.1.〉

의료기기의 등급분류 및 지정에 관한 기준과 절차(제2조 관련)

1. 의료기기의 등급분류 기준
   가. 식품의약품안전처장은 의료기기를 사용 목적과 사용 시 인체에 미치는 잠재적 위해성의 정도에 따라 의료기기위원회의 심의를 거쳐 다음 4개의 등급으로 분류한다. 이 경우 두 가지 이상의 등급에 해당되는 경우에는 가장 높은 위해도에 따른 등급으로 분류한다.
      1) 1등급 : 잠재적 위해성이 거의 없는 의료기기
      2) 2등급 : 잠재적 위해성이 낮은 의료기기
      3) 3등급 : 중증도의 잠재적 위해성을 가진 의료기기
      4) 4등급 : 고도의 위해성을 가진 의료기기
   나. 가목의 잠재적 위해성에 대한 판단기준은 다음과 같다.
      1) 인체와 접촉하고 있는 기간
      2) 침습의 정도

3) 약품이나 에너지를 환자에게 전달하는지 여부
4) 환자에게 생물학적 영향을 미치는지 여부
마. 가목 및 나목에 따른 사용 목적과 잠재적 위해성에 관한 세부적인 기준은 식품의약품안전처장이 정하여 고시한다.
2. 등급의 지정절차
식품의약품안전처장은 의료기기를 다음 각 목의 구분에 따라 대분류, 중분류, 소분류한다. 이 경우 대분류 및 중분류한 사항은 고시하고 소분류한 의료기기는 품목별로 등급을 정하여 고시한다.
가. 대분류 : 의료기기를 기구 · 기계, 장치 및 재료별로 분류
나. 중분류 : 각 대분류군을 원자재, 제조공정 및 품질관리체계가 비슷한 품목군으로 분류
다. 소분류 : 각 중분류군을 기능이 독립적으로 발휘되는 품목별로 분류
3. 등급의 재분류 신청 및 지정절차
가. 식품의약품안전처장은 이해관계인 등의 신청이 있거나 재분류의 필요가 있다고 인정되는 경우에는 의료기기위원회의 심의를 거쳐 품목별 등급을 재분류할 수 있다.
나. 재분류를 하는 때에는 잠재적 위해성의 정도와 다음의 기준에 의한 타당성을 검토하여야 한다.
1) 품목별 설명내용과 해당의료기기의 사용목적, 용도, 원리, 특성 및 기능 등이 유사한 동일 품목에 해당되는지 여부
2) 이미 분류되어 지정 · 관리되는 품목과 비교하여 안전성 및 성능이 충분히 확보되어 있는지 여부
다. 등급의 재분류를 신청하고자 하는 자는 별지 제54호서식의 신청서에 다음의 자료를 첨부하여 식품의약품안전처장에게 제출하여야 한다.
1) 기술문서 등에 관한 자료
2) 재분류 대상 의료기기와 유사한 다른 의료기기와의 구조 · 원리, 성능, 사용목적, 사용방법 등 기술적 특성의 비교 · 분석에 관한 자료
라. 다목의 규정에 따라 등급의 재분류 신청을 받은 식품의약품안전처장은 이를 90일 이내에 심사 · 결정한 후 그 결과를 신청인에게 통보하고, 이를 고지하여야 한다.

(2) 의료기기 품목 및 품목별 등급에 관한 규정

〈표 2-1〉을 좀 더 세분화고 품목별로 분류하여 나열한 것이다. 이러한 품목 분류는 식품의약품안전처장의 고시에 의한 것이다. 시대가 점차 발전함에 따라 새로운 개념의 의료기기 제품군이 출현하거나 그 분류가 분명하지 않을 경우에는 수시로 바뀔 수 있다.

(3) 의료기기의 안정성

① 다른 의료기기의 위험이나 고장을 유발해서는 안 된다.

② 의료기기의 성능 및 의료기기가 환자의 건강유지나 생명에 연관되는 경우가 많으므로 기기의 기능 및 성능이 손상되지 않도록 상호 간 서브 외란의 영향, 신뢰성 등을 고려해야 한다.

③ 의료기기의 안전성은 아주 엄격히 생각할 필요성이 있다. 특히 환자의 안전성을 확실하게 확보하지 않으면 안 된다.

2) IEC(국제전기표준회의)에서 기기장애를 일으키는 9가지 항목

① 부품의 고장(특히 생명유지장치 등)

② 조작미숙, 전기적 또는 기계적 손상에 의한 동작불량

③ 여러가지 형태의 에너지(인체에 흐르는 전류, 방사선 초음파, 고주파 에너지, 가속입자 등)
④ 화학적 부식제, 독물, 고온유체의 방출, 생물학적으로 불완전한 물질의 접촉
⑤ 기기의 손상에 따른 용융금속이나, 연고물체 등이 기기 외로 누출되어서 생기는 화재
⑥ 고주파 간섭에 의한 진단, 데이터 수집, 자동 시스템, 치료 등의 방해
⑦ 부적절한 부품의 교환, 조작 순서의 오류, 부정 출력
⑧ 체표면의 과열에 의한 반사운동이나 열상
⑨ 전원공급의 정지

의료기기법

[시행 2022.7.21.] [법률 제18319호, 2021.7.20., 일부개정]
식품의약품안전처(의료기기정책과), 보건복지부(약무정책과-제13조 제3항,제13조의2, 제15조 제6항, 제18조 제3항)

제1장 총 칙

제1조 (목적) 이 법은 의료기기의 제조·수입 및 판매 등에 관한 사항을 규정함으로써 의료기기의 효율적인 관리를 도모하고 국민보건 향상에 이바지함을 목적으로 한다.
제2조 (정의) ① 이 법에서 "의료기기"란 사람이나 동물에게 단독 또는 조합하여 사용되는 기구·기계·장치·재료·소프트웨어 또는 이와 유사한 제품으로서 다음 각 호의 어느 하나에 해당하는 제품이다. 다만, 「약사법」에 따른 의약품과 의약외품 및 「장애인복지법」 제65조에 따른 장애인보조기구 중 의지(義肢)·보조기(補助器)는 제외한다.
1. 질병을 진단·치료·경감·처치 또는 예방할 목적으로 사용되는 제품
2. 상해(傷害) 또는 장애를 진단·치료·경감 또는 보정할 목적으로 사용되는 제품
3. 구조 또는 기능을 검사·대체 또는 변형할 목적으로 사용되는 제품
4. 임신을 조절할 목적으로 사용되는 제품

② 이 법에서 "기술문서"란 의료기기의 성능과 안전성 등 품질에 관한 자료로서 해당 품목의 원자재, 구조, 사용목적, 사용방법, 작용원리, 사용 시 주의사항, 시험규격 등이 포함된 문서이다.
③ 이 법에서 "의료기기취급자"란 의료기기를 업무상 취급하는 다음 각 호의 어느 하나에 해당하는 자로서 이 법에 따라 허가를 받거나 신고를 한 자, 「의료법」에 따른 의료기관 개설자 및 「수의사법」에 따른 동물병원 개설자이다.
1. 의료기기 제조업자
2. 의료기기 수입업자
3. 의료기기 수리업자
4. 의료기기 판매업자
5. 의료기기 임대업자

④ 이 법에서 "의료기기 표준코드"란 의료기기를 식별하고 체계적 · 효율적으로 관리하기 위하여 용기나 외장 등에 표준화된 체계에 따라 표기되는 숫자, 바코드[전자태그(RFID tag)를 포함한다] 등이다.

제3조 (등급분류와 지정) ① 식품의약품안전처장은 의료기기의 사용목적과 사용 시 인체에 미치는 잠재적 위해성(危害性) 등의 차이에 따라 체계적 · 합리적 안전관리를 할 수 있도록 의료기기의 등급을 분류하여 지정하여야 한다.

② 제1항에 따른 의료기기의 등급분류 및 지정에 관한 기준과 절차 등에 관하여 필요한 사항은 총리령으로 정한다.

제4조(다른 법률과의 관계) 이 법에도 불구하고 진단용 방사선 발생장치와 특수의료장비의 설치 · 운영에 대하여는 「의료법」 제37조 · 제38조 및 「수의사법」 제17조의3 · 제17조의4에 따른다.

제2장 의료기기위원회

제5조 (의료기기위원회) ① 보건복지부장관 또는 식품의약품안전처장의 자문에 응하여 다음 각 호의 사항을 조사 · 심의하기 위하여 식품의약품안전처에 의료기기위원회(이하 "위원회"라 한다)를 둔다.

1. 의료기기의 기준규격에 관한 사항
2. 의료기기의 시판 후 조사 · 재평가에 관한 사항
3. 추적관리대상 의료기기에 관한 사항
4. 의료기기의 등급 분류 및 지정에 관한 사항
5. 의료기기 인증 및 신고 위탁 범위 등에 관한 사항
6. 그 밖에 의료기기에 관한 중요 사항

② 위원회는 위원장 2명과 부위원장 2명을 포함한 100명 이상 200명 이하의 위원으로 구성한다. 이 경우 공무원이 아닌 위원이 전체 위원의 과반수가 되도록 하여야 한다.

③ 위원장은 식품의약품안전처차장과 식품의약품안전처장이 지명하는 민간위원이 공동으로 하고, 부위원장은 보건복지부 및 식품의약품안전처의 고위공무원단에 속하는 공무원 각 1명으로 한다.

④ 위원회의 위원은 다음 각 호의 어느 하나에 해당하는 사람 중에서 식품의약품안전처장이 임명 또는 위촉하며, 보건복지부장관은 위원을 추천할 수 있다.

1. 의료기기 관련 업무를 담당하는 4급 이상의 공무원 또는 고위공무원단에 속하는 일반직공무원
2. 의료기기 관련 단체의 장, 「비영리민간단체 지원법」 제2조에 따른 비영리민간단체의 장, 의료기기 관련 학회의 장이나 「고등교육법」 제2조제1호 및 제2호에 따른 대학 또는 산업대학의 장이 각각 추천하는 사람
3. 의료기기에 관한 학식과 경험이 풍부한 사람

⑤ 위원의 임기는 2년으로 한다. 다만, 공무원인 위원의 임기는 해당 직(職)에 재직하는 기간으로 한다.

⑥ 위원회는 위원회의 원활한 운영을 위하여 필요한 경우 20명 이내의 위원으로 구성된 분과위원회를 둘 수 있다.

⑦ 위원장과 분과위원회의 위원장은 심의와 관련하여 필요한 경우에는 의료기기에 관한 전문적인 지식과 경험이 있는 관계 전문가를 참석하게 하여 의견을 들을 수 있다.

⑧ 그 밖에 위원회의 구성 및 운영 등에 필요한 사항은 대통령령으로 정한다.

제3장 의료기기의 제조 등

제1절 제조업

제6조 (제조업의 허가 등) ① 의료기기의 제조를 업으로 하려는 자는 식품의약품안전처장의 제조업허가를 받아야 한다. 다만, 다음 각 호의 어느 하나에 해당하는 자는 제조업허가를 받을 수 없다.

1. 「정신건강증진 및 정신질환자 복지서비스 지원에 관한 법률」 제3조제1호에 따른 정신질환자. 다만, 전문의가 제조업자로서 적합하다고 인정하는 사람은 그러하지 아니하다.
2. 피성년후견인 · 피한정후견인 또는 파산선고를 받은 자로서 복권되지 아니한 자
3. 마약 · 대마 · 향정신성의약품 중독자
4. 이 법을 위반하여 금고 이상의 형을 선고받고 그 집행이 끝나지 아니하거나 그 집행을 받지 아니하기로 확정되지 아니한 자
5. 이 법을 위반하여 제조업허가가 취소(제1호부터 제3호까지의 어느 하나에 해당하여 제조업허가가 취소된 경우는 제외한다)된 날부터 1년이 지나지 아니한 자

② 제1항 본문에 따라 제조업허가를 받은 자(이하 "제조업자"라 한다)는 제조하려는 의료기기에 대하여 다음 각 호의 구분에 따라 제조허가 또는 제조인증을 받거나 제조신고를 하여야 한다.

1. 인체에 미치는 잠재적 위해성이 낮아 고장이나 이상이 발생하더라도 생명이나 건강에 위해를 줄 우려가 거의 없는 의료기기로서 식품의약품안전처장이 정하여 고시하는 의료기기 : 품목류별 제조허가, 제조인증 또는 제조신고
2. 제1호 외의 의료기기 : 품목별 제조허가, 제조인증 또는 제조신고

③ 제1항 본문에 따른 제조업허가를 신청할 때에는 제2항 각 호에 따른 1개 이상의 제조허가 또는 제조인증을 함께 신청하거나 1개 이상의 제조신고를 함께 하여야 한다.

④ 제1항에 따라 제조업허가를 받으려는 자 및 제2항에 따라 제조허가 또는 제조인증을 받거나 제조신고를 하려는 자는 총리령으로 정하는 바에 따라 필요한 시설과 제조 및 품질관리체계를 미리 갖추어 허가 또는 인증을 신청하거나 신고하여야 한다. 다만, 품질관리를 위한 시험이나 제조공정을 위탁하는 등 총리령으로 정하는 경우에는 그러하지 아니하다.

⑤ 제조업자는 제2항에 따라 제조허가 또는 제조인증을 받거나 제조신고를 하려는 경우에는 총리령으로 정하는 바에 따라 제조 및 품질관리체계 자료, 기술문서, 임상시험자료 등 필요한 자료를 식품의약품안전처장에게 제출하여야 한다.

⑥ 의약품 또는 의약외품과 의료기기가 조합되거나 복합 구성된 것으로서 그 주된 기능이 의약품 또는 의약외품에 해당하여 「약사법」 제31조 제2항에 따라 이미 제조판매품목허가를 받거나 제조판매품목신고를 한 때에는 제2항에 따라 제조허가 또는 제조인증을 받거나 제조신고를 한 것으로 본다.

⑦ 제1항에 따라 제조업허가를 받으려는 자는 총리령으로 정하는 바에 따라 품질책임자를 두어 제6조의2 제1항에 따른 업무를 하게 하여야 한다.

⑧ 식품의약품안전처장은 제1항 본문에 따른 제조업허가 신청을 받은 날부터 25일 이내에 제조업허가 여부를 신청인에게 통지하여야 한다.

⑨ 식품의약품안전처장이 제8항에서 정한 기간 내에 제조업허가 여부 또는 민원 처리 관련 법령에 따른 처리기간의 연장 여부를 신청인에게 통지하지 아니하면 그 기간(민원 처리 관련 법령에 따라 처리기간이 연장 또는 재연장된 경우에는 해당 처리기간이다)이 끝난 날의 다음 날에 허가를 한 것으로 본다.

⑩ 제1항 본문에 따른 제조업허가와 제2항에 따른 제조허가, 제조인증 또는 제조신고의 대상 · 절차 · 기준 · 조건 및 관리 등에 관하여 필요한 사항은 총리령으로 정한다.

제6조의2 (품질책임자 준수사항 등) ① 제6조 제7항에 따른 품질책임자(이하 "품질책임자"라 한다)는 의료기기의 제조업무에 종사하는 종업원에 대한 지도 · 감독, 제조관리 · 품질관리 · 안전관리(시판 후 부작용 등에 대한 안전관리를 포함한다. 이하 이 조에서 같다) 업무를 수행한다.

② 품질책임자는 의료기기의 최신 기준규격, 품질관리 및 안전관리에 관한 교육을 매년 1회 이상 정기적으로 받아야 한다.

③ 식품의약품안전처장은 국민건강의 위해를 방지하기 위하여 필요한 경우 품질책임자에게 제2항에 따른 교육을 매년 1회 이상 정기적으로 받는 것 외에 추가로 받을 것을 명할 수 있다.

④ 제조업자는 제2항 또는 제3항에 따른 교육을 받지 아니한 자를 그 업무에 종사하게 하여서는 아니 된다.

⑤ 식품의약품안전처장은 제2항 또는 제3항의 교육을 효과적으로 실시하기 위하여 필요한 전문인력과 시설 등을 갖춘 기관 또는 단체를 교육실시기관으로 지정 · 고시할 수 있다.

⑥ 제5항에 따라 지정된 교육실시기관은 교육을 실시한 경우 교육 수료증을 발급하고 교육에 관한 기록을 작성 · 보관하는 등 총리령으로 정하는 사항을 지켜야 한다.

⑦ 제1항부터 제6항까지에서 규정한 사항 외에 직무범위, 교육내용 · 시간 · 방법과 절차, 교육비, 교육실시기관의 지정 요건 및 절차, 운영 등에 필요한 사항은 총리령으로 정한다.

제6조의3 (제조허가 등의 제한) ① 다음 각 호의 어느 하나에 해당하는 의료기기는 제조허가 또는 제조인증을 받거나 제조신고를 할 수 없다.

1. 제36조 제1항에 따라 허가가 취소된 의료기기와 사용목적, 작용원리 및 원재료 등이 동일한 의료기기로서 취소된 날부터 1년이 지나지 아니한 의료기기
2. 안전성 · 유효성에 문제가 있다고 식품의약품안전처장이 정하는 원자재를 사용하거나 함유한 의료기기로서 인체에 직 · 간접적으로 접촉하는 의료기기
3. 소해면상뇌증(海綿狀腦症) 등 국민보건에 위해가 우려되는 질병의 감염 가능성이 있는 원자재를 사용하거나 함유하고, 인체에 직 · 간접적으로 접촉하는 의료기기로서 식품의약품안전처장이 정하는 의료기기
4. 그 밖에 식품의약품안전처장이 정하여 고시하는 의료기기 제조허가, 제조인증 또는 제조신고의 기준에 적합하지 아니한 의료기기

② 다음 각 호의 어느 하나에 해당하는 제품 명칭을 가진 의료기기는 제조허가 또는 제조인증을 받거나 제조신고를 할 수 없다.

1. 의료기기의 명칭으로 적합하지 아니하거나 다른 제품으로 오인할 우려가 있거나 실제보다 과장된 명칭
2. 의료기기의 적응증(適應症) 또는 효능 · 효과를 그대로 표시하는 명칭
3. 그 밖에 제1호 및 제2호에 준하는 명칭으로서 식품의약품안전처장이 정하여 고시하는 기준에 적합하지 아니한 명칭

제6조의4 (기술문서심사기관의 지정 등) 식품의약품안전처장은 제6조제5항에 따라 제출하여야 하는 기술문서 등의 적합성 심사를 위하여 전문성이 있는 심사기관(이하 "기술문서심사기관"이라 한다)을 지정하여 심사에 관한 업무를 수행하게 할 수 있다.

② 기술문서심사기관으로 지정을 받으려는 자는 심사에 필요한 전문인력 등 지정 기준을 갖추어 식품의약품안전처장에게 신청하여야 한다.

③ 제1항에 따라 지정된 기술문서심사기관은 기술문서심사를 하였을 때에는 기술문서심사결과통지서를

작성·발급하고 그 기술문서심사에 관한 기록을 보관하는 등 총리령으로 정하는 사항을 준수하여야 한다.
④ 기술문서심사기관의 구체적인 지정 기준, 절차, 방법 등에 관한 사항은 총리령으로 정한다.
제7조 (조건부허가 등) ① 식품의약품안전처장은 제조업허가, 제조허가 또는 제조인증을 하거나 제조신고를 받을 때에는 제6조제4항에 따른 시설과 제조 및 품질관리체계를 일정한 기간 이내에 갖출 것을 조건으로 허가 또는 인증하거나 신고를 받을 수 있다.
② 제1항에 따른 조건부허가, 조건부인증 또는 조건부신고 등에 필요한 사항은 총리령으로 정한다.
제8조 (신개발의료기기 등의 시판 후 조사) ① 식품의약품안전처장은 다음 각 호의 어느 하나에 해당하는 의료기기에 대하여 제6조제2항에 따라 제조허가(제12조 제1항에 따른 변경허가를 포함한다)를 하고자 하는 경우에는 그 허가를 하면서 제조업자로 하여금 해당 품목류 또는 품목이 시판된 후 4년 이상 7년 이하의 범위에서 식품의약품안전처장이 정하는 기간에 그 안전성과 유효성에 대한 조사(이하 "시판 후 조사"라 한다)를 실시하게 할 수 있다. 다만, 인체에 미치는 잠재적 위해성이 낮은 의료기기 등 총리령으로 정하는 의료기기에 대해서는 그러하지 아니한다.
1. 다음 각 목에 해당하는 사항 중 어느 하나 이상이 이미 허가 또는 인증을 받거나 신고한 품목류 또는 품목과 비교하여 완전히 새로운 신개발의료기기
   가. 작용원리
   나. 원재료의 종류 또는 분량. 다만, 인체에 접촉하는 의료기기인 경우에만 적용한다.
   다. 시술방법, 사용부위 등 사용방법
   라. 성능 또는 사용목적
2. 국내에 대상 질환 환자 수가 적고 용도상 특별한 효용가치를 갖는 의료기기로서 식품의약품안전처장이 지정하는 희소의료기기
3. 제1호에 해당하는 신개발의료기기(시판 후 조사가 완료되지 아니한 신개발의료기기로 한정한다)와 동등한 의료기기

② 식품의약품안전처장은 해당 의료기기의 특성상 시판 후 조사 기간을 제1항에 따른 기간과 달리 적용할 필요가 있는 경우에는 위원회 심의를 거쳐 별도의 조사기간을 정할 수 있다.
③ 시판 후 조사 대상 의료기기의 제조업자는 총리령으로 정하는 바에 따라 시판 후 조사 계획서를 작성하여 식품의약품안전처장의 승인을 받아야 한다. 시판 후 조사 계획서를 변경할 때에도 또한 같다.
④ 시판 후 조사 대상 의료기기의 제조업자는 시판 후 조사에서 수집된 자료 및 실시사항 등을 식품의약품안전처장에게 정기적으로 보고하여야 한다.
⑤ 식품의약품안전처장은 제4항에 따라 보고된 내용을 검토한 결과 해당 의료기기의 사용으로 국민보건에 중대한 위해를 끼치거나 끼칠 우려가 있는 경우에는 제1항에 따른 시판 후 조사를 실시하는 중에도 조사계획서의 변경 등 필요한 조치를 명하거나 위원회의 심의를 거쳐 해당 허가를 취소하여야 한다.
⑥ 제4항에 따른 정기보고의 방법·절차·시기 등에 관하여 필요한 사항은 총리령으로 정한다.
제8조의2 (신개발의료기기 등의 시판 후 조사에 따른 후속조치) ① 시판 후 조사 대상 의료기기의 제조업자는 식품의약품안전처장에게 시판 후 조사 기간이 끝난 날부터 3개월 이내에 조사 결과에 따른 사용성적에 관한 자료, 부작용 사례, 그 밖에 총리령으로 정하는 자료를 제출하여 검토를 받아야 한다.
② 제1항에 따라 자료를 제출받은 식품의약품안전처장은 제출된 자료를 검토한 결과 해당 의료기기가 안전성 또는 유효성을 갖추지 못한 것으로 판단되는 경우에는 판매중지·회수·폐기 등 필요한 조치를 명할 수 있다.
③ 시판 후 조사 대상 의료기기의 제조업자는 제1항에 따라 제출한 자료와 시판 후 조사 과정에서 수집된

해당 의료기기의 부작용에 관한 기록 등 식품의약품안전처장이 정하는 자료를 제1항에 따른 제출한 날부터 2년간 보존하여야 한다.

④ 제1항부터 제3항까지에 따른 후속조치의 방법 · 절차 · 시기 등에 관하여 필요한 사항은 총리령으로 정한다.

제9조 (재평가) ① 식품의약품안전처장은 제6조 제2항에 따라 제조허가 또는 제조인증을 하거나 제조신고를 받은 의료기기 중 안전성 및 유효성에 대하여 재검토가 필요하다고 인정되는 의료기기에 대하여 재평가를 할 수 있고, 재평가 결과에 따라 필요한 조치를 명할 수 있다.

② 제1항에 따른 재평가의 방법 · 절차 및 기준 등에 관하여 필요한 사항은 총리령으로 정한다.

제10조 (임상시험계획의 승인 등) ① 의료기기로 임상시험을 하려는 자는 임상시험계획서를 작성하여 식품의약품안전처장의 승인을 받아야 하며, 임상시험계획서를 변경할 때에도 또한 같다. 다만, 시판 중인 의료기기의 허가사항에 대한 임상적 효과를 관찰하는 등 총리령으로 정하는 임상시험의 경우에는 그러하지 아니하다.

② 제1항에 따라 승인을 받은 임상시험용 의료기기를 제조 · 수입하려는 자는 총리령으로 정하는 기준을 갖춘 제조시설에서 제조하거나 제조된 의료기기를 수입하여야 한다. 이 경우 제6조 제2항 및 제15조 제2항에도 불구하고 허가 또는 인증을 받지 아니하거나 신고를 하지 아니하고 이를 제조하거나 수입할 수 있다.

③ 식품의약품안전처장은 「의료법」에 따른 의료기관 중 임상시험에 필요한 시설 · 인력 및 기구를 갖춘 의료기관을 임상시험기관으로 지정할 수 있다.

④ 제1항에 따라 임상시험을 하려는 자는 다음 각 호의 사항을 지켜야 한다.

1. 제3항에 따라 지정된 임상시험기관에서 임상시험을 할 것
2. 사회복지시설 등 총리령으로 정하는 집단시설에 수용 중인 자(이하 이 호에서 "수용자"라 한다)를 임상시험의 대상자로 선정하지 아니할 것. 다만, 임상시험의 특성상 불가피하게 수용자를 그 대상자로 할 수 밖에 없는 경우로서 총리령으로 정하는 기준에 해당하는 경우에는 임상시험의 대상자로 선정할 수 있다.
3. 임상시험의 내용과 임상시험 중 시험대상자에게 발생할 수 있는 건강상의 피해와 그에 대한 보상 내용 및 절차 등을 임상시험의 대상자에게 설명하고 그 대상자의 동의를 받을 것

⑤ 제3항에 따라 지정된 임상시험기관은 임상시험을 한 때에는 임상시험결과보고서를 작성 · 발급하고 그 임상시험에 관한 기록을 보관하는 등 총리령으로 정하는 사항을 지켜야 한다.

⑥ 식품의약품안전처장은 제1항에 따른 임상시험이 국민보건 위생상 큰 위해를 미치거나 미칠 우려가 있다고 인정되어 다음 각 호의 어느 하나에 해당하는 경우에는 임상시험의 변경 · 취소 또는 그 밖에 필요한 조치를 할 수 있다. 다만, 제4호 또는 제5호에 해당하는 경우로서 임상시험 대상자의 안전 · 권리 · 복지 또는 시험의 유효성에 부정적인 영향을 미치지 아니하거나 반복적 또는 고의적으로 위반하지 아니한 경우에는 그러하지 아니하다.

1. 임상시험 대상자가 예상하지 못한 중대한 질병 또는 손상에 노출될 것이 우려되는 경우
2. 임상시험용 의료기기를 임상시험 목적 외의 상업적인 목적으로 제공한 경우
3. 임상시험용 의료기기의 효과가 없다고 판명된 경우
4. 제1항에 따른 승인 또는 변경승인을 받은 사항을 위반한 경우
5. 그 밖에 총리령으로 정하는 의료기기 임상시험 관리기준을 위반한 경우

⑦ 제1항부터 제6항까지에서 규정한 사항 외에 임상시험계획에 포함되어야 할 사항, 임상시험 대상자의

동의 내용 · 시기 및 방법, 임상시험의 실시기준, 임상시험기관의 지정기준과 절차 및 임상시험 관리기준 등에 관하여 필요한 사항은 총리령으로 정한다.

제10조의2 (비임상시험실시기관의 지정 등) ① 의료기기의 제품 검증 및 유효성 확인에 관하여 사람 외의 것을 대상으로 비임상시험을 실시하려는 기관(이하 "비임상시험실시기관"이라 한다)은 식품의약품안전처장의 지정을 받아야 하며, 지정받은 사항을 변경하려는 경우에는 총리령으로 정하는 바에 따라 식품의약품안전처장의 변경지정을 받아야 한다.

② 제1항에 따라 비임상시험실시기관으로 지정을 받으려는 자는 총리령으로 정하는 바에 따라 의료기기의 비임상시험에 필요한 시설 · 전문인력 및 기구를 갖추어야 한다.

③ 비임상시험실시기관은 제1항에 따른 비임상시험을 실시한 때에는 비임상시험성적서를 작성 · 발급하고 그 비임상시험에 관한 기록을 보관하는 등 총리령으로 정하는 사항을 준수하여야 한다.

④ 제1항부터 제3항까지의 사항 외에 비임상시험실시기관의 지정 기준, 절차, 방법 및 운영 · 관리 등에 관하여 필요한 사항은 총리령으로 정한다.

제11조 (제조 허가 · 신고 등의 사전 검토) ① 제6조제2항에 따라 제조허가 또는 제조인증을 받거나 제조신고를 하려는 자와 제10조에 따라 임상시험을 하려는 자는 허가 · 인증 · 신고 · 승인 등에 필요한 자료에 대하여 미리 식품의약품안전처장에게 검토를 요청할 수 있다.

② 식품의약품안전처장은 제1항에 따른 검토 요청을 받으면 이를 확인한 후 그 결과를 신청인에게 알려야 한다.

③ 식품의약품안전처장은 제6조 제2항 및 제10조에 따른 허가 · 인증 · 신고 · 승인 등을 할 때에 제2항에 따른 검토 결과를 고려하여야 한다.

④ 제1항에 따른 사전 검토의 대상 · 범위와 그 절차 · 방법 등에 관하여 필요한 사항은 총리령으로 정한다.

제12조 (변경허가 등) ① 제조업자는 제6조 제1항 본문, 같은 조 제2항 또는 제7조 제1항에 따라 허가나 인증을 받은 사항 또는 신고한 사항 중 소재지 등이 변경된 경우에는 식품의약품안전처장에게 변경허가 또는 변경인증을 받거나 변경신고를 하여야 한다.

② 식품의약품안전처장은 제1항에 따른 변경허가 신청을 받은 날부터 15일 이내에 제조업변경허가 여부를 신청인에게 통지하여야 한다.

③ 식품의약품안전처장이 제2항에서 정한 기간 내에 제조업변경허가 여부 또는 민원 처리 관련 법령에 따른 처리기간의 연장 여부를 신청인에게 통지하지 아니하면 그 기간(민원 처리 관련 법령에 따라 처리기간이 연장 또는 재연장된 경우에는 해당 처리기간이다)이 끝난 날의 다음 날에 허가를 한 것으로 본다.

④ 제1항에 따른 변경허가, 변경인증 또는 변경신고의 절차 및 기준 등에 관하여 필요한 사항은 총리령으로 정한다.

제13조 (제조업자 등의 의무) ① 제조업자는 제6조 제4항에 따른 시설과 제조 및 품질관리체계를 유지하여야 하며, 그 밖에 자가시험(自家試驗) 등 생산관리에 관하여 총리령으로 정하는 사항을 지켜야 한다.

② 제조업자는 총리령으로 정하는 바에 따라 의료기기의 생산실적 등을 보건복지부장관 및 식품의약품안전처장에게 보고하여야 한다.

③ 제조업자(법인의 대표자나 이사, 그 밖에 이에 종사하는 자를 포함하고, 법인이 아닌 경우 그 종사자를 포함한다) 및 제18조의2제1항에 따라 신고한 자(이하 "의료기기 판촉영업자"라 한다) 중 제조업자로부터 의료기기의 판매촉진 업무를 위탁받은 자(법인의 대표자나 이사, 그 밖에 이에 종사하는 자를 포함하고, 법인이 아닌 경우 그 종사자를 포함한다)는 의료기기 채택 · 사용유도 · 거래유지 등 판매촉진을 목적으로 의료인이나 의료기관 개설자(법인의 대표자나 이사, 그 밖에 이에 종사하는 자를 포함한다. 이하 이 조에서

같다) · 의료기관 종사자에게 금전, 물품, 편익, 노무, 향응, 그 밖의 경제적 이익(이하 "경제적 이익등"이라 한다)을 제공하거나 의료인, 의료기관 개설자 또는 의료기관 종사자로 하여금 의료기관에게 경제적 이익등을 취득하게 하여서는 아니 된다. 다만, 견본품 제공, 학술대회 지원, 임상시험 지원, 제품설명회, 대금결제 조건에 따른 비용할인, 시판 후 조사 등의 행위(이하 "견본품 제공등의 행위"라 한다)로서 식품의약품안전처장과 협의하여 보건복지부령으로 정하는 범위의 경제적 이익등인 경우에는 그러하지 아니하다.

④ 제조업자는 의료기기 판촉영업자가 아닌 자에게 의료기기의 판매촉진 업무를 위탁하여서는 아니 된다.

⑤ 제조업자는 품질책임자의 업무를 방해하여서는 아니 되며, 품질책임자가 업무 수행을 위하여 필요한 사항을 요청하면 정당한 사유 없이 그 요청을 거부하여서는 아니 된다.

제13조의2 (경제적 이익등 제공 내역에 관한 지출보고서 제출 등) ① 제조업자 및 제조업자로부터 의료기기의 판매촉진 업무를 위탁받은 의료기기 판촉영업자(이하 이 조에서 "제조업자등"이라 한다)는 보건복지부령으로 정하는 바에 따라 매 회계연도 종료 후 3개월 이내에 의료인 · 의료기관 개설자 또는 의료기관 종사자에게 제공한 경제적 이익등 내역에 관한 지출보고서를 작성하여 보건복지부령으로 정하는 바에 따라 공개하고, 해당 지출보고서와 관련 장부 및 근거 자료를 5년간 보관하여야 한다.

② 제조업자등이 의료기기 판촉영업자에게 의료기기의 판매 또는 임대 촉진 업무를 위탁(위탁받은 판매 또는 임대 촉진 업무를 다른 의료기기 판촉영업자에게 다시 위탁하는 경우를 포함한다)하는 경우 보건복지부령으로 정하는 바에 따라 위탁계약서를 작성하고 해당 위탁계약서 및 관련 근거 자료를 5년간 각각 보관하여야 한다.

③ 보건복지부장관은 필요하다고 인정하는 경우 제1항에 따른 지출보고서, 관련 장부 및 근거 자료와 제2항에 따른 위탁계약서 및 관련 근거 자료의 제출을 요구할 수 있다. 이 경우 제조업자등은 정당한 사유가 없으면 이에 따라야 한다.

④ 보건복지부장관은 제조업자등에 대하여 보건복지부령으로 정하는 바에 따라 지출보고서에 관한 실태조사를 실시하고 그 결과를 공표하여야 한다.

⑤ 보건복지부장관은 제1항에 따른 공개와 관련된 업무와 제3항에 따른 실태조사업무를 관계 전문기관 또는 단체에 위탁할 수 있다.

제14조 (폐업 · 휴업 등의 신고) ① 제조업자는 다음 각 호의 어느 하나에 해당하는 경우에는 총리령으로 정하는 바에 따라 식품의약품안전처장에게 신고하여야 한다. 다만, 휴업기간이 1개월 미만이거나 그 기간 동안 휴업하였다가 그 업을 재개하는 경우에는 그러하지 아니하다.

1. 폐업 또는 휴업하려는 경우
2. 휴업 후 그 업을 재개하려는 경우

② 식품의약품안전처장은 제1항제1호에 따른 폐업신고 또는 휴업신고를 받은 날부터 7일 이내에 신고수리 여부를 신고인에게 통지하여야 한다.

③ 식품의약품안전처장이 제2항에서 정한 기간 내에 신고수리 여부 또는 민원 처리 관련 법령에 따른 처리기간의 연장을 신고인에게 통지하지 아니하면 그 기간(민원 처리 관련 법령에 따라 처리기간이 연장 또는 재연장된 경우에는 해당 처리기간이다)이 끝난 날의 다음 날에 신고를 수리한 것으로 본다.

제2절 수입업

제15조 (수입업허가 등) ① 의료기기의 수입을 업으로 하려는 자는 식품의약품안전처장의 수입업허가를 받아야 한다.

② 제1항에 따라 수입업허가를 받은 자(이하 "수입업자"라 한다)는 수입하려는 의료기기에 대하여 다음 각 호의 구분에 따라 수입허가 또는 수입인증을 받거나 수입신고를 하여야 한다.

1. 인체에 미치는 잠재적 위해성이 낮아 고장이나 이상이 발생하더라도 생명이나 건강에 위해를 줄 우려가 거의 없는 의료기기로서 식품의약품안전처장이 정하여 고시하는 의료기기 : 품목류별 수입허가, 수입인증 또는 수입신고
2. 제1호 외의 의료기기 : 품목별 수입허가, 수입인증 또는 수입신고

③ 제1항에 따른 수입업허가를 신청할 때에는 제2항 각 호에 따른 1개 이상의 수입허가 또는 수입인증을 함께 신청하거나 1개 이상의 수입신고를 함께 하여야 한다.

④ 제1항에 따라 수입업허가를 받으려는 자 및 제2항에 따라 수입허가 또는 수입인증을 받거나 수입신고를 하려는 자는 총리령으로 정하는 바에 따라 품질검사를 위하여 필요한 시설과 제조 및 품질관리체계를 미리 갖추어 허가 또는 인증을 신청하거나 신고하여야 한다. 다만, 품질관리를 위한 시험을 위탁하는 등 총리령으로 정하는 경우에는 그러하지 아니하다.

⑤ 의약품 또는 의약외품과 의료기기가 조합되거나 복합 구성된 것으로서 그 주된 기능이 의약품 또는 의약외품에 해당하여 「약사법」 제42조제1항에 따라 이미 수입품목허가를 받거나 수입품목신고를 한 때에는 제2항에 따라 수입허가 또는 수입인증을 받거나 수입신고를 한 것으로 본다.

⑥ 제1항부터 제5항까지의 규정에 따라 수입되는 의료기기 또는 그 수입업자에 대하여는 제6조제1항 단서, 같은 조 제5항·제7항부터 제10항까지, 제6조의2, 제6조의3, 제7조부터 제9조까지, 제11조부터 제13조까지, 제13조의2 및 제14조를 준용한다. 이 경우 "제조"는 "수입"으로, "제조업허가"는 "수입업허가"로, "제조허가"는 "수입허가"로, "제조인증"은 "수입인증"으로, "제조신고"는 "수입신고"로, "생산관리"는 "수입관리"로, "제조업자"는 "수입업자"로 각각 본다.

제15조의2 (희소·긴급도입 필요 의료기기의 공급 및 정보 제공 등) ① 식품의약품안전처장은 희귀·난치질환자 등에 대한 치료 기회 확대 및 원활한 질병 관리 등을 위하여 다음 각 호에 해당하는 의료기기(이하 "희소·긴급도입 필요 의료기기"라 한다)를 수입 등의 방법으로 국내에 공급하거나 희귀·난치질환자 등에게 관련 정보를 제공할 수 있다.

1. 「희귀질환관리법」 제2조 제1호에 따른 희귀질환을 진단하거나 치료하기 위한 목적으로 사용되는 의료기기로서 국내에 대체 가능한 제품이 없는 의료기기
2. 국민 보건상 긴급하게 도입할 필요가 있거나 안정적 공급 지원이 필요하다고 식품의약품안전처장이 인정하는 의료기기 또는 관계 중앙행정기관의 장이 요청하는 의료기기

② 식품의약품안전처장은 제1항에 따른 희소·긴급도입 필요 의료기기의 공급 및 관련 정보 제공에 관한 업무를 총리령으로 정하는 바에 따라 관련 전문기관 또는 단체에 위탁하고 이에 필요한 비용을 지원할 수 있다.

③ 제2항에 따라 식품의약품안전처장으로부터 업무를 위탁받은 관계 전문기관 또는 단체가 위탁 업무의 수행을 위하여 희소·긴급도입 필요 의료기기를 수입하는 경우에는 제15조 제2항 또는 제6항에도 불구하고 해당 의료기기에 한정하여 허가 또는 인증을 받지 아니하거나 신고하지 아니할 수 있다.

④ 제1항부터 제3항까지에서 규정한 사항 외에 희소·긴급도입 필요 의료기기의 공급 방법 및 위탁에 관하여 필요한 사항은 총리령으로 정한다.

제3절 수리업

제16조 (수리업의 신고) ① 의료기기의 수리를 업으로 하려는 자(이하 "수리업자"라 한다)는 총리령으로 정하는 바에 따라 특별자치시장 · 특별자치도지사 · 시장 · 군수 · 구청장에게 수리업신고를 하여야 한다. 다만, 제6조 제2항에 따른 제조허가 · 제조인증 · 제조신고 또는 제15조 제2항에 따른 수입허가 · 수입인증 · 수입신고를 받은 자가 자기 회사가 제조 또는 수입한 의료기기를 수리하는 경우에는 수리업신고를 하지 아니한다.

② 제1항에 따라 수리업신고를 하려는 자(같은 항 단서에 따라 자기 회사가 수입한 의료기기를 수리하려는 자를 포함한다)는 총리령으로 정하는 바에 따라 시설 및 품질관리체계를 갖추어야 한다. 다만, 품질관리를 위한 시험을 위탁하는 등 총리령으로 정하는 경우에는 그러하지 아니하다.

③ 제1항에 따른 수리업신고의 수리에 필요한 대상 품목, 기준 및 조건 등에 관하여 필요한 사항은 총리령으로 정한다.

④ 제1항에 따른 신고에 대하여는 제6조 제1항 단서, 제12조, 제13조 및 제14조 제1항을 준용한다. 이 경우 "제조"는 "수리"로, "제조업허가"는 "수리업신고"로, "생산관리"는 "수리관리"로, "제조업자"는 "수리업자"로 각각 본다.

⑤ 특별자치시장 · 특별자치도지사 · 시장 · 군수 · 구청장은 제1항에 따른 수리업신고를 받은 날부터 10일 이내에, 제4항에 따른 폐업신고 또는 휴업신고를 받은 날부터 7일 이내에 신고수리 여부를 신고인에게 통지하여야 한다.

⑥ 특별자치시장 · 특별자치도지사 · 시장 · 군수 · 구청장이 제5항에서 정한 기간 내에 신고수리 여부 또는 민원 처리 관련 법령에 따른 처리기간의 연장을 신고인에게 통지하지 아니하면 그 기간(민원 처리 관련 법령에 따라 처리기간이 연장 또는 재연장된 경우에는 해당 처리기간이다)이 끝난 날의 다음 날에 신고를 수리한 것으로 본다.

제4절 판매업 및 임대업

제17조 (판매업 등의 신고) ① 의료기기의 판매를 업으로 하려는 자(이하 "판매업자"라 한다) 또는 임대를 업으로 하려는 자(이하 "임대업자"라 한다)는 영업소마다 총리령으로 정하는 바에 따라 영업소 소재지의 특별자치시장 · 특별자치도지사 · 시장 · 군수 · 구청장(자치구의 구청장이다. 이하 같다)에게 판매업신고 또는 임대업신고를 하여야 한다.

② 다음 각 호의 어느 하나에 해당하는 경우에는 제1항에 따른 신고를 하지 아니할 수 있다.

1. 의료기기의 제조업자나 수입업자가 그 제조하거나 수입한 의료기기를 의료기기취급자에게 판매하거나 임대하는 경우
2. 제1항에 따른 판매업신고를 한 자가 임대업을 하는 경우
3. 약국 개설자나 의약품 도매상이 의료기기를 판매하거나 임대하는 경우
4. 총리령으로 정하는 임신조절용 의료기기 및 의료기관 외의 장소에서 사용되는 자가진단용 의료기기를 판매하는 경우

③ 제1항에 따른 신고에 대하여는 제6조 제1항제2호 · 제4호 · 제5호, 제12조 및 제14조제1항을 준용한다. 이 경우 "제조"는 "판매 또는 임대"로, "제조업허가"는 "판매업신고 또는 임대업신고"로, "제조업자"는 "판매업자 또는 임대업자"로 각각 본다.

④ 특별자치시장 · 특별자치도지사 · 시장 · 군수 · 구청장은 제1항에 따른 판매업신고 또는 임대업신고를 받거나 제3항에 따른 폐업신고 또는 휴업신고를 받은 날부터 3일 이내에 신고수리 여부를 신고인에게 통지하여야 한다.
⑤ 특별자치시장 · 특별자치도지사 · 시장 · 군수 · 구청장이 제4항에서 정한 기간 내에 신고수리 여부 또는 민원 처리 관련 법령에 따른 처리기간의 연장을 신고인에게 통지하지 아니하면 그 기간(민원 처리 관련 법령에 따라 처리기간이 연장 또는 재연장된 경우에는 해당 처리기간이다)이 끝난 날의 다음 날에 신고를 수리한 것으로 본다.
제18조(판매업자 등의 준수사항) ① 이 법에 따라 의료기기를 판매하거나 임대할 수 있는 자는 대통령령으로 정하는 바에 따라 영업소에서의 의료기기 품질 확보방법과 그 밖에 판매질서 유지에 관한 사항을 지켜야 한다.
② 판매업자 · 임대업자(법인의 대표자나 이사, 그 밖에 이에 종사하는 자를 포함하고, 법인이 아닌 경우 그 종사자를 포함한다) 및 판매업자 · 임대업자로부터 의료기기의 판매 또는 임대 촉진 업무를 위탁받은 의료기기 판촉영업자(법인의 대표자나 이사, 그 밖에 이에 종사하는 자를 포함하고, 법인이 아닌 경우 그 종사자를 포함한다)는 의료기기 채택 · 사용유도 · 거래유지 등 판매 또는 임대 촉진을 목적으로 의료인이나 의료기관 개설자(법인의 대표자나 이사, 그 밖에 이에 종사하는 자를 포함한다. 이하 이 조에서 같다) · 의료기관 종사자에게 경제적 이익등을 제공하거나 의료인, 의료기관 개설자 또는 의료기관 종사자로 하여금 의료기관에게 경제적 이익등을 취득하게 하여서는 아니 된다. 다만, 견본품 제공등의 행위로서 식품의약품안전처장과 협의하여 보건복지부령으로 정하는 범위의 경제적 이익등인 경우에는 그러하지 아니하다.
③ 판매업자 · 임대업자는 의료기기 판촉영업자가 아닌 자에게 의료기기의 판매 또는 임대 촉진 업무를 위탁하여서는 아니 된다.
④ 제2항에 따른 판매업자 · 임대업자에 대하여는 제13조의2를 준용한다. 이 경우 "제조업자"는 "판매업자 또는 임대업자"로, "제조업자로부터 의료기기의 판매촉진 업무를 위탁받은 의료기기 판촉영업자"는 "판매업자 · 임대업자로부터 의료기기의 판매 또는 임대 촉진 업무를 위탁받은 의료기기 판촉영업자"로 본다.
제18조의2 (의료기기 판촉영업자 신고) ① 제조업자, 수입업자, 판매업자 또는 임대업자로부터 의료기기의 판매 또는 임대 촉진 업무를 위탁받아 수행하려는 자(위탁된 판매 또는 임대 촉진 업무를 다시 위탁받아 수행하려는 자도 포함한다)는 보건복지부령으로 정하는 기준에 따라 특별자치시장 · 특별자치도지사 · 시장 · 군수 · 구청장에게 신고하여야 한다. 신고한 사항 중 보건복지부령으로 정하는 중요한 사항을 변경하려는 경우에도 또한 같다.
② 의료기기 판촉영업자는 다음 각 호의 어느 하나에 해당하는 경우에는 보건복지부령으로 정하는 바에 따라 특별자치시장 · 특별자치도지사 · 시장 · 군수 · 구청장에게 신고하여야 한다. 다만, 휴업기간이 1개월 미만인 경우에는 그러하지 아니하다.
1. 폐업 또는 휴업하려는 경우
2. 휴업 후 그 업을 재개하려는 경우
③ 의료기기 판촉영업자에 대하여는 제6조제1항제2호(파산선고를 받은 자로서 복권되지 아니한 자는 제외한다) · 제4호 · 제5호의 결격사유를 준용한다. 이 경우 "의료기기의 제조를 업으로 하려는 자"는 "의료기기 판촉영업자"로, "제조업허가"는 "신고의 수리"로 각각 본다.
④ 특별자치시장 · 특별자치도지사 · 시장 · 군수 · 구청장은 제1항에 따른 신고를 받거나 제2항에 따른 폐업, 휴업 또는 재개의 신고를 받은 날부터 3일 이내에 신고수리 여부를 신고인에게 통지하여야 한다.
⑤ 특별자치시장 · 특별자치도지사 · 시장 · 군수 · 구청장이 제4항에서 정한 기간 내에 신고수리 여부 또는

민원 처리 관련 법령에 따른 처리기간의 연장을 신고인에게 통지하지 아니하면 그 기간(민원 처리 관련 법령에 따라 처리기간이 연장 또는 재연장된 경우에는 해당 처리기간이다)이 끝난 날의 다음 날에 신고를 수리한 것으로 본다.

제18조의3 (의료기기 판촉영업자에 대한 교육) ① 의료기기 판촉영업자(법인의 대표자나 이사, 그 밖에 이에 종사하는 자를 포함하고, 법인이 아닌 경우 그 종사자를 포함한다. 이하 이 조에서 같다)는 의료기기의 판매질서 등에 관한 교육을 받아야 한다.

② 보건복지부장관은 제1항에 따른 교육을 실시하기 위하여 관련 단체 또는 기관을 교육기관으로 지정할 수 있다.

③ 제1항에 따른 교육 내용, 방법 및 제2항에 따른 교육기관의 지정, 운영, 지정취소 등에 필요한 사항은 보건복지부령으로 정한다.

제18조의4 (의료기기 판촉영업자의 준수사항) ① 의료기기 판촉영업자가 위탁받은 판매 또는 임대 촉진 업무의 전부 또는 일부를 다른 의료기기 판촉영업자에게 다시 위탁하는 경우에는 보건복지부령으로 정하는 바에 따라 해당 업무를 위탁한 제조업자, 수입업자, 판매업자 또는 임대업자에게 서면(「전자문서 및 전자거래 기본법」 제2조제1호에 따른 전자문서를 포함한다)으로 그 사실을 알려야 한다.

② 의료기기 판촉영업자는 제조업자, 수입업자, 판매업자 또는 임대업자를 위하여 선량한 관리자의 주의로 위탁받은 업무를 수행하여야 한다.

제18조의5(개봉 판매 금지) 누구든지 제25조의5에 따라 의료기기 제조업자 또는 수입업자가 봉함한 의료기기의 용기나 포장을 개봉하여 판매할 수 없다.

제4장 의료기기의 취급 등

제1절 기준

제19조 (기준규격) 식품의약품안전처장은 의료기기의 품질에 대한 기준이 필요하다고 인정하는 의료기기에 대하여 그 적용범위, 형상 또는 구조, 시험규격, 기재사항 등을 기준규격으로 정할 수 있다.

제2절 기재사항 및 광고

제20조 (용기 등의 기재사항) 의료기기 제조업자 및 수입업자는 의료기기의 용기나 외장(外裝)에 다음 각 호의 사항을 적어야 한다. 다만, 총리령으로 정하는 용기나 외장의 경우에는 그러하지 아니하다.

1. 제조업자 또는 수입업자의 상호와 주소
2. 수입품의 경우는 제조원(제조국 및 제조사명)
3. 허가(인증 또는 신고)번호, 명칭(제품명, 품목명, 모델명). 이 경우 제품명은 제품명이 있는 경우만 해당한다.
4. 제조번호와 제조 연월(사용기한이 있는 경우에는 제조 연월 대신에 사용기한을 적을 수 있다)
5. 중량 또는 포장단위
6. "의료기기"라는 표시
7. 일회용인 경우는 "일회용"이라는 표시와 "재사용 금지"라는 표시
8. 식품의약품안전처장이 보건복지부장관과 협의하여 정하는 의료기기 표준코드
9. 첨부문서를 인터넷 홈페이지에서 전자형태로 제공한다는 사실 및 첨부문서가 제공되는 인터넷 홈페이지

주소(제22조제2항에 따라 첨부문서를 인터넷 홈페이지에서 제공하는 경우에 한정한다)

제21조 (외부포장 등의 기재사항) 의료기기의 용기나 외장에 적힌 제20조의 사항이 외부의 용기나 포장에 가려 보이지 아니할 때에는 외부의 용기나 포장에도 같은 사항을 적어야 한다.

제22조 (첨부문서의 기재사항) ① 의료기기 제조업자 및 수입업자는 의료기기의 첨부문서에 다음 각 호의 사항을 적어야 한다.

1. 사용방법과 사용 시 주의사항
2. 보수점검이 필요한 경우 보수점검에 관한 사항
3. 제19조에 따라 식품의약품안전처장이 기재하도록 정하는 사항
4. 그 밖에 총리령으로 정하는 사항

② 제1항의 첨부문서는 다음 각 호의 어느 하나에 해당하는 형태로 제공할 수 있다.

1. 이동식저장장치(USB), 시디(CD) 등의 전산매체
2. 안내서(종이 또는 책자 등)
3. 인터넷 홈페이지(「의료법」 제3조에 따른 의료기관에서 주로 사용하는 의료기기로서 식품의약품안전처장이 지정하는 의료기기에 한정한다)

제23조 (기재 시 주의사항) 제20조부터 제22조까지에 규정된 사항은 다른 문자·기사·도화 또는 도안보다 쉽게 볼 수 있는 장소에 적어야 하고, 총리령으로 정하는 바에 따라 한글로 읽기 쉽고 이해하기 쉬운 용어로 정확히 적어야 한다.

제23조의2 (시각장애인 등을 위한 정보제공) ① 식품의약품안전처장은 시각·청각장애인이 의료기기를 원활하게 사용할 수 있도록 의료기기 제조업자 및 수입업자에게 다음 각 호의 행위를 권장할 수 있다.

1. 의료기기의 기재사항 일부를 점자 및 음성·수어영상변환용 코드 등을 사용하여 병행 표시하는 행위
2. 의료기기에 사용 정보를 음성안내, 문자확대 등 전자적 방법으로 전달하게 하는 기능을 추가하거나, 이를 위한 소프트웨어, 장치 등을 의료기기와 함께 제공하는 행위

② 식품의약품안전처장은 시각·청각장애인의 의료기기 정보에 대한 접근성을 높이기 위하여 음성·영상 등 적절한 정보전달 방법과 기준을 개발하고 교육·홍보할 수 있다.

③ 식품의약품안전처장은 제1항에 따라 조치를 하려는 의료기기 제조업자 및 수입업자에게 행정적·기술적 지원을 할 수 있다.

④ 식품의약품안전처장은 제2항에 따른 음성·영상 등 정보전달 방법과 기준의 개발 및 교육·홍보 등 업무를 관계 전문기관 또는 단체에 위탁할 수 있다.

⑤ 제1항부터 제4항까지에서 정한 사항 외에 대상 의료기기의 범위, 적절한 정보전달 방법과 기준 및 지원의 방법 등에 관한 세부사항은 총리령으로 정한다.

제24조 (기재 및 광고의 금지 등) ① 의료기기의 용기, 외장, 포장 또는 첨부문서에 해당 의료기기에 관하여 다음 각 호의 사항을 표시하거나 적어서는 아니 된다.

1. 거짓이나 오해할 염려가 있는 사항
2. 제6조 제2항 또는 제15조 제2항에 따른 허가 또는 인증을 받지 아니하거나 신고한 사항과 다른 성능이나 효능 및 효과
3. 보건위생상 위해가 발생할 우려가 있는 사용방법이나 사용기간

② 누구든지 의료기기의 광고와 관련하여 다음 각 호의 어느 하나에 해당하는 광고를 하여서는 아니 된다.

1. 의료기기의 명칭·제조방법·성능이나 효능 및 효과 또는 그 원리에 관한 거짓 또는 과대 광고
2. 의사·치과의사·한의사·수의사 또는 그 밖의 자가 의료기기의 성능이나 효능 및 효과에 관하여 보증·

추천 · 공인 · 지도 또는 인정하고 있거나 그러한 의료기기를 사용하고 있는 것으로 오해할 염려가 있는 기사를 사용한 광고
3. 의료기기의 성능이나 효능 및 효과를 암시하는 기사 · 사진 · 도안을 사용하거나 그 밖에 암시적인 방법을 사용한 광고
4. 의료기기에 관하여 낙태를 암시하거나 외설적인 문서 또는 도안을 사용한 광고
5. 제6조 제2항 또는 제15조 제2항에 따라 허가 또는 인증을 받지 아니하거나 신고한 사항과 다른 의료기기의 명칭 · 제조방법 · 성능이나 효능 및 효과에 관한 광고. 다만, 제26조제1항 단서에 해당하는 의료기기의 경우에는 식품의약품안전처장이 정하여 고시하는 절차 및 방법, 허용범위 등에 따라 광고할 수 있다.
6. 삭제
7. 제25조 제1항에 따른 자율심의를 받지 아니한 광고 또는 심의받은 내용과 다른 내용의 광고

③ 제1항 및 제2항에 따른 의료기기의 표시 · 기재 및 광고의 범위 등에 관하여 필요한 사항은 총리령으로 정한다.

제25조 (광고의 자율심의) ① 의료기기를 광고하려는 자가 다음 각 호의 어느 하나에 해당하는 매체를 이용하여 광고하려는 경우에는 미리 해당 광고가 제24조 제2항 및 제3항에 위반되는지 여부에 관하여 제25조의2 제1항에 따라 식품의약품안전처장에게 신고한 기관 또는 단체(이하 "자율심의기구"라 한다)의 심의를 받아야 한다.
1. 「방송법」제2조제1호의 방송 중 텔레비전방송 및 라디오방송
2. 「신문 등의 진흥에 관한 법률」제2조 제1호의 신문 중 일반일간신문 및 일반주간신문, 같은 조 제2호의 인터넷신문 및 「잡지 등 정기간행물의 진흥에 관한 법률」제2조 제1호가목의 잡지
3. 「옥외광고물 등의 관리와 옥외광고산업 진흥에 관한 법률」제2조 제1호에 따른 옥외광고물 중 현수막(懸垂幕), 벽보, 전단(傳單) 및 교통시설 · 교통수단에 표시(교통수단 내부에 표시되거나 영상 · 음성 · 음향 및 이들의 조합으로 이루어지는 광고를 포함한다)되는 것
4. 전광판
5. 대통령령으로 정하는 인터넷 매체[이동통신단말장치에서 사용되는 애플리케이션(Application)을 포함한다]
6. 그 밖에 매체의 성질, 영향력 등을 고려하여 대통령령으로 정하는 광고매체

② 제1항에 따라 심의를 받은 자가 심의받은 광고의 내용을 변경하려는 경우에는 다시 제1항에 따라 심의를 받아야 한다. 다만, 대통령령으로 정하는 경미한 사항을 변경하려는 경우에는 그러하지 아니한다.

③ 제1항에도 불구하고 다음 각 호의 어느 하나에 해당하는 의료기기 광고에 대해서는 자율심의기구의 심의를 받지 아니할 수 있다.
1. 제6조제2항 또는 제15조제2항에 따라 허가 또는 인증을 받거나 신고한 내용만으로 구성된 광고
2. 수출만을 목적으로 생산하는 의료기기의 외국어 광고
3. 제1항에 따라 심의를 받은 내용과 동일한 외국어 광고
4. 의료인 등 전문가 집단을 대상으로 하는 광고 등 대통령령으로 정하는 내용의 광고

④ 제1항에 따라 심의를 받은 자가 심의 결과에 이의가 있는 경우에는 그 심의 결과를 통지받은 날부터 30일 이내에 대통령령으로 정하는 바에 따라 자율심의기구에 재심의를 신청할 수 있다.

⑤ 제4항에 따른 재심의 결과에 이의가 있는 자는 재심의 결과를 통지받은 날부터 30일 이내에 대통령령으로 정하는 바에 따라 식품의약품안전처장에게 이의신청을 할 수 있다.

⑥ 의료기기광고 심의를 받으려는 자는 자율심의기구가 정하는 수수료를 내야 한다.

⑦ 제1항에 따른 심의의 유효기간은 심의를 신청하여 승인을 받은 날부터 3년으로 한다.

⑧ 제7항에 따른 유효기간의 만료 후 계속하여 의료기기광고를 하려는 경우에는 유효기간 만료 6개월 전에 자율심의기구에 의료기기 광고 심의를 신청하여야 한다.

제25조의2 (자율심의기구 구성 · 운영 등) ① 다음 각 호의 기관 또는 단체는 대통령령으로 정하는 바에 따라 자율심의를 위한 조직 등을 갖추어 식품의약품안전처장에게 신고한 후 의료기기광고 심의 업무를 수행할 수 있다.

1. 「민법」이나 다른 법률에 따라 설립된 법인으로서 대통령령으로 정하는 기준에 해당하는 기관 또는 단체
2. 「소비자기본법」 제29조에 따라 등록한 소비자단체로서 대통령령으로 정하는 기준을 충족하는 단체

② 자율심의기구는 제25조제1항에 따른 심의에 적용하는 심의기준을 마련하여야 한다. 이 경우 자율심의기구가 둘 이상인 경우에는 상호 협의하여 심의기준을 마련하여야 한다.

③ 제25조 제1항에 따라 자율심의기구가 수행하는 의료기기광고 심의 업무 및 이와 관련된 업무의 수행에 관하여는「민법」제37조를 적용하지 아니한다.

④ 자율심의기구는 의료기기광고 제도 및 법령의 개선에 관하여 식품의약품안전처장에게 의견을 제시할 수 있다.

⑤ 제25조 및 이 조 제1항부터 제4항까지의 규정에서 정한 것 외에 자율심의기구의 구성 · 운영 및 심의에 필요한 사항은 자율심의기구가 정한다.

⑥ 자율심의기구가 제25조 제1항 및 이 조 제2항에 따른 심의 관련 업무를 수행할 때에는 제24조제2항 및 제3항에 따라 공정하고 투명하게 하여야 한다.

제25조의3 (의료기기광고에 관한 심의위원회) ① 자율심의기구는 의료기기 광고를 심의하기 위하여 의료기기광고심의위원회(이하 "심의위원회"라 한다)를 설치 · 운영하여야 한다.

② 심의위원회는 위원장 1명과 부위원장 1명을 포함하여 10명 이상 20명 이하의 위원으로 구성한다.

③ 심의위원회의 위원은 다음 각 호의 어느 하나에 해당하는 사람 중에서 자율심의기구의 장이 위촉한다. 이 경우 다음 각 호의 사람을 각각 1명 이상 포함하되, 제1호에 해당하는 위원 수는 전체 위원 수의 3분의 1 미만이 되도록 하여야 한다.

1. 의료기기 관련 산업계에 종사하는 사람
2. 「의료법」 제2조에 따른 의사 · 치과의사 또는 한의사로서 같은 법 제28조에 따른 의사회 · 치과의사회 또는 한의사회의 장이 추천하는 사람
3. 「소비자기본법」제2조 제3호에 따른 소비자단체의 장이 추천하는 사람
4. 「변호사법」 제7조 제1항에 따라 같은 법 제78조에 따른 대한변호사협회에 등록한 변호사로서 대한변호사협회의 장이 추천하는 사람
5. 「비영리민간단체 지원법」 제4조에 따라 등록된 단체로서 의료기기의 안전을 주된 목적으로 하는 단체의 장이 추천하는 사람
6. 그 밖에 의료기기의 광고에 관한 학식과 경험이 풍부한 사람

④ 제1항부터 제3항까지의 규정에서 정한 것 외에 심의위원회의 구성 및 운영에 필요한 사항은 자율심의기구가 정한다.

제25조의4 (의료기기광고 모니터링) 자율심의기구는 총리령으로 정하는 바에 따라 자신이 심의한 의료기기광고가 제24조 제2항 및 제3항을 준수하는지 여부에 관하여 모니터링하고, 그 결과를 식품의약품안전처장에게 제출하여야 한다.

제25조의5 (봉함) 의료기기 제조업자 또는 수입업자는 다음 각 호의 어느 하나에 해당하는 의료기기로서 총리령으로 정하는 의료기기를 제조 또는 수입하여 판매하는 경우 총리령으로 정하는 바에 따라 의료기기의 용기나 포장을 봉함(封緘)하여야 한다.

1. 인체에 삽입되는 의료기기
2. 개봉하여 유통하는 경우 오염 또는 변질의 우려가 있는 의료기기

제3절 취급

제26조 (일반행위의 금지) ① 누구든지 제6조 제2항 또는 제15조 제2항에 따라 허가 또는 인증을 받지 아니하거나 신고를 하지 아니한 의료기기를 수리·판매·임대·수여 또는 사용하여서는 아니 되며, 판매·임대·수여 또는 사용할 목적으로 제조·수입·수리·저장 또는 진열하여서는 아니 된다. 다만, 박람회·전람회·전시회 등에서 전시할 목적으로 총리령으로 정하는 절차 및 방법 등에 따라 의료기기를 제조·수입·저장 또는 진열하는 경우에는 그러하지 아니하다.

② 누구든지 다음 각 호의 어느 하나에 해당하는 의료기기를 제조·수입·판매 또는 임대하여서는 아니 된다.

1. 제6조 제2항, 제12조 또는 제15조 제2항·제6항에 따라 허가 또는 인증을 받거나 신고한 내용과 다른 의료기기
2. 전부 또는 일부가 불결하거나 병원 미생물에 오염된 물질 또는 변질되거나 부패한 물질로 된 의료기기
3. 그 밖에 국민보건에 위해를 끼쳤거나 끼칠 우려가 있는 경우로서 식품의약품안전처장 또는 특별자치시장·특별자치도지사·시장·군수·구청장이 제34조부터 제36조까지의 규정에 따라 폐기·사용중지·허가 취소 등을 명한 의료기기

③ 수리업자는 의료기기를 수리할 때에는 제6조 제2항, 제12조 또는 제15조 제2항·제6항에 따라 허가 또는 인증을 받거나 신고한 성능, 구조, 정격(定格), 외관, 치수 등을 변환하여서는 아니 된다. 다만, 의료기기의 안전성 및 유효성에 영향을 미치지 아니하는 범위에서 총리령으로 정하는 바에 따라 외관을 변경하는 경미한 수리를 하는 경우에는 그러하지 아니하다.

④ 누구든지 의료기기를 사용할 때에는 제6조 제2항, 제12조 또는 제15조 제2항·제6항에 따라 허가 또는 인증을 받거나 신고한 내용과 다르게 변조 또는 개조하여서는 아니 된다. 다만, 다음 각 호의 어느 하나에 해당하는 경우에는 그러하지 아니하다.

1. 제조업자와 수입업자가 자기 회사에서 제조 또는 수입한 의료기기로서 총리령으로 정하는 의료기기를 제12조 또는 제15조 제6항에 따라 변경허가 또는 변경인증을 받거나 변경신고한 내용대로 변조 또는 개조하는 경우
2. 의료기기의 안전성 및 유효성에 영향을 미치지 아니하는 범위에서 개인이 자신의 사용 편의를 위하여 변조 또는 개조하는 경우

⑤ 수리업자·판매업자 또는 임대업자는 다음 각 호의 어느 하나에 해당하는 의료기기를 수리·판매 또는 임대하거나 수리·판매 또는 임대할 목적으로 저장·진열하여서는 아니 된다.

1. 제6조 제2항, 제12조, 제15조 제2항·제6항 또는 제16조 제1항에 따라 허가 또는 인증을 받거나 신고한 내용과 다르게 제조·수입 또는 수리된 의료기기
2. 제24조 제1항에 위반되는 의료기기

⑥ 의료기관 개설자는 제10조에 따라 식품의약품안전처장으로부터 임상시험에 관한 승인을 받지 아니한

의료기기를 임상시험에 사용하여서는 아니 된다.

⑦ 누구든지 의료기기가 아닌 것의 외장 · 포장 또는 첨부문서에 의료기기와 유사한 성능이나 효능 및 효과 등이 있는 것으로 잘못 인식될 우려가 있는 표시를 하거나 이와 같은 내용의 광고를 하여서는 아니 되며, 이와 같이 표시되거나 광고된 것을 판매 또는 임대하거나 판매 또는 임대할 목적으로 저장 또는 진열하여서는 아니 된다.

제27조 (시험검사) ① 식품의약품안전처장은 제6조 제2항, 제12조 또는 제15조 제2항 · 제6항에 따라 허가 또는 인증을 하거나 신고를 받기 전이나 제33조에 따라 검사명령을 한 경우에는 의료기기의 안전성 및 성능 등에 관하여 시험검사를 할 수 있다.

② 식품의약품안전처장은 제1항에 따른 시험검사를 「식품 · 의약품분야 시험 · 검사 등에 관한 법률」 제6조 제2항 제4호에 따라 식품의약품안전처장이 지정한 의료기기 시험 · 검사기관에서 수행하도록 할 수 있다.

제28조 (품질관리심사기관의 지정 등) ① 식품의약품안전처장은 다음 각 호의 사항에 대하여 시설과 제조 및 품질관리체계심사를 할 수 있다.

1. 제6조제1항에 따른 제조업허가를 받으려는 자 및 같은 조 제2항에 따른 제조허가 또는 제조인증을 받거나 제조신고를 하려는 자가 같은 조 제4항 본문에 따른 시설과 제조 및 품질관리체계를 갖추었는지 여부
2. 제조업자가 제13조제1항에 따른 시설과 제조 및 품질관리체계를 유지하고 있는지 여부와 그 밖에 생산관리에 관한 의무사항을 지키고 있는지 여부
3. 제15조 제1항에 따른 수입업허가를 받으려는 자 및 같은 조 제2항에 따른 수입허가 또는 수입인증을 받거나 수입신고를 하려는 자가 같은 조 제4항 본문에 따른 수입의료기기의 제조소에 대한 시설과 제조 및 품질관리체계를 갖추었는지 여부
4. 수입업자가 제15조 제6항에 따라 준용되는 제13조 제1항에 따른 수입의료기기의 제조소에 대한 시설과 제조 및 품질관리체계를 유지하고 있는지 여부와 그 밖에 수입관리에 관한 의무사항을 지키고 있는지 여부

② 식품의약품안전처장은 제1항에 따른 시설과 제조 및 품질관리체계 심사를 수행할 기관(이하 "품질관리심사기관"이라 한다)을 지정할 수 있다.

③ 제2항에 따라 품질관리심사기관으로 지정받으려는 자는 시설과 제조 및 품질관리체계 심사에 필요한 전문인력을 갖추어야 한다.

④ 제2항에 따라 지정된 품질관리심사기관은 시설과 제조 및 품질관리체계 심사를 한 때에는 품질관리심사 결과서를 작성하여 식품의약품안전처장에게 보고하고 시설과 제조 및 품질관리체계 심사에 관한 기록을 보관하는 등 총리령으로 정하는 사항을 지켜야 한다.

⑤ 제1항부터 제4항까지에서 규정한 사항 외에 품질관리심사기관의 지정 요건과 그 절차 · 방법 등에 관하여 필요한 사항은 총리령으로 정한다.

제5장 관 리

제29조 (추적관리대상 의료기기) ① 식품의약품안전처장은 다음 각 호의 어느 하나에 해당하는 의료기기 중에서 사용 중 부작용 또는 결함이 발생하여 인체에 치명적인 위해를 줄 수 있어 그 소재를 파악해 둘 필요가 있는 의료기기(이하 "추적관리대상 의료기기"라 한다)는 별도로 정하여 관리할 수 있다.

1. 인체에 1년 이상 삽입되는 의료기기

2. 생명 유지용 의료기기 중 의료기관 외의 장소에서 사용이 가능한 의료기기
② 제1항에 따른 추적관리대상 의료기기의 지정기준 · 관리기준 등에 관하여 필요한 사항은 총리령으로 정한다.

제30조 (기록의 작성 및 보존 등) ① 추적관리대상 의료기기의 제조업자 · 수입업자 · 판매업자 · 임대업자 · 수리업자(이하 이 조에서 "취급자"라 한다) · 추적관리대상 의료기기를 취급하는 의료기관 개설자 및 의료기관에서 종사하는 의사 · 한의사 · 치과의사 등(이하 이 조에서 "사용자"라 한다)은 추적관리대상 의료기기에 대하여 다음 각 호의 구분에 따른 기록을 작성 · 보존하여야 하며, 그 기록을 총리령으로 정하는 바에 따라 식품의약품안전처장에게 제출하여야 한다.
1. 취급자 : 추적관리대상 의료기기의 제조 · 판매(구입을 포함한다) · 임대 또는 수리 내용 등에 대한 기록
2. 사용자 : 추적관리대상 의료기기를 이용하는 환자에 대한 추적이 가능하도록 하는 기록
② 식품의약품안전처장은 제1항에 따라 제출된 기록의 확인을 위하여 필요한 경우에는 취급자 또는 사용자에게 추가적인 자료의 제출 등을 명할 수 있다. 이 경우 취급자 또는 사용자는 식품의약품안전처장의 자료 제출 등의 명령을 정당한 사유 없이 거부할 수 없다.
③ 제1항에 따른 기록의 작성과 보존 등에 필요한 사항은 총리령으로 정한다.

제31조 (부작용 관리) ① 의료기기취급자는 의료기기를 사용하는 도중에 사망 또는 인체에 심각한 부작용이 발생하였거나 발생할 우려가 있음을 인지한 경우에는 이를 식품의약품안전처장에게 즉시 보고하고 그 기록을 유지하여야 한다. 이 경우 식품의약품안전처장은 한국의료기기안전정보원장으로 하여금 의료기기와의 인과관계 등을 분석 · 평가하고 그 결과를 보고하도록 할 수 있다.
② 의료기기의 제조업자 · 수입업자 · 수리업자 · 판매업자 및 임대업자(이하 "제조업자등"이라 한다)는 의료기기가 품질불량 등으로 인체에 위해를 끼치거나 끼칠 위험이 있다는 사실을 알게 되었을 때에는 지체 없이 해당 의료기기를 회수하거나 회수에 필요한 조치를 하여야 한다. 이 경우 제조업자 및 수입업자는 인체에 미치는 부작용 등을 고려하여 총리령으로 정하는 바에 따라 회수계획을 수립하여 미리 식품의약품안전처장에게 보고하여야 한다.
③ 식품의약품안전처장은 제2항 후단에 따른 의료기기 회수계획을 보고받으면 제조업자 또는 수입업자에게 회수계획을 공표하도록 명할 수 있다.
④ 식품의약품안전처장은 제1항 또는 제2항 후단에 따라 보고받은 결과 사망 또는 인체에 심각한 부작용이 발생하였거나 발생할 우려가 있다고 판단되는 의료기기에 관하여 해당 의료기기를 사용한 의료기관 개설자에게 그 부작용과 회수계획 등을 알려야 한다.
⑤ 제4항에 따라 통보를 받은 의료기관 개설자는 해당 의료기기를 사용하여 치료를 받은 환자에게 방문, 우편, 전화, 전자우편 또는 팩스 등의 방법으로 그 부작용과 회수계획 등을 알려야 한다. 이 경우 의료기관 개설자는 환자에게 통보한 사실을 증명할 수 있는 자료를 식품의약품안전처장에게 제출하여야 한다.
⑥ 식품의약품안전처장, 특별자치시장 · 특별자치도지사 · 시장 · 군수 · 구청장은 제2항에 따른 회수 또는 회수에 필요한 조치를 성실히 이행한 제조업자등에게 총리령으로 정하는 바에 따라 제36조에 따른 행정처분을 감면할 수 있다.
⑦ 제1항에 따른 보고의 절차 및 내용, 제2항에 따른 회수기준, 회수절차 · 회수방법 및 회수계획에 포함되어야 할 사항과 제3항에 따른 공표방법, 제4항에 따른 통보의 기준 · 절차 · 방법, 제5항에 따른 통보의 내용 · 절차 · 방법 및 증명 자료 제출의 절차 · 방법 등에 관하여 필요한 사항은 총리령으로 정한다.

제31조의2 (의료기기 공급내역 보고 등) ① 의료기기 제조업자 · 수입업자 · 판매업자 · 임대업자는 의료기관, 의료기기 판매업자 · 임대업자에게 의료기기를 공급한 경우 식품의약품안전처장이 보건복지부장관과 협의

하여 총리령으로 정하는 바에 따라 식품의약품안전처장에게 그 공급내역을 보고하여야 한다.
② 보건복지부장관은 식품의약품안전처장에게 제1항에 따라 보고받은 자료를 제공하여 줄 것을 요청할 수 있다.
③ 식품의약품안전처장은 의료기기 유통정보를 효율적으로 활용하기 위하여 보건복지부 등 관계 기관의 직원으로 구성된 협의체를 운영할 수 있다.

제31조의3 (의료기기통합정보시스템 구축 등) ① 식품의약품안전처장은 허가부터 제조 · 수입 · 판매 · 사용에 이르기까지 의료기기에 관한 정보를 효율적으로 기록 · 관리하기 위하여 전자정보처리시스템(이하 "의료기기통합정보시스템"이라 한다)을 구축 · 운영할 수 있다.
② 제조업자등은 의료기기를 체계적 · 효율적으로 관리하기 위하여 필요한 정보로서 의료기기 표준코드 및 의료기기에 관한 정보 등 총리령으로 정하는 정보를 제1항에 따른 의료기기통합정보시스템에 등록하여야 한다.
③ 제조업자등은 제2항에 따른 정보를 등록 · 관리함에 있어서 총리령으로 정하는 기준(이하 "의료기기통합정보관리기준"이라 한다)을 준수하여야 한다.
④ 의료기기통합정보시스템은 의료기기와 관련된 정보시스템과 전자적으로 연계하여 활용할 수 있다.
⑤ 그 밖에 의료기기통합정보시스템의 구축 · 운영 및 관리 등에 필요한 사항은 총리령으로 정한다.

제31조의4 (의료기기통합정보센터 지정 · 운영 등) ① 식품의약품안전처장은 의료기기 정보의 수집 · 조사 · 가공 · 이용 · 제공 및 제31조의3에 따른 의료기기통합정보시스템의 구축 · 운영 등에 관한 업무를 대통령령으로 정하는 바에 따라 관계 전문기관 또는 단체를 지정(이하 "의료기기통합정보센터"라고 한다)하여 위탁할 수 있다.
② 의료기기통합정보센터의 장은 국가, 지방자치단체, 공공기관, 의료기기취급자 등을 대상으로 보고 · 제출받은 정보의 진위 여부를 확인하는 등 제1항에 따른 업무를 수행하는 데 필요한 경우에 한하여 그 업무와 관련성이 있는 자료 또는 정보의 제공을 요청할 수 있다. 이 경우 자료 또는 정보의 제공을 요청받은 자는 정당한 사유가 없으면 이에 따라야 하며, 의료기기통합정보센터의 장에게 제공하는 자료에 대하여는 사용료 또는 수수료를 면제한다.
③ 식품의약품안전처장 및 보건복지부장관은 의료기기통합정보센터의 장에게 의료기기 관리현황에 대하여 보고하게 할 수 있다.
④ 식품의약품안전처장은 의료기기통합정보센터의 운영에 사용되는 비용의 전부 또는 일부를 지원할 수 있다.
⑤ 의료기기통합정보센터의 운영 등에 필요한 사항은 총리령으로 정한다.

제31조의5 (의료기기 이물 발견 보고 등) ① 의료기기취급자는 의료기기 내부나 용기 또는 포장에서 정상적으로 사용된 원재료가 아닌 것으로서 사용 시 위해가 발생할 우려가 있거나 사용하기에 부적합한 물질[이하 "이물(異物)"이라 한다]을 발견한 경우에는 지체 없이 이를 식품의약품안전처장에게 보고하여야 한다.
② 식품의약품안전처장은 제1항에 따라 이물 발견의 사실을 보고받은 경우에는 이물 혼입 원인 조사 및 그 밖에 필요한 조치를 취하여야 한다.
③ 식품의약품안전처장은 국민건강에 대한 위해를 방지하기 위하여 필요한 경우에는 의료기기에서 이물이 발견된 사실, 제2항에 따른 조사 결과 및 조치 계획을 공표할 수 있다.
④ 제1항에 따른 이물 보고의 기준 · 대상 및 절차, 제2항에 따른 조치 및 제3항에 따른 공표의 기준 · 방법 · 절차 등에 필요한 사항은 총리령으로 정한다.

제6장 감 독

제32조 (보고와 검사 등) ① 보건복지부장관, 식품의약품안전처장 또는 특별자치시장 · 특별자치도지사 · 시장 · 군수 · 구청장은 의료기기의 위해방지 · 품질관리, 판매질서의 유지 또는 의료기기 관련 업무 수탁 기관의 관리 · 감독 등을 위하여 필요하다고 인정할 때에는 의료기기취급자 또는 의료기기 기술문서심사기관 · 임상시험기관 · 비임상시험실시기관 · 품질관리심사기관, 의료기기 판촉영업자, 제15조의2 제2항에 따른 수탁 기관 · 단체에 필요한 보고를 하게 하거나 관계 공무원에게 다음 각 호의 행위를 하게 할 수 있다.

1. 의료기기를 취급하는 의료기관, 공장 · 창고 또는 점포나 사무소, 의료기기 기술문서심사기관 · 임상시험기관 · 비임상시험실시기관 · 품질관리심사기관, 의료기기 판촉영업자, 제15조의2 제2항에 따른 수탁기관 · 단체, 그 밖에 의료기기를 업무상 취급하는 장소에 출입하여 그 시설 또는 관계 장부나 서류, 그 밖의 물건의 검사 또는 관계인에 대한 질문을 하는 행위
2. 제34조 제1항 각 호의 어느 하나에 해당한다고 의심되는 의료기기 또는 시험이나 품질검사에 필요한 의료기기를 최소량만 수거하는 행위

② 제1항에 따라 출입 · 검사 · 질문 · 수거를 하려는 공무원은 그 권한을 표시하는 증표를 지니고 이를 관계인에게 내보여야 한다.

③ 제1항과 제2항에 따른 관계 공무원의 권한 · 직무의 범위 및 증표 등에 관하여 필요한 사항은 보건복지부장관과 협의하여 총리령으로 정한다.

제32조의2 (해외제조소에 대한 현지실사 등) ① 식품의약품안전처장은 다음 각 호의 어느 하나에 해당하는 경우에는 의료기기 제조업자, 의료기기 수입업자, 해외제조소(의료기기의 제조 및 품질관리를 하는 해외에 소재하는 시설이다. 이하 같다)의 관리자 또는 수출국 정부와 사전에 협의를 거쳐 해외제조소에 대한 출입 및 검사(이하 이 조에서 "현지실사"라 한다)를 할 수 있다.

1. 해외에서 위탁 제조되거나 수입되는 의료기기(이하 이 조에서 "수입의료기기등"이라 한다)의 위해 방지를 위하여 현지실사가 필요하다고 식품의약품안전처장이 인정하는 경우
2. 국내외에서 수집된 수입의료기기등의 안전성 및 유효성 정보에 대한 사실 확인이 필요하다고 식품의약품안전처장이 인정하는 경우

② 식품의약품안전처장은 제1항에 따른 현지실사를 정당한 사유 없이 거부하거나 현지실사 결과 수입의료기기등에 위해 발생 우려가 있는 경우에는 해당 해외제조소의 수입의료기기등에 대하여 수입 중단 등의 필요한 조치를 할 수 있다.

③ 식품의약품안전처장은 제2항에 따라 수입 중단 등의 조치를 받은 수입의료기기등에 대하여 의료기기 제조업자, 의료기기 수입업자, 해외제조소의 관리자 또는 수출국 정부가 원인을 규명하여 개선사항을 제시하거나 현지실사 등을 통하여 그 수입의료기기등에 위해가 없는 것으로 인정되는 경우에는 제2항에 따른 수입 중단 등의 조치를 해제할 수 있다. 이 경우 개선사항에 대한 확인이 필요할 경우에는 현지실사를 실시할 수 있다.

④ 제1항부터 제3항까지의 규정에 따른 현지실사, 수입 중단 등의 조치와 그 해제의 절차 및 방법 등에 필요한 사항은 총리령으로 정한다.

제33조 (검사명령) 식품의약품안전처장(수리업자에 대해서는 특별자치시장 · 특별자치도지사 · 시장 · 군수 · 구청장을 포함한다)은 해당 의료기기가 국민보건에 위해를 끼칠 우려가 있다고 인정하는 경우에 관련 의료기기취급자에 대하여 제10조의2 제1항에 따라 지정된 비임상시험실시기관 또는 「식품 · 의약품분야 시험 · 검사 등에 관한 법률」 제6조 제2항 제4호에 따라 식품의약품안전처장이 지정한 의료기기 시험 · 검

사기관의 검사를 받을 것을 명할 수 있다.

제34조 (판매중지 · 회수 · 폐기 및 공표 명령 등) ① 식품의약품안전처장 또는 특별자치시장 · 특별자치도지사 · 시장 · 군수 · 구청장은 제조업자등에게 다음 각 호에 해당하는 의료기기에 대하여 위해의 정도에 따라 판매중지, 회수, 공중위생상의 위해를 방지할 수 있는 방법으로 폐기 또는 그 밖의 처치를 할 것을 명하거나 그 사실을 공표하게 할 수 있다.

1. 제26조를 위반하여 판매 · 저장 · 진열 · 제조 또는 수입한 의료기기
2. 사용으로 인하여 국민건강에 위해가 발생하였거나 발생할 우려가 현저한 것으로 인정되는 의료기기

② 식품의약품안전처장 또는 특별자치시장 · 특별자치도지사 · 시장 · 군수 · 구청장은 제1항에 따른 명령을 받은 자가 그 명령을 이행하지 아니한 경우 또는 국민보건을 위하여 긴급한 경우에는 관계 공무원으로 하여금 그 물품을 폐기하게 하거나 봉함 또는 봉인, 그 밖에 필요한 처분을 하게 할 수 있다. 이 경우 제32조 제2항을 준용한다.

③ 제1항에 따른 의료기기의 위해 정도에 따른 판매중지 · 회수 · 폐기 등의 기준과 방법, 공표의 방법 등에 관하여 필요한 사항은 총리령으로 정한다.

제35조 (사용중지명령 등) 식품의약품안전처장 또는 특별자치시장 · 특별자치도지사 · 시장 · 군수 · 구청장은 의료기관 개설자 또는 동물병원 개설자에 대하여 사용 중인 의료기기가 제33조에 따른 검사 결과 부적합으로 판정되거나 제34조제1항 각 호의 어느 하나에 해당할 우려가 있는 경우에는 그 의료기기의 사용중지 또는 수리 등 필요한 조치를 명할 수 있다.

제35조의2 (시정명령) 보건복지부장관은 제조업자 · 수입업자 · 판매업자 · 임대업자 또는 의료기기 판촉영업자가 다음 각 호의 어느 하나에 해당할 경우 일정한 기간을 정하여 그 위반 사항을 시정하도록 명할 수 있다.

1. 제13조의2 제1항(제15조 제6항 또는 제18조 제4항에서 준용하는 경우를 포함한다)에 따른 지출보고서를 작성 또는 공개하지 아니하거나 해당 지출보고서와 관련 장부 및 근거 자료를 보관하지 아니한 경우
2. 제13조의2제2항(제15조 제6항 또는 제18조 제4항에서 준용하는 경우를 포함한다)에 따른 위탁계약서 및 관련 근거 자료를 보관하지 아니한 경우

제36조(허가 등의 취소와 업무의 정지 등) ① 제조업자등 또는 의료기기 판촉영업자가 다음 각 호의 어느 하나에 해당하면 의료기기의 제조업자 · 수입업자 및 제10조에 따른 임상시험에 관한 승인을 받은 자에 대해서는 식품의약품안전처장이, 수리업자 · 판매업자 · 임대업자, 의료기기 판촉영업자에 대해서는 특별자치시장 · 특별자치도지사 · 시장 · 군수 · 구청장이 허가 · 인증 · 승인 또는 신고 수리의 취소, 영업소의 폐쇄, 품목류 또는 품목의 제조 · 수입 · 판매의 금지 또는 1년의 범위에서 그 업무의 전부 또는 일부의 정지를 명할 수 있다. 다만, 제1호, 제1호의2부터 제1호의4까지, 제22호 및 제23호의 경우에는 허가 · 인증 · 승인 또는 신고 수리를 취소하거나 영업소를 폐쇄하여야 한다.

1. 제6조 제1항 각 호의 어느 하나에 해당하는 경우[판매업자, 임대업자 또는 의료기기 판촉영업자인 경우에는 제6조 제1항 제2호(의료기기 판촉영업자인 경우에는 피성년후견인 · 피한정후견인인 경우로 한정한다) · 제4호 및 제5호에 해당하는 경우로 한정한다]. 다만, 제47조 제2항에 따라 상속인이 6개월 이내에 제조업자등 또는 의료기기 판촉영업자의 지위를 양도한 경우에는 그러하지 아니하다.

1의2. 거짓이나 그 밖의 부정한 방법으로 제6조제1항 · 제2항, 제12조 제1항(제15조제6항, 제16조 제4항 또는 제17조 제3항에 따라 준용되는 경우를 포함한다), 제15조 제1항 · 제2항, 제16조 제1항, 제17조 제1항 또는 제18조의2 제1항에 따른 허가 · 변경허가 또는 인증 · 변경인증을 받거나 신고 · 변경신고를

한 경우

1의3. 거짓이나 그 밖의 부정한 방법으로 제10조 제1항에 따른 승인 또는 변경승인을 받은 경우

1의4. 거짓이나 그 밖의 부정한 방법으로 제49조 제3항에 따른 갱신을 받은 경우

2. 제6조 제2항 또는 제15조 제2항을 위반하여 허가 또는 인증을 받지 아니하거나 신고를 하지 아니하고 의료기기를 제조·수입한 경우

3. 제6조제4항 본문 및 제15조 제4항 본문에 따른 시설과 제조 및 품질관리체계 또는 제16조 제2항 본문에 따른 시설 및 품질관리체계를 갖추지 아니한 경우

3의2. 제6조 제7항(제15조 제6항에 따라 준용되는 경우를 포함한다)을 위반하여 품질책임자를 두지 아니한 경우

3의3. 제6조의2 제4항(제15조 제6항에 따라 준용되는 경우를 포함한다)을 위반하여 교육을 받지 아니한 품질책임자를 그 업무에 종사하게 한 경우

4. 제7조 제1항에 따른 조건을 이행하지 아니한 경우

5. 제8조를 위반하여 시판 후 조사를 실시하지 아니한 경우

5의2. 제8조 제3항을 위반하여 승인 또는 변경승인을 받지 아니하거나 승인 또는 변경승인을 받은 조사계획서를 준수하지 아니한 경우

5의3. 제8조 제4항을 위반하여 정기적으로 보고하지 아니하거나 거짓 또는 그 밖의 부정한 방법으로 보고한 경우

5의4. 제8조 제5항에 따른 조치명령을 이행하지 아니한 경우

5의5. 제8조의2에 따른 검토 결과 안전성 또는 유효성을 갖추지 못한 경우

5의6. 제8조의2 제1항을 위반하여 기한 내 자료를 제출하지 아니하거나 거짓 또는 그 밖의 부정한 방법으로 자료를 제출한 경우

5의7. 제8조의2 제2항에 따른 조치명령을 이행하지 아니한 경우

5의8. 제8조의2 제3항을 위반하여 자료 보존에 관한 사항을 지키지 아니한 경우

6. 제9조를 위반하여 재평가를 받지 아니하거나, 재평가 결과에 따른 조치를 하지 아니하거나, 재평가 결과 안전성 또는 유효성을 갖추지 못한 경우

7. 제10조 제2항을 위반하여 기준에 적합하지 아니한 제조시설에서 의료기기를 제조하거나 제조된 의료기기를 수입한 경우

8. 제12조 제1항(제15조 제6항, 제16조 제4항 또는 제17조 제3항에 따라 준용되는 경우를 포함한다)을 위반하여 변경허가 또는 변경인증을 받지 아니하거나 변경신고를 하지 아니한 경우

9. 제13조 제1항(제15조 제6항 또는 제16조 제4항에 따라 준용되는 경우를 포함한다)을 위반하여 제조 및 품질관리 또는 생산관리·수입관리·수리관리에 관한 준수사항을 지키지 아니한 경우

9의2. 제13조 제2항(제15조 제6항에서 준용하는 경우를 포함한다)을 위반하여 의료기기의 생산실적, 수입실적 등을 보고하지 아니한 경우

10. 제13조 제3항(제15조 제6항에서 준용하는 경우를 포함한다) 또는 제18조 제2항을 위반하여 경제적 이익등을 제공한 때

11. 제18조 제1항을 위반하여 판매질서 유지 등에 관한 사항을 지키지 아니한 경우

11의2. 제18조의2 제1항에 따른 신고의 기준에 미달한 경우

11의3. 제18조의3 제1항을 위반하여 교육을 받지 아니한 의료기기 판매촉진 업무 종사자를 그 업무에 종사하게 한 경우

11의4. 제18조의4 제1항을 위반하여 의료기기 판매 또는 임대 촉진 업무의 전부 또는 일부를 다시 위탁한 사실을 해당 업무를 위탁한 제조업자, 수입업자, 판매업자 또는 임대업자에게 서면(「전자문서 및 전자거래 기본법」 제2조 제1호에 따른 전자문서를 포함한다)으로 알리지 아니한 경우
11의5. 제18조의5를 위반하여 봉함한 의료기기의 용기나 포장을 개봉하여 판매한 경우
12. 제20조부터 제23조까지의 규정에 따른 각 기재사항을 위반하여 적은 경우
13. 제24조 제1항 및 제3항을 위반하여 의료기기의 용기, 외장, 포장 또는 첨부문서에 표시하거나 적은 경우
14. 제24조 제2항 및 제3항을 위반하여 의료기기를 광고한 경우
14의2. 제25조의5를 위반하여 의료기기의 용기나 포장을 봉함하지 아니하고 판매한 경우
14의3. 제26조에 따른 준수사항을 지키지 아니한 경우
14의4. 제30조 제1항을 위반하여 기록을 작성·보존·제출하지 아니하거나 거짓으로 작성·보존·제출한 경우
15. 제30조 제2항을 위반하여 자료 제출 등의 명령을 정당한 사유 없이 거부한 경우
16. 제31조 제1항을 위반하여 부작용 발생 사실을 보고하지 아니하거나 기록을 유지하지 아니한 경우
17. 제31조 제2항을 위반하여 회수 또는 회수에 필요한 조치를 하지 아니하거나 회수계획을 보고하지 아니한 경우 또는 같은 조 제3항을 위반하여 회수계획의 공표 명령에 따르지 아니한 경우
17의2. 제31조의2 제1항을 위반하여 의료기기 공급내역을 보고하지 아니하거나 거짓으로 보고한 경우
17의3. 제31조의3 제2항을 위반하여 의료기기통합정보시스템에 정보를 등록하지 아니한 경우 또는 같은 조 제3항을 위반하여 의료기기통합정보관리기준을 준수하지 아니한 경우
18. 제31조의5를 위반하여 이물 발견 사실을 보고하지 아니하거나 거짓으로 보고한 경우
19. 제32조 제1항에 따른 관계 공무원의 출입·검사·질문 또는 수거를 거부·방해 또는 기피한 경우
20. 취급하는 의료기기에 대한 제32조 또는 제33조에 따른 검사 등의 결과 국민보건에 위해를 끼치거나 끼칠 우려가 있는 경우
21. 제33조, 제34조 또는 제35조에 따른 각종 명령에 따르지 아니한 경우
21의2. 제43조의6을 위반하여 보험 등에 가입하지 아니한 경우
22. 국민보건에 위해를 끼치거나 끼칠 염려가 있는 의료기기나 그 성능이나 효능 및 효과가 없다고 인정되는 의료기기를 제조·수입·수리·판매 또는 임대한 경우
23. 이 법에 따라 허가를 받거나 신고를 한 소재지에 시설 또는 영업소가 없는 경우
24. 업무정지기간 중에 업무를 한 경우
25. 제49조 제3항을 위반하여 제조허가등의 갱신을 받지 아니하고 제조허가등의 유효기간이 끝난 의료기기를 제조 또는 수입하거나, 같은 조 제4항에 따라 갱신할 때 부여된 조건을 이행하지 아니한 경우

② 제1항에도 불구하고 같은 항 제5호의5·제6호(재평가 결과 안전성 또는 유효성을 갖추지 못한 경우만 해당한다)의 경우 그 제조업자 또는 수입업자에게 귀책사유가 없고 그 의료기기의 원재료나 구조 등을 변경하면 그 허가, 인증 또는 신고의 목적을 달성할 수 있다고 인정하는 때에는 그 변경만을 명할 수 있다.

③ 식품의약품안전처장은 제2항에 따른 변경 명령을 이행하지 아니한 경우에도 제1항에 따른 행정처분을 할 수 있다.

④ 보건복지부장관은 제1항 제18호의 경우에 대하여 식품의약품안전처장에게 허가 또는 인증의 취소, 영업소의 폐쇄, 품목류 또는 품목의 제조·수입·판매의 금지 또는 업무의 정지를 명하도록 요청할 수

있다.

⑤ 제1항부터 제3항까지의 규정에 따른 행정처분의 기준은 총리령으로 정한다.

제37조(지정의 취소 등) ① 식품의약품안전처장은 제6조의2 제5항, 제6조의4 제1항, 제10조 제3항, 제10조의2 제1항 또는 제28조 제2항에 따라 지정을 받은 교육실시기관, 기술문서심사기관, 임상시험기관, 비임상시험실시기관 또는 품질관리심사기관이 다음 각 호의 어느 하나에 해당하면 그 지정을 취소하거나 6개월 이내의 기간을 정하여 그 업무의 정지를 명할 수 있다. 다만, 제1호 · 제2호 또는 제5호에 해당하면 그 지정을 취소하여야 한다.

1. 거짓이나 그 밖의 부정한 방법으로 지정을 받은 경우
2. 고의 또는 중대한 과실로 거짓의 교육수료증, 기술문서심사결과통지서, 임상시험결과보고서, 비임상시험성적서를 작성 또는 발급하거나 품질관리심사결과서를 작성 또는 보고한 경우
3. 제6조의2 제5항, 제6조의4 제2항, 제10조 제3항, 제10조의2 제2항 또는 제28조 제3항에 따른 지정요건을 갖추지 아니한 경우
4. 제6조의2 제6항, 제6조의4 제3항, 제10조 제5항, 제10조의2 제3항 또는 제28조 제4항에 따른 준수사항을 지키지 아니한 경우
5. 업무정지기간 중에 업무를 한 경우

② 제1항에 따라 지정취소처분을 받은 기관은 지정이 취소된 날부터 3년 이내에는 다시 지정을 받을 수 없다.

③ 제1항에 따른 행정처분의 기준은 총리령으로 정한다.

제38조 (과징금처분) ① 식품의약품안전처장 또는 특별자치시장 · 특별자치도지사 · 시장 · 군수 · 구청장은 제36조제1항 또는 제3항에 따라 업무정지처분을 명하여야 하는 경우로서 의료기기를 이용하는 자에게 심한 불편을 주거나 공익을 해칠 우려가 있는 경우에는 대통령령으로 정하는 바에 따라 업무정지처분을 갈음하여 10억원 이하의 과징금을 부과할 수 있다.

② 제1항에 따라 과징금을 부과하는 위반행위의 종류와 위반 정도 등에 따른 과징금의 금액 및 징수방법 등에 관하여 필요한 사항은 대통령령으로 정한다.

③ 식품의약품안전처장 또는 특별자치시장 · 특별자치도지사 · 시장 · 군수 · 구청장은 과징금의 징수를 위하여 필요한 경우에는 다음 각 호의 사항을 적은 문서로 관할 세무관서의 장에게 과세정보의 제공을 요청할 수 있다.

1. 납세자의 인적 사항
2. 사용목적
3. 과징금 부과기준이 되는 매출금액에 관한 자료

④ 식품의약품안전처장 또는 특별자치시장 · 특별자치도지사 · 시장 · 군수 · 구청장은 제1항에 따른 과징금을 내야 할 자가 납부기한까지 내지 아니하면 대통령령으로 정하는 바에 따라 제1항에 따른 과징금부과처분을 취소하고 제36조 제1항 또는 제3항에 따른 업무정지처분을 하거나 국세 체납처분의 예 또는 「지방행정제재 · 부과금의 징수 등에 관한 법률」에 따라 과징금을 징수한다. 다만, 제14조에 따른 폐업 등으로 제36조 제1항 또는 제3항에 따른 업무정지처분을 할 수 없을 때에는 국세 체납처분의 예 또는 「지방행정제재 · 부과금의 징수 등에 관한 법률」에 따라 징수한다.

⑤ 제1항과 제4항에 따라 과징금으로 징수한 금액은 국가 또는 징수기관이 속한 지방자치단체에 귀속된다.

제38조의2(위해 의료기기 제조 등에 대한 과징금 부과 등) ① 식품의약품안전처장은 다음 각 호의 어느 하나에 해당하여 제36조제1항에 따라 허가 · 인증 · 신고 수리의 취소처분, 품목류 또는 품목의 제조 · 수입 · 판매

금지처분, 영업소의 폐쇄명령, 3개월 이상의 업무 전부정지명령 또는 6개월 이상의 업무 일부정지명령을 받은 의료기기 제조업자 또는 수입업자에 대하여 해당 품목의 판매금액의 2배 이하의 범위에서 과징금을 부과할 수 있다.

1. 제6조 제2항 또는 제15조 제2항을 위반한 경우
2. 거짓이나 그 밖의 부정한 방법으로 제6조 제1항 · 제2항, 제12조 제1항(제15조 제6항에 따라 준용되는 경우를 포함한다) 또는 제15조 제1항 · 제2항에 따른 허가 · 변경허가 또는 인증 · 변경인증을 받거나 신고 · 변경신고를 한 경우(제6조제6항 또는 제15조 제5항에 따라 허가 또는 인증을 받거나 신고를 한 것으로 보는 경우를 포함한다)
3. 제26조(제6항과 제7항은 제외한다)를 위반한 경우
4. 거짓이나 그 밖의 부정한 방법으로 제49조 제3항에 따른 갱신을 받은 경우

② 식품의약품안전처장은 제1항에 따른 과징금을 부과하는 경우 다음 각 호의 사항을 고려하여야 한다.

1. 위반행위의 내용 및 정도
2. 위반행위의 기간 및 횟수
3. 위반행위로 인하여 취득한 이익의 규모

③ 제1항 및 제2항에 따른 과징금의 부과기준 및 부과절차 등에 필요한 사항은 대통령령으로 정한다.

④ 식품의약품안전처장은 제1항에 따른 과징금을 내야 할 자가 납부기한까지 내지 아니하면 납부기한의 다음 날부터 체납된 과징금에 대하여 연 100분의 3에 해당하는 가산금을 징수한다.

⑤ 식품의약품안전처장은 제1항에 따른 과징금을 내야 할 자가 납부기한까지 내지 아니하면 기간을 정하여 독촉하고, 그 지정된 기간에 과징금과 제4항에 따른 가산금을 내지 아니하면 국세 체납처분의 예에 따라 징수한다.

⑥ 제1항에 따른 과징금의 부과 · 징수를 위하여 필요한 정보 · 자료의 제공 요청에 관하여는 제38조제3항을 준용한다.

제38조의3 (위반사실 공표) 식품의약품안전처장 또는 특별자치시장 · 특별자치도지사 · 시장 · 군수 · 구청장은 제36조부터 제38조까지의 규정에 따라 행정처분이 확정된 제조업자등 및 제37조에 따른 기관에 대한 처분 내용, 처분 대상자와 의료기기의 명칭 등 처분과 관련한 정보를 대통령령으로 정하는 바에 따라 공표할 수 있다.

제39조 (청문) 식품의약품안전처장 또는 특별자치시장 · 특별자치도지사 · 시장 · 군수 · 구청장은 다음 각 호에 따른 행정처분을 하려면 청문을 하여야 한다.

1. 제36조에 따른 허가, 인증, 승인 또는 신고 수리의 취소, 영업소의 폐쇄, 품목류 또는 품목의 제조 · 수입 · 판매의 금지, 업무의 전부 또는 일부의 정지
2. 제37조에 따른 지정의 취소

제40조(의료기기 감시원) ① 제32조 제1항 및 제34조 제2항에 따른 관계 공무원의 직무를 집행하게 하기 위하여 보건복지부, 식품의약품안전처, 특별시 · 광역시 · 특별자치시 · 도 · 특별자치도, 시 · 군 · 구(자치구이다. 이하 같다)에 의료기기 감시원을 둔다.

② 제1항에 따른 의료기기 감시원은 보건복지부, 식품의약품안전처, 특별시 · 광역시 · 특별자치시 · 도 · 특별자치도, 시 · 군 · 구 소속 공무원 중에서 보건복지부장관, 식품의약품안전처장 또는 특별시장 · 광역시장 · 특별자치시장 · 도지사 · 특별자치도지사, 시장 · 군수 · 구청장이 임명한다.

③ 제1항과 제2항에 따른 의료기기 감시원의 자격 · 임명, 직무 범위 등에 관하여 필요한 사항은 보건복지부장관과 협의하여 총리령으로 정한다.

제40조의2(소비자의료기기감시원) ① 식품의약품안전처장 또는 특별시장 · 광역시장 · 도지사 · 특별자치도지사, 특별자치시장, 시장 · 군수 · 구청장은 안전한 의료기기관리를 위하여 의료기기에 관한 지식이 있는 자, 일정수준의 교육을 이수한 자, 의료기기 관련 협회 · 단체의 회원 및 직원 또는 「소비자기본법」 제29조에 따라 등록한 소비자단체의 임직원 중 해당 단체의 장이 추천한 자를 소비자의료기기감시원으로 위촉할 수 있다.

② 제1항에 따라 위촉된 소비자의료기기감시원(이하 "소비자의료기기감시원"이라 한다)의 직무는 다음과 같다.

1. 제40조 제1항에 따른 의료기기 감시원이 행하는 의료기기 등 감시 및 수거 · 검사 지원
2. 유통 중인 의료기기가 표시 · 기재 기준에 부합하지 아니하거나 거짓 · 과대광고 금지 규정을 위반한 경우 관할 행정관청에 신고하거나 그에 관한 자료 제공
3. 그 밖에 의료기기 관리에 관한 사항으로서 총리령으로 정하는 사항

③ 소비자의료기기감시원이 제2항 각 호에 규정된 직무를 수행하는 경우 그 권한을 남용하여서는 아니된다.

④ 제1항에 따라 소비자의료기기감시원을 위촉한 식품의약품안전처장 또는 특별시장 · 광역시장 · 도지사 · 특별자치도지사, 특별자치시장, 시장 · 군수 · 구청장은 소비자의료기기감시원의 직무 수행에 필요한 교육을 실시하여야 한다.

⑤ 식품의약품안전처장 또는 특별시장 · 광역시장 · 도지사 · 특별자치도지사, 특별자치시장, 시장 · 군수 · 구청장은 소비자의료기기감시원이 다음 각 호의 어느 하나에 해당하는 때에는 소비자의료기기감시원을 해촉하여야 한다.

1. 추천한 단체 등에서 퇴직하거나 해임된 경우
2. 제2항 각 호에 규정된 직무와 관련하여 부정한 행위를 하거나 권한을 남용한 경우
3. 질병 · 부상 등의 사유로 직무를 수행하기 곤란하게 된 경우

⑥ 소비자의료기기감시원이 제2항제1호의 직무를 수행하기 위하여 의료기기 판매업자 또는 임대업자의 영업소에 단독으로 출입하고자 하는 경우에는 미리 식품의약품안전처장 또는 특별시장 · 광역시장 · 도지사 · 특별자치도지사, 특별자치시장, 시장 · 군수 · 구청장의 승인을 받아야 한다.

⑦ 소비자의료기기감시원이 제6항에 따른 승인을 받아 판매업자 또는 임대업자의 영업소에 단독으로 출입하는 때에는 승인서와 그 신분을 표시하는 증표를 지니고 이를 관계인에게 보여 주어야 한다.

⑧ 소비자의료기기감시원의 자격, 직무 범위 및 교육 등에 관하여 필요한 사항은 총리령으로 정한다.

⑨ 식품의약품안전처장은 예산의 범위에서 소비자의료기기감시원 운영에 필요한 비용의 전부 또는 일부를 보조할 수 있다.

제7장 보 칙

제41조 삭제

제42조 (한국의료기기안전정보원의 설립) ① 국내외의 신개발의료기기 동향 및 임상정보 등에 관한 종합적인 정보 · 기술의 지원과 의료기기 인증 등에 관한 업무를 하기 위하여 한국의료기기안전정보원(이하 "정보원"이라 한다)을 둔다.

② 정보원은 법인으로 한다.

③ 정보원의 정관에는 다음 각 호의 사항을 기재하여야 한다.

1. 목적
2. 명칭
3. 주된 사무소가 있는 곳
4. 자산에 관한 사항
5. 임원 및 직원에 관한 사항
6. 이사회의 운영
7. 사업범위 및 내용과 그 집행
8. 회계
9. 공고의 방법
10. 정관의 변경
11. 그 밖에 정보원의 운영에 관한 중요 사항

④ 정보원이 정관의 기재사항을 변경하려는 경우에는 식품의약품안전처장의 인가를 받아야 한다.
⑤ 정보원에 관하여 이 법에서 규정한 사항 외에는 「민법」 중 재단법인에 관한 규정을 준용한다.
⑥ 정보원의 운영 등에 필요한 사항은 대통령령으로 정한다.

제43조 (정보원의 사업) ① 정보원은 다음 각 호의 사업을 한다.

1. 의료기기의 기술 향상을 위한 국제규격 연구, 국내외 정보의 수집 · 분석 및 관리 등 의료기기에 관한 정보 또는 기술의 지원
2. 신개발의료기기를 제품화하기 위한 임상시험의 지원
3. 위험관리 등 품질관리체계 및 허가 · 인증 · 신고 관련 정보에 대한 교육 · 홍보 및 지원
4. 의료기기의 관리를 선진화하기 위한 기준규격의 국제화 등 지원
5. 의료기기 안전 관련 정책수립 지원을 위한 조사 · 연구
6. 의료기기 부작용의 인과관계 조사 · 규명
7. 의료기기로 인한 부작용 및 의료기기 제조허가 · 인증 · 신고 정보 등 의료기기 안전과 관련한 각종 정보(이하 "의료기기안전정보"라 한다)의 수집 · 관리 · 분석 · 평가 및 제공
8. 식품의약품안전처장이 제44조 제2항에 따라 위탁한 업무
9. 그 밖에 식품의약품안전처장이 필요하다고 인정하는 의료기기의 정보 및 기술 지원과 관련되는 사업

② 식품의약품안전처장은 정보원이 수행하는 제1항의 사업에 대하여 재정 지원 등을 할 수 있다.
③ 식품의약품안전처장은 정보원이 수행하는 제1항 제7호의 사업을 지원하기 위하여 「의료법」 제3조 제2항 제3호바목에 따른 종합병원을 의료기기안전정보 모니터링센터로 지정할 수 있다.
④ 제3항에 따른 의료기기안전정보 모니터링센터의 지정, 사업범위, 운영 등에 필요한 사항은 총리령으로 정한다.

제43조의2 (의료기기 제조허가 등의 취소) ① 식품의약품안전처장은 제6조 제2항 또는 제15조 제2항에 따라 허가 또는 인증을 받거나 신고한 의료기기가 다음 각 호의 어느 하나에 해당하는 경우에는 허가 · 인증 또는 신고 수리를 취소할 수 있다.

1. 허가 또는 인증을 받거나 신고하여 제조하거나 수입한 의료기기의 품질 관리나 성능에 중대한 결함이 있는 경우
2. 그 밖에 국민보건에 위해를 끼쳤거나 끼칠 우려가 있는 경우 또는 그 효능이 없는 의료기기에 해당하는 경우

② 제1항에 따른 취소의 절차 및 방법 등에 필요한 사항은 총리령으로 정한다.

제43조의3 (정보원의 지도 · 감독 등) ① 식품의약품안전처장은 정보원에 대하여 감독상 필요한 때에는 그 업무에 관한 사항을 보고하게 하거나 자료의 제출, 그 밖에 필요한 명령을 할 수 있고, 소속 공무원으로 하여금 그 사무소에 출입하여 장부 · 서류 등을 검사하게 할 수 있다.

② 제1항에 따라 출입 · 검사를 하는 공무원은 그 권한을 표시하는 증표를 지니고 이를 관계인에게 보여주어야 한다.

③ 식품의약품안전처장은 제44조 제2항에 따라 위탁하는 업무 수행의 적정성 등을 확인하기 위하여 매년 지도 · 감독 계획을 수립 · 시행하여야 한다.

④ 그 밖에 정보원에 대한 지도 · 감독에 필요한 사항은 총리령으로 정한다.

제43조의4 (자료제공의 요청) ① 정보원의 장(이하 "정보원장"이라 한다)은 의료기기안전정보의 수집 · 평가 등 업무상 필요하다고 인정하는 경우에는 다음 각 호의 기관 또는 사람에 대하여 의료기기안전정보에 관한 자료의 제공을 요청할 수 있다. 이 경우 요청을 받은 기관 또는 사람은 정당한 사유가 없으면 그 요청에 따라야 한다.

1. 국가 또는 지방자치단체
2. 공공기관 또는 공공단체
3. 연구기관
4. 의료기기취급자

② 정보원장은 제1항에 따라 필요한 자료의 제공을 요청하는 경우 「개인정보 보호법」 제23조에 따른 민감정보와 같은 법 제24조에 따른 고유식별정보(주민등록번호를 포함한다) 등의 개인정보가 포함된 자료의 제공을 요청할 수 있다. 이 경우 요청을 받은 기관 또는 사람은 개인식별이 가능한 부분을 삭제한 후 제공하여야 한다.

③ 제2항에도 불구하고 정보원장은 식품의약품안전처장이 복수의 기관 또는 사람이 보유한 자료를 통합하여 분석할 필요가 있다고 승인한 경우에는 개인식별이 가능한 부분을 포함한 자료를 제출받아 자료의 통합작업을 수행할 수 있다. 이 경우 자료를 통합한 후에는 지체 없이 개인식별이 가능한 부분을 삭제하고 복구 또는 재생되지 아니하도록 하여야 한다.

④ 제1항부터 제3항까지의 규정에 따라 제공된 자료는 그 제공을 요청한 목적 외의 용도로 이용하여서는 아니 된다.

⑤ 식품의약품안전처장은 정보원장이 제3항 및 제4항을 준수하는지를 정기적으로 점검하고 이를 위반한 경우에는 해임 등 필요한 조치를 할 수 있다.

제43조의5 (인과관계조사관) ① 정보원장은 제43조 제1항 제6호에 따른 사업을 수행하기 위하여 필요하다고 인정하는 경우에는 소속 직원 또는 관련 분야의 전문지식과 경험이 있는 사람 중에서 의료기기 부작용의 인과관계 조사 · 규명을 위하여 조사관(이하 "인과관계조사관"이라 한다)을 임명하거나 위촉할 수 있다.

② 정보원장은 인과관계조사관을 임명하거나 위촉하였을 때에는 지체 없이 식품의약품안전처장에게 보고하여야 한다.

③ 정보원장은 인과관계조사관으로 하여금 의료기관, 의료기기 등을 제조 · 저장 또는 취급하는 공장 · 창고 · 점포나 사무소, 그 밖에 조사의 필요성이 있다고 인정되는 장소에 출입하여 관련 장부나 서류, 그 밖의 물건을 조사하거나 관계인에게 질문을 하게 할 수 있다. 이 경우 인과관계조사관은 그 권한을 표시하는 증표 및 관계서류를 지니고 이를 관계인에게 내보여야 한다.

④ 제1항과 제3항에 따른 인과관계조사관의 자격 및 직무 범위, 증표 등에 관한 사항은 총리령으로 정한다.

⑤ 제3항에 따른 조사 또는 질문의 절차 · 방법 등에 관하여는 이 법에서 정하는 사항을 제외하고는 「행정조

사기본법」에서 정하는 바에 따른다.

제43조의6 (보험가입 등) ① 대통령령으로 정하는 의료기기 제조업자 · 수입업자는 의료기기를 사용하는 도중에 발생한 사망 또는 중대한 부작용 등으로 인하여 환자에게 발생한 피해를 배상하기 위하여 보험 또는 공제에 가입하여야 한다.

② 제1항에 따른 보험 또는 공제의 종류, 가입 대상, 보험금액 및 그 밖에 필요한 사항은 대통령령으로 정한다.

제44조 (권한의 위임 및 위탁) ①이 법에 따른 식품의약품안전처장의 권한은 대통령령으로 정하는 바에 따라 그 일부를 지방식품의약품안전청장, 특별시장 · 광역시장 · 특별자치시장 · 도지사 · 특별자치도지사, 시장 · 군수 · 구청장 또는 보건소장에게 위임할 수 있다.

② 식품의약품안전처장은 이 법에 따른 의료기기의 인증 또는 신고에 관한 업무를 총리령으로 정하는 바에 따라 정보원에 위탁할 수 있다. 이 경우 식품의약품안전처장은 위원회의 심의를 거쳐 사용할 때 인체에 미치는 잠재적 위해성이 거의 없거나 낮은 의료기기 중 위탁 인증 · 신고 대상 및 범위 등에 관한 지침을 정하여 고시하여야 한다.

제44조의2 (벌칙 적용에서 공무원 의제) 다음 각 호의 어느 하나에 해당하는 사람은 「형법」 제127조 및 제129조부터 제132조까지의 규정을 적용할 때에는 공무원으로 본다.

1. 인과관계조사관
2. 제6조의4 제1항에 따라 기술문서심사를 수행하는 기술문서심사기관의 임원 및 직원
3. 제28조 제2항에 따라 시설과 제조 및 품질관리체계 심사를 수행하는 품질관리심사기관의 임원 및 직원
4. 제44조 제2항에 따라 위탁한 업무에 종사하는 정보원의 임원 및 직원

제45조 (제출자료의 보호) ① 식품의약품안전처장은 제6조부터 제10조까지, 제11조, 제12조 또는 제15조에 따라 자료를 제출한 자가 자료의 보호를 문서로 요청하면 그 제출된 자료를 공개하여서는 아니 된다. 다만, 공익상 자료를 공개할 필요가 있다고 인정한 경우에는 자료를 공개할 수 있다.

② 제1항에 따라 보호를 요청한 제출 자료를 열람 · 검토한 자는 그 내용을 외부에 공개하여서는 아니 된다.

제46조 (동물용 의료기기에 대한 특례) 이 법에 따른 보건복지부장관 및 식품의약품안전처장의 소관 사항 중 동물용으로 전용할 것을 목적으로 하는 의료기기에 관하여는 농림축산식품부장관의 소관으로 하며, 이 법의 해당 규정 중 "보건복지부장관" 또는 "식품의약품안전처장"은 "농림축산식품부장관"으로, "총리령" 또는 "보건복지부령"은 "농림축산식품부령"으로 본다. 이 경우 농림축산식품부장관이 농림축산식품부령을 정할 때에는 미리 보건복지부장관 또는 식품의약품안전처장과 협의하여야 한다.

제47조 (제조업자등의 지위 승계 등) ① 제조업자등 또는 의료기기 판촉영업자가 사망하거나 그 영업을 양도한 경우 또는 법인인 제조업자등 또는 의료기기 판촉영업자가 합병한 경우에는 그 상속인, 영업을 양수한 자 또는 합병 후 존속하는 법인이나 합병으로 설립된 법인이 그 제조업자등 또는 의료기기 판촉영업자의 지위를 승계한다. 다만, 영업을 양수한 자 또는 합병 후 존속하는 법인이나 합병으로 설립되는 법인이 다음 각 호의 어느 하나에 해당하는 경우에는 그러하지 아니하다.

1. 제조업자, 수입업자 또는 수리업자 : 제6조제1항 각 호의 어느 하나에 해당하는 경우
2. 판매업자 또는 임대업자 : 제6조 제1항 제2호 · 제4호 또는 제5호에 해당하는 경우
3. 의료기기 판촉영업자 : 제6조 제1항 제2호(피성년후견인 · 피한정후견인인 경우로 한정한다) · 제4호 또는 제5호에 해당하는 경우

② 제1항에 따라 제조업자등 또는 의료기기 판촉영업자의 지위를 승계한 상속인이 제1항 각 호의 어느 하나에 해당하는 경우에는 상속 개시일부터 6개월 이내에 다른 자에게 그 영업을 양도하여야 한다.
③ 제조업자 또는 수입업자가 제6조 제2항 · 제6항 또는 제15조제2항 · 제5항에 따라 허가 또는 인증을 받거나 신고한 의료기기에 대한 영업을 양도한 경우에 그 영업을 양수한 제조업자 또는 수입업자는 해당 품목류 또는 품목의 허가, 인증 또는 신고에 관한 제조업자 또는 수입업자의 지위를 승계한다.
제48조 (행정제재처분 효과의 승계) 제47조에 따라 지위를 승계한 경우에 종전의 제조업자 등 또는 의료기기 판촉영업자에 대한 행정처분의 효과는 그 처분이 있은 날부터 1년간 양수인 또는 합병 후 존속하는 법인이나 합병으로 설립된 법인에 승계되며, 행정처분의 절차가 진행 중일 때에는 양수인 또는 합병 후 존속하는 법인이나 합병으로 설립된 법인에 대하여 행정제재처분의 절차를 속행(續行)할 수 있다. 다만, 새로운 제조업자 등 또는 의료기기 판촉영업자(상속에 의한 지위 승계는 제외한다)가 영업을 승계할 때에 그 처분 또는 위반사실을 알지 못한 경우에는 그러하지 아니하다.
제49조(제조허가등의 갱신) ① 제6조 제2항에 따른 제조허가 · 제조인증 · 제조신고 및 제15조제2항에 따른 수입허가 · 수입인증 · 수입신고(이하 "제조허가등"이라 한다)의 유효기간은 허가 · 인증을 받거나 신고가 수리된 날부터 5년으로 한다. 다만, 수출만을 목적으로 생산하는 수출용 의료기기 등 총리령으로 정하는 의료기기의 경우에는 유효기간을 적용하지 아니한다.
② 제1항에도 불구하고 제8조에 따른 시판 후 조사 대상 의료기기에 대한 유효기간은 제8조의2에 따른 검토가 끝난 날부터 5년으로 한다.
③ 제조업자 및 수입업자는 제1항 및 제2항에 따른 유효기간이 끝난 후에 계속하여 해당 의료기기를 제조 또는 수입하려면 그 유효기간이 끝나기 전에 식품의약품안전처장에게 제조허가 등을 갱신받아야 한다.
④ 식품의약품안전처장은 제3항에 따라 갱신을 받으려는 의료기기에 대하여 안전성 · 유효성 유지를 위하여 필요하다고 인정하는 경우에는 당초 제조허가 등의 내용에 대한 변경을 조건으로 해당 제조허가 등을 갱신할 수 있다.
⑤ 식품의약품안전처장은 의료기기의 안전성 또는 유효성에 중대한 문제가 있다고 인정하는 경우 또는 제조업자 · 수입업자가 제3항에 따른 갱신에 필요한 자료를 제출하지 아니하는 경우 등에는 해당 의료기기에 대한 제조허가 등을 갱신하지 아니할 수 있다.
⑥ 제조업자 및 수입업자는 제1항에 따른 유효기간 동안 제조 또는 수입되지 아니한 의료기기에 대해서는 제3항에 따라 제조허가 등을 갱신받을 수 없다. 다만, 총리령으로 정하는 부득이한 사유로 제조 또는 수입되지 못한 의료기기의 경우에는 그러하지 아니하다.
⑦ 제1항 및 제2항에 따른 유효기간의 산정방법과 제3항부터 제5항까지에 따른 제조허가 등 갱신의 기준, 방법 및 절차 등에 관하여 필요한 사항은 총리령으로 정한다.
제50조 (수수료) 다음 각 호의 어느 하나에 해당하는 자는 총리령으로 정하는 바에 따라 수수료를 내야 한다.
1. 이 법에 따른 허가 또는 인증을 받거나 신고를 하려는 자
2. 이 법에 따른 허가, 인증 또는 신고 사항을 변경하려는 자
3. 이 법에 따라 기술문서, 안전성 · 유효성 등에 대한 심사 또는 신개발의료기기 등의 시판 후 조사 결과에 대한 검토를 받으려는 자
4. 제11조에 따라 사전 검토를 받으려는 자
6. 제49조 제3항에 따라 제조 허가 등의 갱신을 받으려는 자

제8장 벌 칙

제51조 (벌칙) ① 다음 각 호의 어느 하나에 해당하는 자는 5년 이하의 징역 또는 5천만원 이하의 벌금에 처한다.

1. 거짓이나 그 밖의 부정한 방법으로 제6조 제1항 · 제2항 또는 제15조 제1항 · 제2항에 따른 허가 또는 인증을 받거나 신고를 한 자

1의2. 거짓이나 그 밖의 부정한 방법으로 제8조 제4항에 따른 보고를 한 자

1의3. 거짓이나 그 밖의 부정한 방법으로 제8조의2 제1항에 따른 자료를 제출한 자

2. 제26조 제1항을 위반한 자

3. 거짓이나 그 밖의 부정한 방법으로 제49조 제3항에 따른 갱신을 받은 자

3의2. 제49조 제3항을 위반하여 제조허가 등의 갱신을 받지 아니하고 제조허가 등의 유효기간이 끝난 의료기기를 제조 또는 수입한 자

② 제1항의 징역과 벌금은 병과(倂科)할 수 있다.

제52조 (벌칙) ① 다음 각 호의 어느 하나에 해당하는 자는 3년 이하의 징역 또는 3천만원 이하의 벌금에 처한다.

1. 제10조 제1항 · 제2항 전단 · 제4항, 제12조 제1항(제15조 제6항 및 제16조 제4항에서 준용하는 경우를 포함한다), 제13조 제1항(제15조 제6항에서 준용하는 경우를 포함한다), 제16조 제1항 본문, 제17조 제1항, 제18조의2 제1항, 제24조 제1항 · 제2항, 제26조 제2항부터 제7항까지 또는 제45조 제2항을 위반한 자

1의2. 거짓이나 그 밖의 부정한 방법으로 제10조 제1항에 따른 승인 또는 변경승인을 받은 자

1의3. 거짓이나 그 밖의 부정한 방법으로 제12조 제1항(제15조 제6항, 제16조 제4항 또는 제17조 제3항에 따라 준용되는 경우를 포함한다) 또는 제18조의2 제1항에 따른 변경허가 또는 변경 인증을 받거나 변경 신고를 한 자

1의4. 제13조 제3항(제15조 제6항에서 준용하는 경우를 포함한다)을 위반하여 경제적 이익 등을 제공하거나 취득하게 한 자

1의5. 제13조 제4항(제15조 제6항에서 준용하는 경우를 포함한다)을 위반하여 의료기기 판촉영업자가 아닌 자에게 의료기기 판매촉진 업무를 위탁한 자

1의6. 거짓이나 그 밖의 부정한 방법으로 제16조 제1항, 제17조 제1항 또는 제18조의2 제1항에 따른 신고를 한 자

1의7. 제18조 제2항을 위반하여 경제적 이익 등을 제공하거나 취득하게 한 자

1의8. 제18조 제3항을 위반하여 의료기기 판촉영업자가 아닌 자에게 의료기기 판매 또는 임대 촉진 업무를 위탁한 자

1의9. 제18조의2 제1항을 위반하여 신고하지 아니하고 의료기기 판매 또는 임대 촉진 업무를 위탁받아 수행한 자

2. 제34조 제2항에 따라 관계 공무원이 행하는 폐기 · 봉함 · 봉인 등 그 밖에 필요한 처분을 거부 · 방해하거나 기피한 자

② 제1항의 징역과 벌금은 병과할 수 있다.

제53조의2 (벌칙) 다음 각 호의 어느 하나에 해당하는 자는 1년 이하의 징역 또는 1천만원 이하의 벌금에 처한다.

1. 제10조 제5항, 제10조의2 제3항 또는 제28조 제4항에 따른 임상시험 결과보고서, 비임상시험 성적서 또는 품질관리 심사결과서를 거짓으로 작성 또는 발급한 자
2. 제13조의2 제1항(제15조 제6항 또는 제18조 제4항에서 준용하는 경우를 포함한다)을 위반하여 지출보고서를 작성 또는 공개하지 아니하거나 해당 지출보고서와 관련 장부 및 근거 자료를 보관하지 아니한 자
3. 제13조의2제1항(제15조 제6항 또는 제18조 제4항에서 준용하는 경우를 포함한다)에 따른 지출보고서를 거짓으로 작성 또는 공개한 자

3의2. 제13조의2 제2항을 위반하여 위탁계약서 및 관련 근거 자료를 보관하지 아니한 자

4. 제13조의2 제3항(제15조 제6항 또는 제18조 제4항에서 준용하는 경우를 포함한다)에 따른 지출보고서와 관련 장부 및 근거 자료의 제출 요구를 따르지 아니한 자

4의2. 제18조의4 제1항을 위반하여 의료기기 판매 또는 임대 촉진 업무의 전부 또는 일부를 다시 위탁한 사실을 해당 업무를 위탁한 제조업자, 수입업자, 판매업자 또는 임대업자에게 서면(「전자문서 및 전자거래 기본법」 제2조 제1호에 따른 전자문서를 포함한다)으로 알리지 아니한 자

5. 제18조의5를 위반하여 봉함한 의료기기의 용기나 포장을 개봉하여 판매한 자

제54조 (벌칙) 다음 각 호의 어느 하나에 해당하는 자는 500만원 이하의 벌금에 처한다.

1. 제18조 제1항, 제20조부터 제23조까지, 제30조 제1항 · 제2항 또는 제31조 제1항 · 제5항을 위반한 자
2. 제32조 제1항 또는 제36조 제1항 · 제2항에 따른 관계 공무원의 출입 · 수거 · 폐쇄 또는 그 밖의 처분을 거부 · 방해하거나 기피한 자
3. 제33조, 제34조 제1항, 제35조 또는 제36조 제1항 · 제2항에 따른 검사, 회수, 폐기, 공표, 사용중지, 업무정지 등의 명령을 위반한 자
4. 제37조 제1항 제1호 · 제2호 · 제5호에 해당하는 위반행위를 한 자

제54조의2 (벌칙) ①제6조 제7항(제15조 제6항에서 준용하는 경우를 포함한다), 제6조의2 제1항(제15조 제6항에서 준용하는 경우를 포함한다), 제13조 제5항(제15조 제6항에서 준용하는 경우를 포함한다)을 위반한 자는 300만원 이하의 벌금에 처한다.

② 다음 각 호의 어느 하나에 해당하는 자는 200만원 이하의 벌금에 처한다.

1. 삭제
2. 삭제
3. 삭제
4. 제25조의5를 위반하여 의료기기의 용기나 포장을 봉함하지 아니하고 판매한 자
5. 제43조의5 제3항에 따른 인과관계 조사관의 조사 · 질문 등을 거부 · 방해하거나 기피한 자

제55조 (양벌규정) 법인의 대표자나 법인 또는 개인의 대리인, 사용인, 그 밖의 종업원이 그 법인 또는 개인의 업무에 관하여 제51조부터 제54조까지의 어느 하나에 해당하는 위반행위를 하면 그 행위자를 벌하는 외에 그 법인 또는 개인에게도 해당 조문의 벌금형을 과(科)한다. 다만, 법인 또는 개인이 그 위반행위를 방지하기 위하여 해당 업무에 관하여 상당한 주의와 감독을 게을리하지 아니한 경우에는 그러하지 아니하다.

제56조 (과태료) ① 다음 각 호의 어느 하나에 해당하는 자에게는 100만원 이하의 과태료를 부과한다.

1. 제6조의2제2항(제15조 제6항에서 준용하는 경우를 포함한다) 또는 제3항(제15조 제6항에서 준용하는 경우를 포함한다)을 위반하여 교육을 받지 아니한 사람

1의2. 제13조제2항(제15조 제6항에서 준용하는 경우를 포함한다)을 위반하여 의료기기의 생산실적, 수입실적 등을 보고하지 아니한 자

2. 제14조(제15조 제6항 · 제16조 제4항 및 제17조 제3항에서 준용하는 경우를 포함한다) 또는 제18조의2 제2항을 위반하여 폐업 · 휴업 등을 신고하지 아니한 자
2의2. 제18조의3 제1항을 위반하여 의료기기의 판매질서 등에 관한 교육을 받지 아니한 자
2의3. 제31조의2 제1항을 위반하여 의료기기 공급내역을 보고하지 아니하거나 거짓으로 보고한 자
2의4. 제31조의3 제2항을 위반하여 의료기기통합정보시스템에 정보를 등록하지 아니한 자 또는 같은 조 제3항을 위반하여 의료기기통합정보관리기준을 준수하지 아니한 자
3. 제31조의5를 위반하여 이물 발견 사실을 보고하지 아니하거나 거짓으로 보고한 자
4. 삭제

② 제1항에 따른 과태료는 대통령령으로 정하는 바에 따라 식품의약품안전처장 또는 특별자치시장 · 특별자치도지사 · 시장 · 군수 · 구청장이 부과 · 징수한다.

2. 의료기기법 시행령

[시행 2022.12.20.] [대통령령 제33112호, 2022.12.20., 타법개정]
식품의약품안전처(의료기기정책과), 보건복지부(약무정책과-제10조의2제2호)

제1조 (목적) 이 영은 의료기기법에서 위임된 사항과 그 시행에 관하여 필요한 사항을 규정함을 목적으로 한다.

제3조의2 (위원의 제척 · 기피 · 회피) ① 「의료기기법」(이하 "법"이라 한다) 제5조제1항에 따른 의료기기위원회(이하 "위원회"라 한다)의 위원이 다음 각 호의 어느 하나에 해당하는 경우에는 해당 안건의 조사 · 심의에서 제척(除斥)된다.

1. 위원 또는 그 배우자나 배우자이었던 사람이 해당 안건의 당사자(당사자가 법인 · 단체 등인 경우에는 그 임원 또는 직원을 포함한다. 이하 이 호 및 제2호에서 같다)가 되거나 당사자와 공동권리자 또는 공동의무자인 경우
2. 위원이 해당 안건의 당사자와 친족이거나 친족이었던 경우
3. 위원이 해당 안건에 대하여 증언, 진술, 자문, 연구, 용역 또는 감정을 한 경우
4. 위원이나 위원이 속한 법인 · 단체 등이 해당 안건의 당사자의 대리인이거나 대리인이었던 경우
5. 위원이 해당 안건의 당사자인 법인 · 단체 등에 최근 3년 이내에 임원 또는 직원으로 재직하였던 경우
6. 그 밖에 위원이 해당 안건과 직접적인 이해 관계가 있는 등 위원회의 공정한 조사 · 심의를 저해할 중대한 사유가 있다고 위원장이 인정하는 경우

② 당사자는 위원에게 공정한 조사 · 심의를 기대하기 어려운 사정이 있는 경우에는 위원회에 기피(忌避) 신청을 할 수 있고, 위원회는 의결로 기피 여부를 결정한다. 이 경우 기피 신청의 대상인 위원은 그 의결에 참여하지 못한다.

③ 위원이 제1항 각 호의 어느 하나에 해당하거나 본인에게 공정한 조사 · 심의를 기대하기 어려운 사정이 있다고 판단되는 경우에는 스스로 해당 안건의 조사 · 심의에서 회피(回避)하여야 한다.

제3조의3 (위원의 해촉) 식품의약품안전처장은 법 제5조 제4항에 따라 위촉된 위원이 다음 각 호의 어느 하나에 해당하는 경우에는 해당 위원을 해촉(解囑)할 수 있다.

1. 심신장애로 인하여 직무를 수행할 수 없게 된 경우

2. 직무와 관련된 비위사실이 있는 경우
3. 직무태만, 품위손상이나 그 밖의 사유로 인하여 위원으로 적합하지 아니하다고 인정되는 경우
4. 위원 스스로 직무를 수행하는 것이 곤란하다고 의사를 밝히는 경우
5. 제3조의2제1항 각 호의 어느 하나에 해당하는 경우에도 불구하고 같은 조 제3항에 따라 회피하지 아니한 경우

제4조 (위원장의 직무) ① 위원장은 공동으로 위원회를 대표하며, 위원회의 업무를 총괄한다.
② 위원장이 부득이한 사유로 직무를 수행할 수 없는 때에는 위원장이 서로 협의하여 지명한 부위원장이 그 직무를 대행한다.

제5조 (회의) ① 위원장은 위원회를 공동으로 소집하고, 교대로 그 회의의 의장이 된다.
② 위원장은 보건복지부장관 · 식품의약품안전처장 또는 재적위원 과반수의 회의소집의 요구가 있는 때에는 지체없이 회의를 소집하여야 한다.
③ 위원회의 회의는 재적위원 과반수의 출석과 출석위원 과반수의 찬성으로 의결한다.

제7조 (분과위원회 등) ② 법 제5조 제6항에 따른 분과위원회(이하 "분과위원회"라 한다)의 분과위원장은 분과위원 중에서 호선한다.
③ 분과위원은 해당 분야의 전문적인 지식 및 경험이 풍부한 위원중에서 위원장이 지명한다.
④ 분과위원회의 회의는 재적분과위원 과반수의 출석으로 개의하고, 출석분과위원 3분의 2 이상의 찬성으로 의결한다.
⑤ 분과위원회가 심의 · 의결한 사항은 위원장이 다른 분과위원회에서 재심의하여야 할 필요가 있다고 인정하는 경우를 제외하고는 위원회가 심의 · 의결한 것으로 본다.
⑥ 분과위원회의 효율적인 심의를 위하여 분과위원회에 10명 이내의 위원으로 구성된 소분과위원회를 둘 수 있다.
⑦ 제6항에 따른 소분과위원회의 구성 및 운영에 관하여는 제2항부터 제4항까지의 규정을 준용한다. 이 경우 "분과위원회"는 "소분과위원회"로, "분과위원장"은 "소분과위원장"으로, "분과위원"은 "소분과위원"으로 본다.
⑧ 소분과위원회가 심의 · 의결한 사항은 위원장이 분과위원회 또는 다른 소분과위원회에서 재심의하여야 할 필요가 있다고 인정하는 경우를 제외하고는 위원회가 심의 · 의결한 것으로 본다.
⑨ 분과위원회와 소분과위원회의 종류 및 운영 등에 관하여 필요한 사항은 식품의약품안전처장이 보건복지부장관과 협의한 후 위원회의 의결을 거쳐 정한다.

제8조 (연구위원) ① 위원회는 위원회의 심의사항을 사전에 연구 · 검토하기 위하여 10인 이내의 연구위원을 둘 수 있다.
② 연구위원은 위원장의 명을 받아 위원회의 심의사항을 미리 조사 · 연구한다.
③ 연구위원은 위원회의 회의에 출석하여 발언할 수 있다.
④ 위원회는 연구위원을 보조하게 하기 위하여 10인 이내의 연구원을 둘 수 있다.
⑤ 연구위원과 연구원은 의료기기에 관한 전문적인 지식과 경험이 풍부한 자중에서 식품의약품안전처장이 임명한다.

제9조 (간사와 서기) ① 위원회에 간사 1인과 서기 약간인을 둔다.
② 간사와 서기는 식품의약품안전처 소속 공무원 중에서 식품의약품안전처장이 임명한다.

제10조 (수당과 여비 등) 식품의약품안전처장은 예산의 범위안에서 위원에게는 수당과 여비를, 위원회에 출석한 전문가에게는 여비를, 연구위원 및 연구원에게는 조사 · 연구 등을 위한 연구비와 여비를 각각

지급할 수 있다.

제10조의2 (판매업자 · 임대업자의 준수사항) 법 제17조 제1항에 따라 의료기기 판매업신고를 한 자(이하 "판매업자"라 한다) 또는 임대업신고를 한 자(이하 "임대업자"라 한다)는 법 제18조 제1항에 따라 다음 각 호의 사항을 준수해야 한다.

1. 의료기기 품질 확보방법 및 안전과 관련한 판매질서 유지 등에 관한 사항으로서 총리령으로 정하는 사항
2. 제1호에서 규정한 사항을 제외한 판매질서 유지 등에 관한 사항으로서 보건복지부령으로 정하는 사항

제10조의3 (광고의 자율심의 대상) ① 법 제25조 제1항 제5호에서 "대통령령으로 정하는 인터넷 매체"란 다음 각 호의 매체이다.

1. 「신문 등의 진흥에 관한 법률」제2조 제5호에 따른 인터넷뉴스서비스
2. 「방송법」제2조 제3호에 따른 방송사업자가 운영하는 인터넷 홈페이지
3. 「방송법」제2조 제3호에 따른 방송사업자의 방송프로그램을 주된 서비스로 하여 '방송', 'TV', '라디오' 또는 그와 유사한 명칭을 사용하면서 인터넷을 통하여 제공하는 인터넷 매체
4. 「전자상거래 등에서의 소비자보호에 관한 법률」 제2조 제3호에 따른 통신판매업자 또는 같은 법 제20조 제2항에 따른 통신판매중개업자가 운영하는 인터넷 매체

② 법 제25조 제1항 제6호에서 "대통령령으로 정하는 광고매체"란 전년도 말 기준 직전 3개월간의 일일 평균 이용자 수가 10만명 이상인 사회 관계망 서비스(Social Network Service)를 제공하는 광고매체이다.

③ 법 제25조 제2항 단서에서 "대통령령으로 정하는 경미한 사항을 변경하려는 경우"란 다음 각 호의 경우이다.

1. 심의 받은 광고의 내용이 변경되지 않는 범위에서 자구(字句)를 수정 또는 삭제하거나 광고의 문구, 도안 등의 배치를 변경하려는 경우
2. 법 제12조에 따라 변경허가 또는 변경인증을 받거나 변경신고한 내용으로 심의 받은 광고의 내용을 변경하려는 경우

④ 법 제25조 제3항 제4호에서 "의료인 등 전문가 집단을 대상으로 하는 광고 등 대통령령으로 정하는 내용의 광고"란 다음 각 호의 자를 대상으로 전문적인 내용 전달을 목적으로 하는 광고이다.

1. 「의료법」제2조에 따른 의료인
2. 「의료법」제33조에 따른 의료기관 개설자
3. 「의료기사 등에 관한 법률」제1조의2에 따른 의료기사, 보건의료정보관리사 및 안경사

제10조의4 (광고의 자율심의 및 재심의 절차 등) ① 법 제25조 제1항에 따른 심의는 법 제25조의2 제1항에 따라 식품의약품안전처장에게 신고한 기관 또는 단체(이하 "자율심의기구"라 한다)가 같은 조 제2항에 따라 마련한 심의기준과 같은 조 제5항에 따라 정한 심의방법 및 절차에 따른다.

② 법 제25조 제4항에 따라 재심의를 신청하려는 자는 재심의 신청 취지 및 사유를 명시하여 해당 광고를 심의한 자율심의기구에 재심의를 신청해야 한다.

③ 자율심의기구는 제2항에 따라 재심의 신청을 받은 날부터 10일 이내에 재심의를 신청한 자에게 그 결과를 통지해야 한다. 다만, 부득이한 사유로 그 기간 내에 처리할 수 없는 경우에는 재심의를 신청한 자에게 결정 지연 사유와 처리 예정기한을 통지해야 한다.

④ 법 제25조 제5항에 따라 자율심의기구의 재심의 결과에 대해 이의신청을 하려는 자는 식품의약품안전처장에게 총리령으로 정하는 이의신청서 및 관계 서류를 제출해야 한다.

⑤ 식품의약품안전처장은 제4항에 따라 이의 신청을 받은 날부터 30일 이내에 이의를 신청한 자에게

그 결과를 통지해야 한다. 다만, 부득이한 사유로 그 기간 내에 처리할 수 없는 경우에는 이의 신청을 한 자에게 결정 지연 사유와 처리 예정기한을 통지해야 한다.

⑥ 식품의약품안전처장은 제5항 본문에 따른 이의신청 심의 결과를 해당 광고를 심의한 자율심의기구에 통보해야 한다.

제10조의5 (자율심의기구의 구성) ① 법 제25조의2 제1항 제1호에서 "대통령령으로 정하는 기준에 해당하는 기관 또는 단체"란 다음 각 호의 자를 사원 또는 조합원 등 구성원으로 하는 의료기기 관련 기관 또는 단체이다.

1. 법 제6조 제1항에 따른 제조업허가를 받은 자(이하 "제조업자"라 한다)
2. 법 제15조 제1항에 따른 수입업허가를 받은 자(이하 "수입업자"라 한다)
3. 법 제16조 제1항에 따른 수리업신고를 한 자
4. 판매업자
5. 임대업자

② 법 제25조의2 제1항 제2호에서 "대통령령으로 정하는 기준을 충족하는 단체"란 다음 각 호의 기준을 모두 충족하는 소비자단체이다.

1. 「소비자기본법」 제29조에 따라 공정거래위원회에 등록했을 것
2. 단체의 설립 목적 및 업무범위에 의료기기 또는 광고 관련 내용이 포함되어 있을 것

③ 법 제25조의2 제1항 각 호의 기관 또는 단체가 자율심의기구를 구성·운영하기 위해서는 다음 각 호의 조직 등을 모두 갖추어야 한다.

1. 법 제25조 및 제25조의4에 따른 의료기기 광고의 심의 및 모니터링에 관한 업무를 처리할 수 있는 1개 이상의 전담부서와 3명 이상의 상근인력(의료기기 또는 광고에 관한 학식과 경험이 있는 사람이 포함되어야 한다)
2. 법 제25조 및 제25조의4에 따른 의료기기 광고의 심의 및 모니터링에 관한 업무를 처리할 수 있는 전산장비와 사무실

④ 법 제25조의2 제1항에 따라 의료기기광고 심의 업무의 수행을 신고하려는 기관 또는 단체는 총리령으로 정하는 신고서 및 관계 서류를 식품의약품안전처장에게 제출해야 한다.

⑤ 식품의약품안전처장은 제4항에 따라 신고받은 내용을 식품의약품안전처의 인터넷 홈페이지에 공개해야 한다.

제10조의6 (의료기기통합정보센터의 지정 및 업무 위탁) ① 식품의약품안전처장은 법 제31조의4 제1항에 따라 법 제42조에 따른 한국의료기기안전정보원을 의료기기통합정보센터로 지정한다.

② 식품의약품안전처장은 법 제31조의4 제1항에 따라 한국의료기기안전정보원에 다음 각 호의 업무를 위탁한다.

1. 법 제31조의2에 따른 의료기기 유통정보 및 법 제31조의3 제2항에 따른 의료기기에 관한 정보(이하 "의료기기통합정보"라 한다)의 수집·조사·가공·이용 및 제공
2. 법 제31조의3 제1항에 따른 의료기기통합정보시스템의 운영
3. 법 제31조의3 제2항에 따라 등록된 의료기기 표준코드 관리
4. 의료기기통합정보 및 의료기기 표준코드의 제출·등록에 필요한 프로그램의 개발·보급 등 지원
5. 법 제31조의3에 따라 의료기기통합정보시스템에 기록·관리되는 의료기기통합정보의 표준화를 위한 기본계획의 수립 및 시행
6. 법 제31조의3에 따라 의료기기통합정보시스템에 기록·관리되는 의료기기통합정보의 표준화를 위한

연구 · 교육 및 홍보
7. 그 밖에 의료기기통합정보시스템 관리 및 기술지원 등과 관련하여 식품의약품안전처장이 필요하다고 인정하는 업무

제11조 (과징금의 산정기준) ① 법 제38조 제2항에 따른 과징금의 금액은 위반행위의 종별 · 정도 등을 고려하여 총리령으로 정하는 업무정지처분기준에 따라 별표 1의 기준을 적용하여 산정한다.
② 식품의약품안전처장 또는 특별자치시장 · 특별자치도지사 · 시장 · 군수 · 구청장(자치구의 구청장이다. 이하 같다)은 의료기기취급자의 사업규모, 위반행위의 정도 및 횟수 등을 참작하여 제1항에 따른 과징금의 금액의 2분의 1의 범위에서 이를 가중 또는 경감할 수 있다. 다만, 가중하는 경우에도 과징금의 총액은 10억원을 초과할 수 없다.

제11조의2 (위해 의료기기 제조 등에 대한 과징금의 부과기준) ① 법 제38조의2 제1항에 따라 부과하는 과징금의 금액은 위반 품목의 판매량에 판매가격을 곱한 금액의 2배로 한다.
② 제1항에 따라 과징금의 금액을 산정할 때 판매량은 판매기간 중 출하량에서 회수 · 반품 · 검사 등의 사유로 실제로 판매되지 않은 양을 제외한 수량으로 하며, 판매기간 중 판매가격이 변동된 경우에는 판매가격이 변동된 판매기간별로 각각 과징금의 금액을 산정하여 합산한 금액을 과징금 금액으로 한다.
③ 식품의약품안전처장은 법 제38조의2 제2항 각 호의 사항을 고려하여 제1항에 따라 산정된 과징금 금액의 2분의 1의 범위에서 그 금액을 줄일 수 있다.

제12조 (과징금의 부과 및 납부절차) ① 식품의약품안전처장 또는 특별자치시장 · 특별자치도지사 · 시장 · 군수 · 구청장이 법 제38조 및 제38조의2에 따라 과징금을 부과하려는 때에는 그 위반행위의 종류, 해당 과징금의 금액, 이의방법 및 이의기간 등을 명시하여 이를 납부할 것을 서면으로 통지하여야 한다.
② 제1항에 따라 통지를 받은 자는 통지를 받은 날부터 20일 이내에 과징금을 식품의약품안전처장 또는 특별자치시장 · 특별자치도지사 · 시장 · 군수 · 구청장이 정하는 수납기관에 납부하여야 한다. 다만, 천재 · 지변 그 밖에 부득이한 사유로 인하여 그 기간에 과징금을 납부할 수 없는 때에는 그 사유가 없어진 날부터 7일 이내에 납부하여야 한다.
③ 제2항에 따라 과징금의 납부를 받은 수납기관은 그 납부자에게 영수증을 교부하고, 지체 없이 수납사실을 식품의약품안전처장 또는 특별자치시장 · 특별자치도지사 · 시장 · 군수 · 구청장에게 통보하여야 한다.

제12조의2 (과징금 미납자에 대한 처분) ① 법 제38조 제4항 본문에 따라 식품의약품안전처장 또는 특별자치시장 · 특별자치도지사 · 시장 · 군수 · 구청장은 과징금을 내야 할 자가 납부기한까지 내지 아니하면 납부기한이 지난 후 15일 이내에 독촉장을 발부하여야 한다. 이 경우 납부기한은 독촉장을 발부하는 날부터 10일 이내로 하여야 한다.
② 식품의약품안전처장 또는 특별자치시장 · 특별자치도지사 · 시장 · 군수 · 구청장은 과징금을 내야 할 자가 제1항에 따른 독촉장을 받고도 납부기한까지 과징금을 내지 아니하면 과징금 부과처분을 취소하고 업무정지처분을 하여야 한다. 다만, 법 제38조 제4항 단서에 해당하는 경우에는 국세 체납처분의 예 또는 「지방행정제재 · 부과금의 징수 등에 관한 법률」에 따라 징수한다.
③ 제2항 본문에 따라 과징금 부과처분을 취소하고 업무정지처분을 하려면 처분대상자에게 서면으로 그 내용을 통지하되, 서면에는 처분이 변경된 사유와 업무정지처분의 기간 등 업무정지처분에 필요한 사항을 기재하여야 한다.

제12조의3 (위반 사실의 공표) 법 제38조의3에 따른 위반 사실의 공표는 공표 기관의 인터넷 홈페이지에 다음 각 호의 사항을 게재하는 방법으로 한다.
1. 「의료기기법」 위반 사실의 공표라는 내용의 표제

2. 의료기기의 제품명
3. 처분 대상 업종명
4. 업체명(기관명) 및 소재지
5. 위반 내용 및 위반 법령
6. 처분 내용, 처분일 및 처분 기간

제12조의4 (한국의료기기안전정보원의 운영) 식품의약품안전처장은 법 제42조에 따른 한국의료기기안전정보원에 대한 재정 지원 등을 하기 위하여 필요한 경우에는 한국의료기기안전정보원의 장에게 매 사업연도의 사업계획서와 예산서 등의 자료를 제출할 것을 요청할 수 있다.

제12조의5 (보험 또는 공제의 가입 대상 및 종류 등) ① 법 제43조의6 제1항에서 "대통령령으로 정하는 의료기기 제조업자 · 수입업자"란 인체에 삽입되어 30일 이상 연속적으로 유지되는 의료기기(이하 "인체이식형의료기기"라 한다)의 제조업자 · 수입업자이다. 다만, 다음 각 호의 인체이식형의료기기 제조업자 · 수입업자는 제외한다.

1. 수출만을 목적으로 법 제6조 제2항에 따른 제조허가 또는 제조인증을 받은 인체이식형의료기기 제조업자
2. 수출만을 목적으로 법 제15조 제2항에 따른 수입허가 또는 수입인증을 받은 인체이식형의료기기 수입업자
3. 다음 각 목의 기준을 모두 충족한 인체이식형의료기기를 수입하는 수입업자
   가. 해외의 인체이식형의료기기 제조업자 또는 판매업자가 가입 중인 보험 또는 공제가 제12조의6 제1항에 따른 보험금액 기준을 충족할 것
   나. 가목에 따른 보험 또는 공제가 국내 환자에게 발생한 피해까지 보장할 것

② 제1항 각 호 외의 부분 본문에 따른 인체이식형의료기기 제조업자 · 수입업자가 가입해야 하는 보험 또는 공제(이하 "의료기기책임보험등"이라 한다)의 종류는 다음 각 호와 같다.

1. 의료기기로 인해 발생한 피해를 입은 환자에게 제12조의6 제1항에 따른 금액 이상을 지급할 책임을 지는 책임보험
2. 제1호의 내용이 포함된 그 밖의 보험 또는 공제

제12조의6 (의료기기책임보험등의 보험금액 등) ① 의료기기책임보험등의 보험금액은 다음 각 호에 해당하는 금액 이상이어야 한다. 다만, 지급되는 보험금은 제1호 단서의 경우를 제외하고는 실손해액을 초과할 수 없다.

1. 사망의 경우 : 1명당 1억 5천만원. 다만, 사망에 따른 실손해액이 2천만원 미만인 경우에는 2천만원으로 한다.
2. 부상의 경우 : 1명당 3천만원
3. 부상에 대한 치료를 마친 후 더 이상의 치료효과를 기대할 수 없고 그 증상이 고정된 상태에서 그 부상이 원인이 되어 신체에 장애(이하 "후유장애"라 한다)가 생긴 경우 : 1명당 1억 5천만원
4. 부상자가 치료 중에 그 부상이 원인이 되어 사망한 경우 : 제1호 및 제2호의 금액을 합산한 금액
5. 부상자가 치료 중에 그 부상이 원인이 되어 후유장해가 생긴 경우:제2호 및 제3호의 금액을 합산한 금액
6. 제3호의 금액을 지급한 이후 그 부상이 원인이 되어 사망한 경우 : 제1호의 금액에서 제3호의 금액 중 사망한 날 이후의 기간에 대해 지급한 보험금을 뺀 금액

② 법 제43조의6 제1항에 따라 보험 또는 공제에 가입해야 하는 의료기기 제조업자 · 수입업자는 인체이식형의료기기 판매일의 전날까지 의료기기책임보험등에 가입해야 한다.

③ 의료기기책임보험등에 가입한 인체이식형의료기기 제조업자 · 수입업자(제12조의5 제1항 제3호에 따

른 인체이식형의료기기 수입업자를 포함한다. 이하 이 조에서 같다)는 다음 각 호의 구분에 따른 시기까지 보험회사 등의 명칭, 계약자, 보험금액, 유효기간 등을 식품의약품안전처장이 정하는 정보시스템에 입력해야 한다.

1. 제12조의5 제1항 각 호 외의 부분 본문에 따른 인체이식형의료기기 제조업자·수입업자 : 의료기기책임보험등에 가입한 날부터 14일 이내
2. 제12조의5 제1항 제3호에 따른 인체이식형의료기기 수입업자 : 법 제15조 제2항에 따라 수입허가·수입인증을 받은 인체이식형의료기기를 최초로 수입하는 날의 3일 전

④ 의료기기책임보험등에 가입한 인체이식형의료기기 제조업자·수입업자는 제3항에 따라 정보시스템에 입력한 내용이 변경되거나, 의료기기책임보험등을 갱신한 경우에는 변경 또는 갱신한 날부터 3일 이내에 그 내용을 정보시스템에 입력해야 한다.

⑤ 제3항 및 제4항에도 불구하고 의료기기책임보험등의 보험회사 등은 인체이식형의료기기 제조업자·수입업자를 대신하여 의료기기책임보험등의 가입과 관련된 정보를 정보시스템에 입력할 수 있다.

제13조 (권한의 위임) ① 식품의약품안전처장은 법 제44조제1항에 따라 다음 각 호의 권한을 지방식품의약품안전청장에게 위임한다.

1. 법 제6조 제1항에 따른 제조업허가
3. 법 제7조에 따른 조건부 제조업허가
6. 법 제12조에 따른 제조업허가의 변경허가
7. 법 제14조에 따른 폐업·휴업·재개·변경 신고의 수리
8. 법 제15조 제1항에 따른 수입업허가
10. 법 제15조 제6항에 따라 준용되는 법 제7조에 따른 조건부 수입업허가
12. 법 제15조 제6항에 따라 준용되는 법 제12조에 따른 수입업허가의 변경허가
13. 법 제15조제 6항에 따라 준용되는 법 제14조에 따른 폐업·휴업·재개·변경 신고의 수리

13의2. 법 제31조 제2항 및 제3항에 따른 위해 의료기기 회수계획의 보고 및 공표 명령

13의3. 법 제31조 제6항에 따른 행정처분의 감면

13의4. 법 제31조의5 제2항에 따른 이물(異物) 혼입 원인 조사 및 그 밖에 필요한 조치

14. 법 제32조에 따른 보고 명령, 출입, 검사, 질문 및 수거

14의2. 법 제32조의2 제2항 및 제3항에 따른 수입 중단 등 필요한 조치 및 조치 해제

15. 법 제33조에 따른 검사명령
16. 법 제34조 제1항에 따른 판매중지, 회수, 폐기, 그 밖의 처치 명령 및 공표 명령
17. 법 제34조 제2항에 따른 폐기, 봉함·봉인, 그 밖의 필요한 처분
18. 법 제35조에 따른 사용중지 또는 수리 등 필요한 조치의 명령
19. 법 제36조에 따른 허가 또는 인증의 취소, 품목류·품목의 제조·수입 금지 및 업무 정지
20. 법 제38조에 따른 과징금의 부과 및 징수
21. 법 제39조에 따른 허가 또는 인증의 취소, 품목류·품목의 제조·수입 금지 및 업무 정지에 관한 청문

21의2. 법 제40조의2에 따른 소비자의료기기감시원의 위촉, 교육, 해촉 및 단독 출입의 승인

22. 법 제49조에 따른 제조업·수입업 허가증의 갱신
23. 법 제50조에 따른 제조업·수입업 허가 및 변경허가 수수료의 징수
24. 법 제56조 제1항 각 호에 따른 과태료의 부과 및 징수

제13조의3 (민감정보 및 고유식별정보의 처리) 식품의약품안전처장(법 제44조에 따라 식품의약품안전처장의 권한을 위임 · 위탁받은 자를 포함한다), 특별자치시장 · 특별자치도지사 · 시장 · 군수 · 구청장(해당 권한이 위임 · 위탁된 경우에는 그 권한을 위임 · 위탁받은 자를 포함한다)은 다음 각 호의 사무를 수행하기 위하여 불가피한 경우 「개인정보 보호법」 제23조에 따른 건강에 관한 정보(이하 "건강정보"라 한다), 같은 법 시행령 제18조 제2호에 따른 범죄경력자료에 해당하는 정보(의료기기 관련 법령을 위반한 정보로 한정한다), 같은 영 제19조에 따른 주민등록번호 또는 외국인등록번호가 포함된 자료를 처리할 수 있다. 다만, 제4호 및 제8호의 사무의 경우에는 건강정보는 제외한다.

1. 법 제6조에 따른 제조업허가 등에 관한 사무
2. 법 제7조에 따른 조건부 제조업허가 등에 관한 사무
3. 법 제12조에 따른 제조업허가의 변경허가 등에 관한 사무
4. 법 제14조에 따른 제조업자의 휴업 · 폐업 · 재개 · 변경 신고에 관한 사무
5. 법 제15조에 따른 수입업의 허가, 조건부허가, 변경허가 및 휴업 · 폐업 · 재개 · 변경 신고 등에 관한 사무
6. 법 제16조에 따른 수리업의 신고, 변경신고 및 폐업 · 휴업 · 재개 · 변경 신고에 관한 사무
7. 법 제17조에 따른 판매업 및 임대업의 신고, 변경신고 및 폐업 · 휴업 · 재개 · 변경 신고에 관한 사무

7의2. 법 제30조제1항에 따른 추적관리대상 의료기기의 취급자 및 사용자의 자료의 작성 · 보존 · 제출에 관한 사무

7의3. 법 제31조에 따른 의료기기 부작용 발생과 관련하여 해당 의료기기를 사용한 환자에 대한 보고, 회수 및 통보 등에 관한 사무

8. 법 제32조에 따른 출입 · 검사 · 질문 · 수거를 하는 관계 공무원의 증표 발급에 관한 사무
9. 법 제34조부터 제37조까지의 규정에 따른 행정처분에 관한 사무
10. 법 제38조에 따른 과징금의 부과 · 징수에 관한 사무
11. 법 제39조에 따른 청문에 관한 사무
12. 법 제40조에 따른 의료기기 감시원의 임명에 관한 사무
13. 법 제47조에 따른 제조업자등의 지위 승계에 관한 사무
14. 법 제49조에 따른 허가증, 인증서 및 신고수리서의 갱신에 관한 사무

제14조 (과태료의 부과기준) 법 제56조 제1항에 따른 과태료의 부과기준은 별표 2와 같다.

3. 의료기기법 시행규칙

[시행 2022.12.19.] [총리령 제1841호, 2022.12.19., 타법개정]
식품의약품안전처(의료기기정책과)

제1조 (목적) 이 규칙은 「의료기기법」 및 같은 법 시행령에서 위임된 사항과 그 시행에 필요한 사항을 규정함을 목적으로 한다.

제2조 (등급분류 및 지정에 관한 기준 등) 「의료기기법」(이하 "법"이라 한다) 제3조 제2항에 따른 의료기기의 등급분류 및 지정에 관한 기준과 절차는 별표 1과 같다.

제3조 (제조업허가의 신청절차) ① 법 제6조 제1항 본문에 따라 의료기기 제조업허가를 받으려는 자는 별지

제1호서식의 신청서(전자문서로 된 신청서를 포함한다)에 다음 각 호의 서류(전자문서를 포함한다)를 첨부하여 제조소의 소재지를 관할하는 지방식품의약품안전청장에게 제출하여야 한다. 이 경우 소재지를 달리하는 두 개 이상의 제조소가 있을 때에는 그 중 어느 하나의 제조소를 관할하는 지방식품의약품안전청장에게 신청서를 제출할 수 있다.

1. 법 제6조제1항제1호 본문에 해당되지 아니함을 증명하는 의사의 진단서 또는 같은 호 단서에 해당하는 경우에는 이를 증명할 수 있는 전문의의 진단서로서 발행일부터 6개월이 지나지 아니한 것(법인은 제출하지 아니한다)
2. 법 제6조 제1항 제3호에 해당되지 아니함을 증명하는 의사의 진단서로서 발행일부터 6개월이 지나지 아니한 것(법인은 제출하지 아니한다)
3. 법 제6조 제7항에 따라 품질책임자의 자격을 확인할 수 있는 서류

② 제1항에 따라 신청서를 제출받은 지방식품의약품안전청장은 「전자정부법」 제36조 제1항에 따른 행정정보의 공동이용을 통하여 법인 등기사항증명서(법인인 경우만 해당한다)를 확인하여야 한다.

③ 지방식품의약품안전청장은 제1항에 따른 허가신청이 기준에 적합한 경우에는 신청인에게 별지 제2호서식의 허가증을 발급하고 제조업 허가 대장에 다음 각 호의 사항을 적어야 한다.

1. 허가번호 및 허가연월일
2. 제조업자의 성명 및 주민등록번호(법인인 경우에는 그 대표자의 성명 및 주민등록번호)
3. 제조소의 명칭과 소재지
4. 품질책임자의 성명, 주민등록번호 및 자격의 구분

제4조 (제조허가 · 제조인증 및 제조신고의 대상) ① 법 제6조 제2항 제1호에 따라 품목류별 제조인증을 받거나 제조신고를 하여야 하는 의료기기는 다음 각 호의 구분에 따른다.

1. 품목류별 제조인증 : 제2조에 따라 지정된 등급(이하 "등급"이라 한다)이 2등급인 의료기기 중 식품의약품안전처장이 정하여 고시하는 의료기기
2. 품목류별 제조신고 : 1등급 의료기기 중 식품의약품안전처장이 정하여 고시하는 의료기기

② 법 제6조 제2항 제2호에 따라 품목별 제조허가 또는 제조인증을 받거나 제조신고를 하여야 하는 의료기기는 다음 각 호의 구분에 따른다.

1. 품목별 제조허가 : 다음 각 목의 의료기기
   가. 3등급 · 4등급 의료기기
   나. 2등급 의료기기 중 제1항 제1호, 이 호 다목 및 이 항 제2호에 따른 의료기기를 제외한 의료기기
   다. 1등급 · 2등급 의료기기 중 이미 허가 또는 인증을 받거나 신고한 의료기기와 구조 · 원리 · 성능 · 사용목적 · 사용방법 등이 본질적으로 동등하지 아니한 의료기기
2. 품목별 제조인증 : 2등급 의료기기 중 제1항 제1호에 따른 의료기기를 제외한 의료기기로서 식품의약품안전처장이 정하여 고시하는 의료기기
3. 품목별 제조신고 : 1등급 의료기기 중 제1항 제2호 및 이 항 제1호 다목에 따른 의료기기를 제외한 의료기기

제5조 (제조허가의 절차) ① 법 제6조 제2항에 따라 의료기기의 제조허가를 받으려는 자는 별지 제3호서식의 신청서(전자문서로 된 신청서를 포함한다)에 다음 각 호의 서류(전자문서를 포함한다)를 첨부하여 식품의약품안전처장에게 제출하여야 한다.

1. 법 제6조 제4항에 따른 시설과 제조 및 품질관리체계를 갖추었음을 증명하는 서류
2. 기술문서와 임상시험자료 등(이하 "기술문서 등"이라 한다) 또는 제9조 제4항에 따른 기술문서 등의

심사결과통지서로서 발행일부터 2년이 지나지 아니한 것. 다만, 제9조 제1항 단서에 해당하는 경우에는 기술문서 등의 심사결과통지서를 제출하여야 한다.

3. 제조공정 또는 품질관리를 위한 시험을 위탁한 경우 위탁계약서 사본

② 식품의약품안전처장은 제1항에 따라 제조허가를 신청한 제품이 기준에 적합하다고 인정하는 경우에는 신청인에게 별지 제4호서식의 제조허가증을 발급하고, 제조허가대장에 다음 각 호의 사항을 적어야 한다.

1. 허가번호 및 허가연월일
2. 명칭(제품명, 품목명 및 모델명)

③ 제3조에 따른 의료기기 제조업의 허가신청(조건부 제조업허가와 그 변경 허가를 포함한다)에 필요한 첨부자료와 제1항에 따른 제조허가 신청(조건부 제조허가와 그 변경허가를 포함한다)에 필요한 첨부자료의 작성요령, 각 자료의 요건 및 면제범위 등에 관한 세부사항은 식품의약품안전처장이 정하여 고시한다.

④ 식품의약품안전처장은 제1항에 따른 제조허가 신청과 함께 「신의료기술평가에 관한 규칙」 제3조의2제2항 및「국민건강보험 요양급여의 기준에 관한 규칙」 제9조의2 제2항에 따라 신의료기술평가 신청서 및 요양급여대상 · 비급여대상 여부 확인 신청서 등을 제출받거나 「국민건강보험 요양급여의 기준에 관한 규칙」 제9조의2제4항에 따라 이의신청을 받은 경우에는 지체 없이 보건복지부장관 및 건강보험심사평가원장에게 해당 신청서 등을 송부하여야 한다. 이 경우 식품의약품안전처장은 해당 제조허가 신청과 관련된 자료를 보건복지부장관 또는 건강보험심사평가원장과 상호 공유하고 신의료기술평가 및 요양급여대상 · 비급여대상 여부에 관한 의견을 제시할 수 있으며, 제조허가 시에는 제5항에 따라 송부받은 자료를 참고할 수 있다.

⑤ 식품의약품안전처장은 「신의료기술평가에 관한 규칙」 제4조 제2항 및 「국민건강보험 요양급여의 기준에 관한 규칙」 제9조의2 제3항 본문 및 같은 조 제4항에 따라 보건복지부장관 및 건강보험심사평가원장으로부터 신의료기술평가 결과와 요양급여대상 · 비급여대상 여부 확인 결과 등을 송부받은 경우에는 이를 신청인에게 즉시 알려야 한다.

⑥ 제4항 및 제5항에서 규정한 사항은 법 제7조 제1항에 따른 조건부제조허가를 받거나 법 제12조 제1항에 따른 변경허가를 받는 경우에도 또한 같다.

⑦ 제4항부터 제6항까지 규정한 사항 외에 기관 간 자료 및 의견 제공 등에 관하여 필요한 세부사항은 식품의약품안전처장이 정하여 고시한다.

제6조 (제조인증의 절차) ① 법 제6조 제2항에 따라 의료기기의 제조인증을 받으려는 자는 별지 제5호서식의 신청서(전자문서로 된 신청서를 포함한다)에 제5조 제1항 각 호의 서류(전자문서를 포함한다)를 첨부하여 법 제44조 제2항에 따라 인증에 관한 업무를 위탁받은 법 제42조에 따른 한국의료기기안전정보원(이하 "정보원"이라 한다)의 장에게 제출하여야 한다.

② 정보원의 장은 제1항에 따라 제조인증을 신청한 제품이 기준에 적합하다고 인정하는 경우에는 신청인에게 별지 제6호서식의 제조인증서를 발급하고, 제조인증대장에 다음 각 호의 사항을 적어야 한다.

1. 인증번호 및 인증연월일
2. 명칭(제품명, 품목명 및 모델명)

③ 제1항에 따른 제조인증 신청(조건부 제조인증과 그 변경인증을 포함한다)에 필요한 첨부자료의 작성요령, 각 자료의 요건 및 면제범위 등에 관한 세부사항은 식품의약품안전처장이 정하여 고시한다.

제7조 (제조신고의 절차) ① 법 제6조 제2항에 따라 의료기기의 제조신고를 하려는 자는 별지 제7호서식의 신고서(전자문서로 된 신고서를 포함한다)에 제5조 제1항 제3호의 서류를 첨부하여 법 제44조 제2항에 따라 신고에 관한 업무를 위탁받은 정보원의 장에게 제출하여야 한다.

② 정보원의 장은 제1항에 따라 신고된 경우에는 제조신고대장에 다음 각 호의 사항을 적어야 한다.
1. 신고번호 및 신고연월일
2. 명칭(제품명, 품목명 및 모델명)
③ 제1항에 따른 제조신고(조건부 제조신고와 그 변경신고를 포함한다)에 필요한 첨부자료의 작성요령, 각 자료의 요건 및 면제범위 등에 관한 세부사항은 식품의약품안전처장이 정하여 고시한다.
제8조 (시설과 제조 및 품질관리체계의 기준) ① 법 제6조 제4항 본문에 따라 제조업허가를 받으려는 자 및 제조허가 또는 제조인증을 받거나 제조신고를 하려는 자가 갖추어야 할 시설과 제조 및 품질관리체계의 기준은 별표 2와 같다.
② 법 제6조 제4항 단서에서 "품질관리를 위한 시험이나 제조공정을 위탁하는 등 총리령으로 정하는 경우"란 제조업허가를 받으려는 자 및 제조허가 또는 제조인증을 받거나 제조신고를 하려는 자가 제조공정을 위탁하거나 품질관리를 위한 시험을 「식품 · 의약품분야 시험 · 검사 등에 관한 법률」 제6조 제2항 제4호에 따른 의료기기 시험 · 검사기관(이하 "의료기기 시험 · 검사기관"이라 한다), 법 제10조의2 제1항에 따른 비임상시험실시기관(이하 "비임상시험실시기관"이라 한다) 또는 별표 2 제2호바목에 따라 적합함을 인정받은 제조업자에게 위탁하는 경우이다. 이 경우 제조업허가를 받으려는 자 및 제조허가 또는 제조인증을 받거나 제조신고를 하려는 자는 다음 각 호의 구분에 따라 별표 2 제1호가목에 따른 제조소의 시설을 갖추지 아니할 수 있다.
1. 제조공정을 위탁하는 경우 : 위탁한 공정에 관련된 제조시설 및 기구
2. 품질관리를 위한 시험을 의료기기 시험 · 검사기관, 비임상시험실시기관 또는 별표 2 제2호바목에 따라 적합함을 인정받은 제조업자에게 위탁하는 경우 : 품질관리를 위한 시험실, 시험에 관련된 시설 및 기구
제9조 (기술문서 등의 심사) ① 제조허가 또는 제조인증을 받으려는 자는 법 제6조 제5항에 따라 제출하여야 하는 기술문서 등의 적합성에 관하여 미리 식품의약품안전처장의 심사를 받을 수 있다. 다만, 이미 허가 또는 인증을 받거나 신고한 의료기기와 구조 · 원리 · 성능 · 사용목적 및 사용방법 등이 본질적으로 동등한 의료기기로서 식품의약품안전처장이 정하는 품목의 경우에는 법 제6조의4 제1항에 따른 기술문서심사기관(이하 "기술문서심사기관"이라 한다)에서 심사를 받아야 한다.
② 제1항에 따른 기술문서 등의 심사를 받으려는 자는 별지 제8호서식의 심사의뢰서(전자문서로 된 심사의뢰서를 포함한다)에 다음 각 호에 해당하는 자료(전자문서로 된 자료를 포함한다)를 첨부하여 식품의약품안전처장 또는 기술문서심사기관의 장에게 제출해야 한다. 다만, 이미 허가 또는 인증을 받은 의료기기와 구조 · 원리 · 성능 · 사용목적 및 사용방법 등이 본질적으로 동등한 의료기기 중 식품의약품안전처장이 임상시험에 관한 자료 제출이 필요하다고 정하여 고시하는 의료기기를 제외한 의료기기의 경우에는 제5호부터 제7호까지의 자료는 제출하지 않을 수 있다.
1. 이미 허가 또는 인증을 받은 제품과 비교한 자료
2. 사용목적에 관한 자료
3. 작용원리에 관한 자료
4. 제품의 성능 및 안전을 확인하기 위한 다음 각 목의 자료로서 시험규격 및 그 설정근거와 실측값에 관한 자료. 다만, 국내 또는 국외에 시험규격이 없는 경우에는 기술문서 등의 심사를 받으려는 자가 제품의 성능 및 안전을 확인하기 위하여 설정한 시험규격 및 그 설정근거와 실측값에 관한 자료
   가. 전기 · 기계적 안전에 관한 자료
   나. 생물학적 안전에 관한 자료
   다. 방사선에 관한 안전성 자료

라. 전자파 안전에 관한 자료
마. 성능에 관한 자료
바. 물리 · 화학적 특성에 관한 자료
사. 안정성에 관한 자료
5. 기원 또는 발견 및 개발경위에 관한 자료
6. 임상시험에 관한 자료
7. 외국의 사용현황 등에 관한 자료

③ 제2항에도 불구하고 체외진단용 의료기기에 대하여 기술문서 등의 심사를 받으려는 자는 별지 제8호서식의 심사의뢰서(전자문서로 된 심사의뢰서를 포함한다)에 다음 각 호에 해당하는 자료(전자문서로 된 자료를 포함한다)를 첨부하여 식품의약품안전처장 또는 기술문서심사기관의 장에게 제출하여야 한다.

1. 개발경위, 측정 원리 · 방법 및 국내외 사용현황에 관한 자료
2. 원자재 및 제조방법에 관한 자료
3. 사용목적에 관한 자료
4. 저장방법과 사용기간 또는 유효기간에 관한 자료
5. 제품의 성능을 확인하기 위한 다음 각 목의 자료
가. 분석적 성능시험에 관한 자료
나. 임상적 성능시험에 관한 자료
다. 품질관리 시험에 관한 자료
라. 표준물질 및 검체보관 등에 관한 자료
6. 체외진단용 의료기기의 취급자 안전에 관한 자료
7. 이미 허가 또는 인증을 받은 제품과 비교한 자료

④ 제2항 및 제3항에 따라 심사의뢰를 받은 식품의약품안전처장 또는 기술문서심사기관의 장은 이를 심사한 후 그 결과를 신청인에게 별지 제9호서식에 따라 통보하여야 한다.

⑤ 기술문서 등의 심사에 필요한 첨부자료의 작성요령, 각 첨부자료의 요건 · 면제절차 · 범위, 심사 범위 · 기준 · 절차 및 임상적 성능시험의 관리기준 등에 관한 세부사항은 식품의약품안전처장이 정하여 고시한다.

제10조 (의료기기 제조업허가 등의 면제) 법 제6조 제1항에 따른 제조업허가를 받지 아니하거나 같은 조 제2항에 따른 제조허가, 제조인증 또는 제조신고를 받거나 하지 아니하고 제조할 수 있는 의료기기는 다음 각 호와 같다.

1. 법 제10조 제1항 본문에 따라 임상시험계획의 승인을 받은 임상시험 대상 의료기기
2. 법 제10조 제1항 단서에 따라 임상시험계획의 승인을 받지 아니하여도 되는 임상시험을 하기 위하여 필요한 별도의 의료기기
3. 「약사법」 제34조에 따라 임상시험계획의 승인을 받아야 하는 의약품 등에 관한 임상시험을 하기 위하여 필요한 별도의 의료기기
4. 의료기기 제조허가 또는 제조인증을 받거나 제조신고를 하기 위하여 제조하는 의료기기
5. 제품개발 등 연구목적으로 사용되는 의료기기
6. 자가 사용용 또는 구호용 의료기기 등 식품의약품안전처장이 정하여 고시하는 의료기기
8. 식품의약품안전처장이 품질관리체계, 검사성능 및 숙련도 등을 평가하여 적합하다고 인정하는 임상검사실(질병의 진단 · 검사 등을 실시하는 장소이다. 이하 같다)에서 사용하는 의료기기로서 식품의약품안전처장이 정하여 고시하는 의료기기

제11조 (품질책임자 자격 등) ① 법 제6조 제1항에 따라 제조업허가를 받으려는 자는 제조소마다 1명 이상의 품질책임자를 두어야 한다.

② 품질책임자 업무는 다음 각 호의 어느 하나에 해당하는 자격을 가진 사람이 수행할 수 있다.

1. 「의료기사 등에 관한 법률」에 따른 다음 각 목의 구분에 따른 면허를 가지고 있는 사람
   가. 안경렌즈 · 콘택트렌즈를 제조 · 수입하는 경우 : 안경사
   나. 치과재료를 제조 · 수입하는 경우 : 치과기공사 · 치과위생사
   다. 방사선발생장치를 제조 · 수입하는 경우 : 방사선사
   마. 물리치료 또는 재활훈련에 필요한 의료기기를 제조 · 수입하는 경우 : 물리치료사
2. 「국가기술자격법」에 따른 의공기사 또는 품질경영기사 자격을 가진 사람

2의2.「자격기본법」 제19조 제1항에 따라 식품의약품안전처장이 공인한 의료기기 RA(Regulatory Affairs) 전문가 자격을 가진 사람

3. 「고등교육법」 제2조 각 호에 따른 학교(같은 조 제4호에 따른 전문대학은 제외한다. 이하 이 조에서 "대학등"이라 한다)에서 학사학위를 취득한 사람(법령에 따라 이와 같은 수준 이상의 학력이 있다고 인정한 사람을 포함한다. 이하 이 조에서 같다)으로서 「대학설립 · 운영 규정」 제2조제9항에 따른 자연과학 · 공학 · 의학계열 분야(이하 이 조에서 "의료기기 관련 분야"라 한다)를 전공한 사람
4. 대학등에서 의료기기 관련 분야가 아닌 분야에 학사학위를 취득한 사람으로서 「고등교육법」 제29조에 따른 대학원에서 의료기기 관련 분야의 석사학위 이상의 학위를 취득한 사람
5. 대학등에서 의료기기 관련 분야가 아닌 분야에 학사학위를 취득한 사람으로서 의료기기 제조 · 수입업체에서 1년 이상 품질관리 업무에 종사한 경력(학위 취득 또는 학력 인정 전의 경력을 포함한다)이 있는 사람
6. 「고등교육법」 제2조제4호에 따른 전문대학을 졸업한 사람(법령에 따라 이와 같은 수준 이상의 학력이 있다고 인정한 사람을 포함한다. 이하 이 조에서 같다)으로서 의료기기 관련 분야를 전공하고 의료기기 제조 · 수입업체에서 1년 이상 품질관리 업무에 종사한 경력(졸업 또는 학력 인정 전의 경력을 포함한다)이 있는 사람
7. 「고등교육법」 제2조제4호에 따른 전문대학을 졸업한 사람으로서 의료기기 관련 분야가 아닌 분야를 전공하고 의료기기 제조 · 수입업체에서 3년(「고등교육법」 제48조제1항에 따른 수업연한이 3년인 전문대학 졸업자의 경우에는 2년이다) 이상 품질관리 업무에 종사한 경력(졸업 또는 학력 인정 전의 경력을 포함한다)이 있는 사람
8. 「초 · 중등교육법」 제2조 제3호에 따른 고등학교 · 고등기술학교 졸업자(법령에 따라 이와 같은 수준 이상의 학력이 있다고 인정한 사람을 포함하되, 제9호에 해당하는 경우는 제외한다)로서 의료기기 제조 · 수입업체에서 5년 이상 품질관리 업무에 종사한 경력이 있는 사람
9. 「초 · 중등교육법 시행령」 제90조 제1항 제10호에 따른 의료기기 관련 분야의 산업수요 맞춤형 고등학교 졸업자로서 의료기기 제조 · 수입업체에서 3년 이상 품질관리 업무에 종사한 경력이 있는 사람
10. 의료기기 제조 · 수입업체에서 6년 이상 품질관리 업무에 종사한 경력이 있는 사람

③ 제1항에 따라 제조업자가 2명 이상의 품질책임자를 두는 경우에는 품질책임자의 업무를 분장하여 품질책임자 각자가 가지는 책임의 한계를 명확하게 하여야 한다.

제12조 (품질책임자의 직무범위 등) ① 법 제6조의2 제1항에 따라 품질책임자가 수행하여야 하는 직무의 범위는 다음 각 호와 같다.

1. 종업원의 위생 상태를 철저히 점검하고, 종업원에게 품질이 우수한 의료기기의 생산 · 수입에 필요한

교육 · 훈련을 제공하는 업무
2. 종업원이 제1호에 따른 교육 · 훈련을 받는지에 대하여 감독하는 업무
3. 별표 2 제2호의 제조 및 품질관리체계의 기준에 따라 의료기기를 제조하도록 표준작업지침서를 작성하고, 작성된 표준작업지침서에 따라 의료기기를 제조하도록 하는 업무
4. 원자재의 입고에서부터 완제품의 출고에 이르기까지 필요한 시험검사 또는 검정을 철저히 하고, 제조단위별로 제조관리기록서와 품질관리기록서를 작성하여 갖추도록 하며, 이를 제조일부터 5년(제품 수명이 5년을 초과하는 경우에는 제품 수명에 상응하는 기간이다) 동안 보존하는 업무
5. 제조소의 품질관리 결과를 평가하고 제품의 출하 여부를 결정하는 업무
6. 별표 2 제2호의 제조 및 품질관리체계의 기준에 따라 품질경영시스템을 확립 · 시행하고 유지하는 것과 관련된 업무
7. 보건위생상 위해가 없도록 제조소의 시설을 위생적으로 관리하고, 교차오염이나 외부로부터의 오염 등을 방지하는 업무
8. 작업소에 위해가 발생할 염려가 있는 물건을 두지 못하도록 관리 · 감독하고, 작업소에서 국민보건에 유해한 물질이 발생하는 것을 방지하는 업무
9. 그 밖에 제27조 제1항에 따른 제조업자의 준수사항 중 제조관리 · 품질관리 · 안전관리와 관련된 업무로서 식품의약품안전처장이 정하여 고시하는 업무

② 품질책임자는 해당 업소의 품질책임자 업무에 종사하지 아니하게 된 경우에는 별지 제10호서식의 품질책임자 비근무신고서(전자문서로 된 신고서를 포함한다)를 관할 지방식품의약품안전청장에게 제출할 수 있다.

③ 품질책임자는 제1항에 따른 업무 외에 다른 업무를 겸임할 수 없다. 다만, 다음 각 호의 어느 하나에 해당하는 경우에는 그러하지 아니하다.
1. 품질책임자의 직무에 영향을 주지 아니하는 업무를 수행하는 경우
2. 제조업자가 수입업을 겸하는 경우로서 제조업체의 품질책임자가 수입업체의 품질책임자의 업무를 수행하는 경우

제13조 (품질책임자 교육 내용 · 시간 등) ① 법 제6조의2 제2항에 따른 교육의 내용은 다음 각 호와 같다.
1. 의료기기의 최신 기준규격
2. 의료기기의 안전성 · 유효성 확보 등 안전관리에 필요한 법령 · 제도 및 기술
3. 의료기기의 제조 및 품질관리에 필요한 법령 · 제도 및 기술
4. 그 밖에 의료기기의 제조관리 · 품질관리 · 안전관리를 위하여 식품의약품안전처장이 정하는 사항

② 교육시간은 1년에 8시간 이상으로 한다.

③ 품질책임자는 근무를 시작한 날부터 6개월 이내에 제14조제1항에 따른 품질책임자 교육실시기관에서 실시하는 교육을 받아야 한다. 다만, 품질책임자로 근무를 하기 전에 해당 연도에 해당하는 교육을 수료한 경우에는 그러하지 아니하다.

제14조 (품질책임자 교육실시기관의 지정 등) ① 법 제6조의2 제5항에 따른 교육실시기관(이하 "교육실시기관"이라 한다)으로 지정받으려는 자는 다음 각 호의 요건을 갖추어야 한다.
1. 정보원 또는 식품의약품안전처장이 공고하는 의료기기 관련 기관 또는 단체일 것
2. 교육 운영 전반을 관리 · 감독하기 위한 교육 관리자, 교육 운영에 필요한 인력 등 전문인력을 갖출 것
3. 교육 실시에 필요한 교육시설 및 장비를 갖출 것

② 법 제6조의2 제5항에 따라 교육실시기관 지정을 신청하려는 자는 별지 제11호서식의 의료기기 품질책

임자 교육실시기관 지정신청서에 다음 각 호의 자료를 첨부하여 식품의약품안전처장에게 제출해야 한다.
1. 교육을 실시할 운영조직 및 인력현황에 관한 자료
2. 교육시설 및 장비의 보유현황에 관한 자료
3. 수강료 산정의 근거자료
4. 교육시행규정
5. 교육기본계획
③ 식품의약품안전처장은 제2항에 따른 신청을 받은 경우에는 신청의 내용이 제1항에 따른 지정요건에 적합한지를 평가하기 위하여 실태조사를 할 수 있다.
④ 식품의약품안전처장은 교육실시기관을 지정하는 경우에는 신청인에게 별지 제12호서식의 지정서를 발급한다.
⑤ 교육실시기관이 제4항에 따라 지정받은 명칭, 소재지 또는 대표자를 변경하려면 변경사유가 발생한 날부터 30일 이내에 별지 제11호의 2서식의 의료기기 품질책임자 교육실시기관 지정변경 신청서에 의료기기 품질책임자 교육실시기관 지정서 및 변경사항을 확인할 수 있는 서류를 첨부하여 식품의약품안전처장에게 제출해야 한다.
⑥ 식품의약품안전처장은 제5항에 따른 신청서 등을 확인한 후 교육실시기관의 변경지정을 할 수 있다. 이 경우 의료기기 품질책임자 교육실시기관 지정서에 변경사항을 적어 내주어야 한다.
⑦ 식품의약품안전처장은 제4항에 따라 교육실시기관을 지정하거나 제6항에 따라 변경지정한 경우에는 교육실시기관을 지정 또는 변경지정한 사실, 교육실시기관의 명칭, 소재지 및 대표자 성명을 식품의약품안전처의 인터넷 홈페이지 등을 통하여 공고하여야 한다.
⑧ 교육실시기관은 교재비, 현장실습비 및 강사수당 등 교육에 필요한 비용을 고려하여 교육 대상자에게 수강료를 받을 수 있다. 이 경우 수강료는 실비(實費) 수준에서 교육실시기관의 장이 결정한다.
⑨ 제1항부터 제8항까지에서 규정한 사항 외에 교육실시기관의 지정 요건의 세부사항 및 지정 관리 등에 필요한 사항은 식품의약품안전처장이 정하여 고시한다.

제15조 (교육실시기관의 준수사항 등) ① 법 제6조의2 제6항에 따라 교육실시기관은 다음 각 호의 사항을 지켜야 한다.
1. 제14조 제2항 제5호의 교육기본계획에 따라 매년 다음 연도의 교육 대상 및 내용 등을 포함한 교육계획을 수립하여 다음 사업연도 개시 전까지 식품의약품안전처장에게 제출하여 승인을 받을 것
2. 제1호의 연도별 교육계획에 따라 교육을 실시할 것
3. 교육교재를 제작하여 교육 대상자에게 제공할 것
4. 교육을 마친 사람에게 수료증을 발급하고, 수료자의 명단 등 교육실시에 관한 사항을 기록하고 기록한 날부터 2년간 보관할 것
5. 전년도의 교육실시에 관한 기록을 다음 연도 1월 31일까지 식품의약품안전처장에게 보고할 것
② 제1항 각 호에서 규정한 교육계획의 수립, 교육실시 방법 등에 관하여 필요한 세부사항은 식품의약품안전처장이 정하여 고시한다.

제15조의2 (기술문서심사기관의 지정 등) ① 법 제6조의4제1항에 따라 기술문서심사기관으로 지정받으려는 자는 기술문서 등의 심사분야별로 필요한 조직, 인력 및 운영기준 등 식품의약품안전처장이 정하여 고시하는 지정기준을 갖추어야 한다.
② 기술문서심사기관으로 지정받으려는 자는 별지 제12호의2서식의 의료기기 기술문서심사기관 지정신청서(전자문서로 된 신청서를 포함한다)에 다음 각 호의 서류(전자문서를 포함한다)를 첨부하여 식품의약품안

전처장에게 제출하여야 한다.

1. 조직 및 인력 현황에 관한 서류(인력 현황의 경우에는 자격 및 경력을 증명하는 서류를 포함한다)
2. 운영기준에 관한 서류
3. 기술문서 등의 심사분야에 관한 서류
4. 기술문서 등의 심사를 할 수 있는 재정적 능력을 갖추었음을 증명하는 서류로서 식품의약품안전처장이 정하여 고시하는 서류

③ 식품의약품안전처장은 제2항에 따른 신청을 받은 경우에는 신청 내용이 지정기준에 적합한지를 평가하기 위하여 실태조사를 실시할 수 있다.

④ 식품의약품안전처장은 기술문서심사기관을 지정하는 경우에는 신청인에게 별지 제12호의3서식의 의료기기 기술문서심사기관 지정서를 발급하여야 한다.

⑤ 기술문서심사기관은 다음 각 호의 어느 하나에 해당하는 사항을 변경하려면 변경사유가 발생한 날부터 30일 이내에 별지 제12호의4서식의 의료기기 기술문서심사기관 지정사항 변경신청서(전자문서로 된 신청서를 포함한다)에 의료기기 기술문서심사기관 지정서 및 변경사항을 확인할 수 있는 서류(전자문서를 포함한다)를 첨부하여 식품의약품안전처장에게 제출하여야 한다.

1. 기술문서심사기관의 대표자
2. 기술문서심사기관의 명칭 및 소재지
3. 기술문서 등의 심사분야

⑥ 식품의약품안전처장은 기술문서심사기관의 변경지정을 한 경우에는 의료기기 기술문서심사기관 지정서에 변경사항을 적어 내주어야 한다.

⑦ 식품의약품안전처장은 기술문서심사기관을 지정하거나 변경지정한 경우에는 기술문서심사기관의 명칭, 소재지 및 대표자 등을 식품의약품안전처의 인터넷 홈페이지 등에 공고하여야 한다.

⑧ 제2항에 따라 제출하여야 하는 서류의 범위에 관한 세부사항은 식품의약품안전처장이 정하여 고시한다.

제15조의3 (기술문서심사기관의 준수사항) 법 제6조의4 제3항에서 "총리령으로 정하는 사항"이란 다음 각 호의 사항이다.

1. 식품의약품안전처장이 정하여 고시하는 기술문서심사기관의 운영기준을 지킬 것
2. 식품의약품안전처장이 정하여 고시하는 바에 따라 식품의약품안전처장에게 기술문서심사결과를 보고할 것
3. 기술문서심사결과통지서 사본 및 기술문서심사에 관한 기록을 기술문서심사결과를 통지한 날부터 5년간 보관할 것
4. 그 밖에 기술문서심사결과통지서 작성·발급 등에 관하여 식품의약품안전처장이 정하여 고시하는 사항을 지킬 것

제16조 (조건부 허가신청 등) ① 법 제7조 제1항에 따라 조건부 제조업허가를 받으려는 자는 별지 제1호서식의 신청서에 다음 각 호의 서류를 첨부하여 제조소의 소재지를 관할하는 지방식품의약품안전청장에게 제출해야 한다. 이 경우 지방식품의약품안전청장은 「전자정부법」 제36조 제1항에 따른 행정정보의 공동이용을 통하여 법인 등기사항증명서(법인인 경우만 해당한다), 토지 등기사항증명서 및 건물 등기사항증명서를 확인해야 한다.

1. 건물을 신축하여 제조시설을 설치하는 경우에는 대지의 소유권을 확인할 수 있는 서류(토지 등기사항증명서로 확인할 수 있는 경우에는 그 확인으로 첨부서류를 갈음한다) 또는 임대차계약서 사본
2. 기존 건물에 제조시설을 설치하는 경우에는 건축물의 소유권을 확인할 수 있는 서류(건물 등기사항증명서로 확인할 수 있는 경우에는 그 확인으로 첨부서류를 갈음한다) 또는 임대차계약서 사본

3. 제3조 제1항 각 호의 서류

② 법 제7조 제1항에 따라 조건부 제조허가를 받으려는 자는 별지 제3호서식에 따른 신청서(전자문서로 된 신청서를 포함한다)에 제5조 제1항 제2호의 서류(전자문서를 포함한다)를 첨부하여 식품의약품안전처장에게 제출하여야 한다.

③ 법 제7조 제1항에 따라 조건부 제조인증을 받으려는 자는 별지 제5호서식의 신청서(전자문서로 된 신청서를 포함한다)에 제5조 제1항 제2호의 서류(전자문서를 포함한다)를 첨부하여 정보원의 장에게 제출하여야 한다.

④ 법 제7조 제1항에 따라 조건부 제조신고를 하려는 자는 별지 제7호서식의 신고서(전자문서로 된 신고서를 포함한다)를 정보원의 장에게 제출하여야 한다.

⑤ 식품의약품안전처장, 지방식품의약품안전청장 또는 정보원의 장은 조건부 제조업허가, 조건부 제조허가 또는 제조인증을 하거나 조건부 제조신고를 받은 경우에는 제조업허가대장, 제조허가대장, 제조인증대장 또는 제조신고대장에 제3조 제3항, 제5조 제2항, 제6조 제2항 또는 제7조 제2항에서 규정한 사항과 허가, 인증 또는 신고의 조건을 적고 별지 제13호서식의 조건부 제조업허가증, 별지 제14호서식의 조건부 제조허가증 또는 별지 제15호서식의 조건부 제조인증서를 발급하여야 한다.

제17조 (조건 이행의 통보 및 확인) ① 제16조에 따라 조건부 허가 또는 인증을 받거나 신고를 한 자가 허가·인증 또는 신고의 조건을 이행하였을 때에는 그 사실을 증명하는 서류를 식품의약품안전처장, 제조소의 소재지를 관할하는 지방식품의약품안전청장 또는 정보원의 장에게 제출하여야 한다.

② 식품의약품안전처장, 지방식품의약품안전청장 또는 정보원의 장은 제1항에 따른 서류를 제출받으면 그 제출일부터 20일 이내에 조건 이행 여부를 확인한 후 제16조 제5항에 따른 조건부 제조업허가증, 조건부 제조허가증 및 조건부 제조인증서를 각각 제3조 제3항에 따른 제조업허가증, 제5조 제2항에 따른 제조허가증, 제6조제2항에 따른 제조인증서로 바꾸어 발급하여야 하며, 신고대장에 조건 이행 날짜를 적어야 한다.

제18조 (시판 후 조사 면제 대상 등) ① 식품의약품안전처장은 법 제8조제1항에 따라 제조허가를 하면서 그 안전성과 유효성에 대한 조사(이하 "시판 후 조사"라 한다)를 실시하게 하려는 경우에는 그 제조허가증에 시판 후 조사기간을 적어야 한다.

② 식품의약품안전처장은 법 제8조제1항 각 호 외의 부분 단서에 따라 다음 각 호의 어느 하나의 의료기기에 대해서는 법 제5조제1항에 따른 의료기기위원회(이하 "의료기기위원회"라 한다)의 심의를 거쳐 시판 후 조사를 면제할 수 있다.

1. 1등급 또는 2등급에 해당하는 신개발의료기기
2. 우리나라와 동등 이상의 수준으로 의료기기 안전관리를 실시한다고 식품의약품안전처장이 인정하는 외국에서 허가 등을 받은 의료기기로서 식품의약품안전처장이 고시하는 기준에 따른 국외 사용경험이 있는 신개발의료기기

제18조의2 (시판 후 조사 계획서 승인 등) ① 법 제8조 제3항 전단에 따라 시판 후 조사 계획서의 승인을 받으려는 자는 별지 제16호서식의 의료기기 시판 후 조사계획 승인 신청서에 시판 후 조사 목적·기간·방법·대상 수 및 실시 기관에 관한 정보 등이 포함된 시판 후 조사 계획서를 첨부하여 의료기기의 시판 30일 전까지 식품의약품안전처장에게 제출해야 한다.

② 법 제8조 제3항 후단에 따라 시판 후 조사 계획서의 변경승인을 받으려는 자는 별지 제16호서식의 의료기기 시판 후 조사계획 변경승인 신청서에 다음 각 호의 서류를 첨부하여 식품의약품안전처장에게 제출해야 한다.

가. 시판 후 조사 변경계획서
나. 변경사항을 확인할 수 있는 자료
③ 식품의약품안전처장은 제1항 또는 제2항에 따라 시판 후 조사계획의 승인 또는 변경승인 신청을 받은 경우 30일 이내에 승인 또는 변경승인 여부를 결정하여 신청자에게 그 결정 내용을 통보해야 한다.
④ 식품의약품안전처장은 제3항에 따라 시판 후 조사계획을 승인하는 경우에는 신청인에게 별지 제16호의2서식의 의료기기 시판 후 조사계획 승인서를 발급해야 하며, 시판 후 조사계획을 변경승인하는 경우에는 이미 발급한 승인서의 변경 및 처분사항 등란에 변경사항을 적어야 한다.
⑤ 제1항부터 제4항까지의 규정에서 정한 사항 외에 시판 후 조사 계획서 승인 및 변경승인을 신청할 때 제출해야 하는 자료의 작성요령 등에 관한 세부사항은 식품의약품안전처장이 정하여 고시한다.
제18조의3 (시판 후 조사 정기보고의 방법 및 절차 등) ① 법 제8조 제4항에 따라 시판 후 조사에서 수집된 자료 및 실시상황 등을 보고하려는 자는 별지 제16호의 3서식의 의료기기 시판 후 조사 정기 보고서에 다음 각 호의 서류를 첨부하여 제2항에서 정한 기한 내에 식품의약품안전처장에게 보고해야 한다.
1. 시판 후 조사 대상에 대한 관찰 기록 등 기초자료
2. 시판 후 조사에 대한 분석 · 평가결과에 관한 자료
3. 시판 후 조사 의료기기의 부작용에 관한 자료
② 제1항에 따른 보고는 의료기기 시판 후 조사 계획서 승인일부터 최초 1년간은 6개월마다, 그 이후에는 1년마다 하되, 보고 기한은 각 보고 대상 기간이 끝나는 날부터 2개월까지로 한다.
③ 제2항에도 불구하고 시판 후 조사 기간 중 마지막 보고는 법 제8조의2 제1항에 따른 검토를 신청할 때 제출한 자료로 갈음할 수 있다.
④ 제1항 및 제3항에 따른 보고를 할 때 제출해야 하는 자료의 작성방법 등에 관한 세부사항은 식품의약품안전처장이 정하여 고시한다.
제18조의4 (시판 후 조사에 따른 결과 제출) ① 법 제8조의2 제1항에서 "총리령으로 정하는 자료"란 국내외 판매현황 및 외국의 허가현황에 관한 자료이다.
② 법 제8조의2 제1항에 따라 검토를 받으려는 자는 별지 제16호의 4서식의 의료기기 시판 후 조사결과 검토 신청서에 다음 각 호의 자료를 첨부하여 식품의약품안전처장에게 제출해야 한다.
1. 시판 후 조사 결과에 따른 사용성적에 관한 자료로서 국내 시판 후의 안전성 및 유효성에 관한 조사자료
2. 시판 후 조사 대상 의료기기의 부작용 사례로서 부작용 및 안전성에 관한 국내외 자료
3. 국내외 판매현황 및 외국의 허가현황에 관한 자료
③ 식품의약품안전처장은 제2항에 따라 검토를 신청받은 날부터 6개월 이내에 의료기기위원회의 심의를 거쳐 검토한 결과를 별지 제17호서식의 통지서에 따라 신청인에게 통지해야 한다.
④ 제2항에 따라 제출하는 자료의 작성 요령 등에 관한 세부 사항은 식품의약품안전처장이 정하여 고시한다.
제18조의5 (시판 후 조사 결과 회수 · 폐기 등의 조치) ① 식품의약품안전처장은 법 제8조의2 제2항에 따라 판매중지 · 회수 · 폐기 등 필요한 조치를 명하려는 경우에는 시판 후 조사 대상 의료기기의 제조업자에게 다음 각 호의 사항을 통지해야 한다.
1. 의료기기의 명칭
2. 조치의 내용 및 사유
② 제1항에 따른 통지를 받은 시판 후 조사 대상 의료기기의 제조업자는 통지를 받은 날부터 30일 이내에 해당 조치를 하고 그 결과를 식품의약품안전처장에게 알려야 한다.
제19조 (재평가의 방법 및 절차 등) ① 식품의약품안전처장은 법 제9조에 따라 의료기기에 대한 재평가를

하려는 경우에는 의료기기위원회의 심의를 거쳐 재평가 대상품목을 결정한 후 다음 각 호의 사항을 식품의약품안전처의 인터넷 홈페이지에 공고하여야 한다.

1. 재평가 대상품목
2. 재평가 신청기간
3. 재평가에 필요한 제출 자료의 내용

② 재평가 대상품목에 속하는 의료기기의 제조업자는 제1항제2호에 따른 재평가 신청기간에 별지 제18호서식의 의료기기 재평가신청서(전자문서로 된 신청서를 포함한다)에 제1항제3호의 자료(전자문서로 된 자료를 포함한다)를 첨부하여 식품의약품안전처장에게 제출하여야 한다.

③ 제2항에 따라 재평가의 신청을 받은 식품의약품안전처장은 해당 품목에 대한 재평가를 하고, 그 결과에 대하여 재평가 대상품목의 제조업자가 의견을 제출할 수 있도록 재평가결과 시안을 1개월 이상 열람시킨 후 재평가결과를 식품의약품안전처의 인터넷 홈페이지에 공고하여야 한다.

④ 제2항 및 제3항에 따른 제출자료의 작성요령, 각 자료의 요건과 면제범위 및 재평가범위와 실시기준 등에 관한 세부사항은 식품의약품안전처장이 정하여 고시한다.

제20조 (임상시험계획의 승인 등) ① 법 제10조 제1항에 따라 임상시험계획의 승인을 받으려는 자는 별지 제19호서식의 임상시험계획 승인신청서(전자문서로 된 신청서를 포함한다)에, 승인을 받은 임상시험계획을 변경하려는 자는 별지 제20호서식의 임상시험계획 변경승인신청서(전자문서로 된 신청서를 포함한다)에 임상시험계획승인서와 다음 각 호의 서류(전자문서를 포함한다) 및 자료(전자문서로 된 자료를 포함한다)를 첨부하여 식품의약품안전처장에게 제출하여야 한다. 다만, 임상시험계획 변경의 승인을 신청하는 경우에는 식품의약품안전처장이 정하여 고시하는 바에 따라 제2호 및 제3호의 자료를 제출하지 아니할 수 있다.

1. 임상시험계획서 또는 임상시험변경계획서
2. 임상시험용 의료기기가 별표 2에 따른 시설과 제조 및 품질관리체계의 기준에 적합하게 제조되고 있음을 증명하는 자료
3. 제9조 제2항 제2호부터 제5호까지의 자료

② 제1항제1호에 따른 임상시험계획서에 포함되어야 할 사항은 다음 각 호와 같다.

1. 임상시험의 제목
2. 임상시험기관의 명칭 및 소재지
3. 임상시험의 책임자 · 담당자 및 공동연구자의 성명 및 직명
4. 임상시험용 의료기기를 관리하는 관리자의 성명 및 직명
5. 임상시험을 하려는 자의 성명 및 주소
6. 임상시험의 목적 및 배경
7. 임상시험용 의료기기의 개요(사용목적, 대상질환 또는 적응증을 포함한다)
8. 임상시험용 의료기기의 적용 대상이 되거나 대조군에 포함되어 임상시험에 참여하는 사람(이하 "피험자"라 한다)의 선정기준 · 제외기준 · 인원 및 그 근거
9. 임상시험기간
10. 임상시험방법(사용량 · 사용방법 · 사용기간 · 병용요법 등을 포함한다)
11. 관찰항목 · 임상검사항목 및 관찰검사방법
12. 예측되는 부작용 및 사용 시 주의사항
13. 중지 · 탈락 기준

14. 유효성의 평가기준, 평가방법 및 해석방법(통계분석방법에 따른다)
15. 부작용을 포함한 안전성의 평가기준 · 평가방법 및 보고방법
16. 피험자동의서 서식
17. 피해자 보상에 대한 규약
18. 임상시험 후 피험자의 진료에 관한 사항
19. 피험자의 안전보호에 관한 대책
20. 그 밖에 임상시험을 안전하고 과학적으로 하기 위하여 필요한 사항

③ 다음 각 호의 어느 하나에 해당하는 경우에는 법 제10조에 따른 식품의약품안전처장의 승인대상에서 제외한다.

1. 시판 중인 의료기기의 허가 사항에 대한 임상적 효과관찰 및 이상사례 조사를 위하여 하는 시험
2. 시판 중인 의료기기의 허가된 성능 및 사용목적 등에 대한 안전성 · 유효성 자료의 수집을 목적으로 하는 시험
4. 그 밖에 시판 중인 의료기기를 사용하는 시험으로서 안전성과 직접적으로 관련되지 아니하거나 윤리적인 문제가 발생할 우려가 없다고 식품의약품안전처장이 정하는 시험

④ 식품의약품안전처장은 제1항에 따라 제출된 임상시험계획 승인신청서를 검토하여 적합하다고 인정되는 경우에는 신청인에게 별지 제21호서식의 임상시험계획승인서를 발급하고, 임상시험계획변경의 승인을 하는 경우에는 승인서의 변경 및 처분사항란에 변경사항을 적어야 한다.

⑤ 제1항부터 제4항까지의 규정에 따른 임상시험계획의 승인 또는 변경승인 신청 시 제출자료의 작성요령, 면제되는 자료의 범위, 승인요건 · 기준 및 절차 등에 대한 세부사항은 식품의약품안전처장이 정하여 고시한다.

제21조 (임상시험기관 지정기준 및 절차 등) ① 법 제10조 제3항에 따른 임상시험기관(이하 "임상시험기관"이라 한다)은 다음 각 호의 어느 하나에 해당하는 의료기관이어야 한다.

1. 「의료법」제3조 제2항 제3호마목에 따른 종합병원
2. 전문의의 수련 및 자격 인정 등에 관한 규정, 「치과의사전문의의 수련 및 자격 인정 등에 관한 규정」 및 「한의사전문의의 수련 및 자격 인정 등에 관한 규정」에 따른 수련병원, 수련치과병원 및 수련한방병원
3. 의료법」 제3조의5에 따라 지정된 전문병원
4. 전공의의 수련환경 개선 및 지위 향상을 위한 법률 시행령」 제4조 제2항 제1호가목 및 「치과의사전문의의 수련 및 자격 인정 등에 관한 규정」 제7조 제2항 제2호에 따른 단일 전문과목의 수련을 위한 수련병원 등 및 수련치과병원의 지정기준에 적합한 인력과 시설 등을 갖춘 병원
5. 「첨단의료복합단지 지정 및 지원에 관한 특별법」에 따라 지정된 첨단의료복합단지 내 임상시험센터

② 임상시험기관으로 지정받으려는 자는 별지 제22호서식의 의료기기 임상시험기관 지정신청서(전자문서로 된 신청서를 포함한다)에 다음 각 호의 서류(전자문서를 포함한다)를 첨부하여 식품의약품안전처장에게 제출하여야 한다.

2. 임상시험에 필요한 사무절차 등에 관한 규정
3. 별표 3 제6호에 따른 임상시험 심사위원회의 운영에 관한 규정 및 그 구성에 관한 서류(다만, 같은 호 마목에 따라 외부의 지정심사위원회에 위탁하여 심사하려는 경우에는 위탁계약서를 첨부하여야 한다)
4. 다른 임상시험기관에서 실시하는 임상시험을 위탁받아 심사하기 위하여 별표 3 제6호 마목에 따라 지정심사위원회를 운영하려는 경우에는 위탁심사에 관한 규정

5. 제1항 각 호의 어느 하나에 해당함을 증명하는 서류
③ 제2항에 따른 신청을 받은 담당공무원은 「전자정부법」제36조 제1항에 따른 행정정보의 공동이용을 통하여 법인 등기사항증명서(법인인 경우만 해당한다) 및 의료기관 개설 허가증을 확인하여야 한다. 다만, 신청인이 의료기관 개설허가증의 확인에 동의하지 아니하는 경우에는 그 사본을 첨부하도록 하여야 한다.
④ 식품의약품안전처장은 제2항에 따른 신청을 받은 경우에는 신청 내용이 지정기준에 적합한지를 평가하기 위하여 실태조사를 할 수 있다.
⑤ 식품의약품안전처장은 임상시험기관을 지정하는 경우에는 신청인에게 별지 제23호서식의 의료기기 임상시험기관 지정서를 발급하여야 한다.
⑥ 임상시험기관은 지정받은 사항을 변경하려면 변경 사유가 발생한 날부터 30일 이내에 별지 제24호서식의 의료기기 임상시험기관 변경지정신청서에 의료기기 임상시험기관 지정서 및 변경사항을 확인할 수 있는 서류를 첨부하여 식품의약품안전처장에게 제출하여야 한다.
⑦ 식품의약품안전처장은 임상시험기관의 변경지정을 하는 경우에는 변경사항을 의료기기 임상시험기관 지정서에 적어야 한다.
⑧ 식품의약품안전처장은 제5항 또는 제7항에 따라 임상시험기관을 지정하거나 변경지정한 경우에는 임상시험기관의 명칭, 소재지, 대표자 등을 인터넷 홈페이지 등에 공고하여야 한다.
⑨ 임상시험기관의 지정, 운영 및 관리 등에 필요한 세부사항은 식품의약품안전처장이 정하여 고시한다.
제22조 (집단시설) 법 제10조 제4항 제2호 본문에서 "사회복지시설 등 총리령으로 정하는 집단시설"이란 다음 각 호의 시설이다.
1. 「아동복지법」제52조 제1항 제1호 · 제2호 · 제3호 · 제5호에 따른 아동복지시설
2. 「장애인복지법」제58조 제1항 제1호에 따른 장애인 거주시설
3. 「정신건강증진 및 정신질환자 복지서비스 지원에 관한 법률」 제3조 제4호에 따른 정신건강증진시설(정신의료기관은 보호실을 갖춘 것만 해당한다)
4. 「사회복지사업법」제34조에 따라 설치된 노인주거복지시설(노인복지주택은 제외한다) 및 노인의료복지시설(노인전문병원은 제외한다)
5. 「노인복지법」제32조 제1항 제1호 · 제2호 및 같은 법 제34조 제1항 제1호 · 제2호에 따른 노인복지시설
6. 「한부모가족지원법」제19조에 따른 모자가족복지시설(기본생활지원, 자립생활지원), 부자가족복지시설(기본생활지원, 자립생활지원), 미혼모자가족복지시설(기본생활지원) 및 일시지원복지시설
7. 「성매매방지 및 피해자보호 등에 관한 법률」 제9조 제1항 제1호 · 제2호에 따른 성매매피해자등을 위한 지원시설
8. 「성폭력방지 및 피해자보호 등에 관한 법률」 제12조에 따른 성폭력피해자보호시설
9. 「가정폭력방지 및 피해자보호 등에 관한 법률」 제7조에 따른 가정폭력피해자 보호시설
10. 「보호관찰 등에 관한 법률」 제67조에 따라 갱생보호사업의 허가를 받은 자가 설치한 시설(수용시설을 갖춘 것만 해당한다)
11. 「형의 집행 및 수용자의 처우에 관한 법률」 및 「군에서의 형의 집행 및 군수용자의 처우에 관한 법률」에 따른 교정시설
12. 「보호소년 등의 처우에 관한 법률」에 따른 소년원 및 소년분류심사원
13. 「출입국관리법」 제52조 제2항에 따른 보호시설

제24조 제24조(임상시험 실시기준 등) ① 법 제10조 제7항에 따라 임상시험은 다음 각 호의 기준 및 별표 3의 의료기기 임상시험 관리기준에 따라 실시하여야 한다.

1. 임상시험계획서에 의하여 안전하고 과학적인 방법으로 실시할 것
2. 식품의약품안전처장이 지정하는 임상시험기관에서 실시할 것
3. 임상시험의 책임자는 전문지식과 윤리적 소양을 갖추고 해당 의료기기의 임상시험을 실시하기에 충분한 경험이 있는 자 중에서 선정할 것
4. 임상시험의 내용 및 임상시험 중 피험자에게 발생할 수 있는 건강상의 피해에 대한 보상내용과 절차 등을 피험자에게 설명하고 동의서를 받을 것. 다만, 피험자의 이해능력 · 의사표현능력의 결여 등의 사유로 동의를 받을 수 없는 경우에는 친권자 또는 후견인 등의 동의를 받아야 한다.
5. 피험자의 안전대책을 강구할 것
6. 임상시험용 의료기기는 임상시험 외의 목적에 사용하지 아니할 것. 다만, 말기암 등 생명을 위협하는 중대한 질환을 가진 환자에게 사용하는 경우 등 식품의약품안전처장이 정하는 경우에는 그러하지 아니하다.
7. 임상시험은 임상시험계획의 승인 또는 변경승인을 받은 날부터 2년 이내에 개시할 것
8. 임상시험 전에 식품의약품안전처장이 정하는 바에 따라 임상시험 자료집을 임상시험자에게 제공할 것
9. 안전성 및 유효성과 관련된 새로운 자료 또는 정보 등을 입수하였을 때에는 지체 없이 이를 임상시험자에게 통보하고 그 반영 여부를 검토할 것
10. 임상시험용 의료기기는 별표 2에 따른 시설과 제조 및 품질관리체계의 기준에 따라 적합하게 제조된 것을 사용할 것
11. 임상시험계획을 승인받은 자는 의료기기 사용 중 이상사례가 발생한 경우에는 별표 3의 의료기기 임상시험 관리기준에 따라 식품의약품안전처장에게 보고할 것
12. 다음 각 목의 검체(이하 "잔여검체"라 한다)로 임상시험을 실시하는 경우로서 제4호에 따른 동의를 받지 아니한 경우에는 검체제공자에 대한 개인정보를 익명화하여 실시할 것
    가. 의료기관에서 진단 또는 치료의 목적으로 사용하고 남아있는 인체에서 유래한 검체
    나. 특정한 연구 목적으로 채취되어 사용하고 남은 인체에서 유래한 검체 중 다른 목적으로 2차적으로 사용할 것에 대하여 검체제공자로부터 포괄적인 동의를 받은 검체
13. 그 밖에 식품의약품안전처장이 임상시험의 적정한 실시를 위하여 정하는 사항을 준수할 것

② 임상시험계획을 승인받은 자는 매년 2월 말까지 임상시험 실시상황에 대하여 별지 제25호서식의 보고서(전자문서로 된 보고서를 포함한다)에 별표 3 제8호더목1)에 따른 임상시험용 의료기기의 안전성 평가와 관련된 요약자료를 첨부하여 식품의약품안전처장에게 제출하고, 임상시험을 종료하였을 때에는 종료일부터 20일 이내에 별지 제26호서식의 보고서(전자문서로 된 보고서를 포함한다)를 식품의약품안전처장에게 제출하여야 한다.

③ 임상시험 의뢰자 및 임상시험기관의 장은 임상시험계획서와 임상시험 실시에 관한 기록 및 자료(전자문서를 포함한다)를 다음 각 호의 구분에 따른 기간 동안 보존하여야 한다.

1. 제조허가 · 수입허가 또는 그 변경허가를 위한 임상시험 관련 자료 : 허가일부터 3년
2. 그 밖의 임상시험 관련 자료 : 임상시험이 완료된 날부터 3년

④ 제1항 제4호 본문에도 불구하고 잔여검체를 사용하는 임상시험의 경우로서 다음 각 호의 요건을 모두 갖춘 경우에는 임상시험심사위원회의 승인을 받아 피험자의 서면 동의 없이 임상시험을 실시할 수 있다. 다만, 제1항제4호 단서에 따라 친권자 또는 후견인 등의 동의를 받아야 하는 경우에는 그러하지 아니하다.

1. 피험자의 동의를 받는 것이 현실적으로 불가능한 경우
2. 피험자가 동의를 거부할 특별한 사유가 없고, 동의를 받지 아니하여도 임상시험이 피험자에게 미치는

위험이 극히 낮은 경우
⑤ 제1항에 따른 임상시험기관의 지정기준 등에 관한 세부사항은 식품의약품안전처장이 정하여 고시한다.
제24조의2 (비임상시험실시기관의 지정 등) ① 법 제10조의2 제1항에 따라 비임상시험실시기관으로 지정받으려는 자는 비임상시험분야별로 필요한 전문인력, 시설 및 기구 등 식품의약품안전처장이 정하여 고시하는 지정기준을 갖추어야 한다.
② 비임상시험실시기관으로 지정받으려는 자는 별지 제26호의 2서식의 의료기기 비임상시험실시기관 지정신청서(전자문서로 된 신청서를 포함한다)에 다음 각 호의 서류(전자문서를 포함한다)를 첨부하여 식품의약품안전처장에게 제출하여야 한다.
1. 조직 및 인력 현황에 관한 서류(인력 현황의 경우에는 자격 및 경력을 증명하는 서류를 포함한다)
2. 장비·기구 및 시설 현황에 관한 서류
3. 비임상시험을 실시할 능력이 있음을 증명하기 위하여 식품의약품안전처장이 정하여 고시하는 바에 따라 비임상시험을 수행하였음을 증명하는 서류
③ 식품의약품안전처장은 제2항에 따른 신청을 받은 경우에는 신청내용이 지정기준에 적합한지를 평가하기 위하여 실태조사를 실시할 수 있다.
④ 식품의약품안전처장은 비임상시험실시기관을 지정하는 경우에는 신청인에게 별지 제26호의 3서식의 의료기기 비임상시험실시기관 지정서를 발급하여야 한다.
⑤ 비임상시험실시기관은 다음 각 호의 어느 하나에 해당하는 사항을 변경하려면 변경사유가 발생한 날부터 30일 이내에 별지 제26호의 4서식의 의료기기 비임상시험실시기관 지정사항 변경신청서(전자문서로 된 신청서를 포함한다)에 의료기기 비임상시험실시기관 지정서 및 변경사항을 확인할 수 있는 서류(전자문서를 포함한다)를 첨부하여 식품의약품안전처장에게 제출하여야 한다.
1. 비임상시험실시기관의 대표자 및 운영책임자
2. 비임상시험실시기관의 명칭 및 소재지
3. 비임상시험분야
⑥ 식품의약품안전처장은 비임상시험실시기관의 변경지정을 한 경우에는 의료기기 비임상시험실시기관 지정서에 변경사항을 적어 내주어야 한다.
⑦ 식품의약품안전처장은 비임상시험실시기관을 지정하거나 변경지정한 경우에는 비임상시험실시기관의 명칭, 소재지 및 대표자 등을 식품의약품안전처의 인터넷 홈페이지 등에 공고하여야 한다.
⑧ 제2항에 따라 제출하여야 하는 서류의 범위에 관한 세부사항은 식품의약품안전처장이 정하여 고시한다.
제24조의3 (비임상시험실시기관의 준수사항) 법 제10조의2 제3항에서 "총리령으로 정하는 사항"이란 다음 각 호의 사항이다.
1. 비임상시험 계획서를 작성하고 해당 계획서에 따라 비임상시험을 실시할 것
2. 비임상시험의 신뢰성을 확보하기 위한 점검 및 감사업무는 해당 비임상시험과 이해관계가 없는 사람으로 하여금 수행하도록 할 것
3. 비임상시험이 식품의약품안전처장이 정하여 고시하는 비임상시험의 관리기준에 적합하게 실시되었음을 증명할 수 있을 것
4. 비임상시험과 관련된 자료·기록을 다음 각 목의 구분에 따른 기간 동안 보관할 것
   가. 의료기기 허가·변경허가 또는 의료기기 인증·변경인증을 위한 시험 : 비임상시험성적서 발급일부터 5년
   나. 그 밖의 목적을 위한 시험 : 비임상시험성적서 발급일부터 3년

제25조 (사전 검토의 대상 등) ① 법 제11조에 따른 사전 검토의 대상 및 범위는 다음 각 호와 같다.
1. 법 제8조제1항 각 호에 따른 신개발의료기기 및 희소의료기기의 기술문서 등에 관한 사항
2. 그 밖에 식품의약품안전처장이 사전 검토가 필요하다고 인정하는 의료기기의 기술문서 등에 관한 사항

② 법 제11조에 따라 사전 검토를 요청하려는 자는 다음 각 호의 구분에 따라 별지 제27호서식의 의료기기 사전검토 신청서(전자문서로 된 신청서를 포함한다)를 식품의약품안전처장 또는 정보원의 장에게 제출하여야 한다.
1. 법 제6조 제2항에 따라 의료기기의 제조허가 및 법 제10조에 따라 임상시험을 받으려는 자의 경우 : 식품의약품안전처장
2. 제조인증 또는 제조신고를 하려는 자의 경우 : 정보원의 장

③ 식품의약품안전처장 또는 정보원의 장은 사전 검토의 결과를 별지 제28호서식의 의료기기 사전검토 결과통지서에 따라 신청인에게 알려야 한다.

④ 제1항부터 제3항까지에서 규정한 사항 외에 사전 검토의 절차, 방법 등에 관하여 필요한 세부사항은 식품의약품안전처장이 정하여 고시한다.

제26조 (허가사항의 변경허가 신청 등) ① 법 제12조 제1항에 따라 제조업자는 제조업의 허가를 받은 사항에 변경이 있는 경우에는 별지 제29호서식의 변경허가신청서에 다음 각 호의 구분에 따른 자료를 첨부하여 변경이 있는 날부터 30일 이내에 지방식품의약품안전청장에게 제출해야 한다.
1. 제조소의 소재지가 변경되거나 제조소를 추가하는 경우에는 위탁계약서 사본(제조공정 또는 시험을 위탁한 경우로 한정한다) 및 별표 2에 따른 시설과 제조 및 품질관리체계의 기준에 적합함을 증명하는 자료[소프트웨어만으로 개발 · 제조되어 허가 또는 인증을 받거나 신고한 의료기기(이하 "소프트웨어 의료기기"라 한다)의 제조소는 제외한다]
2. 품질책임자가 변경된 경우에는 변경된 품질책임자에 대한 제11조제2항에 따른 자격을 확인할 수 있는 자료

② 제1항에 따라 신청서를 제출받은 지방식품의약품안전청장은 「전자정부법」 제36조제1항에 따른 행정정보의 공동이용을 통하여 법인 등기사항증명서(법인인 경우만 해당한다)를 확인하여야 한다.

③ 법 제12조제1항에 따라 제조업자는 제조허가 또는 제조인증을 받거나 제조신고한 사항에 변경이 있을 때에는 별지 제30호서식의 변경허가신청서 또는 별지 제31호서식의 변경인증신청서 또는 별지 제7호서식의 신고서에 다음 각 호의 서류를 첨부하여 변경허가의 경우에는 식품의약품안전처장에게, 변경인증 · 변경신고의 경우에는 정보원의 장에게 각각 제출해야 한다.
1. 변경사항을 확인할 수 있는 서류(전자문서를 포함한다)
2. 의료기기의 설계, 재료, 화학적 구성요소, 에너지원, 제조과정 등 제품의 안전성이나 유효성에 영향을 미치는 중요한 사항이 변경되었을 때에는 제5조제1항제2호에 따른 서류
3. 해당 품목의 제조소 소재지가 변경되거나 제조소를 추가하는 경우에는 위탁계약서 사본(제조공정 또는 시험을 위탁한 경우로 한정한다) 및 별표 2에 따른 시설과 제조 및 품질관리체계의 기준에 적합함을 증명하는 자료(소프트웨어 의료기기의 제조소는 제외한다)

④ 기업의 분리 또는 합병 등에 따라 해당 제조시설 · 제조방법 등을 양수받은 자가 제3항에 따라 제조품목의 변경허가 또는 변경인증을 받거나 변경신고를 하는 경우에는 품목의 제조시설 · 제조방법 등에 관한 양도 · 양수계약서를 첨부하여 식품의약품안전처장 또는 정보원의 장에게 제출하여야 한다. 이 경우 해당 품목의 변경허가 또는 변경인증 시에는 양도인에 대한 허가 · 인증에 붙여진 조건에 상당하는 조건을 붙일 수 있다.

⑤ 제3항에 따라 변경되는 사항이 제조품목의 외관, 포장재료, 포장단위 등의 변경으로서 식품의약품안전처장이 정하여 고시하는 경미한 사항인 경우에는 같은 항에도 불구하고 변경내용을 적은 문서(전자문서를 포함한다)를 식품의약품안전처장 또는 정보원의 장에게 제출하여야 한다. 이 경우 법 제12조에 따른 변경허가 또는 변경인증을 받거나 변경신고를 한 것으로 본다.
⑥ 다음 각 호의 어느 하나에 해당하는 경우로서 허가 또는 인증을 받거나 신고한 사항에 변경이 있는 경우에는 법 제12조에 따른 변경허가 또는 변경인증을 받거나 변경신고를 한 것으로 본다. 다만 제3호, 제4호 및 제6호의 경우에는 법 제36조 제2항에 따라 일정기한까지 변경을 명하여 이를 변경한 경우로 한정한다.

1. 법 제3조에 따른 등급분류 및 지정에 관한 기준 변경
2. 법 제6조 제5항에 따른 기술문서 또는 임상시험자료에 대한 변경
3. 법 제8조의2 제2항에 따른 신개발의료기기 등의 시판 후 조사 결과 검토에 따른 후속 조치
4. 법 제9조에 따른 재평가
5. 법 제19조에 따른 기준규격 변경
6. 법 제31조에 따른 부작용 보고에 따른 조치

⑦ 식품의약품안전처장, 지방식품의약품안전청장 또는 정보원의 장은 제1항부터 제6항까지의 규정에 따라 변경허가 또는 변경인증을 하거나 변경신고를 수리하는 경우에는 해당 대장에 변경사항을 적어야 한다.
⑧ 제1항부터 제7항까지의 규정에 따른 변경허가·변경인증·변경신고의 기준, 절차, 자료의 요건, 면제범위 및 관리 등에 관한 세부사항은 식품의약품안전처장이 정하여 고시한다.

제27조 (제조업자의 준수사항 등) ① 법 제13조 제1항에 따라 의료기기의 제조업자가 준수하여야 할 사항은 다음 각 호와 같다.

1. 보건위생상 위해가 없도록 제조소의 시설을 위생적으로 관리하고, 교차오염이나 외부로부터 오염 등을 방지할 것
2. 작업소에는 위해가 발생할 염려가 있는 물건을 두어서는 아니되며, 작업소에서 국민보건에 유해한 물질이 유출되거나 방출되지 아니하도록 할 것
3. 원자재·완제품의 입출고, 제조공정 및 품질관리(시험 기준 및 방법 등을 포함한다)에 관한 문서를 작성·비치하고, 그에 따라 제조 및 품질검사를 철저히 할 것
4. 제3호에 따른 제조 및 품질검사에 관한 제조단위별 기록 및 고객 불만처리 기록을 작성·비치하고, 이를 제조일부터 5년(제품 수명이 5년을 초과하는 경우에는 제품 수명에 상응하는 기간이다) 동안 보존할 것
5. 출고된 의료기기가 안전성 및 유효성을 해치거나 품질이 불량한 경우에는 지체 없이 회수하는 등의 시정조치를 취할 것
6. 멸균제품인 경우에는 반드시 새로운 용기를 사용하여 포장하고 멸균되었음을 검증한 후 출고할 것
7. 전기·기계 제품의 경우 전기·기계적 안전과 전자파 안전을 확보한 후 출고할 것
8. 인체에 직접적·간접적으로 접촉하는 제품의 경우 생물학적 안전을 확보한 후 출고할 것
9. 허가 또는 인증을 받거나 신고한 의료기기의 안전성 및 유효성과 관련된 새로운 자료나 정보(의료기기의 사용에 의한 부작용 발생사례를 포함한다)를 알게 된 경우에는 식품의약품안전처장이 정하는 바에 따라 이를 보고하고 필요한 안전조치를 실시할 것
10. 별표 2에 따른 시설과 제조 및 품질관리기준을 유지할 것
11. 별표 2 제2호의 기준에 적합하게 제조한 의료기기를 판매할 것. 이 경우 별표 2 제2호 바목에 따라

적합함을 인정받기 위한 목적으로 제조한 의료기기로서 같은 목에 따라 적합함을 인정받은 의료기기는 같은 목에 따라 적합함을 인정받은 후 제조한 것으로 본다.

12. 법 제19조에 따라 식품의약품안전처장이 정한 최신의 기준규격을 반영하여 제조 및 품질관리 또는 생산관리를 할 것
13. 종업원의 위생 상태를 철저히 점검하고, 종업원에게 품질이 우수한 의료기기의 생산에 필요한 교육·훈련을 제공할 것
14. 시판 후 조사, 재평가, 추적관리대상 의료기기 관리, 안전에 관한 정보관리(부작용 보고 관리를 포함한다) 등 시판 후 안전관리업무를 철저히 할 것
15. 의료기관으로부터 자기 회사가 제조한 의료기기를 구입한 경우에는 다음 각 목의 사항을 지킬 것
   가. 별표 2 제2호의 의료기기 제조 및 품질관리체계의 기준에 적합한지 검사하고, 적합한 경우에만 검사필증을 붙여서 출고할 것
   나. 가목에 따른 검사의 내용 및 결과, 검사필증 발행일 등에 대한 기록을 작성·비치하고, 이를 출고일부터 2년 동안 보존할 것
16. 제39조 제1호 가목에 따라 의료기기 판매업자 또는 임대업자로부터 검사를 의뢰받은 경우에는 다음 각 목의 사항을 지킬 것
   가. 별표 2 제2호의 의료기기 제조 및 품질관리체계의 기준에 적합한지 검사하고, 적합한 경우에만 검사필증을 발행할 것
   나. 검사필증의 발행 절차·방법, 회신기간, 판매 또는 임대에 관한 지시 사항 등에 관하여 식품의약품안전처장이 정하여 고시하는 사항을 지킬 것

② 법 제13조 제2항에 따라 제조업자는 다음 각 호의 사항을 식품의약품안전처장이 정하여 고시하는 바에 따라 보건복지부장관 및 식품의약품안전처장에게 보고하여야 한다.

1. 해당 연도의 의료기기 생산실적 및 수출실적
2. 의료기기의 생산 중단사유, 중단량 및 중단일정(국민보건에 중대한 영향을 미치는 의료기기로서 식품의약품안전처장이 보건복지부장관과 협의하여 고시하는 의료기기의 생산을 중단하는 경우만 해당한다)

제28조 (폐업 등의 신고) ① 법 제14조에 따라 제조업자가 폐업 또는 휴업의 신고를 하려는 경우에는 별지 제32호서식의 신고서(전자문서로 된 신고서를 포함한다)에 다음 각 호의 서류를 첨부하여 제조소의 소재지를 관할하는 지방식품의약품안전청장에게 제출하고, 휴업한 자가 사업재개의 신고를 하려는 경우에는 별지 제32호서식의 신고서(전자문서로 된 신고서를 포함한다)를 제조소의 소재지를 관할하는 지방식품의약품안전청장에게 제출하여야 한다.

1. 폐업의 경우 : 제조업허가증과 모든 제조허가증·제조인증서. 다만, 해당 허가증 또는 인증서를 분실한 경우에는 분실사유서를 제출해야 한다.
2. 휴업의 경우 : 제조업허가증

② 법 제14조에 따라 폐업 또는 휴업의 신고를 하려는 제조업자가 「부가가치세법」 제8조제7항에 따른 폐업 또는 휴업 신고를 같이 하려는 때에는 별지 제32호서식의 신고서(전자문서로 된 신고서를 포함한다)에 제1항 각 호의 구분에 따른 서류와 「부가가치세법 시행규칙」 별지 제9호서식의 휴업·폐업 신고서를 함께 첨부해 제조소의 소재지를 관할하는 지방식품의약품안전청장에게 제출해야 한다. 이 경우 지방식품의약품안전청장은 「부가가치세법 시행규칙」 별지 제9호서식의 휴업·폐업 신고서를 지체 없이 관할 세무서장에게 송부(정보통신망을 이용한 송부를 포함한다. 이하 이 조에서 같다)해야 한다.

③ 지방식품의약품안전청장은 제1항 및 제2항에 따른 폐업의 신고를 받은 경우에는 제조업허가대장에,

휴업 또는 재개의 신고를 받은 경우에는 제조업허가대장 · 허가증에 각각 그 내용을 적어야 한다.

④ 제조소 소재지의 관할 세무서장이 「부가가치세법 시행령」제13조 제5항에 따라 휴업 · 폐업 신고를 받아 이를 관할 지방식품의약품안전청장에게 송부한 경우에는 제1항에 따른 휴업 · 폐업 신고서가 제출된 것으로 본다.

제29조 (수입업 허가신청 등) ① 법 제15조 제1항에 따라 의료기기 수입업의 허가를 받으려는 자는 별지 제1호서식의 신청서(전자문서로 된 신청서를 포함한다)에 제3조 제1항 각 호의 서류(전자문서를 포함한다)를 첨부하여 수입업소의 소재지를 관할하는 지방식품의약품안전청장에게 제출하여야 한다.

② 제1항에 따라 신청서를 제출받은 지방식품의약품안전청장은 「전자정부법」 제36조 제1항에 따른 행정정보의 공동이용을 통하여 법인 등기사항증명서(법인인 경우만 해당한다)를 확인하여야 한다.

제30조 (수입허가 신청 등) ① 법 제15조 제2항에 따라 의료기기의 수입허가를 받으려는 자는 별지 제3호서식의 신청서(전자문서로 된 신청서를 포함한다)에 다음 각 호의 서류(전자문서를 포함한다)를 첨부하여 식품의약품안전처장에게 제출하여야 한다.

1. 제5조 제1항 제2호의 서류. 다만, 수입하려는 의료기기가 이미 허가받은 의료기기와 동일한 제조원(제조국 · 제조사 및 제조소가 동일한 경우이다)의 동일 제품임을 식품의약품안전처장이 정하는 바에 따라 증명하는 경우에는 이를 생략할 수 있다.
2. 수입하는 의료기기의 제조소에 대하여 법 제15조 제4항에 따른 제조 및 품질관리체계를 갖추었음을 증명하는 서류

② 법 제15조 제2항에 따라 의료기기의 수입인증을 받으려는 자는 별지 제5호서식의 신청서(전자문서로 된 신청서를 포함한다)에 제1항 각 호의 서류(전자문서를 포함한다)를 첨부하여 정보원의 장에게 제출하여야 한다. 이 경우 제1항 제1호 단서의 "허가받은"은 "인증받은"으로 본다.

③ 법 제15조 제2항에 따라 의료기기의 수입신고를 하려는 자는 별지 제7호서식의 신고서(전자문서로 된 신고서를 포함한다)를 정보원의 장에게 제출하여야 한다.

제31조 (품질검사를 위한 시설과 제조 및 품질관리체계의 기준) ① 법 제15조 제4항 본문에 따라 수입업허가를 받으려는 자 및 수입허가 또는 수입인증을 받거나 수입신고를 하려는 자가 갖추어야 할 품질검사를 위하여 필요한 시설과 제조 및 품질관리체계의 기준은 별표 4와 같다.

② 법 제15조 제4항 단서에서 "품질관리를 위한 시험을 위탁하는 등 총리령으로 정하는 경우"란 수입업허가를 받으려는 자 및 수입허가 또는 수입인증을 받거나 수입신고를 하려는 자가 다음 각 호의 어느 하나에 해당하는 자에게 품질관리를 위한 시험을 위탁하는 경우이다. 이 경우 수입업허가를 받으려는 자 및 수입허가 또는 수입인증을 받거나 수입신고를 하려는 자는 별표 4 제1호 다목에 따른 시험실 또는 시험시설을 갖추지 아니할 수 있다.

1. 의료기기 시험 · 검사기관

1의2. 비임상시험실시기관

2. 별표 2 제2호바목에 따라 적합함을 인정받은 제조업자

제32조 (의료기기 수입업허가 등의 면제) ① 법 제15조 제6항에 따라 준용되는 법 제6조 제10항에 따라 수입업허가나 수입허가 또는 수입인증을 받지 아니하거나 수입신고를 하지 아니하고 수입할 수 있는 의료기기는 다음 각 호와 같다.

1. 법 제10조 제1항 본문에 따라 임상시험계획의 승인을 받은 임상시험 대상 의료기기
2. 법 제10조 제1항 단서에 따라 임상시험계획의 승인을 받지 아니하여도 되는 임상시험을 하기 위하여 필요한 별도의 의료기기

3. 「약사법」 제34조에 따라 임상시험계획의 승인을 받아야 하는 의약품 등에 관한 임상시험을 하기 위하여 필요한 별도의 의료기기
4. 의료기기 수입허가 또는 수입인증을 받거나 수입신고를 하기 위하여 수입하는 의료기기
5. 제품개발 등 연구목적으로 사용되는 의료기기
5의2. 판매의 목적이 아닌 제품으로서 소비자가 제품의 실물을 확인하는 등 제품 구입에 도움을 주기 위하여 수입하는 의료기기
5의3. 법 제27조에 따른 시험 · 검사를 위하여 수입하는 의료기기
6. 자가 사용용 또는 구호용 의료기기 등 식품의약품안전처장이 정하여 고시하는 의료기기
8. 식품의약품안전처장이 품질관리체계, 검사성능 및 숙련도 등을 평가하여 적합하다고 인정하는 임상검사실에서 사용하는 의료기기로서 식품의약품안전처장이 정하여 고시하는 의료기기

② 제1항에 따라 수입업허가 및 수입허가 · 수입인증 · 수입신고 대상에서 제외하는 의료기기의 수입 절차 · 대상 및 확인서 발급 등에 관한 사항은 식품의약품안전처장이 정하여 고시한다.

제33조 (수입업자의 준수사항 등) ① 법 제15조 제6항에 따라 준용되는 법 제13조 제1항에 따라 의료기기의 수입업자가 준수하여야 할 사항은 다음 각 호와 같다.

1. 보건위생상 위해가 없도록 수입업소의 시설을 위생적으로 관리하고, 교차오염이나 외부로부터의 오염 등을 방지할 것
2. 의료기기의 입출고 및 품질관리(시험 기준 및 방법, 표시사항 및 포장 등을 포함한다)에 관한 문서와 부속품의 보관 · 출하에 대한 관리기록을 작성 · 비치하고, 그에 따라 수입 및 품질검사를 철저히 실시할 것
3. 제2호에 따른 수입 및 품질검사에 관한 수입단위별 기록 및 고객 불만처리 기록을 작성 · 비치하고, 이를 수입일부터 5년(제품 수명이 5년을 초과하는 경우에는 제품 수명에 상응하는 기간이다) 동안 보존할 것
4. 멸균제품인 경우에는 멸균되었음을 검증한 후 출고할 것
5. 전기 · 기계 제품의 경우 전기 · 기계적 안전과 전자파 안전을 확보한 후 출고할 것
6. 인체에 직접 · 간접적으로 접촉하는 제품의 경우 생물학적 안전을 확보한 후 출고할 것
7. 품목별로 다음 각 목의 사항이 포함된 제품표준서를 작성하여 비치할 것
   가. 의료기기의 명칭(제품명, 품목명 및 모델명)
   나. 수입의료기기의 제조사명 및 제조국명
   다. 모양 및 구조 · 완제품의 자가품질관리시험규격
   라. 법 제20조부터 제23조까지의 규정에 따라 의료기기 용기 등에 적어야 할 사항
   마. 설치방법 및 순서(설치관리가 필요한 의료기기만 해당한다)
   바. 멸균방법 · 멸균기준 및 멸균판정에 관한 사항(멸균 포장된 제품만 해당한다)
   사. 제품표준서의 제정자 및 제정연월일(개정한 경우에는 개정자 · 개정연월일 및 개정사유를 적는다)
8. 다음 각 목의 사항이 포함된 수입관리기준서를 작성 · 비치할 것
   가. 제품관리 및 시험검사에 관한 사항
   나. 시험검사결과 판정 및 불합격품의 처리에 관한 사항
   다. 시험검사시설의 관리에 관한 사항
   라. 수입의료기기 제조업자와의 연락방법
   마. 수입의료기기 제조업자의 제조 및 품질관리 상황에 대한 확인사항
   바. 수입관리기준서의 제정자 및 제정연월일(개정한 경우에는 개정자 · 개정연월일 및 개정사유를 적는다)

9. 수입의료기기의 표시사항 및 포장에 대하여 적합 여부를 확인하고, 그 기록을 작성할 것
10. 제품보관시설을 점검하여 그 기록을 작성할 것
11. 품질책임자로 하여금 다음 각 목의 사항을 이행하도록 할 것
  가. 출고된 의료기기의 품질에 관하여 불만이 발생한 경우에 그에 대한 원인규명과 시정조치를 할 수 있도록 관련 절차를 마련하여 이행하고, 이를 기록·보관할 것
  나. 수입의료기기의 품질관리를 적절히 이행하기 위하여 제품표준서 및 수입관리기준서를 비치·활용할 것
  다. 나목의 서류를 기준으로 하여 작업지시서를 작성하고 이 기준에 적합하게 운영되고 있는지를 점검·확인할 것
12. 출고된 의료기기가 안전성 및 유효성을 해치거나 품질이 불량한 경우에는 지체 없이 회수하는 등의 시정조치를 취할 것
13. 종업원에게 수입의료기기에 대한 품질을 확보할 수 있도록 교육계획을 수립하고, 이에 따라 교육·훈련을 정기적으로 실시하며, 그 기록을 작성·보관할 것
14. 허가 또는 인증을 받거나 신고한 의료기기의 안전성 및 유효성과 관련된 새로운 자료나 정보(의료기기의 사용에 관한 부작용 발생사례를 포함한다)를 알게 된 경우에는 식품의약품안전처장이 정하는 바에 따라 보고하고 필요한 안전조치를 실시할 것
15. 수입의료기기 제조소에 대하여 별표 4 제3호의 기준에 적합하게 제조한 의료기기를 수입하여 판매할 것. 이 경우 별표 4 제3호에 따라 적합함을 인정받기 위한 목적으로 수입한 의료기기로서 같은 호에 따라 적합함을 인정받은 의료기기는 같은 호에 따라 적합함을 인정받은 후 수입한 것으로 본다.
16. 「대외무역법」 제12조에 따라 산업통상자원부장관이 공고하는 의료기기의 수출입요령과 식품의약품안전처장이 정하는 수입의료기기의 관리에 관한 규정을 준수할 것
17. 법 제19조에 따라 식품의약품안전처장이 정한 최신의 기준규격을 반영하여 시설과 제조 및 품질관리체계를 유지하고 수입 및 품질관리 또는 수입관리를 할 것
18. 시판 후 조사, 재평가, 추적관리대상 의료기기 관리, 안전에 관한 정보관리(부작용 보고 관리를 포함한다) 등 시판 후 안전관리업무를 철저히 할 것
19. 중고 의료기기를 수입하거나 의료기관으로부터 자기 회사가 수입한 의료기기를 구입한 경우에는 다음 각 목의 사항을 지킬 것
  가. 제7호 다목에 따른 시험규격에 적합한지 검사하고, 적합한 경우에만 검사필증을 붙여서 출고할 것
  나. 가목에 따른 검사의 내용과 결과, 검사필증 발행일 등에 대한 기록을 작성·비치하고, 이를 출고일부터 2년 동안 보존할 것
20. 제39조 제1호 가목에 따라 의료기기 판매업자 또는 임대업자로부터 검사를 의뢰받은 경우에는 다음 각 목의 사항을 지킬 것
  가. 별표 2 제2호의 기준에 적합한지 검사하고, 적합한 경우에만 검사필증을 발행할 것
  나. 검사필증의 발행 절차·방법, 회신기간, 판매 또는 임대에 관한 지시 사항 등에 관하여 식품의약품안전처장이 정하여 고시하는 사항을 지킬 것

② 법 제15조 제6항에 따라 준용되는 법 제13조 제2항에 따라 수입업자는 다음 각 호의 사항을 식품의약품안전처장이 정하여 고시하는 바에 따라 보건복지부장관 및 식품의약품안전처장에게 보고하여야 한다. 다만, 「전자무역 촉진에 관한 법률」에 따른 전자무역문서로 표준통관예정보고를 한 경우에는 제1호의 사항을 보고하지 아니할 수 있다.

1. 해당 연도의 의료기기 수입실적

2. 의료기기의 수입 중단사유, 중단량 및 중단일정(국민보건에 중대한 영향을 미치는 의료기기로서 식품의약품안전처장이 보건복지부장관과 협의하여 고시하는 의료기기의 수입을 중단하는 경우만 해당한다)

제34조 (준용) 수입업자 및 수입품목에 관하여는 제3조 제3항, 제4조, 제5조 제2항부터 제7항까지, 제6조 제2항 · 제3항, 제7조 제2항 · 제3항, 제9조, 제11조부터 제13조까지, 제16조부터 제19조까지, 제25조, 제26조(제26조 제1항 제1호는 제외한다), 제28조 및 제64조를 준용한다. 이 경우 "제조소"는 "수입업소"로 보고, "제조"는 "수입"으로 보며, 제5조 제4항 중 "제1항"은 "제30조 제1항"으로 보고, 제12조 제1항 제9호 중 "제27조 제1항"은 "제33조 제1항"으로, 제12조 제3항 제2호 중 "수입"은 "제조"로 보며, 제16조 제2항 중 "제5조 제1항 제2호"는 "제30조 제1항 제1호"로, 제16조 제3항 중 "제5조 제1항 제2호"는 "제30조 제1항 제1호"로 본다.

제34조의2 (희소 · 긴급도입 필요 의료기기의 공급 방법) ① 식품의약품안전처장은 법 제15조의2 제1항 각 호 외의 부분에 따른 희소 · 긴급도입 필요 의료기기(이하 "희소 · 긴급도입 필요 의료기기"라 한다)를 공급하려는 경우에는 관계 행정기관, 의료기관, 보건의료 관련 기관 · 단체 · 전문가 또는 환자 등으로부터 수요조사를 실시해야 한다.

② 식품의약품안전처장은 제1항에 따라 수요조사를 실시한 경우에는 다음 각 호의 사항이 포함된 희소 · 긴급도입 필요 의료기기 공급 계획을 분기별 · 반기별 및 연도별로 수립해야 한다.

1. 공급 수량에 관한 사항
2. 공급 가격에 관한 사항
3. 공급 대상에 관한 사항
4. 그 밖에 식품의약품안전처장이 희소 · 긴급도입 필요 의료기기의 공급에 필요하다고 인정하는 사항

③ 식품의약품안전처장은 제2항에 따른 공급 계획에 따라 희소 · 긴급도입 필요 의료기기를 공급하려는 경우에는 공급 대상자와 공급 계약을 체결해야 한다.

④ 제1항부터 제3항까지에서 규정한 사항 외에 희소 · 긴급도입 필요 의료기기의 공급 방법에 필요한 세부사항은 식품의약품안전처장이 정하여 고시한다.

제34조의3 (희소 · 긴급도입 필요 의료기기 공급 업무의 위탁) ① 식품의약품안전처장은 법 제15조의2 제2항에 따라 희소 · 긴급도입 필요 의료기기의 공급 및 관련 정보 제공에 관한 업무를 정보원에 위탁한다.

② 제1항에 따라 희소 · 긴급도입 필요 의료기기 업무를 위탁받은 정보원은 식품의약품안전처장이 정하는 바에 따라 위탁 업무에 대한 사업운영 계획, 자금운용 계획, 사업추진 현황 및 자금집행 내역 등을 식품의약품안전처장에게 제출해야 한다.

제35조 (수리업의 신고 등) ① 법 제16조 제1항에 따라 의료기기의 수리를 업으로 하려는 자는 별지 제33호서식의 수리업신고서(전자문서로 된 신고서를 포함한다)에 제3조 제1항 제1호 및 제2호의 서류(전자문서를 포함한다)를 첨부하여 수리업소의 소재지를 관할하는 특별자치시장 · 특별자치도지사 · 시장 · 군수 · 구청장(자치구의 구청장이다. 이하 같다)에게 제출하여야 한다. 이 경우 특별자치시장 · 특별자치도지사 · 시장 · 군수 · 구청장은 「전자정부법」 제36조 제1항에 따른 행정정보의 공동이용을 통하여 법인 등기사항증명서(법인인 경우만 해당한다)를 확인하여야 한다.

② 특별자치시장 · 특별자치도지사 · 시장 · 군수 · 구청장은 제1항에 따라 수리업신고를 수리한 경우에는 신고인에게 별지 제34호서식의 신고증을 발급하고 수리업신고대장에 다음 각 호의 사항을 적어야 한다.

1. 신고수리번호 및 수리연월일
2. 수리대상 의료기기의 유형
3. 수리업자의 성명 및 주민등록번호(법인인 경우에는 그 대표자의 성명 및 주민등록번호)

4. 수리업소의 명칭 및 소재지(법인인 경우에는 그 주된 사무소의 소재지)

③ 수리업자가 신고한 사항을 변경하려는 경우에는 별지 제35호서식의 변경신고서(전자문서로 된 신고서를 포함한다)에 변경사유 및 그 근거서류(전자문서를 포함한다)와 신고증을 첨부하여 수리업소의 소재지를 관할하는 특별자치시장 · 특별자치도지사 · 시장 · 군수 · 구청장에게 제출하여야 한다. 이 경우 신고관청을 달리하는 소재지 변경의 경우에는 새로운 소재지를 관할하는 특별자치시장 · 특별자치도지사 · 시장 · 군수 · 구청장에게 제출하여야 한다.

④ 법 제16조 제2항 본문에 따라 수리업의 신고를 하려는 자가 갖추어야 하는 시설 및 품질관리체계는 별표 5와 같다.

⑤ 법 제16조 제4항에 따라 준용되는 법 제14조에 따라 수리업자가 폐업하거나 휴업하는 경우에는 별지 제32호서식의 신고서(전자문서로 된 신고서를 포함한다)에 신고증(폐업신고 시 신고증을 분실한 경우에는 분실사유서)을 첨부하여 수리업소의 소재지를 관할하는 특별자치시장 · 특별자치도지사 · 시장 · 군수 · 구청장에게 제출하고, 휴업한 자가 사업재개의 신고를 하는 경우에는 별지 제32호서식의 신고서(전자문서로 된 신고서를 포함한다)를 수리업소의 소재지를 관할하는 특별자치시장 · 특별자치도지사 · 시장 · 군수 · 구청장에게 제출해야 한다.

⑥ 특별자치시장 · 특별자치도지사 · 시장 · 군수 · 구청장은 제3항 및 제5항에 따른 신고를 받은 경우에는 해당 신고대장과 신고증에 각각 그 신고내용을 적어야 한다.

⑦ 제5항에 따른 휴업 · 폐업 신고에 관하여는 제28조 제2항 및 제4항을 준용한다. 이 경우 "지방식품의약품안전청장"은 "특별자치시장 · 특별자치도지사 · 시장 · 군수 · 구청장"으로 본다.

제36조 (수리업자의 준수사항) 법 제16조 제4항에 따라 준용되는 법 제13조에 따라 의료기기의 수리업자가 준수하여야 할 사항은 다음 각 호와 같다.

1. 허가 또는 인증을 받거나 신고한 내용과 다르게 변조하여 의료기기를 수리하지 말 것. 다만, 제46조의2에 따른 경미한 변경 수리를 하는 경우에는 그러하지 아니하다.
2. 의료기기를 수리한 경우에는 상호 및 주소를 해당 의료기기의 용기 또는 외장에 적을 것
3. 의료기기의 수리를 의뢰한 자에 대하여 수리내역(제46조의2에 따라 경미한 변경 수리를 한 경우에는 그 변경 수리한 내역을 포함한다)을 문서로 통보할 것
4. 제35조 제4항에 따른 시설 및 품질관리체계를 유지할 것

제37조 (판매업 또는 임대업의 신고 등) ① 법 제17조 제1항에 따라 의료기기의 판매나 임대를 업으로 하려는 자는 별지 제36호서식의 신고서(전자문서로 된 신고서를 포함한다)를 판매업소 또는 임대업소를 관할하는 특별자치시장 · 특별자치도지사 · 시장 · 군수 · 구청장에게 제출하여야 한다. 이 경우 특별자치시장 · 특별자치도지사 · 시장 · 군수 · 구청장은 「전자정부법」 제36조 제1항에 따른 행정정보의 공동이용을 통하여 법인 등기사항증명서(법인인 경우만 해당한다)를 확인하여야 한다.

② 특별자치시장 · 특별자치도지사 · 시장 · 군수 · 구청장은 제1항에 따라 의료기기의 판매업 또는 임대업 신고를 수리한 경우에는 신고인에게 별지 제37호서식의 신고증을 발급하고 판매업 또는 임대업 신고대장에 다음의 사항을 적어야 한다.

1. 신고번호 및 신고연월일
2. 의료기기의 판매업자 또는 임대업자의 성명 및 주민등록번호(법인인 경우에는 그 대표자의 성명 및 주민등록번호)
3. 영업소의 명칭 및 그 소재지

③ 판매업자 또는 임대업자는 제1항에 따라 신고한 사항을 변경한 경우에는 별지 제38호서식의 변경신고서

(전자문서로 된 신고서를 포함한다)에 신고증과 변경사항을 확인할 수 있는 서류를 첨부하여 판매업소 또는 임대업소를 관할하는 특별자치시장 · 특별자치도지사 · 시장 · 군수 · 구청장에게 제출하여야 한다. 이 경우 신고관청을 달리하는 소재지의 변경의 경우에는 새로운 소재지를 관할하는 특별자치시장 · 특별자치도지사 · 시장 · 군수 · 구청장에게 제출하여야 한다.

④ 판매업자 또는 임대업자가 폐업 또는 휴업의 신고를 하려는 경우에는 별지 제32호서식의 신고서(전자문서로 된 신고서를 포함한다)에 신고증(폐업신고 시 신고증을 분실한 경우에는 분실사유서)을 첨부하여 판매업소 또는 임대업소를 관할하는 특별자치시장 · 특별자치도지사 · 시장 · 군수 · 구청장에게 제출하여야 하고, 휴업한 자가 사업재개의 신고를 하려는 경우에는 별지 제32호서식의 신고서(전자문서로 된 신고서를 포함한다)를 판매업소 또는 임대업소를 관할하는 특별자치시장 · 특별자치도지사 · 시장 · 군수 · 구청장에게 제출하여야 한다.

⑤ 특별자치시장 · 특별자치도지사 · 시장 · 군수 · 구청장은 제3항 및 제4항에 따른 신고를 받은 경우에는 해당 신고대장과 신고증에 각각 그 신고내용을 적어야 한다.

⑥ 제4항에 따른 휴업 · 폐업 신고에 관하여는 제28조 제2항 및 제4항을 준용한다. 이 경우 "지방식품의약품안전청장"은 "특별자치시장 · 특별자치도지사 · 시장 · 군수 · 구청장"으로 본다.

제38조 (판매업 신고 등의 면제) 법 제17조 제2항 제4호에 따라 신고하지 아니하고 판매할 수 있는 의료기기는 다음 각 호와 같다.

1. 콘돔
2. 휴대전화 및 가전제품 등에 혈당측정의 기능이 포함되어 있거나 결합되어 사용되는 혈당측정기
3. 그 밖에 식품의약품안전처장이 위해 정도 및 안전성을 고려하여 고시하는 의료기기

제39조 (판매업자 · 임대업자의 의료기기 품질 확보방법) 법 제18조 제1항 및「의료기기법 시행령」(이하 "영"이라 한다) 제10조의2 제1호에 따른 의료기기 품질 확보방법은 다음 각 호와 같다.

1. 의료기관으로부터 의료기기를 구입한 경우에는 다음 각 목의 사항을 지킬 것
   가. 해당 의료기기의 제조업자 또는 수입업자에게 검사를 의뢰하거나 의료기기 시험 · 검사기관에 검사를 의뢰할 것
   나. 가목에 따른 검사 결과 제27조 제1항 제15호 가목 및 제33조 제1항 제19호 가목에 따라 발행된 검사필증을 받은 의료기기만 판매하거나 임대할 것
   다. 가목에 따른 검사 결과 제27조 제1항 제16호 나목 및 제33조 제1항 제20호 나목에 따라 판매 또는 임대에 관한 지시를 받은 경우에는 이를 지킬 것
2. 제1호 각 목에 따른 검사의 내용 및 결과, 검사필증 발행자 및 발행일, 판매 또는 임대에 관한 지시사항 등에 관한 기록을 작성하고, 이를 판매일부터 2년 동안 보존할 것
3. 불량 의료기기의 처리에 관한 기록을 작성하여 갖추어 두고 이를 기록일부터 1년간 보존할 것
4. 별표 6의 의료기기 유통품질 관리기준을 준수할 것. 다만, 법 제17조제2항에 따라 판매업신고를 하지 아니할 수 있는 경우는 제외한다.

제40조 (판매업자 · 임대업자의 판매질서 유지에 관한 사항 등) 법 제18조 제1항 및 영 제10조의2 제1호에 따른 의료기기 안전과 관련한 판매질서 유지 등에 관한 사항은 다음 각 호와 같다.

1. 제조업자 · 수입업자 · 판매업자가 아닌 자로부터 의료기기를 구입하지 아니할 것. 다만, 의료기관으로부터 구입하는 경우에는 제외한다.
2. 업소의 명칭 등으로 다음 각 목에 따른 명칭 또는 표시를 사용하거나 영업소의 표시와 함께 사용하지 아니할 것

가. 제조업자 또는 수입업자의 영업소로 오인하게 할 우려가 있는 명칭 또는 표시
나. 「의료법」제3조에 따른 의료기관의 명칭 또는 이와 유사한 명칭
3. 다음 각 목의 어느 하나에 해당하는 의료기기를 판매 또는 임대하거나 판매 또는 임대의 목적으로 저장·진열하지 아니할 것
가. 제39조 제1호나목에 따른 검사필증이 붙어 있지 아니한 것
나. 오염·손상되었거나 식품의약품안전처장 또는 지방식품의약품안전청장이 수거·폐기를 명한 것
다. 사용기한 또는 유효기간이 지난 것
4. 허가 또는 인증을 받지 아니하거나 신고하지 아니한 의료기기를 판매하거나 판매할 목적으로 저장 또는 진열하지 아니할 것

제41조 (중고의료기기 검사필증의 면제) 제27조 제1항 제15호, 제33조 제1항 제19호 및 제39조 제1호나목·제40조 제3호가목에도 불구하고 잠재적 위험성이 낮은 의료기기 등 식품의약품안전처장이 정하여 고시하는 의료기기의 경우에는 검사필증을 붙이지 않고 판매할 수 있다.

제42조 (용기 등의 기재사항) 법 제20조 각 호 외의 부분 단서에 따라 의료기기의 용기나 외장에 기재사항을 적지 아니하여도 되는 경우는 다음 각 호의 어느 하나에 해당하는 경우로 한다.
1. 용기나 외장의 면적이 좁거나 용기 또는 외장에 법 제20조 각 호의 사항을 모두 적을 수 없는 경우로서 기재사항을 외부의 용기나 외부의 포장 또는 첨부문서에 적은 경우. 다만, 이 경우에도 모델명과 제조업자 또는 수입업자의 상호는 의료기기의 용기나 외장에 적어야 한다.
2. 수출용 의료기기로서 수출 대상국의 기준에 따라 기재사항을 적은 경우

제43조 (첨부문서의 기재사항) ① 법 제22조제1항제4호에서 "총리령으로 정하는 사항"이란 다음 각 호의 사항이다.
1. 법 제20조 제1호부터 제3호까지 및 제5호부터 제7호까지의 사항
2. 제품의 사용목적
3. 보관 또는 저장방법
4. 국내 제조업자가 모든 제조공정을 위탁하여 제조하는 경우에는 제조의뢰자(위탁자이다)와 제조자(수탁자이다)의 상호와 주소
5. 낱개 모음으로 한개씩 사용할 수 있도록 포장하는 경우에는 최소단위포장에 모델명과 제조업소명
6. 멸균 후 재사용이 가능한 의료기기인 경우에는 그 청소, 소독, 포장, 재멸균방법과 재사용 횟수의 제한내용을 포함하여 재사용을 위한 적절한 절차에 대한 정보
7. 의학적 치료목적으로 방사선을 방출하는 의료기기의 경우에는 방사선의 특성·종류·강도 및 확산 등에 관한 사항
8. 첨부문서의 작성연월
9. 그 밖에 의료기기의 특성 등 기술정보에 관한 사항

② 제1항에도 불구하고 임상시험용 의료기기의 첨부문서에 적어야 할 사항은 다음 각 호와 같다.
1. "임상시험용"이라는 표시
2. 제품명 및 모델명
3. 제조번호 및 제조연월일(사용기한이 있는 경우에는 사용기한으로 적을 수 있다)
4. 보관(저장) 방법
5. 제조업자 또는 수입업자의 상호(위탁제조 또는 수입의 경우에는 제조원과 국가명을 포함한다)
6. "임상시험용 외의 목적으로 사용할 수 없음"이라는 표시

③ 제1항 제1호부터 제5호까지의 사항을 용기 또는 외장이나 포장에 기재한 경우에는 첨부문서에는 그 기재를 생략할 수 있다.

제44조 (기재사항의 표시방법) ① 법 제23조에 따라 의료기기의 용기나 외장, 외부의 용기나 포장 및 첨부문서에 기재사항을 적을 때에는 다음 각 호의 방법에 따라야 한다.

1. 한글로 적거나 한글에 한글과 같은 크기의 한자 또는 외국어를 함께 적을 것. 다만, 다음 각 목의 경우에는 한글을 적지 않을 수 있다.
   가. 수출용 의료기기에 수출대상국 언어로 적는 경우
   나. 의료기기 허가·인증·신고 시 외국어로 적은 항목을 해당 언어로 적는 경우
2. 그 밖에 글자 크기, 줄 간격 및 그 밖의 기재방법에 관하여 식품의약품안전처장이 정하여 고시하는 사항을 지킬 것

② 의료기기의 용기 또는 외장이나 포장에 제품의 명칭, 제조업자 또는 수입업자의 상호 등을 적을 때에는 제1항에 따른 표시방법에 병행하여 점자표기를 할 수 있다.

제45조 (의료기기광고의 범위 등) 법 제24조제2항 및 제3항에 따라 금지되는 광고의 범위는 다음 각 호의 어느 하나에 해당하는 광고로서 별표 7에 해당하는 광고이다.

1. 「표시·광고의 공정화에 관한 법률」 제2조제2호에 따른 광고
2. 의료기기취급자(의료기기취급자가 고용한 근로자 등을 포함한다)의 구매 권유, 제품 설명 및 시연 등의 방법을 통한 광고

제45조의2 (자율심의기구의 재심의 결과에 대한 이의신청) 법 제25조제5항 및 영 제10조의4 제4항에 따라 자율심의기구(법 제25조의2제1항에 따라 식품의약품안전처장에게 신고한 기관 또는 단체이다. 이하 같다)의 재심의 결과에 이의신청을 하려는 자는 별지 제38호의2서식의 의료기기광고 재심의 결과에 대한 이의신청서에 다음 각 호의 서류를 첨부하여 식품의약품안전처장에게 제출해야 한다.

1. 이의신청 취지 및 사유
2. 의료기기광고 심의 신청 내용
3. 의료기기광고 심의 및 재심의 결과 통보서 사본
4. 그 밖에 광고 심의를 신청한 내용에 대해 사실 여부 등을 확인할 수 있는 참고 자료

제45조의3 (자율심의기구의 신고 및 모니터링) ① 법 제25조의2제1항 및 영 제10조의5제4항에 따라 의료기기광고 심의 업무의 수행을 신고하려는 자는 별지 제38호의3서식의 의료기기광고 자율심의기구 신고서에 다음 각 호의 서류를 첨부하여 식품의약품안전처장에게 제출해야 한다. 이 경우 식품의약품안전처장은 「전자정부법」 제36조제1항에 따른 행정정보의 공동이용을 통하여 법인 등기사항증명서(법인인 경우만 해당한다)를 확인해야 한다.

1. 영 제10조의5 제3항 제1호에 따른 전담부서와 상근인력 현황
2. 영 제10조의5 제3항 제2호에 따른 전산장비와 사무실 현황
3. 기관 또는 단체의 정관 사본
4. 「소비자기본법」 제29조에 따라 공정거래위원회에 등록한 소비자단체의 등록증 사본(법 제25조의2 제1항 제2호의 경우에만 해당한다)

② 자율심의기구는 법 제25조의4에 따라 자신이 심의한 의료기기광고가 법 제24조 제2항 및 제3항을 준수하는지 여부에 관하여 모니터링한 결과를 매 분기별로 분기가 지난 후 30일 이내에 식품의약품안전처장에게 제출해야 한다.

제45조의4 (봉함 대상 의료기기 등) ① 법 제25조의5 각 호 외의 부분에서 "총리령으로 정하는 의료기기"란 다음 각 호의 어느 하나에 해당하는 의료기기이다.

1. 인체에 1년 이상 삽입되는 추적관리대상 의료기기 중 멸균 포장된 제품
2. 개봉하여 유통하는 경우 오염 또는 변질의 우려가 있는 다음 각 목의 의료기기
   가. 주사기(멸균 포장된 제품만 해당한다)
   나. 주사침(멸균 포장된 제품만 해당한다)
   다. 봉합사
   라. 창상피복재(멸균 포장된 제품만 해당한다)
   마. 콘택트렌즈
   바. 그 밖에 멸균 포장된 제품으로서 유통할 때 봉함할 필요가 있다고 식품의약품안전처장이 고시한 의료기기

② 법 제25조의5에 따른 봉함은 용기 또는 포장의 봉함을 뜯지 않고는 그 용기나 포장을 개봉할 수 없도록 해야 하며, 개봉한 후에는 쉽게 원상으로 회복시킬 수 없도록 해야 한다.

제46조 (전시 목적 의료기기의 진열 승인 등) ① 법 제26조 제1항 단서에 따라 전시할 목적으로 의료기기를 진열하려는 자는 미리 지방식품의약품안전청장에게 승인을 받아야 한다.

② 제1항에 따라 승인받은 의료기기를 진열하려는 자는 사용 방법 등을 설명하기 위하여 단순하게 작동시키는 행위, 신고한 내용에 관한 홍보물을 부착하거나 비치하는 행위 등 식품의약품안전처장이 정하여 고시하는 행위 외의 행위를 해서는 아니 된다.

③ 지방식품의약품안전청장은 제1항에 따라 승인받은 의료기기가 다음 각 호의 어느 하나에 해당하는 경우에는 그 승인을 취소하여야 하고, 해당 의료기기를 봉함·봉인하거나 진열을 중지시키는 등의 조치를 할 수 있다.
1. 승인받은 내용과 다르게 진열하거나 사용한 경우
2. 제2항에 따라 허용된 행위 외의 행위를 한 경우
3. 그 밖에 국민 건강에 위해를 끼칠 우려가 있는 행위를 한 경우

④ 제1항에 따라 승인받은 의료기기를 승인받은 내용대로 사용한 후에는 식품의약품안전처장이 정하여 고시하는 바에 따라 해당 의료기기를 제10조 제4호 및 제32조 제1항 제5호의2·제5호의3에 따른 의료기기로 사용할 수 있다.

⑤ 제1항에 따른 승인의 신청 방법·절차, 승인 기준 등에 관한 세부 사항은 식품의약품안전처장이 정하여 고시한다.

제46조의2 (의료기기의 경미한 변경 수리) 의료기기 수리업자는 법 제26조 제3항 단서에 따라 의료기기의 안전성 및 유효성에 영향을 미치지 아니하는 범위에서 다음 각 호의 어느 하나에 해당하는 외관을 변경하는 수리를 할 수 있다.
1. 의료기기를 외부 충격으로부터 보호하는 외장의 색상, 재질 등을 변경하는 수리
2. 의료기기의 성능과 직접적인 관련이 없는 거치대, 손잡이, 바퀴 등 외관의 모양, 구조 등을 변경하는 수리

제47조 (의료기기의 변조·개조 허용 범위) 법 제26조 제4항 제1호에 따라 제조업자와 수입업자가 변조 또는 개조할 수 있는 의료기기는 다음 각 호와 같다. 이 경우 해당 의료기기의 고유한 특성이 변하지 아니하고 성능을 개선할 수 있는 범위에서 변조 또는 개조하여야 한다.
1. 「의료법」제37조에 따른 진단용 방사선 발생장치
2. 「의료법」제38조에 따른 특수의료장비
3. 그 밖에 변조 또는 개조하여도 안전성 및 유효성에 문제가 없는 의료기기로서 식품의약품안전처장이

정하여 고시하는 의료기기

제48조 (품질관리심사기관의 지정 등) ① 법 제28조 제2항에 따라 품질관리심사기관으로 지정받으려는 자는 별지 제39호서식의 의료기기 품질관리심사기관 지정신청서(전자문서로 된 신청서를 포함한다)에 다음 각 호의 서류(전자문서를 포함한다)를 첨부하여 식품의약품안전처장에게 제출하여야 한다.

1. 품질관리심사기관 조직 및 인력(인력의 자격 및 경력을 증명하는 서류이다) 현황
2. 품질심사업무의 관리운영기준 등에 관한 서류
3. 품질심사업무 범위에 관한 서류

② 식품의약품안전처장은 제1항에 따라 제출된 서류의 검토와 품질심사수행능력에 관한 실태조사 결과 품질관리심사기관을 지정하는 경우에는 별지 제40호서식의 의료기기 품질관리심사기관 지정서를 발급하여야 한다.

③ 제2항에 따라 지정된 품질관리심사기관은 다음 각 호의 어느 하나에 해당하는 사항을 변경한 경우에는 변경 사유가 발생한 날부터 30일 이내에 별지 제41호서식의 의료기기 품질관리심사기관 지정사항 변경신청서(전자문서로 된 신청서를 포함한다)에 심사기관 의료기기 품질관리심사기관 지정서 및 변경사항을 확인할 수 있는 자료(전자문서를 포함한다)를 첨부하여 식품의약품안전처장에게 제출하여야 한다.

1. 품질관리심사기관 대표자
2. 품질관리심사기관의 명칭 및 소재지
3. 품질심사업무의 범위

④ 법 제28조 제4항에 따라 품질관리심사기관이 준수하여야 하는 사항은 각 호와 같다.

1. 적합인정서 사본, 적합인정서 발급에 관한 모든 심사자료 등 품질심사에 관한 기록을 5년 동안 보존할 것
2. 품질심사 결과를 식품의약품안전처장이 정하는 바에 따라 보고할 것
3. 식품의약품안전처장이 정하여 고시하는 의료기기 품질관리심사기관 관리운영기준을 지킬 것
4. 법 제28조 제3항에 따른 품질관리심사기관의 지정요건을 유지할 것
5. 그 밖에 품질관리심사기관이 적합인정서 발급 시 적어야 할 사항 등 식품의약품안전처장이 정하여 고시하는 사항을 지킬 것

⑤ 식품의약품안전처장은 품질관리심사기관에 대하여 정기조사 및 수시조사를 할 수 있다.

⑥ 제1항부터 제5항까지에서 규정한 사항 외에 품질관리심사기관의 지정 절차·방법, 운영 등에 필요한 세부사항은 식품의약품안전처장이 정하여 고시한다.

제49조 (추적관리대상 의료기기의 지정 및 관리기준) ① 법 제29조제1항 각 호에 따른 추적관리대상 의료기기의 지정대상은 다음 각 호와 같다.

1. 인체 안에 1년 이상 삽입되는 의료기기로서 다음 각 목의 의료기기
   가. 이식형 심장 박동기
   나. 이식형 심장 박동기 전극
   다. 혼합재질 인공심장 판막
   라. 생체재질 인공심장 판막
   마. 비생체재질 인공심장 판막
   바. 이식형 심장충격기
   사. 전동식 이식형 의약품주입펌프
   아. 그 밖에 식품의약품안전처장이 소재파악의 필요성이 있다고 정하여 고시하는 의료기기
2. 생명유지용 의료기기 중 의료기관 외의 장소에서 사용이 가능한 의료기기로서 다음 각 목의 의료기기

가. 개인용 인공호흡기(상시 착용하는 것으로 한정한다)
나. 그 밖에 식품의약품안전처장이 소재파악의 필요성이 있다고 정하여 고시하는 의료기기

② 식품의약품안전처장은 제1항에 따른 추적관리대상 의료기기에 대한 제조 또는 수입 등을 허가하는 경우에는 그 허가증에 "추적관리대상 의료기기"의 표시를 하여야 한다.

제50조 (추적관리대상 의료기기의 기록에 관한 사항 등) ① 법 제30조 제1항에 따라 추적관리대상 의료기기를 취급하는 제조업자 · 수입업자 · 판매업자 · 임대업자 및 수리업자(이하 "취급자"라 한다)와 추적관리대상 의료기기를 취급하는 의료기관 개설자 및 의료기관에서 종사하는 의사 · 한의사 · 치과의사 등(이하 "사용자"라 한다)이 기록하여야 할 사항은 다음 각 호와 같다.

1. 취급자의 기록 사항
   가. 제품명별(제품명이 없는 경우에는 품목명별) · 모델명별 · 제조단위별 제조 · 수입수량 및 제조 · 수입일시(제조업자 및 수입업자만 해당한다)
   나. 제품명별(제품명이 없는 경우에는 품목명별) · 모델명별 · 제조단위별 판매 또는 임대수량, 판매 또는 임대일시 및 판매업자 · 임대업자 또는 의료기관 개설자의 상호와 주소(수리업자는 제외한다)
   다. 제품명별(제품명이 없는 경우에는 품목명별) · 모델명별 · 제조단위별 수리일시 및 의뢰인의 상호와 주소(수리업자만 해당한다)
   라. 그 밖에 보건위생상 위해발생을 방지하기 위하여 필요한 사항
2. 사용자의 기록 사항
   가. 추적관리대상 의료기기를 사용하는 환자의 성명, 주소, 생년월일 및 성별
   나. 추적관리대상 의료기기의 명칭 및 제조번호 또는 이를 갈음한 것
   다. 추적관리대상 의료기기를 사용한 연월일
   라. 사용 의료기관의 명칭 및 소재지
   마. 그 밖에 보건위생상 위해발생을 방지하기 위하여 필요한 사항

② 추적관리대상 의료기기의 취급자 또는 사용자는 추적관리대상 의료기기에 관한 기록과 자료를 다음 각 호의 구분에 따라 식품의약품안전처장에게 제출하여야 한다. 이 경우 취급자 또는 사용자는 식품의약품안전처장이 정하는 전산프로그램을 이용하여 제출할 수 있다.

1. 취급자 : 식품의약품안전처장이 정하여 고시하는 바에 따라 매월 추적관리대상 의료기기에 관한 기록과 자료를 작성하여 그 다음달 말일까지 제출
2. 사용자
   가. 의료기관이 폐업하는 경우에는 전체 사용기록을 폐업신고 시 제출
   나. 사망 또는 생명에 중대한 위협을 줄 수 있어 식품의약품안전처장이 정하여 고시하는 추적관리대상 의료기기는 매 반기별 자료를 반기가 지난 다음 달 말일까지 제출
   다. 식품의약품안전처장으로부터 추적관리대상 의료기기에 관한 기록과 자료의 제출을 요구받은 경우에는 해당 자료를 요구받은 날부터 10일 이내에 제출

③ 추적관리대상 의료기기의 취급자 및 사용자는 제1항에 따른 기록을 작성하는 경우에는 그 비밀이 보장되도록 하여야 한다.

④ 제1항에 따른 추적관리대상 의료기기에 관한 기록은 다음 각 호에서 정하는 때까지 보존하여야 한다.

1. 추적관리대상 의료기기를 사용하는 환자가 사망하는 등 해당 의료기기를 더 이상 사용할 수 없게 된 때
2. 일회용이 아닌 추적관리대상 의료기기에 관하여 제1항 제2호가목 또는 다목을 새로이 기록하여

이전 기록을 보존할 이유가 소멸한 때

3. 그 밖에 추적관리의 필요성이 없게 되어 해당 기록을 보존할 이유가 소멸한 때

⑤ 식품의약품안전처장은 추적관리대상 의료기기의 효율적인 관리를 위하여 추적관리대상 의료기기의 용기 또는 외장이나 포장에 부착 또는 기재할 수 있는 표준코드를 마련하여 운영할 수 있다.

⑥ 제1항 및 제2항에 따른 추적관리대상 의료기기의 취급자 또는 사용자의 기록 및 그 제출에 관한 세부사항은 식품의약품안전처장이 정하여 고시한다.

제51조 (부작용 보고 등) ① 법 제31조 제1항에 따라 의료기기의 부작용에 관한 사항의 보고를 하려는 자는 다음 각 호에서 정하는 바에 따라 하여야 하고 관련 자료를 2년간 보존하여야 한다.

1. 사망이나 생명에 위협을 주는 부작용을 초래한 경우에는 7일 이내. 이 경우 상세한 내용을 최초 보고일부터 8일 이내에 추가로 보고하여야 한다.
2. 다음 각 목에서 정한 부작용을 초래하거나 이상사례가 나타난 경우 15일 이내
   가. 입원 또는 입원기간의 연장이 필요한 경우
   나. 회복이 불가능하거나 심각한 불구 또는 기능 저하를 초래하는 경우
   다. 선천적 기형 또는 이상을 초래하는 경우

② 식품의약품안전처장은 법 제31조 제4항에 따라 의료기관 개설자에게 부작용과 회수계획 등을 알릴 때에는 방문, 우편, 전화, 전자우편 또는 팩스 등의 방법으로 한다.

③ 법 제31조제5항에 따라 환자에게 부작용과 회수계획 등을 알린 의료기관 개설자는 별지 제42호서식의 환자통보확인서를 작성하여 식품의약품안전처장에게 제출하여야 한다.

④ 제1항부터 제3항까지에서 규정한 사항 외에 부작용 보고 및 관리에 관한 세부사항은 식품의약품안전처장이 정하여 고시한다.

제52조 (위해 의료기기의 회수 기준 및 절차 등) ① 법 제31조 제2항에 따라 의료기기 수리업자 · 판매업자 및 임대업자는 수리 · 판매 또는 임대하는 의료기기가 인체에 위해를 끼치거나 끼칠 위험이 있는 의료기기(이하 "회수대상 의료기기"라 한다)로 의심되는 경우에는 해당 의료기기의 수리 · 판매 또는 임대를 즉시 중단하고 그 사실을 해당 의료기기의 제조업자 또는 수입업자(이하 "회수의무자"라 한다)에게 알려야 한다.

② 법 제31조 제2항에 따라 회수의무자는 그가 제조 또는 수입하여 판매 · 임대한 의료기기 중 회수대상 의료기기로 의심되는 의료기기와 제1항에 따라 통보받은 의료기기가 다음 각 호의 어느 하나에 해당하는 의료기기인지를 확인하여야 한다.

1. 의료기기의 사용으로 완치될 수 없는 중대한 부작용을 일으키거나 사망에 이르게 하거나, 그러한 부작용 또는 사망을 가져올 우려가 있는 의료기기
2. 의료기기의 사용으로 완치될 수 있는 일시적 또는 의학적인 부작용을 일으키거나, 그러한 부작용을 가져올 수 있는 의료기기
3. 의료기기의 사용으로 부작용은 거의 일어나지 아니하나 법 제19조에 따른 기준규격에 부적합하여 안전성 및 유효성에 문제가 있는 의료기기

③ 회수의무자는 제2항에 따른 확인 결과 해당 의료기기가 제2항 각 호에 해당하면 즉시 해당 의료기기의 판매를 중지하는 등의 조치를 하고, 제2항에 따라 확인된 날부터 5일 이내에 별지 제43호서식의 회수계획서(전자문서로 된 계획서를 포함한다)를 회수의무자의 소재지를 관할하는 지방식품의약품안전청장에게 제출하여야 한다. 이 경우 회수의무자는 식품의약품안전처장이 정하는 전산프로그램을 이용하여 회수계획서를 제출할 수 있다.

④ 제3항에도 불구하고 회수의무자가 제2항제3호의 의료기기로서 5일 이내에 회수계획서 제출이 곤란하다

고 판단되는 경우에는 지방식품의약품안전청장에게 그 사유를 밝히고 10일의 범위에서 한 차례 제출기한의 연장을 요청할 수 있다.

⑤ 회수의무자가 제3항에 따라 회수계획서를 제출할 경우에는 다음 각 호의 서류(전자문서로 된 서류를 포함한다)를 첨부하여야 한다.

1. 해당 품목의 제조 · 수입 기록서 사본 및 판매처별 판매량 · 판매일, 임대인별 임대량 · 임대일 등의 기록
2. 제53조 제3항에 따라 통보할 회수 계획통보서
4. 회수대상 의료기기가 제2항 제1호에 해당하는 경우에는 해당 의료기기를 사용한 의료기관 명칭, 소재지 및 개설자 성명 등 의료기관 개설자에 관한 정보

⑥ 회수의무자는 제3항에 따른 회수계획서를 작성할 경우 회수 종료 예정일을 다음 각 호의 구분에 따라 정하여야 한다. 다만, 그 기한 내에 회수하기 어렵다고 판단되는 경우에는 그 사유를 밝히고 회수기한을 초과하여 정할 수 있다.

1. 제2항 제1호의 의료기기 : 회수를 시작한 날부터 15일 이내
2. 제2항 제2호 및 제3호의 의료기기 : 회수를 시작한 날부터 30일 이내

⑦ 지방식품의약품안전청장은 제3항부터 제5항까지에 따라 제출받은 회수계획이 미흡하다고 판단되는 경우에는 해당 회수의무자에게 회수계획의 보완을 명할 수 있다.

⑧ 제1항부터 제7항까지에서 규정한 사항 외에 의료기기 위해 정도의 평가, 회수계획서 작성 및 보완 등에 관한 세부사항은 식품의약품안전처장이 정하여 고시한다.

제53조 (회수계획의 공표 등) ① 회수의무자는 법 제31조 제3항에 따라 지방식품의약품안전청장으로부터 회수계획 공표 명령을 받으면 다음 각 호의 구분에 따라 그 회수계획을 공표하여야 한다.

1. 제52조 제2항 제1호의 의료기기 : 「방송법」 제2조 제1호에 따른 방송, 「신문 등의 진흥에 관한 법률」 제9조 제1항에 따라 등록한 전국을 보급지역으로 하는 일반 일간신문[당일 인쇄 · 보급되는 해당 신문의 전체 판(版)이다] 또는 이와 같은 수준 이상의 대중매체(회수대상 의료기기의 사용목적, 사용방법 등을 고려하여 식품의약품안전처장이 인정하는 매체를 포함한다)에 공고
2. 제52조 제2항 제2호의 의료기기 : 의학 · 의공학 전문지 또는 이와 같은 수준 이상의 매체에 공고
3. 제52조 제2항 제3호의 의료기기 : 회수의무자의 인터넷 홈페이지 또는 이와 같은 수준 이상의 매체에 공고

② 지방식품의약품안전청장은 회수의무자의 상호, 제품명, 제조번호, 제조일, 사용기한 · 유효기한 및 회수 사유를 인터넷 홈페이지에 게재할 수 있다.

③ 회수의무자는 회수대상 의료기기를 취급하는 수리업자 · 판매업자 · 임대업자 또는 의료기관의 개설자(이하 "회수대상 의료기기의 취급자"라 한다)에게 방문, 우편, 전화, 전보, 전자우편, 팩스 또는 언론매체를 통한 공고 등을 통하여 회수계획을 알려야 하며, 그 통보 사실을 증명할 수 있는 자료를 회수종료일부터 2년간 보관하여야 한다.

④ 제3항에 따라 회수계획을 통보받은 회수대상 의료기기의 취급자는 회수대상 의료기기를 반품하는 등의 조치를 하고, 별지 제44호서식의 회수확인서를 작성하여 회수대상 의료기기의 회수의무자에게 송부하여야 한다.

⑥ 식품의약품안전처장은 회수대상 의료기기의 정보 등을 제공하는 전산프로그램을 구성 · 운영하여 회수대상 의료기기의 취급자 등에게 설치하도록 권고할 수 있다.

⑦ 제1항부터 제6항까지에서 규정한 사항 외에 회수계획의 공표방법, 공표기간 및 통보 등에 관한 세부사항은 식품의약품안전처장이 정하여 고시한다.

제54조 (회수대상 의료기기의 폐기 등) ① 회수의무자는 회수하거나 반품받은 의료기기를 폐기하거나 그 밖에 위해를 방지할 수 있는 조치를 하고, 그에 대하여 별지 제45호서식의 회수평가보고서(전자문서로 된 보고서를 포함한다)를 작성하여야 한다.

② 회수의무자는 제1항에 따라 회수대상 의료기기를 폐기하는 경우에는 별지 제46호서식의 폐기신청서(전자문서로 된 신청서를 포함한다)에 다음 각 호의 서류(전자문서로 된 서류를 포함한다)를 첨부하여 관할 특별자치시장 · 특별자치도지사 · 시장 · 군수 · 구청장에게 제출하고 관할 특별자치시 · 특별자치도 · 시 · 군 · 구 관계 공무원의 참관 하에 환경 관련 법령으로 정하는 바에 따라 폐기해야 하며, 별지 제47호서식의 폐기확인서(전자문서로 된 확인서를 포함한다)를 작성하여 2년간 보관해야 한다.

1. 별지 제43호서식의 회수계획서 사본
2. 별지 제44호서식의 회수확인서 사본

③ 회수의무자는 회수가 끝난 경우에는 별지 제48호서식의 회수종료보고서(전자문서로 된 보고서를 포함한다)에 다음 각 호의 서류(전자문서로 된 서류를 포함한다)를 첨부하여 회수의무자의 소재지를 관할하는 지방식품의약품안전청장에게 제출하여야 한다. 이 경우 회수의무자는 식품의약품안전처장이 정하는 전산프로그램을 이용하여 해당 회수종료보고서를 제출할 수 있다.

1. 별지 제44호서식의 회수확인서 사본
2. 별지 제45호서식의 회수평가보고서 사본
3. 별지 제47호서식의 폐기확인서 사본(폐기한 경우만 해당한다)

④ 지방식품의약품안전청장은 제3항에 따른 회수종료보고서를 받으면 다음 각 호에서 정하는 바에 따라 조치하여야 한다.

1. 회수계획서에 따라 회수대상 의료기기의 회수를 적절하게 이행하였다고 판단되는 경우에는 회수가 끝났음을 확인하고 회수의무자에게 그 사실을 서면으로 알릴 것
2. 회수가 효과적으로 이루어지지 아니하였다고 판단되는 경우에는 회수의무자에게 회수에 필요한 추가 조치를 명할 것

⑤ 특별자치시장 · 특별자치도지사 · 시장 · 군수 · 구청장은 제2항에 따른 폐기가 완료되면 그 사실을 회수의무자의 소재지를 관할하는 지방식품의약품안전청장에게 알려야 한다.

⑥ 제1항부터 제5항까지에서 규정한 사항 외에 폐기 등의 조치, 회수 평가 보고서 작성, 회수 종료 보고 및 조치 등에 관한 세부사항은 식품의약품안전처장이 정하여 고시한다.

제54조의2 (의료기기 공급내역 보고) 법 제31조의2 제1항에 따라 의료기기 공급내역을 보고하려는 자는 의료기기를 공급한 달을 기준으로 그 다음 달 말일까지 법 제31조의3 제1항에 따른 의료기기통합정보시스템(이하 "의료기기통합정보시스템"이라 한다)을 통해 별지 제48호의 2서식의 의료기기 공급내역 보고서(전자문서를 포함한다)를 식품의약품안전처장에게 제출해야 한다.

제54조의3 (의료기기통합정보시스템 운영 등) ① 법 제31조의3 제2항에 따라 의료기기 제조업자 · 수입업자가 의료기기통합정보시스템에 등록(변경등록을 포함한다. 이하 같다)하여야 하는 정보(이하 "의료기기정보등"이라 한다)는 다음 각 호와 같다.

1. 의료기기 표준코드에 관한 정보
2. 의료기기 제품에 관한 정보(의료기기의 허가 · 인증 · 신고에 관한 정보를 포함한다)
3. 의료기기 제조 · 수입업자(외국제조원을 포함한다)에 관한 정보

② 법 제31조의3 제3항에 따라 의료기기 제조업자 · 수입업자가 의료기기정보등을 등록 · 관리함에 있어 준수하여야 하는 기준(이하 "의료기기통합정보관리기준"이라 한다)은 별표 7의2와 같다.

③ 식품의약품안전처장은 다음 각 호의 업무를 의료기기통합정보센터의 장으로 하여금 수행하게 할 수 있다.

1. 의료기기 제조업자·수입업자를 대상으로 하는 의료기기정보등의 등록 및 의료기기통합정보시스템 사용 방법 등에 관한 교육
2. 의료기기 허가·인증·신고 정보, 사용 시 주의사항 등의 정보 제공

④ 제1항에 따른 의료기정보등의 대상·범위, 의료기기정보등의 제공 방법 등 의료기기통합정보시스템 운영과 관리에 필요한 세부사항은 식품의약품안전처장이 정하여 고시한다.

제54조의4 (이물 보고의 기준·대상 및 절차) ① 법 제31조의5 제1항에 따라 의료기기취급자가 식품의약품안전처장에게 보고해야 하는 이물(이하 "이물(異物)"이라 한다)의 범위는 다음 각 호와 같다.

1. 금속, 플라스틱 또는 제조공정 중 발생한 파편 등 의료기기의 정상적 재료가 아닌 것으로서 의료기기의 사용과정에서 인체에 직·간접적인 위해나 손상을 줄 수 있는 물질
2. 곤충 및 그 알, 기생충 및 그 알, 동물의 사체 등 생명체와 관련된 것으로서 의료기기의 사용과정에서 인체에 직·간접적인 위해나 손상을 줄 수 있는 물질
3. 그 밖에 제1호 또는 제2호에 준하는 물질로서 의료기기의 사용에 따른 위해 방지를 위해 식품의약품안전처장이 정하여 고시하는 물질

② 법 제31조의5 제1항에 따라 이물의 발견 사실을 보고하려는 의료기기취급자는 별지 제48호의 3서식의 이물 발견 보고서(전자문서로 된 보고서를 포함한다)에 증거자료를 첨부하여 식품의약품안전처장에게 제출해야 한다.

③ 식품의약품안전처장은 제2항에 따라 이물의 발견 사실을 보고받은 경우에는 지방식품의약품안전청장에게 지체 없이 그 내용을 알려야 한다.

④ 지방식품의약품안전청장은 제3항에 따라 통보를 받은 경우에는 법 제31조의5 제2항에 따라 지체 없이 이물 혼입 원인 조사를 실시해야 한다. 이 경우 지방식품의약품안전청장은 이물 혼입 원인 조사를 위해 관계 중앙행정기관, 지방자치단체, 공공기관, 법인·단체 또는 전문가 등에게 필요한 협조를 요청할 수 있다.

⑤ 지방식품의약품안전청장은 제4항에 따라 이물 혼입 원인 조사를 완료한 경우에는 해당 조사 결과의 내용, 의료기기 안정성 및 위해 방지의 필요성 등을 종합적으로 고려하여 지체 없이 다음 각 호에 따른 조치를 해야 한다.

1. 법 제33조에 따른 검사 명령
2. 법 제34조에 따른 판매중지·회수·폐기 또는 그 밖의 처치나 공표 명령
3. 법 제35조에 따른 사용중지 또는 수리 등 필요한 조치의 명령

⑥ 제1항부터 제5항까지에서 규정한 사항 외에 이물 발견 보고의 절차·방법과 이물 혼입 조사의 절차·방법 및 관련 조치에 필요한 세부 사항은 식품의약품안전처장이 정하여 고시한다.

제55조 (수거 등) ① 법 제32조 제1항 제2호에 따라 의료기기를 수거하는 경우에는 별지 제49호서식의 수거증을 피수거인에게 발급하여야 한다.

② 제1항에 따라 수거한 의료기기에 대한 전문적인 검사가 필요한 경우에는 의료기기 시험·검사기관 또는 비임상시험실시기관에 검사를 의뢰할 수 있다.

제56조 (의료기기감시원증) 법 제32조 제2항(법 제34조 제2항 후단에 따라 준용되는 경우를 포함한다)에 따른 관계 공무원의 신분을 증명하는 증표는 별지 제50호서식과 같다.

제56조의2 (현지실사 절차 및 수입 중단 등) ① 식품의약품안전처장은 법 제32조의2 제1항 각 호 외의

부분에 따른 현지실사(이하 "현지실사"라 한다)를 할 때에는 의료기기 제조업자, 의료기기 수입업자, 해외제조소의 관리자 또는 수출국 정부에 현지실사의 실시일 20일 전에 현지실사에 관한 내용을 문서(전자문서를 포함한다)로 알려야 한다.

② 식품의약품안전처장은 법 제32조의2 제2항에 따른 현지실사를 마친 경우(현지실사를 거부한 경우를 포함한다)에는 해당 실사를 마친 날부터 30일 이내에 그 조사 결과와 필요한 조치에 관한 의견을 지방식품의약품안전청장에게 알려야 한다.

③ 지방식품의약품안전청장은 제2항에 따른 현지실사 결과를 통보받은 경우에는 법 제32조의2 제2항에 따라 다음 각 호의 조치를 할 수 있다. 이 경우 해당 조치를 할 때에는 의료기기 제조업자, 의료기기 수입업자, 해외제조소의 관리자 또는 수출국 정부에 조치 내용, 조치 사유 및 조치 일자 등에 관한 사항을 문서(전자문서를 포함한다)로 알려야 한다.

1. 수입 중단
2. 법 제34조에 따른 판매중지 · 회수 · 폐기 또는 그 밖의 처치에 관한 명령이나 공표
3. 법 제35조에 따른 사용중지 또는 수리 등 필요한 조치의 명령

④ 지방식품의약품안전청장은 법 제32조의2 제3항에 따라 수입 중단 등의 조치를 해제할 때에는 의료기기 제조업자, 의료기기 수입업자, 해외제조소의 관리자 또는 수출국 정부에 해제 내용, 해제 사유 및 해제 일자 등에 관한 사항을 문서(전자문서를 포함한다)로 알려야 한다.

제57조 (판매중지 · 회수 · 폐기 및 공표 명령 등) ① 법 제34조 제3항에 따라 지방식품의약품안전청장 또는 특별자치시장 · 특별자치도지사 · 시장 · 군수 · 구청장은 법 제34조 제1항 각 호에 해당하는 의료기기가 제52조 제2항 각 호의 어느 하나에 해당하는 의료기기인지에 대한 확인 절차를 거쳐 회수의무자에게 해당 의료기기의 판매중지 · 회수 · 폐기 또는 그 밖의 처치를 할 것을 명하고 그 사실을 공표하게 할 수 있다.

② 제1항에 따른 판매중지 · 회수 · 폐기 및 공표의 방법에 관하여는 제52조 제3항부터 제8항까지, 제53조 및 제54조를 준용한다.

제58조 (행정처분 기준) ① 법 제36조에 따른 행정처분의 기준은 별표 8과 같다.

② 법 제37조에 따른 행정처분의 기준은 별표 9와 같다.

제59조 (의료기기 감시원의 자격 및 직무범위) ① 법 제40조에 따른 의료기기 감시원은 보건복지부장관, 식품의약품안전처장, 지방식품의약품안전청장, 특별자치시장 · 특별자치도지사 · 시장 · 군수 · 구청장이 다음 각 호의 어느 하나에 해당하는 소속 공무원 중에서 임명한다.

1. 전문대학 또는 대학에서 의학 · 약학 · 치의학 · 한의학 · 수의학 · 의공학 또는 이공계학과를 졸업한 자 또는 이와 동등 이상의 자격이 있는 자
2. 1년 이상 보건의료행정에 관한 업무에 종사한 경험이 있는 자

② 의료기기 감시원의 직무범위는 다음 각 호의 구분에 따른다.

1. 보건복지부, 식품의약품안전처 또는 지방식품의약품안전청 소속 의료기기 감시원은 다음 각 목의 직무. 다만, 전국적인 조사가 필요하거나 계통조사의 필요성 등이 있는 경우에는 제2호 및 제3호에 따른 직무를 할 수 있다.
   가. 의료기기 제조업자 및 수입업자에 대한 사후감시와 의료기기 수거 · 검사
   나. 기술문서심사기관, 임상시험기관, 비임상시험실시기관, 품질관리심사기관 및 그 밖에 의료기기를 업무상 취급하는 장소에 대한 사후감시와 의료기기 수거 · 검사(식품의약품안전처 또는 지방식품의약품안전청 소속 의료기기 감시원에 한한다)

3. 특별자치시 · 특별자치도 · 시 · 군 · 구 소속 의료기기 감시원은 의료기기 수리업자 · 판매업자 · 임대업자, 「의료법」에 따른 의료기관 개설자 및 「수의사법」에 따른 동물병원 개설자에 대한 사후감시

제59조의2 (소비자의료기기감시원의 자격 등) ① 지방식품의약품안전청장, 특별자치시장 · 특별자치도지사 · 시장 · 군수 · 구청장은 법 제40조의2 제1항에 따라 다음 각 호의 어느 하나에 해당하는 자를 소비자의료기기감시원으로 위촉할 수 있다.

1. 제59조 제1항 각 호의 어느 하나에 해당하는 자
2. 의료기기 관련 업체 또는 기관에서 1년 이상 종사한 경력이 있는 자
3. 식품의약품안전처장이 정하여 고시하는 교육과정을 이수한 자
4. 의료기기 관련 협회 · 단체의 회원 또는 직원으로서 해당 협회 · 단체의 장이 추천한 자
5. 「소비자기본법」 제29조에 따라 등록한 소비자단체의 임직원 중 해당 단체의 장이 추천한 자

② 제1항에 따라 위촉된 소비자의료기기감시원(이하 "소비자의료기기감시원"이라 한다)의 임기는 2년으로 하되, 연임할 수 있다.

③ 법 제40조의2 제2항 제3호에서 "총리령으로 정하는 사항"이란 다음 각 호와 같다.

1. 법 제34조 제2항에 따른 관계 공무원의 물품 폐기, 봉함 또는 봉인 등의 지원
2. 의료기기 관련 법령 위반행위자에 대한 신고 및 정보제공
3. 그 밖에 안전한 의료기기관리를 위한 홍보 등의 업무

④ 제1항에 따라 소비자의료기기감시원을 위촉한 지방식품의약품안전청장, 특별자치시장 · 특별자치도지사 · 시장 · 군수 · 구청장은 법 제40조의2 제4항에 따라 소비자의료기기감시원에 대하여 연 1회 이상 의료기기 관련 법령 등에 관한 교육을 실시하여야 한다.

⑤ 법 제40조의2 제7항에 따른 소비자의료기기감시원의 판매업소 또는 임대업소 단독 출입 승인서 및 소비자의료기기감시원의 신분을 표시하는 증표는 각각 별지 제50호의2서식 및 별지 제50호의3서식과 같다.

⑥ 제1항부터 제5항까지에서 규정한 사항 외에 소비자의료기기감시원의 운영에 필요한 세부사항은 식품의약품안전처장이 정하여 고시한다.

제59조의3 (의료기기안전정보 모니터링센터의 지정) ① 법 제43조 제3항에 따라 같은 조 제1항 제7호에 따른 의료기기안전정보(이하 "의료기기안전정보"라 한다) 모니터링센터(이하 "모니터링센터"라 한다)의 지정을 받으려는 자는 별지 제50호의 4서식의 모니터링센터 지정신청서(전자문서로 된 신청서를 포함한다)에 다음 각 호의 사항에 관한 자료(전자문서를 포함한다)를 첨부하여 식품의약품안전처장에게 제출해야 한다.

1. 모니터링센터의 사업추진계획
2. 모니터링센터의 사업추진을 위한 소요 경비
3. 모니터링센터의 사업추진을 위한 시설 및 인력
4. 최근 3년 이내의 의료기기안전정보의 수집 및 분석 등에 관한 실적 (해당 실적이 있는 경우에만 제출한다)
5. 그 밖에 제1호부터 제4호까지의 규정에 따른 자료와 유사한 것으로서 식품의약품안전처장이 필요하다고 인정하여 정하는 사항

② 식품의약품안전처장은 제1항에 따른 신청서를 제출받은 경우에는 「전자정부법」 제36조제1항에 따른 행정정보의 공동이용을 통해 신청인의 의료기관 개설허가증을 확인해야 한다. 다만, 신청인이 그 확인에 동의하지 않는 경우에는 해당 서류의 사본을 첨부하도록 해야 한다.

③ 식품의약품안전처장은 법 제43조 제3항에 따라 모니터링센터를 지정하기 위해 필요하다고 인정하는

경우에는 그 시설 및 인력 등에 관한 실태조사를 실시할 수 있다.
④ 식품의약품안전처장은 모니터링센터의 효율적 운영을 위해 필요하다고 인정하는 경우에는 식품의약품안전처장이 정하는 바에 따라 권역별 또는 구역별로 나누어 모니터링센터를 지정할 수 있다.
⑤ 식품의약품안전처장은 법 제43조 제3항에 따라 모니터링센터를 지정했을 때에는 신청인에게 별지 제50호의5서식의 모니터링센터 지정서를 발급해 주어야 한다.
⑥ 제1항부터 제5항까지에서 규정한 사항 외에 모니터링센터의 지정 절차 및 방법 등에 관하여 필요한 세부 사항은 식품의약품안전처장이 정하여 고시한다.
제59조의4 (모니터링센터의 사업범위 및 운영 등) ① 모니터링센터의 사업범위는 다음 각 호와 같다.
1. 의료기기와 관련된 부작용 또는 안전 정보의 수집
2. 의료기기와 관련된 부작용에 대한 분석 · 연구
3. 의료기기안전정보에 대한 다른 의료기관과의 교류 · 협력
4. 의료기기안전정보에 대한 교육 · 홍보
5. 제1호부터 제4호까지의 규정에 따른 사업과 유사한 것으로서 식품의약품안전처장이 필요하다고 인정하여 정하는 사업

② 모니터링센터는 식품의약품안전처장이 정하는 바에 따라 매년 사업운영계획 · 경비운용계획 및 사업집행결과 · 경비운용결과 등에 관한 사항을 정보원을 거쳐 식품의약품안전처장에게 보고해야 한다.
③ 모니터링센터는 의료기기안전정보 사업의 지원을 위해 식품의약품안전처장이 정하는 바에 따라 매월 의료기기와 관련된 부작용 또는 안전 정보 등에 관한 사항을 정보원에 알려야 한다. 다만, 국민 건강에 중대한 영향을 미치는 정보 등에 관한 사항의 경우에는 지체 없이 식품의약품안전처장 및 정보원에 알려야 한다.
④ 식품의약품안전처장은 모니터링센터의 사업운영 및 경비운용 등의 적정성 확보를 위해 필요하다고 인정하는 경우에는 해당 모니터링센터에 대해 그 보완이나 개선 등의 조치를 취할 것을 명할 수 있다.
⑤ 식품의약품안전처장은 모니터링센터의 원활한 운영을 위해 필요하다고 인정하는 경우에는 예산의 범위에서 그 운영 경비의 전부 또는 일부를 지원할 수 있다.
⑥ 제1항부터 제5항까지에서 규정한 사항 외에 모니터링센터의 사업, 운영 및 감독 등에 관하여 필요한 세부 사항은 식품의약품안전처장이 정하여 고시한다.
제60조 (의료기기 제조허가 등의 취소 절차 · 방법) 법 제43조의2에 따른 취소의 절차 및 방법 등은 「행정절차법」에 따른다.
제61조 (정보원의 지도 · 감독) 식품의약품안전처장은 법 제43조의3제4항에 따라 정보원에 대하여 매년 1회 이상 다음 각 호의 사항을 지도 · 감독하여야 한다.
1. 법 제44조제2항에 따라 정보원에 위탁한 인증 또는 신고 업무 수행의 적정 여부에 관한 사항
2. 운영 예산 편성 · 집행의 적정 여부
3. 그 밖에 식품의약품안전처장이 필요하다고 인정하는 사항

제61조의2(인과관계조사관의 자격 · 직무범위 및 증표 등) ① 법 제43조의5 제1항에 따른 인과관계조사관(이하 "인과관계조사관"이라 한다)은 다음 각 호의 어느 하나에 해당하는 사람 중에서 임명하거나 위촉한다.
1. 정보원에서 의료기기 부작용의 인과관계 조사 · 규명을 담당하는 직원
2. 「농어촌 등 보건의료를 위한 특별조치법」 제2조에 따른 공중보건의사
3. 「의료법」 제2조제1항에 따른 의사 · 치과의사 · 한의사 또는 간호사
4. 그 밖에 의료기기 관련 분야에 관한 전문지식과 경험이 풍부한 사람

② 정보원의 장은 위촉한 인과관계조사관에게 예산의 범위에서 수당과 여비를 지급할 수 있다.

③ 인과관계조사관은 다음 각 호 중 어느 하나에 해당하는 경우 의료기기와 부작용의 인과관계를 조사·규명할 수 있다.

1. 의료기기 사용 중 제51조 제1항 제1호·제2호에 해당하는 부작용이 발생하였거나 발생한 것으로 의심되는 경우
2. 특정지역 또는 특정시기에 의료기기를 사용한 환자에게 의도하지 아니한 증후, 증상 또는 질병이 다수 발생한 경우
3. 그 밖에 식품의약품안전처장이 의료기기와 부작용의 인과관계를 조사·규명할 필요성이 있다고 인정하는 경우

④ 법 제43조의5 제3항 후단에 따른 인과관계조사관의 권한을 표시하는 증표는 별지 제50호의 4서식과 같다.

⑤ 법 제43조의5 제3항 후단에서 "관계서류"란 다음 각 호의 사항을 포함한 문서이다.

1. 조사목적, 조사기간, 조사범위 및 조사내용
2. 조사담당자의 성명 및 직위
3. 제출자료의 목록
4. 조사에 대한 근거법령
5. 조사의 거부·방해·기피 등에 대한 행정처분, 벌칙 등의 내용 및 근거 법령
6. 제1호부터 제5호까지에서 규정한 사항 외에 식품의약품안전처장이 해당 조사를 위하여 필요하다고 인정하는 사항

제62조 (유효기간 적용 제외 의료기기) 법 제49조 제1항 단서에 따라 다음 각 호의 어느 하나에 해당하는 의료기기에 대해서는 같은 조 제1항 본문에 따른 제조허가등(이하 "제조허가등"이라 한다)의 유효기간을 적용하지 않는다.

1. 수출만을 목적으로 하여 생산되거나 수입되는 수출용 의료기기
2. 법 제7조에 따라 조건부 제조허가 또는 제조인증을 받거나 조건부 제조신고를 한 의료기기(법 제15조 제6항에서 준용하는 경우를 포함한다)

제62조의2 (제조허가등의 갱신) ① 법 제49조 제3항에 따른 제조허가등의 갱신 기준은 다음 각 호와 같다.

1. 해당 의료기기의 안전성·유효성에 중대한 문제가 없을 것
2. 제조허가등의 갱신에 필요한 자료를 성실히 제출할 것
3. 해당 의료기기에 대한 생산 또는 수입실적이 있을 것
4. 의료기기 관계 법령을 성실히 준수했을 것
5. 그 밖에 제1호부터 제4호까지의 규정에 따른 기준과 유사한 것으로서 식품의약품안전처장이 정하여 고시하는 기준에 부합할 것

② 법 제49조 제3항에 따라 제조허가등의 갱신을 받으려는 자는 제조허가등의 유효기간이 끝나는 날의 180일 전까지 별지 제51호서식의 제조(수입)허가 갱신 신청서, 별지 제51호의 2서식의 제조(수입)인증 갱신 신청서 또는 별지 제51호의 3서식의 제조(수입)신고 갱신 신고서(전자문서로 된 신청서·신고서를 포함한다)에 다음 각 호의 자료(전자문서를 포함한다)를 첨부하여 식품의약품안전처장[제조(수입)허가 갱신만 해당한다. 이하 이 조에서 같다]또는 정보원[제조(수입)인증·신고 갱신만 해당한다. 이하 이 조에서 같다]에 제출해야 한다.

1. 해당 의료기기의 제조(수입) 허가증 또는 인증서 원본

2. 이전 유효기간 동안 해당 의료기기의 안전성 · 유효성이 유지되고 있음을 증명하는 자료
3. 이전 유효기간 동안 해당 의료기기의 생산 또는 수입 실적에 관한 자료
4. 그 밖에 제1호부터 제3호까지의 규정에 따른 자료와 유사한 것으로서 제조허가등의 갱신을 위해 식품의약품안전처장이 필요하다고 인정하여 정하는 자료

③ 식품의약품안전처장 또는 정보원은 법 제49조 제3항에 따라 제조허가등의 갱신에 필요하다고 인정하는 경우에는 제조업자 또는 수입업자에 대해 실태조사를 실시하거나 관계 기관 · 단체 · 전문가 등에게 자료나 의견의 제출 등을 요청할 수 있다.

④ 식품의약품안전처장 또는 정보원은 법 제49조 제3항에 따라 제조허가등을 갱신해 주었을 때에는 별지 제4호서식의 제조(수입) 허가증 또는 별지 제6호서식의 제조(수입) 인증서를 새로 발급해 주어야 하며, 제조(수입)신고의 경우에는 서면으로 그 갱신 사실을 알려 주어야 한다. 이 경우 갱신받은 제조허가등의 유효기간은 종전 유효기간이 끝나는 날의 다음 날부터 시작한다.

⑤ 식품의약품안전처장 또는 정보원은 법 제49조 제3항에 따른 제조허가등의 갱신에 필요하다고 인정하는 경우에는 제조업자 또는 수입업자에게 그 유효기간 만료 시까지 제조허가등을 갱신하지 않으면 갱신을 받을 수 없다는 사실과 그 갱신 절차에 관한 사항을 미리 알릴 수 있다.

⑥ 법 제49조 제6항 단서에서 "총리령으로 정하는 부득이한 사유"란 다음 각 호의 어느 하나에 해당하는 사유이다.

1. 의료기기의 제조를 위한 원자재 공급이 이루어지지 않아 정상적인 제조 작업이 진행될 수 없었다고 인정되는 경우
2. 수출국가에서 의료기기 수출을 중단하거나 수출국가의 정치 · 경제적 상황으로 인해 정상적인 수입절차를 진행할 수 없었다고 인정되는 경우
3. 소수의 환자 등에 대해 적용되는 희소의료기기로서 해당 의료기기에 대한 수요가 없었다고 인정되는 경우
4. 그 밖에 제1호부터 제3호까지의 규정에 따른 사유와 유사한 것으로서 식품의약품안전처장이 정하여 고시하는 사유

⑦ 제1항부터 제6항까지에서 규정한 사항 외에 제조허가등의 갱신 절차 및 방법 등에 관하여 필요한 세부 사항은 식품의약품안전처장이 정하여 고시한다.

제63조 (허가증 등의 재발급 등) ① 의료기기 제조업자 · 수입업자 · 수리업자 · 판매업자 또는 임대업자는 그 허가증 · 인증서 또는 신고증을 잃어버렸거나 못 쓰게 된 경우 또는 기재사항에 변경이 있는 경우 등 식품의약품안전처장이 인정하는 사유로 허가증 · 인증서 또는 신고증을 재발급 받으려는 자는 별지 제52호서식의 신청서(전자문서로 된 신청서를 포함한다)에 허가증 · 인증서 또는 신고증(허가증 · 인증서 또는 신고증을 잃어버린 경우는 제외한다)을 첨부하여 다음 각 호의 구분에 따른 자에게 제출하여야 한다.

1. 의료기기 제조업자 또는 의료기기 수입업자의 경우
   가. 제조업 · 수입업 허가증 : 제조업소 또는 수입업소의 소재지를 관할하는 지방식품의약품안전청장
   나. 제조 · 수입 허가증 : 식품의약품안전처장
   다. 제조 · 수입 인증서 및 제조 · 수입 신고증 : 정보원의 장
3. 의료기기 수리업자, 판매업자 또는 의료기기 임대업자의 경우 : 수리업소 · 판매업소 · 임대업소의 소재지를 관할하는 특별자치시장 · 특별자치도지사 · 시장 · 군수 · 구청장

② 식품의약품안전처장, 지방식품의약품안전청장, 정보원의 장, 특별자치시장 · 특별자치도지사 · 시장 · 군수 · 구청장은 제1항에 따라 허가증 · 인증서 또는 신고증을 재발급하는 경우에는 해당 대장에 재발급의

사유를 적어야 한다.

③ 법 제6조 및 제15조에 따른 허가 또는 인증 및 신고사항 등에 대한 확인 또는 증명을 받으려는 자는 별지 제53호서식의 신청서(전자문서로 된 신청서를 포함하며, 외국어의 경우에는 번역문을 포함한다)를 식품의약품안전처장, 제조업소·수입업소의 소재지를 관할하는 지방식품의약품안전청장 또는 정보원의 장에게 제출하여야 한다.

제64조 (자료 제공의 협조) 제5조부터 제7조까지의 규정에 따라 제조허가 또는 제조인증을 신청하거나 제조신고를 한 자는 식품의약품안전처장 또는 정보원의 장에게 「의료법」 제55조에 따라 해당 업무를 위탁받은 전문기관 또는 단체에 제조허가 등 관련 신청서·신고서 등의 서류와 제조허가 등 절차의 진행 현황에 관한 자료를 제공해 줄 것을 요청할 수 있다. 이 경우 요청을 받은 식품의약품안전처장 또는 정보원의 장은 해당 서류와 자료를 그 전문기관 또는 단체에 제공할 수 있다.

제65조 (수수료) ① 법 제50조에 따른 수수료는 별표 10과 같다. 다만, 허가, 인증 또는 신고사항을 변경하는 경우로서 변경의 사유가 행정구역개편에 따라 소재지가 변경되는 경우 등 신청인 또는 신고인에게 책임이 없는 경우에는 수수료를 면제한다.

② 제1항에 따른 수수료는 다음 각 호의 구분에 따라 납부할 수 있다.

1. 국가기관에 납부 : 정보통신망을 이용한 전자화폐·전자결제 등의 방법(이하 이 항에서 "전자화폐등"이라 한다) 또는 수입인지(식품의약품안전처장의 소관 업무에 관하여는 현금 또는 현금의 납입을 증명하는 증표)
2. 지방자치단체에 납부 : 전자화폐등 또는 해당 지방자치단체의 수입증지
3. 정보원에 납부 : 전자화폐등

③ 식품의약품안전처장은 제1항 및 제2항에 따라 수수료를 납부한 자가 식품의약품안전처장이 정하여 고시하는 기간 이내에 그 허가 또는 인증 신청 등을 철회한 경우에는 식품의약품안전처장이 정하여 고시하는 기준에 따라 해당 수수료의 전부 또는 일부를 반환할 수 있다.

제66조 (규제의 재검토) 식품의약품안전처장은 다음 각 호의 사항에 대하여 다음 각 호의 기준일을 기준으로 3년마다(매 3년이 되는 해의 기준일과 같은 날 전까지이다) 그 타당성을 검토하여 개선 등의 조치를 하여야 한다.

1. 제35조에 따른 의료기기 수리업의 신고, 변경신고 및 폐업·휴업 신고 : 2014년 1월 1일
2. 제37조에 따른 의료기기 판매업 또는 임대업의 신고, 변경신고 및 폐업·휴업 신고 : 2014년 1월 1일

연습문제 및 해설

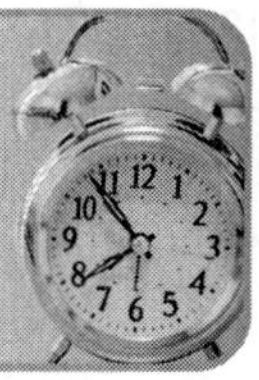

01 다음 중 의료기기의 생물학적 평가와 연관하여 고려되어야 하는 사항이 아닌 것은?

① 공정과정에서의 잔류물, 혼합물, 첨가물
② 전기적 접속관계
③ 완제품의 성능과 성질
④ 제품의 분해산물

해설 의료기기의 생물학적 평가와 연관하여 고려되어야 하는 사항 : 생물학적 평가 이전에 완제품의 추출 가능한 정성과 화학물질에 대한 정량작업이 이루어져야 한다.
㉠ 공정과정에서의 잔류물, 혼합물, 첨가물 ㉡ 완제품에서의 기타 구성성분 및 구성성분의 상호작용
㉢ 완제품의 성능과 성질 ㉣ 용출물 ㉤ 제조재료(들) ㉥ 제품의 분해산물(분해하였을 때 생겨지는 산물)

02 다음 중 의료기기의 등급분류 및 지정 기준규격 의료기기의 재심사 · 재평가 등을 관장하는 기구는?

① 식품의약품안전청 ② 제조업체 ③ 의료기기위원회 ④ 분과위원회

해설 의료기기법 제5조(의료기기위원회) : 보건복지가족부장관 또는 식품의약품안전처장의 자문에 응하여 다음 각 호의 사항을 조사 · 심의하기 위하여 보건복지가족부에 의료기기위원회를 둔다.
㉠ 의료기기의 기준규격에 관한 사항 ㉡ 의료기기의 재심사 · 재평가에 관한 사항
㉢ 추적관리대상 의료기기에 관한 사항 ㉣ 의료기기의 등급분류 및 지정에 관한 사항
㉤ 그 밖에 의료기기에 관한 중요사항

03 다음 사용 중 고장이나 이상으로 인한 인체에 대한 위험성은 있으나 생명의 위험 또는 중대한 기능장애에 직면할 가능성이 적어 잠재적 위험성이 낮은 의료기기는 몇 등급인가?

① 1등급 의료기기 ② 2등급 의료기기 ③ 3등급 의료기기 ④ 4등급 의료기기

해설 의료기기 등급 : 식품의약품안전처장은 인체에 미치는 잠재적 위해성의 정도에 따라 의료기기위원회의 심의를 거쳐 의료기기를 다음 4개의 등급으로 분류한다. 이 경우 두 가지 이상의 등급에 해당되는 경우에는 가장 높은 위해도에 따른 등급으로 분류한다.
㉠ 1등급 : 인체에 직접 접촉되지 아니하거나 접촉되더라도 잠재적 위험성이 거의 없고, 고장이나 이상으로 인하여 인체에 미치는 영향이 경미한 의료기기
㉡ 2등급 : 사용중 고장이나 이상으로 인한 인체에 대한 위험성은 있으나 생명의 위험 또는 중대한 기능장애에 직면할 가능성이 적어 잠재적 위험성이 낮은 의료기기
㉢ 3등급 : 인체 내에 일정기간 삽입되어 사용되거나, 잠재적 위험성이 높은 의료기기
㉣ 4등급 : 인체 내에 영구적으로 이식되는 의료기기, 심장 · 중추신경계 · 중앙혈관계 등에 직접 접촉되어 사용되는 의료기기, 동물의 조직 또는 추출물을 이용하거나 안전성 등의 검증을 위한 정보가 불충분한 원자재를 사용한 의료기기

해설 01 ② 02 ③ 03 ②

04 다음에서 의료기기의 용기나 외장에 기재할 사항을 모두 고르면?

ⓐ 제조업자 또는 수입업자의 상호와 주소	ⓑ 수입품의 경우 제조원
ⓒ 제품명, 형명, 품목허가번호	ⓓ 제조번호와 제조년월일
ⓔ 품목신고일	

① ⓐ, ⓑ, ⓒ ② ⓐ, ⓑ, ⓔ ③ ⓐ, ⓑ, ⓒ, ⓓ ④ ⓐ, ⓓ, ⓔ

해설 의약품 등의 안전성 · 유효성 심사의뢰서
㉠ 사용목적에 관한 자료 ㉡ 물리 · 화학적 특성에 관한 자료 ㉢ 전기 · 기계적 안전에 관한 자료
㉣ 생물학적 안전에 관한 자료 ㉤ 방사선에 관한 안전성 자료 ㉥ 전자파장해에 관한 자료
㉦ 성능에 관한 자료 ㉧ 제품의 성능 및 안전을 확인하기 위한 시험규격 및 그 설정근거와 실측치에 관한 자료

05 다음 의료기기 수입업소의 시설 중 반드시 구비해야 할 시설이 아닌 것은?

① 고객센터 ② 제품보관창고
③ 영업소 ④ 시험시설(시험이 필요한 경우)

해설 수입업소의 시설에 대하여 수입업자 : 수입업소에 다음 각목의 시설 및 기구를 갖추고 유지하여야 하며, 이를 정기적으로 점검하여 의료기기의 수입 및 품질관리에 지장이 없도록 하여야 한다.
㉠ 수입업무를 행하는 영업소
㉡ 제품을 보관하는 창고
㉢ 품질관리를 위한 시험이 필요한 경우 시험실과 당해 시험에 필요한 시험시설(다만, 시험을 위탁하는 경우 위탁시험에 관련된 시험실 또는 시험시설을 갖추지 아니할 수 있다.)
㉣ 고객센터는 필요하다고 판단되는 경우 설치하며, 반드시 구비해야 할 시설은 아니다.

06 다음 의료기기의 생물학적 안전평가사항 중 단기적 영향평가사항이 아닌 것은?

① 피부, 안구 및 점막에 대한 자극성시험 ② 급성독성시험
③ 용혈성 및 혈전형성시험 ④ 발암성시험

해설 생물학적 단기적 영향 : 피부, 점막 및 안구에 대한 자극성시험, 급성독성시험, 용혈성 및 혈전형성시험, 감작성시험 등이 포함된다.

07 다음 중 의료기기를 업무상 취급하는 취급자로서 인정받지 못하는 자는?

① 의료기기 제조업자 ② 의공기사 ③ 의료기관 개설자 ④ 동물병원 개설자

해설 이 법에서 "의료기기 취급자"라 함은 의료기기를 업무상 취급하는 다음 각 호의 1에 해당하는 자로서 이 법에 의하여 허가를 받거나 신고를 한 자와 의료법에 의한 의료기관 개설자 및 수의사법에 의한 동물병원 개설자이다.
㉠ 의료기기 제조업자 ㉡ 의료기기 수입업자 ㉢ 의료기기 수리업자 ㉣ 의료기기 판매업자 ㉤ 의료기기 임대업자

08 다음 중 의료기기 임대업 및 판매업 신고에 관한 사항은?

① 영업소 소재지의 도지사에게 판매업 또는 임대업 신고
② 의료기기 제조업자가 의료기기 취급자에게 판매하는 경우 제조업 신고

해설 04 ③ 05 ① 06 ④ 07 ②

③ 임신조절용 의료기기를 임대
④ 의료기기 제조업자가 의료기기 취급자에게 임대하는 경우 임대업 신고

해설 의료기기 임대 · 판매업 신고요건과 신고 예외대상
㉠ 신고요건 : 의료기기의 판매 또는 임대를 업으로 하고자 하는 자는 영업소마다 영업소 소재지의 시장 · 군수 또는 구청장에게 판매업 또는 임대업신고를 하여야 한다.
㉡ 신고 예외대상 : 의료기기의 제조업자나 수입업자가 그 제조 또는 수입한 의료기기를 의료기기 취급자에게 판매 또는 임대하는 경우, 판매업신고를 한 자가 임대업을 하는 경우, 약국개설자나 의약품도매상이 의료기기를 판매 또는 임대하는 경우, 임신조절용 의료기기를 판매하는 경우이다.

09 다음 중 의료기기의 유형군에 속하지 않는 것은?

① 치과용 의료기기
② 의료용품
③ 광을 발생하는 의료기기
④ 전기사용 의료기기

해설 의료기기 유형군
㉠ 전기를 사용하지 않는 의료기기(기구기계) ㉡ 전기를 사용하는 의료기기(기구기계)
㉢ 방사선을 발생시키거나 사용하는(제조공정에서 방사선을 취급하는 경우를 포함) 의료기기(기구기계)
㉣ 레이저 등 인체에 중대한 영향을 주는 광을 발생시키는 의료기기(기구기계)
㉤ 의료용품(의료용품) ㉥ 치과재료(치과재료)

10 다음 중 의료기기 및 의료용 재료 또는 용출액의 생식기능, 배형성, 태아기와 초기 생후기의 성장에 대한 잠재적 영향력의 여부를 평가하는 시험은?

① 만성독성시험
② 발암성시험
③ 생식독성시험
④ 생분해성시험

해설 생식독성시험
㉠ 의료기기 및 의료용 재료 또는 용출액의 생식기능, 배형성, 태아기와 초기 생후기의 성장에 대한 잠재적 영향력의 여부를 평가한다.
㉡ 의료기기가 적용 개체의 생식능력에 영향을 줄 수 있는 잠재력이 있을 경우에 준하여 이루어져야 한다. 의료기기의 적용부위는 필히 고려되어야 한다.

11 다음 중 의료기기의 생물학적 평가와 연관하여 고려할 사항이 아닌 것은?

① 공정과정에서의 잔류물 · 혼합물 · 첨가물
② 완제품의 성능과 성질
③ 완제품에서의 기타 구성성분 및 구성성분의 상호작용
④ 제품의 사용목적의 변화

해설 공정과정 : 잔류물 · 혼합물 · 첨가물 · 완제품에서의 기타 구성성분 및 구성성분의 상호작용, 완제품의 성능과 성질, 용출물, 제조재료, 제품의 분해산물 등을 고려해야 한다.

12 다음 중 의료기기 제조업자가 식품의약품안전처장에게 신고를 해야 하는 경우가 아닌 것은?

① 의료기기 제조소를 폐업하는 경우 30일 이내

해설 08 ④ 09 ① 10 ③ 11 ④

② 의료기기 제조소를 폐업한지 1개월 미만인 경우 30일 이내
③ 의료기기 제조소를 휴업 후 재개했을 때 휴업기간이 30일 미만인 경우 30일 이내
④ 의료기기 제조소를 휴업 후 재개하는 경우 30일 이내

해설 폐업 등의 신고 제조업자 : 그 제조소를 폐업 또는 휴업하거나 휴업한 제조소를 재개한 때에는 그 폐업 · 휴업 · 재개 또는 변경이 있은 날부터 30일 이내에 이를 식품의약품안전처장에게 신고하여야 한다.(휴업기간이 1개월 미만인 경우는 제외된다.)

13 다음 중 의료기기의 안전성 및 유효성에 관한 자료로 옳은 것은?

① 조작방법 또는 사용방법 및 자료
② 안정성에 관한 자료
③ 국내 동일 제품과 비교 · 검토한 자료
④ 성능에 관한 자료

해설 의약품 등의 안전성 · 유효성
㉠ 기원 또는 발견 및 개발경위에 관한 자료 ㉡ 안정성에 관한 자료 ㉢ 임상시험에 관한 자료
㉣ 외국의 사용현황 등에 관한 자료 ㉤ 국내 유사제품과 비교 검토한 자료 및 당해 의료기기의 특성에 관한 자료
㉥ 기술문서에 관한 자료

14 다음 중 복합의료기기에 대해 바르게 설명한 것은?

① 2가지 이상의 의료기기를 하나의 시스템으로 구성하여 하나의 포장단위로 형성된 의료기기이다.
② 3가지 이상의 의료기기가 하나의 제품으로서 복합적인 기능을 발휘하는 의료기기이다.
③ 1가지 이상의 의료기기가 하나의 제품으로서 새로운 기능을 발휘하는 의료기기이다.
④ 1가지 이상의 의료기기를 하나의 시스템으로 구성된 의료기기이다.

해설 복합의료기기 : 2가지 이상의 의료기기를 하나의 시스템으로 구성하여 하나의 포장단위로 형성된 의료기기이다.

15 다음 의료기기의 생물학적 안전평가사항 중 장기적 영향평가사항이 아닌 것은?

① 발암성시험
② 용혈성 및 혈전형성시험
③ 감작성시험
④ 아급성

해설 장기적 혹은 특정한 독성 영향 : 생식독성시험, 발암성시험, 유전독성시험, 감작성시험, 만성독성시험 및 아급성 등이 있다.

16 다음 중 의료기기 제조 · 판매증명서에 반드시 명시되어야 할 사항이 아닌 것은?

① 의료기기 제품명
② 의료기기형명 및 일련번호
③ 의료기기 제조회사명
④ 의료기기 제조소 소재지

해설 의료기기 제조 · 판매증명서 : 의료기기의 제품명, 제조회사명, 제조소 소재지 등이 있다.

17 다음 중 의료기기 제조 · 수입품목 허가사항에 대한 설명은?

① 품목허가대상 의료기기로 형명별로 시험규격, 성능에 차이가 있는 경우 각각의 시험검사성적서를 제출한다.
② 복합의료기기의 품목명은 주된 기능을 발휘하는 의료기기로 분류한다.

해설 12 ③ 13 ② 14 ① 15 ② 16 ②

③ 동일 제품군 의료기기는 두 개 이하의 품목허가만 받거나 신고할 수 있다.
④ 조합된 의료기기를 분리할 경우 주된 기능을 발휘하는 의료기기에 대해 품목허가를 받는다.

해설 의료기기의 제조 · 수입품목 허가사항 : 품목허가대상 의료기기로서 형명별로 시험규격, 성능에 차이가 있는 경우 각각의 시험검사성적서를 제출하고, 조합의료기기의 품목명은 주된 기능을 발휘하는 의료기기로 분류한다. 동일 제품군 의료기기는 하나의 품목허가만 받거나 신고할 수 있다.

18 다음 중 의료기기의 품질에 대한 기준규격이 아닌 것은?

① 재질 ② 시험규격 ③ 형상 또는 구조 ④ 기재사항

해설 식품의약품안전처장 : 의료기기의 품질에 대한 기준이 필요하다고 인정하는 의료기기에 대하여 그 적용범위, 형상 또는 구조, 시험규격, 기재사항 등을 기준규격으로 정할 수 있다.

19 다음 중 신개발 의료기기로 재심사를 받아야 하는 의료기기가 아닌 것은?

① 허가나 신고한 품목과 재질이 다른 의료기기
② 허가나 신고한 품목과 사용목적이 다른 의료기기
③ 신고한 품목과 작용원리가 다른 의료기기
④ 허가나 신고한 품목과 성능이 다른 의료기기

해설 재심사 대상 : 허가를 받고자 하는 품목이 작용원리, 성능 또는 사용목적 등에서 이미 허가를 받거나 신고한 품목과 본질적으로 동등하지 아니한 신개발 의료기기 또는 국내에 대상 질환 환자수가 적고 용도상 특별한 효용가치를 갖는 의료기기로서 유효성에 대한 조사가 필요하다고 인정하는 경우 재심사 대상에 포함된다.

20 다음 중 의료기기 시험검사성적서의 포함 내용이 아닌 것은?

① 시험검사자의 서명 ② 시험검사기관의 명칭 및 주소
③ 필요한 경우 의뢰자의 성명 및 주소 ④ 시험검사품에 대한 명칭 또는 표시

해설 의료기기 시험검사성적서 : 시험자의 서명, 시험검사기관의 명칭 및 주소, 필요한 경우 의뢰자의 성명 및 주소, 시험목적, 품목명 등이 있다.

21 다음 중 의료기기의 생물학적 평가와 관련하여 고려되어야 하는 사항이 아닌 것은?

① 용출물 ② 제조재료 ③ 제조방법 ④ 분해산물

해설 다음은 의료기기의 생물학적 평가와 관련하여 고려되어야 하는 사항이다. 생물학적 평가 이전에 완제품의 추출 가능한 화학물질에 대한 정성적 · 정량적 작업이 이루어져야 한다.
㉠ 제조재료(들) ㉡ 완제품에서의 기타 구성성분 및 구성성분의 상호작용 ㉢ 완제품의 성질과 성능
㉣ 제품의 분해산물 ㉤ 용출물 ㉥ 공정과정에서의 첨가물, 혼합물, 잔류물

22 다음 중 의료기기의 접촉특성에 대한 분류가 아닌 것은?

① 비접촉 의료기기 ② 영구접촉기기 ③ 체내이식형 의료기기 ④ 표면접촉 의료기기

해설 17 ① 18 ① 19 ① 20 ④ 21 ③ 22 ②

해설 의료기기 분류
㉠ 접촉특성에 의한 분류 : 비접촉기기, 표면접촉기기, 체내삽입기기, 체내이식형기기
㉡ 접촉기간에 의한 분류 : 지속접촉기기, 영구접촉기기

23 다음 중 의료용 재료 및 시험동물에 의료기기 또는 용출액을 24시간 이내에 1회 이상 노출시켰을 때 나타나는 잠재적 위해를 측정하는 시험은?

① 세포독성시험 ② 감작성시험 ③ 피내반응시험 ④ 급성독성시험

해설 급성독성시험 : 시험동물에 의료기기 및 의료용 재료 또는 용출액을 24시간 이내에 1회 이상 노출시켰을 때 시험동물에 나타나는 잠재적 위해를 측정한다. 급성독성시험은 의료기기가 접촉될 때 독성물질 및 분해산물이 흡수될 가능성이 있을 때 적절하다.

24 다음 중 복합구성 의료기기의 품목허가 및 신고사항이 아닌 것은?

① 품목명은 복합구성된 의료기기의 주된 사용목적 또는 기능을 발휘하는 의료기기로 분류한다.
② 품목허가나 신고시 가장 높은 위해도 등급의료기기에 대한 분류번호, 제품명, 등급을 모두 기재한다.
③ 품목허가나 신고시 복합구성된 각 의료기기에 대한 분류번호, 제품명, 등급을 모두 기재한다.
④ 복합구성된 각 의료기기의 등급이 다를 경우 가장 높은 위해도의 등급으로 분류한다.

해설 품목명 : 복합구성된 의료기기의 주된 사용목적 또는 기능을 발휘하는 의료기기로 분류한다.
㉠ 품목허가나 신고시 복합구성된 각 의료기기에 대한 분류번호, 제품명, 등급을 모두 기재한다.
㉡ 복합구성된 각 의료기기의 등급이 다를 경우 가장 높은 위해도의 등급으로 분류한다.

25 다음 중 혈액과 접촉하는 의료기기 및 의료용 재료에 의한 혈액 또는 혈액 구성요소들의 영향을 평가하는 시험은?

① 세포독성시험 ② 피내반응시험 ③ 감작성시험 ④ 혈액적합성시험

해설 혈액적합성시험 : 적절한 시험동물 모델 또는 시스템을 사용했을 때 혈액과 접촉하는 의료기기 및 의료용 재료에 의한 혈액 또는 혈액구성요소들의 영향을 평가한다. 특정한 혈액적합성시험은 의료기기의 3차 구조, 접촉조건 및 임상적 적용기간 동안의 의료기기 또는 의료용 재료의 체역학을 고려하여 설계될 수 있다.

26 다음 중 생물학적 재평가로 해당하지 않는 것은?

① 완제품의 성능과 성질
② 사람에게 사용되었을 때 부작용이 나타날 수 있다는 증거
③ 저장중인 완제품의 상태변화
④ 멸균방법에 대한 변화 및 조성, 종정 주요 포장

해설 ㉠ 저장중인 완제품의 상태 변화 ㉡ 사람에게 사용되었을 때 부작용이 나타날 수 있다는 증거
㉢ 멸균방법에 대한 변화 및 조성 ㉣ 종정 주요 포장 ㉤ 제품재료의 출처나 사양의 변화 ㉥ 제품의 사용목적의 변화

해설 23 ④ 24 ② 25 ④ 26 ①

27 다음 중 사용중인 의료기기가 부적합 판정된 경우 의료기기의 사용중지 또는 수리를 명령할 수 있는 사람이 아닌 것은?

① 식품의약품안전처장 ② 구청장 ③ 대통령 ④ 시장 · 군수

해설 식품의약품안전처장, 시장 · 군수 · 구청장 : 필요하다고 인정하는 때에 의료기기취급자에게 보고를 하게 하거나 검사를 실시할 수 있다.

28 다음 중 전기충격 방지용 추가보호수단에 따른 의료기기 분류로 전원 플러그를 찔러 넣으면 동시에 접지되는 기기이며, 이를 위해 접지용 고정 배선설비와 접지단자가 포함된 3-핀 플러그를 사용하여야 하고, 기기의 케이스는 장치와는 완전히 절연되어 있고, 접촉 가능부분도 접지되어야 하는 기기는?

① 1급 기기 ② 2급 기기 ③ 3급 기기 ④ 내부전원 기기

해설

의료기기분류	보호수단	추가보호수단	추가보호수단 내용
1급 기기	기초절연	보호접지	보호접지 설비가 필요 접지형 3핀 콘센트 사용
2급 기기		보강절연	기초절연에 다시 절연을 중복시키는 방법
3급 기기		의용안전 초저압전원	전원전압을 충분히 낮게 하여 인체에 위험이 없는 전압을 사용하는 방법
내부전원 기기		내부전원(전지)	기기에 전지와 같은 전원을 내장하여 외부와 관계없게 하는 방법

29 다음 중 의료기기 및 원자재 또는 이들의 용출물에 의한 세포의 용해 및 세포성장의 저해, 기타 세포에 대한 영향을 측정하는 시험방법은?

① 세포독성시험 ② 급성독성시험 ③ 발암성독성시험 ④ 만성독성시험

해설 세포독성시험 : 세포배양 기술을 이용하여 의료기기 및 의료용 재료 또는 용출액에 의한 세포의 용액정도, 세포성장의 저해율을 근거로 하여 세포에 미치는 영향을 관찰하는 시험이다.

30 다음 중 의료기기의 생물학적 평가와 연관하여 고려되어야 하는 사항이 아닌 것은?

① 공정과정에서의 잔류물, 혼합물, 첨가물 ② 전기적 접속관계
③ 완제품의 성능과 성질 ④ 제품의 분해산물

해설 의료기기의 생물학적 평가와 연관하여 고려되어야 하는 사항 : 생물학적 평가 이전에 완제품의 추출 가능한 정성과 화학물질에 대한 정량작업이 이루어져야 한다.
㉠ 공정과정에서의 잔류물, 혼합물, 첨가물 ㉡ 완제품에서의 기타 구성성분 및 구성성분의 상호작용
㉢ 완제품의 성능과 성질 ㉣ 용출물 ㉤ 제조재료 ㉥ 제품의 분해산물(분해하였을 때 생기는 산물)

31 다음 중 이식시험에 관한 설명이 아닌 것은?

① 의료용 재료 또는 완제품의 검체를 이식부위에 이식하여 병이 있는 부분을 평가한다.
② 접촉방법과 시간에 대하여 적합하여야 한다.

해설 27 ③ 28 ① 29 ① 30 ②

③ 이식시험은 아급성독성시험과 일치한다.
④ 이식 후 시험동물 몸 전체에 나타난 상황을 평가한다.

해설 이식시험 : 의료용 재료 또는 완제품의 검체를 이식부위 또는 적용하고자 하는 적절한 조직에 외과적으로 이식하여 직접관찰 및 현미경 관찰로 살아있는 조직에 대한 전체 가운데 병이 있는 부분 정도를 평가한다.
㉠ 이식시험은 접촉방법과 시간에 대하여 적합하여야 한다.
㉡ 의료용 재료이식 후 시험동물 몸 전체에 나타난 상황을 평가하였다.
㉢ 이식시험 : 아급성독성시험과 차이가 없다.

32 다음 중 의료기기의 첨부문서 필수 기재사항은?

① 보수점검이 필요한 경우 보수점검에 관한 사항
② 의료기기 사용상 감전에 관한 내용
③ 사용방법 및 부품조립법
④ 규정에 의하여 보건복지가족부장관이 기재하도록 정하는 사항

해설 첨부문서의 기재사항
㉠ 사용방법 및 주의사항 ㉡ 보수점검이 필요한 경우 보수점검에 관한 사항
㉢ 규정에 의하여 식품의약품안전처장이 기재하도록 정하는 사항

33 다음 중 의료기기의 등급 지정절차에 대한 설명이 아닌 것은?

① 의료기기 등급 지정절차는 소분류된 품목별로 등급을 정한다.
② 의료기기 등급 재분류가 필요할 경우 식품의약품안전청의 심의를 거친다.
③ 의료기기를 기구, 기계 장치 및 재료별로 대분류한다.
④ 등급의 재분류 신청을 받은 식품의약품안전처장은 90일 이내에 심사, 결정한 후 신청인에게 통보한다.

해설 식품의약품안전처장 : 의료기기를 기구·기계, 장치 및 재료별로 대분류하고, 각 대분류군을 원자재, 제조공정 및 품질관리체계가 비슷한 품목군으로 중분류하며, 각 중분류군을 기능이 독립적으로 발휘되는 품목별로 소분류하여 소분류된 품목별로 등급을 정하여 고시한다. ※ 등급 재분류가 필요한 경우 : 의료기기위원회에서 심의한다.

34 다음 중 의료기기의 생물학적 안전평가 시험항목 중 의료기기 및 원자재 또는 이들의 용출물을 시험동물 수명의 10[%] 이상의 기간 동안 1회 또는 반복 노출시켰을 때 나타나는 영향을 측정하는 방법은?

① 유전독성시험 ② 아만성독성시험 ③ 만성독성시험 ④ 급성독성시험

해설 ㉠ 이식시험 : 의료용 재료 또는 완제품의 검체를 이식부위 또는 적용하고자 하는 적절한 조직에 외과적으로 이식하여 직접관찰 및 현미경관찰로 살아있는 조직에 대한 전체 가운데 병이 있는 부분 정도를 평가 하는 시험으로써 초기에 하는 평가시험이다.
㉡ 발암성시험 : 의료기기 및 의료용 재료 또는 용출액을 시험동물 수명의 전 기간 동안 1회 이상 노출 또는 접속시켜 종양형성의 가능성을 평가한다.
㉢ 생분해성시험 : 재흡수 또는 성질의 변형 가능성이 있을 시, 생분해성시험은 의료기기 및 의료용 재료 혹은 용출액에 의한 재흡수, 분포, 생물학적 변이 및 용출물 및 분해산물의 제거, 변성을 평가하는 시험이다.
㉣ 만성독성시험 : 의료기기 및 의료용 재료 또는 용출액을 최소 시험동물 수명의 10[%] 이상으로 1회 이상 노출시켰을 때 나타나는 현상을 결정하는 시험으로 접촉방법과 시간에 대해서 적합하여야 한다.

해설 31 ③ 32 ① 33 ② 34 ③

35 다음 중 의료기기와 관련하여 청문회를 실시하여야 하는 경우가 아닌 것은?

① 영업소의 일시적 폐쇄시 ② 허가의 취소시
③ 품목의 제조·수입 및 판매의 금지 ④ 업무의 전부 또는 일부의 정지

해설 허가의 취소, 영업소의 폐쇄, 품목의 제조·수입 및 판매의 금지 또는 업무의 전부 또는 일부의 정지를 명하고자 하는 경우 청문을 실시하여야 한다.

36 다음 중 의료기기의 인체에 대한 잠재적 위해성에 대한 판단기준이 아닌 것은?

① 인체 내 삽입, 이식기간
② 환자에게 국소적 또는 전신적인 생물학적 영향을 미치는지 여부
③ 의료기기의 인제 삽입여부
④ 체내(구강 내 포함)에서의 화학적 변화유무

해설 잠재적 위해성에 대한 판단기준
㉠ 의약품이나 에너지를 환자에게 전달하는지 여부 ㉡ 의료기기의 인체 삽입여부
㉢ 인체 내 삽입/이식기간 ㉣ 체내(구강 내를 제외한다)에서의 화학적 변화 유무
㉤ 환자에게 국소적 또는 전신적인 생물학적 영향을 미치는지 여부

37 다음 중 제조업자의 준수사항이 아닌 것은?

① 보건위생상 위해가 없도록 제조소의 시설을 위생적으로 관리한다.
② 출고된 의료기기가 안전성 및 유효성을 해치거나 품질이 불량한 경우에는 지체 없이 회수하는 등의 시정조치를 취하고, 그 결과를 식품의약품안전처장에게 보고하되, 그 기록을 5년 이상 보전한다.
③ 의료기기제조 및 품질관리기준을 준수하고 기준에 적합한 의료기기를 판매한다.
④ 멸균제품인 경우에는 반드시 새로운 용기를 사용해야 한다.

해설 제조업자의 준수사항 : ㉠ 종업원의 보건위생상태를 철저히 점검해야 한다.
㉡ 작업소에는 위해가 발생할 염려가 있는 물건을 두어서는 아니된다.
㉢ 작업소에서 국민보건에 유해한 물질이 유출되거나 방출되지 아니하도록 해야 한다.
㉣ 출고된 의료기기가 안전성 및 유효성을 해치거나 품질이 불량한 경우에는 지체 없이 회수하는 등의 시정조치를 취하고, 그 결과를 식약청장에게 보고하되, 그 기록을 2년 이상 보전해야 한다.
㉤ 허가를 받거나 품목의 안전성 및 유효성과 관련된 새로운 자료나 정보를 알게 된 경우에는 이를 보고하고 필요한 안전대책을 강구해야 한다.
㉥ 제조업자는 전년도의 생산 및 수출실적을 매년 4월 15일까지 식품의약품안전처장에게 보고하여야 한다.

38 다음 중 초기 생물학적시험이 아닌 것은?

① 세포독성시험 ② 감작성시험 ③ 생분해시험 ④ 자극성시험

해설 초기 생물학적 시험
㉠ 세포독성시험 : 세포배양 기술을 이용하여 의료기기 및 의료용 재료 또는 용출액에 의한 세포의 용해(세포의 사망) 정도, 세포성장의 저해율을 근거로 하여 세포에 미치는 영향을 관찰하는 시험이다.
㉡ 감작성시험 : 적절한 시험동물 샘플을 이용하여 의료기기 혹은 의료용 재료 또는 용출액에 의한 접촉감작성의 잠재성을 측정하기 위한 시험으로 미량의 용출물의 접촉 혹은 노출에 의해서도 알레르기나 감작반응을 나타내는 실험이다.

해설 35 ① 36 ④ 37 ② 38 ③

ⓒ 자극성시험 : 동물의 점막, 눈, 피부 등과 같은 적절한 부위 혹은 이식조직을 이용하여 의료기기 및 의료용 재료 또는 용출액에 대한 자극성의 잠재성을 측정하기 위한 시험으로 자극성 시험은 적절한 부위를 선택하여 의료기기 및 의료용 재료, 용출액에 대한 접촉부위 또는 접촉시간을 고려하여 알맞게 설정되어야 한다.

ⓓ 생분해성시험 : 재흡수 또는 성질의 변형 가능성이 있을 때 의료기기 및 의료용 재료 혹은 용출액에 의한 재흡수, 분포, 생물학적 변이 및 용출물 및 분해산물의 제거 변성을 평가하는 것으로 추가적 생물학적 시험에 속한다.

39 다음 설명에서 ( ) 안에 알맞은 것은?

> 제조방법은 위탁공정 · 검사공정 및 ( ) 등을 포함하는 제조공정의 흐름에 따라 기재하며 각 공정에 대한 설명을 기재한다.

① 입고공정 ② 멸균공정
③ 위탁공정 ④ 포장공정

해설 제조방법 : 위탁공정 · 검사공정 및 멸균공정 등을 포함하는 제조공정의 흐름에 따라 기재하며 각 공정에 대한 설명을 기재하여야 한다.

40 다음 설명에서 ( ) 안에 알맞은 것은?

> 생체기능성을 평가하기 위해서는 생체와 동일한 온도와 습도를 유지하면서 실험실적으로 실시하는 ( )과 동물시험 또는 임상시험에 해당하는 생체시험으로 구분된다.

① 생체자극성시험 ② 생체무극성시험
③ 생체유사모형시험 ④ 생체분해성시험

해설 생체유사모형시험(in vitro) : 통제된 환경에서 살고 있는 생명체 밖에서 주어진 절차를 수행하는 기술이다.

41 다음 중 의료기기 생물학적 안정성 시험 중 ISO 규격에서 지정한 이식시험이 필요한 경우에 해당하는 것은?

① 인체의 혈액에 접촉되어 24시간 이내 이식되는 의료기기
② 30일 이상 간접적인 혈액경로로 접촉되며 인체에 삽입되는 의료기기
③ 30일 이상 인체의 파열된 표면 또는 외상 표면에 접촉되는 의료기기
④ 24시간에서 30일 사이에 인체의 조직, 뼈 및 상아질에 접촉되어 삽입되는 의료기기

해설

접촉기간	표면접촉 의료기기			인체에 삽입되는 의료기기			이식용 의료기기	
	피부	점막	외상표면	간접적인혈액경로	조직, 뼈, 및 상아질	순환혈액	조직/뼈	혈액
24시간 이내								
24시간 이상 30일 이내		○	○		X	X	X	X
30일 이상		○	○	○	X	X	X	X

X = ISO규격에서 지정한 시험 ○ = 지정된 시험외에 추가로 적용될 수 있는 시험

해설 39 ② 40 ③ 41 ④

02 의료법

1. 의료법

[시행 2023.5.19.] [법률 제19421호, 2023.5.19., 일부개정]
보건복지부(보건의료정책과 : 진료거부, 진료기록부)
보건복지부(보건의료정책과 : 진단서, 처방전, 의료행위 설명의무)
보건복지부(보건의료정책과 : 유인 · 알선, 의료광고)
보건복지부(보건의료정책과 : 전문병원, 안마사)
보건복지부(의료인력정책과 : 의료인 업무범위 등)
보건복지부(의료자원정책과 : 의료인 행정처분 등)
보건복지부(의료기관정책과 : 의료기관 개설, 기록열람 등)
보건복지부(의료기관정책과 : 의료기관 시설 · 인력기준 등)
질병관리청(의료감염관리과 : 의료관련감염 예방)
보건복지부(의료기관정책과 : 의료법인, 의료기관개설위원회, 의료기관 급식 기준)

제1장 총 칙

제1조 (목적) 이 법은 모든 국민이 수준 높은 의료 혜택을 받을 수 있도록 국민의료에 필요한 사항을 규정함으로써 국민의 건강을 보호하고 증진하는 데에 목적이 있다.

제2조 (의료인) ① 이 법에서 "의료인"이란 보건복지부장관의 면허를 받은 의사 · 치과의사 · 한의사 · 조산사 및 간호사이다.

② 의료인은 종별에 따라 다음 각 호의 임무를 수행하여 국민보건 향상을 이루고 국민의 건강한 생활 확보에 이바지할 사명을 가진다.

1. 의사는 의료와 보건지도를 임무로 한다.
2. 치과의사는 치과 의료와 구강 보건지도를 임무로 한다.
3. 한의사는 한방 의료와 한방 보건지도를 임무로 한다.
4. 조산사는 조산(助産)과 임산부 및 신생아에 대한 보건과 양호지도를 임무로 한다.
5. 간호사는 다음 각 목의 업무를 임무로 한다.
   가. 환자의 간호요구에 대한 관찰, 자료수집, 간호판단 및 요양을 위한 간호
   나. 의사, 치과의사, 한의사의 지도하에 시행하는 진료의 보조
   다. 간호 요구자에 대한 교육 · 상담 및 건강증진을 위한 활동의 기획과 수행, 그 밖의 대통령령으로 정하는 보건활동
   라. 제80조에 따른 간호조무사가 수행하는 가목부터 다목까지의 업무보조에 대한 지도

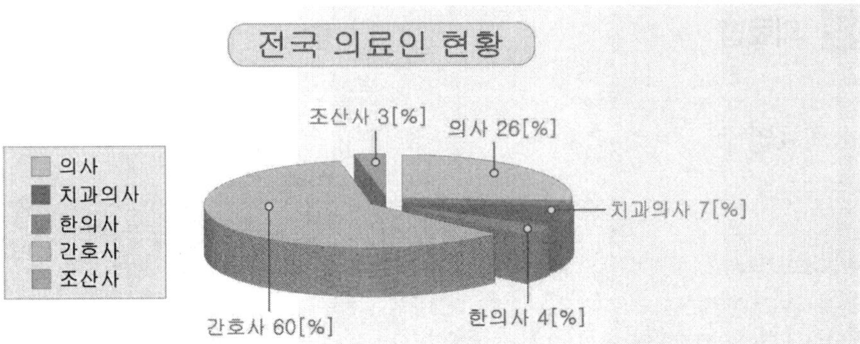

[그림 2-1] 우리나라 의료인 현황

제3조 (의료기관) ① 이 법에서 "의료기관"이란 의료인이 공중(公衆) 또는 특정 다수인을 위하여 의료·조산의 업(이하 "의료업"이라 한다)을 하는 곳이다.

② 의료기관은 다음 각 호와 같이 구분한다.

1. 의원급 의료기관 : 의사, 치과의사 또는 한의사가 주로 외래환자를 대상으로 각각 그 의료행위를 하는 의료기관으로서 그 종류는 다음 각 목과 같다.
   가. 의원
   나. 치과의원
   다. 한의원
2. 조산원 : 조산사가 조산과 임산부 및 신생아를 대상으로 보건활동과 교육·상담을 하는 의료기관이다.
3. 병원급 의료기관 : 의사, 치과의사 또는 한의사가 주로 입원환자를 대상으로 의료행위를 하는 의료기관으로서 그 종류는 다음 각 목과 같다.
   가. 병원
   나. 치과병원
   다. 한방병원
   라. 요양병원(「장애인복지법」 제58조 제1항 제4호에 따른 의료재활시설로서 제3조의2의 요건을 갖춘 의료기관을 포함한다. 이하 같다)
   마. 정신병원
   바. 종합병원

③ 보건복지부장관은 보건의료정책에 필요하다고 인정하는 경우에는 제2항제1호부터 제3호까지의 규정에 따른 의료기관의 종류별 표준업무를 정하여 고시할 수 있다.

제3조의2 (병원등) 병원·치과병원·한방병원 및 요양병원(이하 "병원등"이라 한다)은 30개 이상의 병상(병원·한방병원만 해당한다) 또는 요양병상(요양병원만 해당하며, 장기입원이 필요한 환자를 대상으로 의료행위를 하기 위하여 설치한 병상이다)을 갖추어야 한다.

제3조의3 (종합병원) ① 종합병원은 다음 각 호의 요건을 갖추어야 한다.

1. 100개 이상의 병상을 갖출 것
2. 100병상 이상 300병상 이하인 경우에는 내과·외과·소아청소년과·산부인과 중 3개 진료과목, 영상의학과, 마취통증의학과와 진단검사의학과 또는 병리과를 포함한 7개 이상의 진료과목을 갖추고 각 진료과목마다 전속하는 전문의를 둘 것

3. 300병상을 초과하는 경우에는 내과, 외과, 소아청소년과, 산부인과, 영상의학과, 마취통증의학과, 진단검사의학과 또는 병리과, 정신건강의학과 및 치과를 포함한 9개 이상의 진료과목을 갖추고 각 진료과목마다 전속하는 전문의를 둘 것

② 종합병원은 제1항제2호 또는 제3호에 따른 진료과목(이하 이 항에서 "필수진료과목"이라 한다) 외에 필요하면 추가로 진료과목을 설치 · 운영할 수 있다. 이 경우 필수진료과목 외의 진료과목에 대하여는 해당 의료기관에 전속하지 아니한 전문의를 둘 수 있다.

제3조의4 (상급종합병원 지정) ① 보건복지부장관은 다음 각 호의 요건을 갖춘 종합병원 중에서 중증질환에 대하여 난이도가 높은 의료행위를 전문적으로 하는 종합병원을 상급종합병원으로 지정할수 있다.

1. 보건복지부령으로 정하는 20개 이상의 진료과목을 갖추고 각 진료과목마다 전속하는 전문의를 둘 것
2. 제77조제1항에 따라 전문의가 되려는 자를 수련시키는 기관일 것
3. 보건복지부령으로 정하는 인력 · 시설 · 장비 등을 갖출 것
4. 질병군별(疾病群別) 환자구성 비율이 보건복지부령으로 정하는 기준에 해당할 것

② 보건복지부장관은 제1항에 따른 지정을 하는 경우 제1항 각 호의 사항 및 전문성 등에 대하여 평가를 실시하여야 한다.

③ 보건복지부장관은 제1항에 따라 상급종합병원으로 지정받은 종합병원에 대하여 3년마다 제2항에 따른 평가를 실시하여 재지정하거나 지정을 취소할 수 있다.

④ 보건복지부장관은 제2항 및 제3항에 따른 평가업무를 관계 전문기관 또는 단체에 위탁할 수 있다.

⑤ 상급종합병원 지정 · 재지정의 기준 · 절차 및 평가업무의 위탁 절차 등에 관하여 필요한 사항은 보건복지부령으로 정한다.

제3조의5 (전문병원 지정) ① 보건복지부장관은 병원급 의료기관 중에서 특정 진료과목이나 특정 질환 등에 대하여 난이도가 높은 의료행위를 하는 병원을 전문병원으로 지정할 수 있다.

② 제1항에 따른 전문병원은 다음 각 호의 요건을 갖추어야 한다.

1. 특정 질환별 · 진료과목별 환자의 구성비율 등이 보건복지부령으로 정하는 기준에 해당할 것
2. 보건복지부령으로 정하는 수 이상의 진료과목을 갖추고 각 진료과목마다 전속하는 전문의를 둘 것

③ 보건복지부장관은 제1항에 따라 전문병원으로 지정하는 경우 제2항 각 호의 사항 및 진료의 난이도 등에 대하여 평가를 실시하여야 한다.

④ 보건복지부장관은 제1항에 따라 전문병원으로 지정받은 의료기관에 대하여 3년마다 제3항에 따른 평가를 실시하여 전문병원으로 재지정할 수 있다.

⑤ 보건복지부장관은 제1항 또는 제4항에 따라 지정받거나 재지정받은 전문병원이 다음 각 호의 어느 하나에 해당하는 경우에는 그 지정 또는 재지정을 취소할 수 있다. 다만, 제1호에 해당하는 경우에는 그 지정 또는 재지정을 취소하여야 한다.

1. 거짓이나 그 밖의 부정한 방법으로 지정 또는 재지정을 받은 경우
2. 지정 또는 재지정의 취소를 원하는 경우
3. 제4항에 따른 평가 결과 제2항 각 호의 요건을 갖추지 못한 것으로 확인된 경우

⑥ 보건복지부장관은 제3항 및 제4항에 따른 평가업무를 관계 전문기관 또는 단체에 위탁할 수 있다.

⑦ 전문병원 지정 · 재지정의 기준 · 절차 및 평가업무의 위탁 절차 등에 관하여 필요한 사항은 보건복지부령으로 정한다.

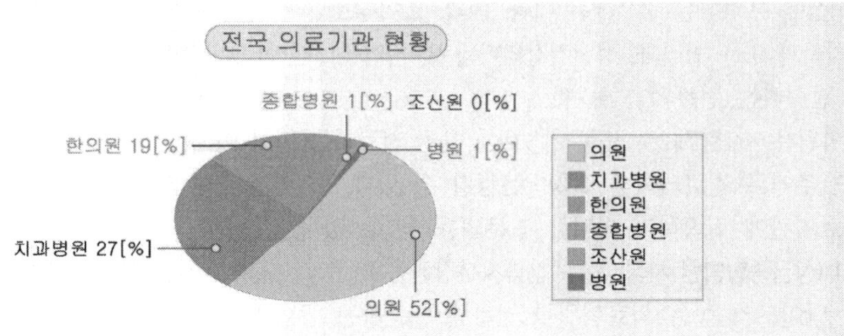

[그림 2-2] 우리나라 의료기관 현황

제2장 의료인

제1절 자격과 면허

제4조 (의료인과 의료기관의 장의 의무) ① 의료인과 의료기관의 장은 의료의 질을 높이고 의료관련감염(의료기관 내에서 환자, 환자의 보호자, 의료인 또는 의료기관 종사자 등에게 발생하는 감염이다. 이하 같다)을 예방하며 의료기술을 발전시키는 등 환자에게 최선의 의료서비스를 제공하기 위하여 노력하여야 한다.
② 의료인은 다른 의료인 또는 의료법인 등의 명의로 의료기관을 개설하거나 운영할 수 없다.
③ 의료기관의 장은 「보건의료기본법」 제6조 · 제12조 및 제13조에 따른 환자의 권리 등 보건복지부령으로 정하는 사항을 환자가 쉽게 볼 수 있도록 의료기관 내에 게시하여야 한다. 이 경우 게시 방법, 게시 장소 등 게시에 필요한 사항은 보건복지부령으로 정한다.
⑤ 의료기관의 장은 환자와 보호자가 의료행위를 하는 사람의 신분을 알 수 있도록 의료인, 제27조제1항 각 호 외의 부분 단서에 따라 의료행위를 하는 같은 항 제3호에 따른 학생, 제80조에 따른 간호조무사 및 「의료기사 등에 관한 법률」제2조에 따른 의료기사에게 의료기관 내에서 대통령령으로 정하는 바에 따라 명찰을 달도록 지시 · 감독하여야 한다. 다만, 응급의료상황, 수술실 내인 경우, 의료행위를 하지 아니할 때, 그 밖에 대통령령으로 정하는 경우에는 명찰을 달지 아니하도록 할 수 있다.
⑥ 의료인은 일회용 의료기기(한 번 사용할 목적으로 제작되거나 한 번의 의료행위에서 한 환자에게 사용하여야 하는 의료기기로서 보건복지부령으로 정하는 의료기기이다. 이하 같다)를 한 번 사용한 후 다시 사용하여서는 아니 된다.
제4조의2 (간호 · 간병통합서비스 제공 등) ① 간호 · 간병통합서비스란 보건복지부령으로 정하는 입원 환자를 대상으로 보호자 등이 상주하지 아니하고 간호사, 제80조에 따른 간호조무사 및 그 밖에 간병지원인력(이하 이 조에서 "간호 · 간병통합서비스 제공인력"이라 한다)에 의하여 포괄적으로 제공되는 입원서비스이다.
② 보건복지부령으로 정하는 병원급 의료기관은 간호 · 간병통합서비스를 제공할 수 있도록 노력하여야 한다.
③ 제2항에 따라 간호 · 간병통합서비스를 제공하는 병원급 의료기관(이하 이 조에서 "간호 · 간병통합서비스 제공기관"이라 한다)은 보건복지부령으로 정하는 인력, 시설, 운영 등의 기준을 준수하여야 한다.
④ 공공보건의료에 관한 법률」제2조 제3호에 따른 공공보건의료기관 중 보건복지부령으로 정하는 병원급 의료기관은 간호 · 간병통합서비스를 제공하여야 한다. 이 경우 국가 및 지방자치단체는 필요한 비용의

전부 또는 일부를 지원할 수 있다.

⑤ 간호·간병통합서비스 제공기관은 보호자 등의 입원실 내 상주를 제한하고 환자 병문안에 관한 기준을 마련하는 등 안전관리를 위하여 노력하여야 한다.

⑥ 간호·간병통합서비스 제공기관은 간호·간병통합서비스 제공인력의 근무환경 및 처우 개선을 위하여 필요한 지원을 하여야 한다.

⑦ 국가 및 지방자치단체는 간호·간병통합서비스의 제공·확대, 간호·간병통합서비스 제공인력의 원활한 수급 및 근무환경 개선을 위하여 필요한 시책을 수립하고 그에 따른 지원을 하여야 한다.

제4조의3 (의료인의 면허 대여 금지 등) ① 의료인은 제5조(의사·치과의사 및 한의사이다), 제6조(조산사이다) 및 제7조(간호사이다)에 따라 받은 면허를 다른 사람에게 대여하여서는 아니 된다.

② 누구든지 제5조부터 제7조까지에 따라 받은 면허를 대여받아서는 아니 되며, 면허 대여를 알선하여서도 아니 된다.

제5조 (의사·치과의사 및 한의사 면허) ① 의사·치과의사 또는 한의사가 되려는 자는 다음 각 호의 어느 하나에 해당하는 자격을 가진 자로서 제9조에 따른 의사·치과의사 또는 한의사 국가시험에 합격한 후 보건복지부장관의 면허를 받아야 한다.

1. 「고등교육법」 제11조의2에 따른 인정기관(이하 "평가인증기구"라 한다)의 인증(이하 "평가인증기구의 인증"이라 한다)을 받은 의학·치의학 또는 한의학을 전공하는 대학을 졸업하고 의학사·치의학사 또는 한의학사 학위를 받은 자
2. 평가인증기구의 인증을 받은 의학·치의학 또는 한의학을 전공하는 전문대학원을 졸업하고 석사학위 또는 박사학위를 받은 자
3. 외국의 제1호나 제2호에 해당하는 학교(보건복지부장관이 정하여 고시하는 인정기준에 해당하는 학교이다)를 졸업하고 외국의 의사·치과의사 또는 한의사 면허를 받은 자로서 제9조에 따른 예비시험에 합격한 자

② 평가인증기구의 인증을 받은 의학·치의학 또는 한의학을 전공하는 대학 또는 전문대학원을 6개월 이내에 졸업하고 해당 학위를 받을 것으로 예정된 자는 제1항 제1호 및 제2호의 자격을 가진 자로 본다. 다만, 그 졸업예정시기에 졸업하고 해당 학위를 받아야 면허를 받을 수 있다.

③ 제1항에도 불구하고 입학 당시 평가인증기구의 인증을 받은 의학·치의학 또는 한의학을 전공하는 대학 또는 전문대학원에 입학한 사람으로서 그 대학 또는 전문대학원을 졸업하고 해당 학위를 받은 사람은 같은 항 제1호 및 제2호의 자격을 가진 사람으로 본다.

제6조 (조산사 면허) 조산사가 되려는 자는 다음 각 호의 어느 하나에 해당하는 자로서 제9조에 따른 조산사 국가시험에 합격한 후 보건복지부장관의 면허를 받아야 한다.

1. 간호사 면허를 가지고 보건복지부장관이 인정하는 의료기관에서 1년간 조산 수습과정을 마친 자
2. 외국의 조산사 면허(보건복지부장관이 정하여 고시하는 인정기준에 해당하는 면허이다)를 받은 자

제7조 (간호사 면허) ① 간호사가 되려는 자는 다음 각 호의 어느 하나에 해당하는 자로서 제9조에 따른 간호사 국가시험에 합격한 후 보건복지부장관의 면허를 받아야 한다.

1. 평가인증기구의 인증을 받은 간호학을 전공하는 대학이나 전문대학[구제(舊制) 전문학교와 간호학교를 포함한다]을 졸업한 자
2. 외국의 제1호에 해당하는 학교(보건복지부장관이 정하여 고시하는 인정기준에 해당하는 학교이다)를 졸업하고 외국의 간호사 면허를 받은 자

② 제1항에도 불구하고 입학 당시 평가인증기구의 인증을 받은 간호학을 전공하는 대학 또는 전문대학에

입학한 사람으로서 그 대학 또는 전문대학을 졸업하고 해당 학위를 받은 사람은 같은 항 제1호에 해당하는 사람으로 본다.

제8조 (결격사유 등) 다음 각 호의 어느 하나에 해당하는 자는 의료인이 될 수 없다.

1. 「정신건강증진 및 정신질환자 복지서비스 지원에 관한 법률」 제3조제1호에 따른 정신질환자. 다만, 전문의가 의료인으로서 적합하다고 인정하는 사람은 그러하지 아니하다.
2. 마약 · 대마 · 향정신성의약품 중독자
3. 피성년후견인 · 피한정후견인
4. 금고 이상의 실형을 선고받고 그 집행이 끝나거나 그 집행을 받지 아니하기로 확정된 후 5년이 지나지 아니한 자
5. 금고 이상의 형의 집행유예를 선고받고 그 유예기간이 지난 후 2년이 지나지 아니한 자
6. 금고 이상의 형의 선고유예를 받고 그 유예기간 중에 있는 자

제9조 (국가시험 등) ① 의사 · 치과의사 · 한의사 · 조산사 또는 간호사 국가시험과 의사 · 치과의사 · 한의사 예비시험(이하 "국가시험등"이라 한다)은 매년 보건복지부장관이 시행한다.

② 보건복지부장관은 국가시험등의 관리를 대통령령으로 정하는 바에 따라 「한국보건의료인국가시험원법」에 따른 한국보건의료인국가시험원에 맡길 수 있다.

③보건복지부장관은 제2항에 따라 국가시험등의 관리를 맡긴 때에는 그 관리에 필요한 예산을 보조할 수 있다.

④ 국가시험등에 필요한 사항은 대통령령으로 정한다.

제10조 (응시자격 제한 등) ① 제8조 각 호의 어느 하나에 해당하는 자는 국가시험등에 응시할 수 없다.

② 부정한 방법으로 국가시험등에 응시한 자나 국가시험등에 관하여 부정행위를 한 자는 그 수험을 정지시키거나 합격을 무효로 한다.

③ 보건복지부장관은 제2항에 따라 수험이 정지되거나 합격이 무효가 된 사람에 대하여 처분의 사유와 위반 정도 등을 고려하여 대통령령으로 정하는 바에 따라 그 다음에 치러지는 이 법에 따른 국가시험등의 응시를 3회의 범위에서 제한할 수 있다.

제11조 (면허 조건과 등록) ① 보건복지부장관은 보건의료 시책에 필요하다고 인정하면 제5조에서 제7조까지의 규정에 따른 면허를 내줄 때 3년 이내의 기간을 정하여 특정 지역이나 특정 업무에 종사할 것을 면허의 조건으로 붙일 수 있다.

② 보건복지부장관은 제5조부터 제7조까지의 규정에 따른 면허를 내줄 때에는 그 면허에 관한 사항을 등록대장에 등록하고 면허증을 내주어야 한다.

③ 제2항의 등록대장은 의료인의 종별로 따로 작성 · 비치하여야 한다.

④ 면허등록과 면허증에 필요한 사항은 보건복지부령으로 정한다.

제12조 (의료기술 등에 대한 보호) ① 의료인이 하는 의료 · 조산 · 간호 등 의료기술의 시행(이하 "의료행위"라 한다)에 대하여는 이 법이나 다른 법령에 따로 규정된 경우 외에는 누구든지 간섭하지 못한다.

② 누구든지 의료기관의 의료용 시설 · 기재 · 약품, 그 밖의 기물 등을 파괴 · 손상하거나 의료기관을 점거하여 진료를 방해하여서는 아니 되며, 이를 교사하거나 방조하여서는 아니 된다.

③ 누구든지 의료행위가 이루어지는 장소에서 의료행위를 행하는 의료인, 제80조에 따른 간호조무사 및 「의료기사 등에 관한 법률」 제2조에 따른 의료기사 또는 의료행위를 받는 사람을 폭행 · 협박하여서는 아니 된다.

제13조 (의료기재 압류 금지) 의료인의 의료 업무에 필요한 기구 · 약품, 그 밖의 재료는 압류하지 못한다.

제14조 (기구 등 우선공급) ① 의료인은 의료행위에 필요한 기구·약품, 그 밖의 시설 및 재료를 우선적으로 공급받을 권리가 있다.
② 의료인은 제1항의 권리에 부수(附隨)되는 물품, 노력, 교통수단에 대하여서도 제1항과 같은 권리가 있다.
제15조 (진료거부 금지 등) ① 의료인 또는 의료기관 개설자는 진료나 조산 요청을 받으면 정당한 사유 없이 거부하지 못한다.
② 의료인은 응급환자에게 「응급의료에 관한 법률」에서 정하는 바에 따라 최선의 처치를 하여야 한다.
제16조 (세탁물 처리) ① 의료기관에서 나오는 세탁물은 의료인·의료기관 또는 특별자치시장·특별자치도지사·시장·군수·구청장(자치구의 구청장이다. 이하 같다)에게 신고한 자가 아니면 처리할 수 없다.
② 제1항에 따라 세탁물을 처리하는 자는 보건복지부령으로 정하는 바에 따라 위생적으로 보관·운반·처리하여야 한다.
③ 의료기관의 개설자와 제1항에 따라 의료기관세탁물처리업 신고를 한 자(이하 이 조에서 "세탁물처리업자"라 한다)는 제1항에 따른 세탁물의 처리업무에 종사하는 사람에게 보건복지부령으로 정하는 바에 따라 감염 예방에 관한 교육을 실시하고 그 결과를 기록하고 유지하여야 한다.
④ 세탁물처리업자가 보건복지부령으로 정하는 신고사항을 변경하거나 그 영업의 휴업(1개월 이상의 휴업이다)·폐업 또는 재개업을 하려는 경우에는 보건복지부령으로 정하는 바에 따라 특별자치시장·특별자치도지사·시장·군수·구청장에게 신고하여야 한다.
⑤ 제1항에 따른 세탁물을 처리하는 자의 시설·장비 기준, 신고 절차 및 지도·감독, 그 밖에 관리에 필요한 사항은 보건복지부령으로 정한다.
제17조 (진단서 등) ① 의료업에 종사하고 직접 진찰하거나 검안(檢案)한 의사[이하 이 항에서는 검안서에 한하여 검시(檢屍)업무를 담당하는 국가기관에 종사하는 의사를 포함한다], 치과의사, 한의사가 아니면 진단서·검안서·증명서를 작성하여 환자(환자가 사망하거나 의식이 없는 경우에는 직계존속·비속, 배우자 또는 배우자의 직계존속을 말하며, 환자가 사망하거나 의식이 없는 경우로서 환자의 직계존속·비속, 배우자 및 배우자의 직계존속이 모두 없는 경우에는 형제자매이다) 또는 「형사소송법」제222조 제1항에 따라 검시(檢屍)를 하는 지방검찰청검사(검안서에 한한다)에게 교부하지 못한다. 다만, 진료 중이던 환자가 최종 진료 시부터 48시간 이내에 사망한 경우에는 다시 진료하지 아니하더라도 진단서나 증명서를 내줄 수 있으며, 환자 또는 사망자를 직접 진찰하거나 검안한 의사·치과의사 또는 한의사가 부득이한 사유로 진단서·검안서 또는 증명서를 내줄 수 없으면 같은 의료기관에 종사하는 다른 의사·치과의사 또는 한의사가 환자의 진료기록부 등에 따라 내줄 수 있다.
② 의료업에 종사하고 직접 조산한 의사·한의사 또는 조산사가 아니면 출생·사망 또는 사산 증명서를 내주지 못한다. 다만, 직접 조산한 의사·한의사 또는 조산사가 부득이한 사유로 증명서를 내줄 수 없으면 같은 의료기관에 종사하는 다른 의사·한의사 또는 조산사가 진료기록부 등에 따라 증명서를 내줄 수 있다.
③ 의사·치과의사 또는 한의사는 자신이 진찰하거나 검안한 자에 대한 진단서·검안서 또는 증명서 교부를 요구받은 때에는 정당한 사유 없이 거부하지 못한다.
④ 의사·한의사 또는 조산사는 자신이 조산(助産)한 것에 대한 출생·사망 또는 사산 증명서 교부를 요구받은 때에는 정당한 사유 없이 거부하지 못한다.
⑤ 제1항부터 제4항까지의 규정에 따른 진단서, 증명서의 서식·기재사항, 그 밖에 필요한 사항은 보건복지부령으로 정한다.

제17조의2 (처방전) ① 의료업에 종사하고 직접 진찰한 의사, 치과의사 또는 한의사가 아니면 처방전[의사나 치과의사가 「전자서명법」에 따른 전자서명이 기재된 전자문서 형태로 작성한 처방전(이하 "전자처방전"이라 한다)을 포함한다. 이하 같다]을 작성하여 환자에게 교부하거나 발송(전자처방전에 한정한다. 이하 이 조에서 같다)하지 못하며, 의사, 치과의사 또는 한의사에게 직접 진찰을 받은 환자가 아니면 누구든지 그 의사, 치과의사 또는 한의사가 작성한 처방전을 수령하지 못한다.

② 제1항에도 불구하고 의사, 치과의사 또는 한의사는 다음 각 호의 어느 하나에 해당하는 경우로서 해당 환자 및 의약품에 대한 안전성을 인정하는 경우에는 환자의 직계존속·비속, 배우자 및 배우자의 직계존속, 형제자매 또는 「노인복지법」 제34조에 따른 노인의료복지시설에서 근무하는 사람 등 대통령령으로 정하는 사람(이하 이 조에서 "대리수령자"라 한다)에게 처방전을 교부하거나 발송할 수 있으며 대리수령자는 환자를 대리하여 그 처방전을 수령할 수 있다.

1. 환자의 의식이 없는 경우
2. 환자의 거동이 현저히 곤란하고 동일한 상병(傷病)에 대하여 장기간 동일한 처방이 이루어지는 경우

③ 처방전의 발급 방법·절차 등에 필요한 사항은 보건복지부령으로 정한다.

제18조 (처방전 작성과 교부) ① 의사나 치과의사는 환자에게 의약품을 투여할 필요가 있다고 인정하면 「약사법」에 따라 자신이 직접 의약품을 조제할 수 있는 경우가 아니면 보건복지부령으로 정하는 바에 따라 처방전을 작성하여 환자에게 내주거나 발송(전자처방전만 해당된다)하여야 한다.

② 제1항에 따른 처방전의 서식, 기재사항, 보존, 그 밖에 필요한 사항은 보건복지부령으로 정한다.

③ 누구든지 정당한 사유 없이 전자처방전에 저장된 개인정보를 탐지하거나 누출·변조 또는 훼손하여서는 아니 된다.

④ 제1항에 따라 처방전을 발행한 의사 또는 치과의사(처방전을 발행한 한의사를 포함한다)는 처방전에 따라 의약품을 조제하는 약사 또는 한약사가 「약사법」 제26조제2항에 따라 문의한 때 즉시 이에 응하여야 한다. 다만, 다음 각 호의 어느 하나에 해당하는 사유로 약사 또는 한약사의 문의에 응할 수 없는 경우 사유가 종료된 때 즉시 이에 응하여야 한다.

1. 「응급의료에 관한 법률」 제2조 제1호에 따른 응급환자를 진료 중인 경우
2. 환자를 수술 또는 처치 중인 경우
3. 그 밖에 약사의 문의에 응할 수 없는 정당한 사유가 있는 경우

⑤ 의사, 치과의사 또는 한의사가 「약사법」에 따라 자신이 직접 의약품을 조제하여 환자에게 그 의약품을 내어주는 경우에는 그 약제의 용기 또는 포장에 환자의 이름, 용법 및 용량, 그 밖에 보건복지부령으로 정하는 사항을 적어야 한다. 다만, 급박한 응급의료상황 등 환자의 진료 상황이나 의약품의 성질상 그 약제의 용기 또는 포장에 적는 것이 어려운 경우로서 보건복지부령으로 정하는 경우에는 그러하지 아니하다.

제18조의2 (의약품정보의 확인)

① 의사 및 치과의사는 제18조에 따른 처방전을 작성하거나 「약사법」 제23조 제4항에 따라 의약품을 자신이 직접 조제하는 경우에는 다음 각 호의 정보(이하 "의약품정보"라 한다)를 미리 확인하여야 한다.

1. 환자에게 처방 또는 투여되고 있는 의약품과 동일한 성분의 의약품인지 여부
2. 식품의약품안전처장이 병용금기, 특정연령대 금기 또는 임부금기 등으로 고시한 성분이 포함되는지 여부
3. 그 밖에 보건복지부령으로 정하는 정보

② 제1항에도 불구하고 의사 및 치과의사는 급박한 응급의료상황 등 의약품정보를 확인할 수 없는 정당한 사유가 있을 때에는 이를 확인하지 아니할 수 있다.

③ 제1항에 따른 의약품정보의 확인방법 · 절차, 제2항에 따른 의약품정보를 확인할 수 없는 정당한 사유 등은 보건복지부령으로 정한다.

제19조 (비밀 누설 금지) ① 의료인이나 의료기관 종사자는 이 법이나 다른 법령에 특별히 규정된 경우 외에는 의료 · 조산 또는 간호업무나 제17조에 따른 진단서 · 검안서 · 증명서 작성 · 교부 업무, 제18조에 따른 처방전 작성 · 교부 업무, 제21조에 따른 진료기록 열람 · 사본 교부 업무, 제22조 제2항에 따른 진료기록부등 보존 업무 및 제23조에 따른 전자의무기록 작성 · 보관 · 관리 업무를 하면서 알게 된 다른 사람의 정보를 누설하거나 발표하지 못한다.

② 제58조 제2항에 따라 의료기관 인증에 관한 업무에 종사하는 자 또는 종사하였던 자는 그 업무를 하면서 알게 된 정보를 다른 사람에게 누설하거나 부당한 목적으로 사용하여서는 아니 된다.

제20조 (태아 성 감별 행위 등 금지) ① 의료인은 태아 성 감별을 목적으로 임부를 진찰하거나 검사하여서는 아니 되며, 같은 목적을 위한 다른 사람의 행위를 도와서도 아니 된다.

② 의료인은 임신 32주 이전에 태아나 임부를 진찰하거나 검사하면서 알게 된 태아의 성(性)을 임부, 임부의 가족, 그 밖의 다른 사람이 알게 하여서는 아니 된다.

제21조 (기록 열람 등) ① 환자는 의료인, 의료기관의 장 및 의료기관 종사자에게 본인에 관한 기록(추가기재 · 수정된 경우 추가기재 · 수정된 기록 및 추가기재 · 수정 전의 원본을 모두 포함한다. 이하 같다)의 전부 또는 일부에 대하여 열람 또는 그 사본의 발급 등 내용의 확인을 요청할 수 있다. 이 경우 의료인, 의료기관의 장 및 의료기관 종사자는 정당한 사유가 없으면 이를 거부하여서는 아니 된다.

② 의료인, 의료기관의 장 및 의료기관 종사자는 환자가 아닌 다른 사람에게 환자에 관한 기록을 열람하게 하거나 그 사본을 내주는 등 내용을 확인할 수 있게 하여서는 아니 된다.

③ 제2항에도 불구하고 의료인, 의료기관의 장 및 의료기관 종사자는 다음 각 호의 어느 하나에 해당하면 그 기록을 열람하게 하거나 그 사본을 교부하는 등 그 내용을 확인할 수 있게 하여야 한다. 다만, 의사 · 치과의사 또는 한의사가 환자의 진료를 위하여 불가피하다고 인정한 경우에는 그러하지 아니하다.

1. 환자의 배우자, 직계 존속 · 비속, 형제 · 자매(환자의 배우자 및 직계 존속 · 비속, 배우자의 직계존속이 모두 없는 경우에 한정한다) 또는 배우자의 직계 존속이 환자 본인의 동의서와 친족관계임을 나타내는 증명서 등을 첨부하는 등 보건복지부령으로 정하는 요건을 갖추어 요청한 경우
2. 환자가 지정하는 대리인이 환자 본인의 동의서와 대리권이 있음을 증명하는 서류를 첨부하는 등 보건복지부령으로 정하는 요건을 갖추어 요청한 경우
3. 환자가 사망하거나 의식이 없는 등 환자의 동의를 받을 수 없어 환자의 배우자, 직계 존속 · 비속, 형제 · 자매(환자의 배우자 및 직계 존속 · 비속, 배우자의 직계존속이 모두 없는 경우에 한정한다) 또는 배우자의 직계 존속이 친족관계임을 나타내는 증명서 등을 첨부하는 등 보건복지부령으로 정하는 요건을 갖추어 요청한 경우
4. 「국민건강보험법」 제14조, 제47조, 제48조 및 제63조에 따라 급여비용 심사 · 지급 · 대상여부 확인 · 사후관리 및 요양급여의 적정성 평가 · 가감지급 등을 위하여 국민건강보험공단 또는 건강보험심사평가원에 제공하는 경우
5. 「의료급여법」 제5조, 제11조, 제11조의3 및 제33조에 따라 의료급여 수급권자 확인, 급여비용의 심사 · 지급, 사후관리 등 의료급여 업무를 위하여 보장기관(시 · 군 · 구), 국민건강보험공단, 건강보험심사평가원에 제공하는 경우
6. 「형사소송법」제106조, 제215조 또는 제218조에 따른 경우

6의2. 「군사법원법」제146조, 제254조 또는 제257조에 따른 경우

7. 「민사소송법」제347조에 따라 문서제출을 명한 경우
8. 「산업재해보상보험법」제118조에 따라 근로복지공단이 보험급여를 받는 근로자를 진료한 산재보험 의료기관(의사를 포함한다)에 대하여 그 근로자의 진료에 관한 보고 또는 서류 등 제출을 요구하거나 조사하는 경우
9. 「자동차손해배상 보장법」제12조 제2항 및 제14조에 따라 의료기관으로부터 자동차보험진료수가를 청구받은 보험회사등이 그 의료기관에 대하여 관계 진료기록의 열람을 청구한 경우
10. 「병역법 제11조의2에 따라 지방병무청장이 병역판정검사와 관련하여 질병 또는 심신장애의 확인을 위하여 필요하다고 인정하여 의료기관의 장에게 병역판정검사대상자의 진료기록 · 치료 관련 기록의 제출을 요구한 경우
11. 「학교안전사고 예방 및 보상에 관한 법률」 제42조에 따라 공제회가 공제급여의 지급 여부를 결정하기 위하여 필요하다고 인정하여 「국민건강보험법」제42조에 따른 요양기관에 대하여 관계 진료기록의 열람 또는 필요한 자료의 제출을 요청하는 경우
12. 「고엽제후유의증 등 환자지원 및 단체설립에 관한 법률」제7조 제3항에 따라 의료기관의 장이 진료기록 및 임상소견서를 보훈병원장에게 보내는 경우
13. 「의료사고 피해구제 및 의료분쟁 조정 등에 관한 법률」 제28조 제1항 또는 제3항에 따른 경우
14. 「국민연금법」 제123조에 따라 국민연금공단이 부양가족연금, 장애연금 및 유족연금 급여의 지급심사와 관련하여 가입자 또는 가입자였던 사람을 진료한 의료기관에 해당 진료에 관한 사항의 열람 또는 사본 교부를 요청하는 경우

14의2. 다음 각 목의 어느 하나에 따라 공무원 또는 공무원이었던 사람을 진료한 의료기관에 해당 진료에 관한 사항의 열람 또는 사본 교부를 요청하는 경우
   가. 「공무원연금법」 제92조에 따라 인사혁신처장이 퇴직유족급여 및 비공무상장해급여와 관련하여 요청하는 경우
   나. 「공무원연금법」 제93조에 따라 공무원연금공단이 퇴직유족급여 및 비공무상장해급여와 관련하여 요청하는 경우
   다. 공무원 재해보상법」 제57조 및 제58조에 따라 인사혁신처장(같은 법 제61조에 따라 업무를 위탁받은 자를 포함한다)이 요양급여, 재활급여, 장해급여, 간병급여 및 재해유족급여와 관련하여 요청하는 경우

14의3.「사립학교교직원 연금법」 제19조 제4항 제4호의2에 따라 사립학교교직원연금공단이 요양급여, 장해급여 및 재해유족급여의 지급심사와 관련하여 교직원 또는 교직원이었던 자를 진료한 의료기관에 해당 진료에 관한 사항의 열람 또는 사본 교부를 요청하는 경우

15. 「장애인복지법」 제32조 제7항에 따라 대통령령으로 정하는 공공기관의 장이 장애 정도에 관한 심사와 관련하여 장애인 등록을 신청한 사람 및 장애인으로 등록한 사람을 진료한 의료기관에 해당 진료에 관한 사항의 열람 또는 사본 교부를 요청하는 경우
16. 「감염병의 예방 및 관리에 관한 법률」 제18조의4 및 제29조에 따라 질병관리청장, 시 · 도지사 또는 시장 · 군수 · 구청장이 감염병의 역학조사 및 예방접종에 관한 역학조사를 위하여 필요하다고 인정하여 의료기관의 장에게 감염병환자등의 진료기록 및 예방접종을 받은 사람의 예방접종 후 이상반응에 관한 진료기록의 제출을 요청하는 경우
17. 「국가유공자 등 예우 및 지원에 관한 법률」 제74조의8 제1항 제7호에 따라 보훈심사위원회가 보훈심사와 관련하여 보훈심사대상자를 진료한 의료기관에 해당 진료에 관한 사항의 열람 또는 사본 교부를 요청하는 경우

18. 「한국보훈복지의료공단법」 제24조의2에 따라 한국보훈복지의료공단이 같은 법 제6조 제1호에 따른 국가유공자등에 대한 진료기록등의 제공을 요청하는 경우

④ 진료기록을 보관하고 있는 의료기관이나 진료기록이 이관된 보건소에 근무하는 의사 · 치과의사 또는 한의사는 자신이 직접 진료하지 아니한 환자의 과거 진료 내용의 확인 요청을 받은 경우에는 진료기록을 근거로 하여 사실을 확인하여 줄 수 있다.

⑤ 제1항, 제3항 또는 제4항의 경우 의료인, 의료기관의 장 및 의료기관 종사자는 「전자서명법」에 따른 전자서명이 기재된 전자문서를 제공하는 방법으로 환자 또는 환자가 아닌 다른 사람에게 기록의 내용을 확인하게 할 수 있다.

제21조의2 (진료기록의 송부 등) ① 의료인 또는 의료기관의 장은 다른 의료인 또는 의료기관의 장으로부터 제22조 또는 제23조에 따른 진료기록의 내용 확인이나 진료기록의 사본 및 환자의 진료경과에 대한 소견 등을 송부 또는 전송할 것을 요청받은 경우 해당 환자나 환자 보호자의 동의를 받아 그 요청에 응하여야 한다. 다만, 해당 환자의 의식이 없거나 응급환자인 경우 또는 환자의 보호자가 없어 동의를 받을 수 없는 경우에는 환자나 환자 보호자의 동의 없이 송부 또는 전송할 수 있다.

② 의료인 또는 의료기관의 장이 응급환자를 다른 의료기관에 이송하는 경우에는 지체 없이 내원 당시 작성된 진료기록의 사본 등을 이송하여야 한다.

③ 보건복지부장관은 제1항 및 제2항에 따른 진료기록의 사본 및 진료경과에 대한 소견 등의 전송 업무를 지원하기 위하여 전자정보시스템(이하 이 조에서 "진료기록전송지원시스템"이라 한다)을 구축 · 운영할 수 있다.

④ 보건복지부장관은 진료기록전송지원시스템의 구축 · 운영을 대통령령으로 정하는 바에 따라 관계 전문기관에 위탁할 수 있다. 이 경우 보건복지부장관은 그 소요 비용의 전부 또는 일부를 지원할 수 있다.

⑤ 제4항에 따라 업무를 위탁받은 전문기관은 다음 각 호의 사항을 준수하여야 한다.

1. 진료기록전송지원시스템이 보유한 정보의 누출, 변조, 훼손 등을 방지하기 위하여 접근 권한자의 지정, 방화벽의 설치, 암호화 소프트웨어의 활용, 접속기록 보관 등 대통령령으로 정하는 바에 따라 안전성 확보에 필요한 기술적 · 관리적 조치를 할 것
2. 진료기록전송지원시스템 운영 업무를 다른 기관에 재위탁하지 아니할 것
3. 진료기록전송지원시스템이 보유한 정보를 제3자에게 임의로 제공하거나 유출하지 아니할 것

⑥ 보건복지부장관은 의료인 또는 의료기관의 장에게 보건복지부령으로 정하는 바에 따라 제1항 본문에 따른 환자나 환자 보호자의 동의에 관한 자료 등 진료기록전송지원시스템의 구축 · 운영에 필요한 자료의 제출을 요구하고 제출받은 목적의 범위에서 보유 · 이용할 수 있다. 이 경우 자료 제출을 요구받은 자는 정당한 사유가 없으면 이에 따라야 한다.

⑦ 그 밖에 진료기록전송지원시스템의 구축 · 운영 등에 필요한 사항은 보건복지부령으로 정한다.

⑧ 누구든지 정당한 사유 없이 진료기록전송지원시스템에 저장된 정보를 누출 · 변조 또는 훼손하여서는 아니 된다.

⑨ 진료기록전송지원시스템의 구축 · 운영에 관하여 이 법에서 규정된 것을 제외하고는「개인정보 보호법」에 따른다.

제2절 권리와 의무

제22조 (진료기록부등) ① 의료인은 각각 진료기록부, 조산기록부, 간호기록부, 그 밖의 진료에 관한 기록(이

하 "진료기록부등"이라 한다)을 갖추어 두고 환자의 주된 증상, 진단 및 치료 내용 등 보건복지부령으로 정하는 의료행위에 관한 사항과 의견을 상세히 기록하고 서명하여야 한다.
② 의료인이나 의료기관 개설자는 진료기록부등[제23조 제1항에 따른 전자의무기록(電子醫務記錄)을 포함하며, 추가기재·수정된 경우 추가기재·수정된 진료기록부등 및 추가기재·수정 전의 원본을 모두 포함한다. 이하 같다]을 보건복지부령으로 정하는 바에 따라 보존하여야 한다.
③ 의료인은 진료기록부등을 거짓으로 작성하거나 고의로 사실과 다르게 추가기재·수정하여서는 아니 된다.
④ 보건복지부장관은 의료인이 진료기록부등에 기록하는 질병명, 검사명, 약제명 등 의학용어와 진료기록부등의 서식 및 세부내용에 관한 표준을 마련하여 고시하고 의료인 또는 의료기관 개설자에게 그 준수를 권고할 수 있다.
제23조 (전자의무기록) ① 의료인이나 의료기관 개설자는 제22조의 규정에도 불구하고 진료기록부등을 「전자서명법」에 따른 전자서명이 기재된 전자문서(이하 "전자의무기록"이라 한다)로 작성·보관할 수 있다.
② 의료인이나 의료기관 개설자는 보건복지부령으로 정하는 바에 따라 전자의무기록을 안전하게 관리·보존하는 데에 필요한 시설과 장비를 갖추어야 한다.
③ 누구든지 정당한 사유 없이 전자의무기록에 저장된 개인정보를 탐지하거나 누출·변조 또는 훼손하여서는 아니 된다.
④ 의료인이나 의료기관 개설자는 전자의무기록에 추가기재·수정을 한 경우 보건복지부령으로 정하는 바에 따라 접속기록을 별도로 보관하여야 한다.
제23조의2 (전자의무기록의 표준화 등) ① 보건복지부장관은 전자의무기록이 효율적이고 통일적으로 관리·활용될 수 있도록 기록의 작성, 관리 및 보존에 필요한 전산정보처리시스템(이하 이 조에서 "전자의무기록시스템"이라 한다), 시설, 장비 및 기록 서식 등에 관한 표준을 정하여 고시하고 전자의무기록시스템을 제조·공급하는 자, 의료인 또는 의료기관 개설자에게 그 준수를 권고할 수 있다.
② 보건복지부장관은 전자의무기록시스템이 제1항에 따른 표준, 전자의무기록시스템 간 호환성, 정보 보안 등 대통령령으로 정하는 인증 기준에 적합한 경우에는 인증을 할 수 있다.
③ 제2항에 따라 인증을 받은 자는 대통령령으로 정하는 바에 따라 인증의 내용을 표시할 수 있다. 이 경우 인증을 받지 아니한 자는 인증의 표시 또는 이와 유사한 표시를 하여서는 아니 된다.
④ 보건복지부장관은 다음 각 호의 어느 하나에 해당하는 경우에는 제2항에 따른 인증을 취소할 수 있다. 다만, 제1호에 해당하는 경우에는 인증을 취소하여야 한다.
1. 거짓이나 그 밖의 부정한 방법으로 인증을 받은 경우
2. 제2항에 따른 인증 기준에 미달하게 된 경우
⑤ 보건복지부장관은 전자의무기록시스템의 기술 개발 및 활용을 촉진하기 위한 사업을 할 수 있다.
⑥ 제1항에 따른 표준의 대상, 제2항에 따른 인증의 방법·절차 등에 필요한 사항은 대통령령으로 정한다.
제23조의3 (진료정보 침해사고의 통지) ① 의료인 또는 의료기관 개설자는 전자의무기록에 대한 전자적 침해행위로 진료정보가 유출되거나 의료기관의 업무가 교란·마비되는 등 대통령령으로 정하는 사고(이하 "진료정보 침해사고"라 한다)가 발생한 때에는 보건복지부장관에게 즉시 그 사실을 통지하여야 한다.
② 보건복지부장관은 제1항에 따라 진료정보 침해사고의 통지를 받거나 진료정보 침해사고가 발생한 사실을 알게 되면 이를 관계 행정기관에 통보하여야 한다.
제23조의4 (진료정보 침해사고의 예방 및 대응 등) ① 보건복지부장관은 진료정보 침해사고의 예방 및 대응을 위하여 다음 각 호의 업무를 수행한다.

1. 진료정보 침해사고에 관한 정보의 수집 · 전파
2. 진료정보 침해사고의 예보 · 경보
3. 진료정보 침해사고에 대한 긴급조치
4. 전자의무기록에 대한 전자적 침해행위의 탐지 · 분석
5. 그 밖에 진료정보 침해사고 예방 및 대응을 위하여 대통령령으로 정하는 사항

② 보건복지부장관은 제1항에 따른 업무의 전부 또는 일부를 전문기관에 위탁할 수 있다.

③ 제1항에 따른 업무를 수행하는 데 필요한 절차 및 방법, 제2항에 따른 업무의 위탁 절차 등에 필요한 사항은 보건복지부령으로 정한다.

제23조의5 (부당한 경제적 이익등의 취득 금지) ① 의료인, 의료기관 개설자(법인의 대표자, 이사, 그 밖에 이에 종사하는 자를 포함한다. 이하 이 조에서 같다) 및 의료기관 종사자는 「약사법」제47조 제2항에 따른 의약품공급자로부터 의약품 채택 · 처방유도 · 거래유지 등 판매촉진을 목적으로 제공되는 금전, 물품, 편익, 노무, 향응, 그 밖의 경제적 이익(이하 "경제적 이익등"이라 한다)을 받거나 의료기관으로 하여금 받게 하여서는 아니 된다. 다만, 견본품 제공, 학술대회 지원, 임상시험 지원, 제품설명회, 대금결제조건에 따른 비용할인, 시판 후 조사 등의 행위(이하 "견본품 제공등의 행위"라 한다)로서 보건복지부령으로 정하는 범위 안의 경제적 이익등인 경우에는 그러하지 아니하다.

② 의료인, 의료기관 개설자 및 의료기관 종사자는 「의료기기법」제6조에 따른 제조업자, 같은 법 제15조에 따른 의료기기 수입업자, 같은 법 제17조에 따른 의료기기 판매업자 또는 임대업자로부터 의료기기 채택 · 사용유도 · 거래유지 등 판매촉진을 목적으로 제공되는 경제적 이익등을 받거나 의료기관으로 하여금 받게 하여서는 아니 된다. 다만, 견본품 제공등의 행위로서 보건복지부령으로 정하는 범위 안의 경제적 이익등인 경우에는 그러하지 아니하다.

제24조 (요양방법 지도) 의료인은 환자나 환자의 보호자에게 요양방법이나 그 밖에 건강관리에 필요한 사항을 지도하여야 한다.

제24조의2 (의료행위에 관한 설명) ① 의사 · 치과의사 또는 한의사는 사람의 생명 또는 신체에 중대한 위해를 발생하게 할 우려가 있는 수술, 수혈, 전신마취(이하 이 조에서 "수술등"이라 한다)를 하는 경우 제2항에 따른 사항을 환자(환자가 의사결정능력이 없는 경우 환자의 법정대리인이다. 이하 이 조에서 같다)에게 설명하고 서면(전자문서를 포함한다. 이하 이 조에서 같다)으로 그 동의를 받아야 한다. 다만, 설명 및 동의 절차로 인하여 수술등이 지체되면 환자의 생명이 위험하여지거나 심신상의 중대한 장애를 가져오는 경우에는 그러하지 아니하다.

② 제1항에 따라 환자에게 설명하고 동의를 받아야 하는 사항은 다음 각 호와 같다.

1. 환자에게 발생하거나 발생 가능한 증상의 진단명
2. 수술등의 필요성, 방법 및 내용
3. 환자에게 설명을 하는 의사, 치과의사 또는 한의사 및 수술등에 참여하는 주된 의사, 치과의사 또는 한의사의 성명
4. 수술등에 따라 전형적으로 발생이 예상되는 후유증 또는 부작용
5. 수술등 전후 환자가 준수하여야 할 사항

③ 환자는 의사, 치과의사 또는 한의사에게 제1항에 따른 동의서 사본의 발급을 요청할 수 있다. 이 경우 요청을 받은 의사, 치과의사 또는 한의사는 정당한 사유가 없으면 이를 거부하여서는 아니 된다.

④ 제1항에 따라 동의를 받은 사항 중 수술등의 방법 및 내용, 수술등에 참여한 주된 의사, 치과의사 또는 한의사가 변경된 경우에는 변경 사유와 내용을 환자에게 서면으로 알려야 한다.

⑤ 제1항 및 제4항에 따른 설명, 동의 및 고지의 방법·절차 등 필요한 사항은 대통령령으로 정한다.

제25조 (신고) ① 의료인은 대통령령으로 정하는 바에 따라 최초로 면허를 받은 후부터 3년마다 그 실태와 취업상황 등을 보건복지부장관에게 신고하여야 한다.

② 보건복지부장관은 제30조 제3항의 보수교육을 이수하지 아니한 의료인에 대하여 제1항에 따른 신고를 반려할 수 있다.

③ 보건복지부장관은 제1항에 따른 신고 수리 업무를 대통령령으로 정하는 바에 따라 관련 단체 등에 위탁할 수 있다.

제26조 (변사체 신고) 의사·치과의사·한의사 및 조산사는 사체를 검안하여 변사(變死)한 것으로 의심되는 때에는 사체의 소재지를 관할하는 경찰서장에게 신고하여야 한다.

제3절 의료행위의 제한

제27조 (무면허 의료행위 등 금지) ① 의료인이 아니면 누구든지 의료행위를 할 수 없으며 의료인도 면허된 것 이외의 의료행위를 할 수 없다. 다만, 다음 각 호의 어느 하나에 해당하는 자는 보건복지부령으로 정하는 범위에서 의료행위를 할 수 있다.

1. 외국의 의료인 면허를 가진 자로서 일정 기간 국내에 체류하는 자
2. 의과대학, 치과대학, 한의과대학, 의학전문대학원, 치의학전문대학원, 한의학전문대학원, 종합병원 또는 외국 의료원조기관의 의료봉사 또는 연구 및 시범사업을 위하여 의료행위를 하는 자
3. 의학·치과의학·한방의학 또는 간호학을 전공하는 학교의 학생

② 의료인이 아니면 의사·치과의사·한의사·조산사 또는 간호사 명칭이나 이와 비슷한 명칭을 사용하지 못한다.

③ 누구든지 「국민건강보험법」이나 「의료급여법」에 따른 본인부담금을 면제하거나 할인하는 행위, 금품 등을 제공하거나 불특정 다수인에게 교통편의를 제공하는 행위 등 영리를 목적으로 환자를 의료기관이나 의료인에게 소개·알선·유인하는 행위 및 이를 사주하는 행위를 하여서는 아니 된다. 다만, 다음 각 호의 어느 하나에 해당하는 행위는 할 수 있다.

1. 환자의 경제적 사정 등을 이유로 개별적으로 관할 시장·군수·구청장의 사전승인을 받아 환자를 유치하는 행위
2. 「국민건강보험법」 제109조에 따른 가입자나 피부양자가 아닌 외국인(보건복지부령으로 정하는 바에 따라 국내에 거주하는 외국인은 제외한다)환자를 유치하기 위한 행위

④ 제3항제2호에도 불구하고 「보험업법」 제2조에 따른 보험회사, 상호회사, 보험설계사, 보험대리점 또는 보험중개사는 외국인환자를 유치하기 위한 행위를 하여서는 아니 된다.

⑤ 누구든지 의료인이 아닌 자에게 의료행위를 하게 하거나 의료인에게 면허 사항 외의 의료행위를 하게 하여서는 아니 된다.

제4절 의료인 단체

제28조 (중앙회와 지부) ① 의사·치과의사·한의사·조산사 및 간호사는 대통령령으로 정하는 바에 따라 각각 전국적 조직을 두는 의사회·치과의사회·한의사회·조산사회 및 간호사회(이하 "중앙회"라 한다)를 각각 설립하여야 한다.

② 중앙회는 법인으로 한다.
③ 제1항에 따라 중앙회가 설립된 경우에는 의료인은 당연히 해당하는 중앙회의 회원이 되며, 중앙회의 정관을 지켜야 한다.
④ 중앙회에 관하여 이 법에 규정되지 아니한 사항에 대하여는 「민법」 중 사단법인에 관한 규정을 준용한다.
⑤ 중앙회는 대통령령으로 정하는 바에 따라 특별시 · 광역시 · 도와 특별자치도(이하 "시 · 도"라 한다)에 지부를 설치하여야 하며, 시 · 군 · 구(자치구만이다. 이하 같다)에 분회를 설치할 수 있다. 다만, 그 외의 지부나 외국에 의사회 지부를 설치하려면 보건복지부장관의 승인을 받아야 한다.
⑥ 중앙회가 지부나 분회를 설치한 때에는 그 지부나 분회의 책임자는 지체 없이 특별시장 · 광역시장 · 도지사 · 특별자치도지사(이하 "시 · 도지사"라 한다) 또는 시장 · 군수 · 구청장에게 신고하여야 한다.
⑦ 각 중앙회는 제66조의2에 따른 자격정지 처분 요구에 관한 사항 등을 심의 · 의결하기 위하여 윤리위원회를 둔다.
⑧ 윤리위원회의 구성, 운영 등에 관한 사항은 대통령령으로 정한다.

제29조 (설립 허가 등) ① 중앙회를 설립하려면 대표자는 대통령령으로 정하는 바에 따라 정관과 그 밖에 필요한 서류를 보건복지부장관에게 제출하여 설립 허가를 받아야 한다.
② 중앙회의 정관에 적을 사항은 대통령령으로 정한다.
③ 중앙회가 정관을 변경하려면 보건복지부장관의 허가를 받아야 한다.

제30조 (협조 의무) ① 중앙회는 보건복지부장관으로부터 의료와 국민보건 향상에 관한 협조 요청을 받으면 협조하여야 한다.
② 중앙회는 보건복지부령으로 정하는 바에 따라 회원의 자질 향상을 위하여 필요한 보수(補修)교육을 실시하여야 한다.
③ 의료인은 제2항에 따른 보수교육을 받아야 한다.

제32조 (감독) 보건복지부장관은 중앙회나 그 지부가 정관으로 정한 사업 외의 사업을 하거나 국민보건 향상에 장애가 되는 행위를 한 때 또는 제30조 제1항에 따른 요청을 받고 협조하지 아니한 경우에는 정관을 변경하거나 임원을 새로 뽑을 것을 명할 수 있다.

제3장 의료기관

제1절 의료기관의 개설

제33조 (개설 등) ① 의료인은 이 법에 따른 의료기관을 개설하지 아니하고는 의료업을 할 수 없으며, 다음 각 호의 어느 하나에 해당하는 경우 외에는 그 의료기관 내에서 의료업을 하여야 한다.
1. 「응급의료에 관한 법률」 제2조 제1호에 따른 응급환자를 진료하는 경우
2. 환자나 환자 보호자의 요청에 따라 진료하는 경우
3. 국가나 지방자치단체의 장이 공익상 필요하다고 인정하여 요청하는 경우
4. 보건복지부령으로 정하는 바에 따라 가정간호를 하는 경우
5. 그 밖에 이 법 또는 다른 법령으로 특별히 정한 경우나 환자가 있는 현장에서 진료를 하여야 하는 부득이한 사유가 있는 경우

② 다음 각 호의 어느 하나에 해당하는 자가 아니면 의료기관을 개설할 수 없다. 이 경우 의사는 종합병원 · 병원 · 요양병원 · 정신병원 또는 의원을, 치과의사는 치과병원 또는 치과의원을, 한의사는 한방병원 · 요양

병원 또는 한의원을, 조산사는 조산원만을 개설할 수 있다.
1. 의사, 치과의사, 한의사 또는 조산사
2. 국가나 지방자치단체
3. 의료업을 목적으로 설립된 법인(이하 "의료법인"이라 한다)
4. 「민법」이나 특별법에 따라 설립된 비영리법인
5. 「공공기관의 운영에 관한 법률」에 따른 준정부기관, 「지방의료원의 설립 및 운영에 관한 법률」에 따른 지방의료원, 「한국보훈복지의료공단법」에 따른 한국보훈복지의료공단

③ 제2항에 따라 의원·치과의원·한의원 또는 조산원을 개설하려는 자는 보건복지부령으로 정하는 바에 따라 시장·군수·구청장에게 신고하여야 한다.

④ 제2항에 따라 종합병원·병원·치과병원·한방병원·요양병원 또는 정신병원을 개설하려면 제33조의2에 따른 시·도 의료기관개설위원회의 심의를 거쳐 보건복지부령으로 정하는 바에 따라 시·도지사의 허가를 받아야 한다. 이 경우 시·도지사는 개설하려는 의료기관이 다음 각 호의 어느 하나에 해당하는 경우에는 개설허가를 할 수 없다.
1. 제36조에 따른 시설기준에 맞지 아니하는 경우
2. 제60조 제1항에 따른 기본시책과 같은 조 제2항에 따른 수급 및 관리계획에 적합하지 아니한 경우

⑤ 제3항과 제4항에 따라 개설된 의료기관이 개설 장소를 이전하거나 개설에 관한 신고 또는 허가사항 중 보건복지부령으로 정하는 중요사항을 변경하려는 때에도 제3항 또는 제4항과 같다.

⑥ 조산원을 개설하는 자는 반드시 지도의사(指導醫師)를 정하여야 한다.

⑦ 다음 각 호의 어느 하나에 해당하는 경우에는 의료기관을 개설할 수 없다.
1. 약국 시설 안이나 구내인 경우
2. 약국의 시설이나 부지 일부를 분할·변경 또는 개수하여 의료기관을 개설하는 경우
3. 약국과 전용 복도·계단·승강기 또는 구름다리 등의 통로가 설치되어 있거나 이런 것들을 설치하여 의료기관을 개설하는 경우
4. 「건축법」 등 관계 법령에 따라 허가를 받지 아니하거나 신고를 하지 아니하고 건축 또는 증축·개축한 건축물에 의료기관을 개설하는 경우

⑧ 제2항 제1호의 의료인은 어떠한 명목으로도 둘 이상의 의료기관을 개설·운영할 수 없다. 다만, 2 이상의 의료인 면허를 소지한 자가 의원급 의료기관을 개설하려는 경우에는 하나의 장소에 한하여 면허 종별에 따른 의료기관을 함께 개설할 수 있다.

⑨ 의료법인 및 제2항 제4호에 따른 비영리법인(이하 이 조에서 "의료법인등"이라 한다)이 의료기관을 개설하려면 그 법인의 정관에 개설하고자 하는 의료기관의 소재지를 기재하여 대통령령으로 정하는 바에 따라 정관의 변경허가를 얻어야 한다(의료법인등을 설립할 때에는 설립 허가이다. 이하 이 항에서 같다). 이 경우 그 법인의 주무관청은 정관의 변경허가를 하기 전에 그 법인이 개설하고자 하는 의료기관이 소재하는 시·도지사 또는 시장·군수·구청장과 협의하여야 한다.

⑩ 의료기관을 개설·운영하는 의료법인등은 다른 자에게 그 법인의 명의를 빌려주어서는 아니 된다.

제33조의2 (의료기관개설위원회 설치 등) ① 제33조 제4항에 따른 의료기관 개설 허가에 관한 사항을 심의하기 위하여 시·도지사 소속으로 의료기관개설위원회를 둔다.

② 제1항의 의료기관개설위원회의 위원은 제28조에 따른 의사회·치과의사회·한의사회·조산사회 및 간호사회의 의료인으로서 경험이 풍부한 사람과 제52조에 따른 의료기관단체의 회원으로서 해당 지역 내 의료기관의 개설·운영 등에 관한 경험이 풍부한 사람으로 한다.

③ 의료기관개설위원회의 구성과 운영에 필요한 사항과 그 밖에 필요한 사항은 보건복지부령으로 정한다.

제33조의3 (실태조사) ① 보건복지부장관은 제33조 제2항을 위반하여 의료기관을 개설할 수 없는 자가 개설·운영하는 의료기관의 실태를 파악하기 위하여 보건복지부령으로 정하는 바에 따라 조사(이하 이 조에서 "실태조사"라 한다)를 실시하고, 위법이 확정된 경우 그 결과를 공표하여야 한다. 이 경우 수사기관의 수사로 제33조 제2항을 위반한 의료기관의 위법이 확정된 경우도 공표 대상에 포함한다.

② 보건복지부장관은 실태조사를 위하여 관계 중앙행정기관의 장, 지방자치단체의 장, 관련 기관·법인 또는 단체 등에 협조를 요청할 수 있다. 이 경우 요청을 받은 자는 특별한 사정이 없으면 이에 협조하여야 한다.

③ 실태조사의 시기·방법 및 결과 공표의 방법 등에 관하여 필요한 사항은 보건복지부령으로 정한다.

제34조 (원격의료) ① 의료인(의료업에 종사하는 의사·치과의사·한의사만 해당한다)은 제33조 제1항에도 불구하고 컴퓨터·화상통신 등 정보통신기술을 활용하여 먼 곳에 있는 의료인에게 의료지식이나 기술을 지원하는 원격의료(이하 "원격의료"라 한다)를 할 수 있다.

② 원격의료를 행하거나 받으려는 자는 보건복지부령으로 정하는 시설과 장비를 갖추어야 한다.

③ 원격의료를 하는 자(이하 "원격지의사"라 한다)는 환자를 직접 대면하여 진료하는 경우와 같은 책임을 진다.

④ 원격지의사의 원격의료에 따라 의료행위를 한 의료인이 의사·치과의사 또는 한의사(이하 "현지의사"라 한다)인 경우에는 그 의료행위에 대하여 원격지의사의 과실을 인정할 만한 명백한 근거가 없으면 환자에 대한 책임은 제3항에도 불구하고 현지의사에게 있는 것으로 본다.

제35조 (의료기관 개설 특례) ① 제33조 제1항·제2항 및 제8항에 따른 자 외의 자가 그 소속 직원, 종업원, 그 밖의 구성원(수용자를 포함한다) 이나 그 가족의 건강관리를 위하여 부속 의료기관을 개설하려면 그 개설 장소를 관할하는 시장·군수·구청장에게 신고하여야 한다. 다만, 부속 의료기관으로 병원급 의료기관을 개설하려면 그 개설 장소를 관할하는 시·도지사의 허가를 받아야 한다.

② 제1항에 따른 개설 신고 및 허가에 관한 절차·조건, 그 밖에 필요한 사항과 그 의료기관의 운영에 필요한 사항은 보건복지부령으로 정한다.

제36조 (준수사항) 제33조 제2항 및 제8항에 따라 의료기관을 개설하는 자는 보건복지부령으로 정하는 바에 따라 다음 각 호의 사항을 지켜야 한다.

1. 의료기관의 종류에 따른 시설기준 및 규격에 관한 사항
2. 의료기관의 안전관리시설 기준에 관한 사항
3. 의료기관 및 요양병원의 운영 기준에 관한 사항
4. 고가의료장비의 설치·운영 기준에 관한 사항
5. 의료기관의 종류에 따른 의료인 등의 정원 기준에 관한 사항
6. 급식관리 기준에 관한 사항
7. 의료기관의 위생 관리에 관한 사항
8. 의료기관의 의약품 및 일회용 의료기기의 사용에 관한 사항
9. 의료기관의 「감염병의 예방 및 관리에 관한 법률」 제41조 제4항에 따른 감염병환자등의 진료 기준에 관한 사항
10. 의료기관 내 수술실, 분만실, 중환자실 등 감염관리가 필요한 시설의 출입 기준에 관한 사항
11. 의료인 및 환자 안전을 위한 보안장비 설치 및 보안인력 배치 등에 관한 사항
12. 의료기관의 신체보호대 사용에 관한 사항

13. 의료기관의 의료관련감염 예방에 관한 사항

제36조의2 (공중보건의사 등의 고용금지) ① 의료기관 개설자는 「농어촌 등 보건의료를 위한 특별조치법」 제5조의2에 따른 배치기관 및 배치시설이나 같은 법 제6조의2에 따른 파견근무기관 및 시설이 아니면 같은 법 제2조 제1호의 공중보건의사에게 의료행위를 하게 하거나, 제41조 제1항에 따른 당직의료인으로 두어서는 아니 된다.

② 의료기관 개설자는 「병역법」 제34조의2 제2항에 따라 군병원 또는 병무청장이 지정하는 병원에서 직무와 관련된 수련을 실시하는 경우가 아니면 같은 법 제2조제14호의 병역판정검사 전담의사에게 의료행위를 하게 하거나 제41조 제1항에 따른 당직의료인으로 두어서는 아니 된다.

제37조 (진단용 방사선 발생장치) ① 진단용 방사선 발생장치를 설치 · 운영하려는 의료기관은 보건복지부령으로 정하는 바에 따라 시장 · 군수 · 구청장에게 신고하여야 하며, 보건복지부령으로 정하는 안전관리기준에 맞도록 설치 · 운영하여야 한다.

② 의료기관 개설자나 관리자는 진단용 방사선 발생장치를 설치한 경우에는 보건복지부령으로 정하는 바에 따라 안전관리책임자를 선임하고, 정기적으로 검사와 측정을 받아야 하며, 방사선 관계 종사자에 대한 피폭관리(被曝管理)를 하여야 한다.

③ 제2항에 따라 안전관리책임자로 선임된 사람은 선임된 날부터 1년 이내에 질병관리청장이 지정하는 방사선 분야 관련 단체(이하 이 조에서 "안전관리책임자 교육기관"이라 한다)가 실시하는 안전관리책임자 교육을 받아야 하며, 주기적으로 보수교육을 받아야 한다.

④ 제1항과 제2항에 따른 진단용 방사선 발생장치의 범위 · 신고 · 검사 · 설치 및 측정기준 등에 필요한 사항은 보건복지부령으로 정하고, 제3항에 따른 안전관리책임자 교육 및 안전관리책임자 교육기관의 지정에 필요한 사항은 질병관리청장이 정하여 고시한다.

제38조 (특수의료장비의 설치 · 운영) ① 의료기관은 보건의료 시책상 적정한 설치와 활용이 필요하여 보건복지부장관이 정하여 고시하는 의료장비(이하 "특수의료장비"라 한다)를 설치 · 운영하려면 보건복지부령으로 정하는 바에 따라 시장 · 군수 · 구청장에게 등록하여야 하며, 보건복지부령으로 정하는 설치인정기준에 맞게 설치 · 운영하여야 한다.

② 의료기관의 개설자나 관리자는 제1항에 따라 특수의료장비를 설치하면 보건복지부령으로 정하는 바에 따라 보건복지부장관에게 정기적인 품질관리검사를 받아야 한다.

③ 의료기관의 개설자나 관리자는 제2항에 따른 품질관리검사에서 부적합하다고 판정받은 특수의료장비를 사용하여서는 아니 된다.

④ 보건복지부장관은 제2항에 따른 품질관리검사업무의 전부 또는 일부를 보건복지부령으로 정하는 바에 따라 관계 전문기관에 위탁할 수 있다.

제38조의2 (수술실 내 폐쇄회로 텔레비전의 설치 · 운영) ① 전신마취 등 환자의 의식이 없는 상태에서 수술을 시행하는 의료기관의 개설자는 수술실 내부에 「개인정보 보호법」 및 관련 법령에 따른 폐쇄회로 텔레비전을 설치하여야 한다. 이 경우 국가 및 지방자치단체는 폐쇄회로 텔레비전의 설치 등에 필요한 비용을 지원할 수 있다.

② 환자 또는 환자의 보호자가 요청하는 경우(의료기관의 장이나 의료인이 요청하여 환자 또는 환자의 보호자가 동의하는 경우를 포함한다) 의료기관의 장이나 의료인은 전신마취 등 환자의 의식이 없는 상태에서 수술을 하는 장면을 제1항에 따라 설치한 폐쇄회로 텔레비전으로 촬영하여야 한다. 이 경우 의료기관의 장이나 의료인은 다음 각 호의 어느 하나에 해당하는 정당한 사유가 없으면 이를 거부할 수 없다.

1. 수술이 지체되면 환자의 생명이 위험하여지거나 심신상의 중대한 장애를 가져오는 응급 수술을 시행하는

경우
2. 환자의 생명을 구하기 위하여 적극적 조치가 필요한 위험도 높은 수술을 시행하는 경우
3. 「전공의의 수련환경 개선 및 지위 향상을 위한 법률」 제2조제2호에 따른 수련병원등의 전공의 수련 등 그 목적 달성을 현저히 저해할 우려가 있는 경우
4. 그 밖에 제1호부터 제3호까지의 규정에 준하는 경우로서 보건복지부령으로 정하는 사유가 있는 경우

③ 의료기관의 장이나 의료인이 제2항에 따라 수술을 하는 장면을 촬영하는 경우 녹음 기능은 사용할 수 없다. 다만, 환자 및 해당 수술에 참여한 의료인 등 정보주체 모두의 동의를 받은 경우에는 그러하지 아니하다.

④ 제1항에 따라 폐쇄회로 텔레비전이 설치된 의료기관의 장은 제2항에 따라 촬영한 영상정보가 분실 · 도난 · 유출 · 변조 또는 훼손되지 아니하도록 보건복지부령으로 정하는 바에 따라 내부 관리계획의 수립, 저장장치와 네트워크의 분리, 접속기록 보관 및 관련 시설의 출입자 관리 방안 마련 등 안전성 확보에 필요한 기술적 · 관리적 및 물리적 조치를 하여야 한다.

⑤ 의료기관의 장은 다음 각 호의 어느 하나에 해당하는 경우를 제외하고는 제2항에 따라 촬영한 영상정보를 열람(의료기관의 장 스스로 열람하는 경우를 포함한다. 이하 이 조에서 같다)하게 하거나 제공(사본의 발급을 포함한다. 이하 이 조에서 같다)하여서는 아니 된다.
1. 범죄의 수사와 공소의 제기 및 유지, 법원의 재판업무 수행을 위하여 관계 기관이 요청하는 경우
2. 「의료사고 피해구제 및 의료분쟁 조정 등에 관한 법률」 제6조에 따른 한국의료분쟁조정중재원이 의료분쟁의 조정 또는 중재 절차 개시 이후 환자 또는 환자 보호자의 동의를 받아 해당 업무의 수행을 위하여 요청하는 경우
3. 환자 및 해당 수술에 참여한 의료인 등 정보주체 모두의 동의를 받은 경우

⑥ 누구든지 이 법의 규정에 따르지 아니하고 제2항에 따라 촬영한 영상정보를 탐지하거나 누출 · 변조 또는 훼손하여서는 아니 된다.

⑦ 누구든지 제2항에 따라 촬영한 영상정보를 이 법에서 정하는 목적 외의 용도로 사용하여서는 아니 된다.

⑧ 의료기관의 개설자는 보건복지부장관이 정하는 범위에서 제2항에 따라 촬영한 영상정보의 열람 등에 소요되는 비용을 열람 등을 요청한 자에게 청구할 수 있다.

⑨ 의료기관의 장은 제2항에 따라 촬영한 영상정보를 30일 이상 보관하여야 한다.

⑩ 제1항에 따른 폐쇄회로 텔레비전의 설치 기준, 제2항에 따른 촬영의 범위 및 촬영 요청의 절차, 제2항제1호부터 제3호까지의 규정에 따른 사유의 구체적인 기준, 제5항에 따른 열람 · 제공의 절차, 제9항에 따른 보관기준 및 보관기간의 연장 사유 등에 필요한 사항은 보건복지부령으로 정한다.

⑪ 이 법에서 정한 것 외에 폐쇄회로 텔레비전의 설치 · 운영 등에 관한 사항은 「개인정보 보호법」에 따른다.

제39조 (시설 등의 공동이용) ① 의료인은 다른 의료기관의 장의 동의를 받아 그 의료기관의 시설 · 장비 및 인력 등을 이용하여 진료할 수 있다.

② 의료기관의 장은 그 의료기관의 환자를 진료하는 데에 필요하면 해당 의료기관에 소속되지 아니한 의료인에게 진료하도록 할 수 있다.

③ 의료인이 다른 의료기관의 시설 · 장비 및 인력 등을 이용하여 진료하는 과정에서 발생한 의료사고에 대하여는 진료를 한 의료인의 과실 때문이면 그 의료인에게, 의료기관의 시설 · 장비 및 인력 등의 결함 때문이면 그것을 제공한 의료기관 개설자에게 각각 책임이 있는 것으로 본다.

제40조 (폐업 · 휴업의 신고) ① 의료기관 개설자는 의료업을 폐업하거나 1개월 이상 휴업(입원환자가 있는

경우에는 1개월 미만의 휴업도 포함한다. 이하 이 조에서 이와 같다)하려면 보건복지부령으로 정하는 바에 따라 관할 시장 · 군수 · 구청장에게 신고하여야 한다.
③ 시장 · 군수 · 구청장은 제1항에 따른 신고에도 불구하고 「감염병의 예방 및 관리에 관한 법률」 제18조 및 제29조에 따라 질병관리청장, 시 · 도지사 또는 시장 · 군수 · 구청장이 감염병의 역학조사 및 예방접종에 관한 역학조사를 실시하거나 같은 법 제18조의2에 따라 의료인 또는 의료기관의 장이 질병관리청장 또는 시 · 도지사에게 역학조사 실시를 요청한 경우로서 그 역학조사를 위하여 필요하다고 판단하는 때에는 의료기관 폐업 신고를 수리하지 아니할 수 있다.
④ 의료기관 개설자는 의료업을 폐업 또는 휴업하는 경우 보건복지부령으로 정하는 바에 따라 해당 의료기관에 입원 중인 환자를 다른 의료기관으로 옮길 수 있도록 하는 등 환자의 권익을 보호하기 위한 조치를 하여야 한다.
⑤ 시장 · 군수 · 구청장은 제1항에 따른 폐업 또는 휴업 신고를 받은 경우 의료기관 개설자가 제4항에 따른 환자의 권익을 보호하기 위한 조치를 취하였는지 여부를 확인하는 등 대통령령으로 정하는 조치를 하여야 한다.

제40조의2 (진료기록부등의 이관) ① 의료기관 개설자는 제40조 제1항에 따라 폐업 또는 휴업 신고를 할 때 제22조나 제23조에 따라 기록 · 보존하고 있는 진료기록부 등의 수량 및 목록을 확인하고 진료기록부 등을 관할 보건소장에게 넘겨야 한다. 다만, 의료기관 개설자가 보건복지부령으로 정하는 바에 따라 진료기록부 등의 보관계획서를 제출하여 관할 보건소장의 허가를 받은 경우에는 직접 보관할 수 있다.
② 제1항에 따라 관할 보건소장의 허가를 받아 진료기록부 등을 직접 보관하는 의료기관 개설자는 보관계획서에 기재된 사항 중 보건복지부령으로 정하는 사항이 변경된 경우 관할 보건소장에게 이를 신고하여야 하며, 직접 보관 중 질병, 국외 이주 등 보건복지부령으로 정하는 사유로 보존 및 관리가 어려운 경우 이를 대행할 책임자를 지정하여 보관하게 하거나 진료기록부 등을 관할 보건소장에게 넘겨야 한다.
③ 제1항에 따라 관할 보건소장의 허가를 받아 진료기록부 등을 직접 보관하는 의료기관 개설자는 보관기간, 방법 등 보건복지부령으로 정하는 사항을 준수하여야 한다.
④ 제1항에 따라 관할 보건소장의 허가를 받아 진료기록부 등을 직접 보관하는 의료기관 개설자(제2항에 따라 지정된 책임자를 포함한다)의 기록 열람 및 보존에 관하여는 제21조 및 제22조 제2항을 준용한다.
⑤ 그 밖에 진료기록부 등의 이관 방법, 절차 등에 필요한 사항은 보건복지부령으로 정한다.

제40조의3 (진료기록보관시스템의 구축 · 운영) ① 보건복지부장관은 제40조의2에 따라 폐업 또는 휴업한 의료기관의 진료기록부 등을 보관하는 관할 보건소장 및 의료기관 개설자가 안전하고 효과적으로 진료기록부 등을 보존 · 관리할 수 있도록 지원하기 위한 시스템(이하 "진료기록보관시스템"이라 한다)을 구축 · 운영할 수 있다.
② 제40조의2에 따라 폐업 또는 휴업한 의료기관의 진료기록부 등을 보관하는 관할 보건소장 및 의료기관 개설자는 진료기록보관시스템에 진료기록부 등을 보관할 수 있다.
③ 제2항에 따라 진료기록부 등을 진료기록보관시스템에 보관한 관할 보건소장 및 의료기관 개설자(해당 보건소 및 의료기관 소속 의료인 및 그 종사자를 포함한다)는 직접 보관한 진료기록부 등 외에는 진료기록보관시스템에 보관된 정보를 열람하는 등 그 내용을 확인하여서는 아니 된다.
④ 보건복지부장관은 제1항에 따른 진료기록보관시스템의 구축 · 운영 업무를 관계 전문기관 또는 단체에 위탁할 수 있다. 이 경우 보건복지부장관은 진료기록보관시스템의 구축 · 운영 업무에 소요되는 비용의 전부 또는 일부를 지원할 수 있다.
⑤ 제4항 전단에 따라 진료기록보관시스템의 구축 · 운영 업무를 위탁받은 전문기관 또는 단체는 보건복지

부령으로 정하는 바에 따라 진료기록부 등을 안전하게 관리·보존하는 데에 필요한 시설과 장비를 갖추어야 한다.

⑥ 보건복지부장관은 진료기록보관시스템의 효율적 운영을 위하여 원본에 기재된 정보가 변경되지 않는 범위에서 진료기록부 등의 형태를 변경하여 보존·관리할 수 있으며, 변경된 형태로 진료기록부 등의 사본을 발급할 수 있다.

⑦ 누구든지 정당한 접근 권한 없이 또는 허용된 접근 권한을 넘어 진료기록보관시스템에 보관된 정보를 훼손·멸실·변경·위조·유출하거나 검색·복제하여서는 아니 된다.

⑧ 진료기록보관시스템의 구축 범위 및 운영 절차 등에 필요한 사항은 보건복지부령으로 정한다.

제41조 (당직의료인) ① 각종 병원에는 응급환자와 입원환자의 진료 등에 필요한 당직의료인을 두어야 한다.

② 제1항에 따른 당직의료인의 수와 배치 기준은 병원의 종류, 입원환자의 수 등을 고려하여 보건복지부령으로 정한다.

제41조의2 (교육전담간호사) ① 병원급 의료기관에는 신규 채용되거나 보임된 간호사, 간호대학생(이하 "신규간호사 등"이라 한다)에게 직무수행에 필요한 지식, 기술 및 역량 등을 전수하고 적응을 지원하기 위하여 교육전담간호사 양성교육을 이수하는 등 보건복지부령으로 정하는 자격을 갖춘 교육전담간호사를 두어야 한다.

② 제1항에 따른 교육전담간호사는 다음 각 호의 직무를 수행한다.

1. 신규간호사 등의 교육과정 기획·운영·평가
2. 신규간호사 등의 교육 총괄 및 관리
3. 신규간호사 등의 교육을 담당하는 인력의 관리 및 지도
4. 신규간호사 등의 교육에 필요한 자원 확보·개발

③ 국가는 제1항에 따른 교육전담간호사 운영에 필요한 비용의 전부 또는 일부를 지원할 수 있다.

④ 제1항에 따른 교육전담간호사의 배치 대상과 기준은 의료기관의 종류 및 규모, 신규간호사 등의 수 등을 고려하여 보건복지부령으로 정한다.

제42조 (의료기관의 명칭) ① 의료기관은 제3조 제2항에 따른 의료기관의 종류에 따르는 명칭 외의 명칭을 사용하지 못한다. 다만, 다음 각 호의 어느 하나에 해당하는 경우에는 그러하지 아니하다.

1. 종합병원 또는 정신병원이 그 명칭을 병원으로 표시하는 경우
2. 제3조의4 제1항에 따라 상급종합병원으로 지정받거나 제3조의5 제1항에 따라 전문병원으로 지정받은 의료기관이 지정받은 기간 동안 그 명칭을 사용하는 경우
3. 제33조 제8항 단서에 따라 개설한 의원급 의료기관이 면허 종별에 따른 종별명칭을 함께 사용하는 경우
4. 국가나 지방자치단체에서 개설하는 의료기관이 보건복지부장관이나 시·도지사와 협의하여 정한 명칭을 사용하는 경우
5. 다른 법령으로 따로 정한 명칭을 사용하는 경우

② 의료기관의 명칭 표시에 관한 사항은 보건복지부령으로 정한다.

③ 의료기관이 아니면 의료기관의 명칭이나 이와 비슷한 명칭을 사용하지 못한다.

제43조 (진료과목 등) ① 병원·치과병원 또는 종합병원은 한의사를 두어 한의과 진료과목을 추가로 설치·운영할 수 있다.

② 한방병원 또는 치과병원은 의사를 두어 의과 진료과목을 추가로 설치·운영할 수 있다.

③ 병원·한방병원·요양병원 또는 정신병원은 치과의사를 두어 치과 진료과목을 추가로 설치·운영할 수 있다.

④ 제1항부터 제3항까지의 규정에 따라 추가로 진료과목을 설치·운영하는 경우에는 보건복지부령으로 정하는 바에 따라 진료에 필요한 시설·장비를 갖추어야 한다.

⑤ 제1항부터 제3항까지의 규정에 따라 추가로 설치한 진료과목을 포함한 의료기관의 진료과목은 보건복지부령으로 정하는 바에 따라 표시하여야 한다. 다만, 치과의 진료과목은 종합병원과 제77조 제2항에 따라 보건복지부령으로 정하는 치과병원에 한하여 표시할 수 있다.

제45조 (비급여 진료비용 등의 고지) ① 의료기관 개설자는 「국민건강보험법」 제41조 제4항에 따라 요양급여의 대상에서 제외되는 사항 또는 「의료급여법」 제7조 제3항에 따라 의료급여의 대상에서 제외되는 사항의 비용(이하 "비급여 진료비용"이라 한다)을 환자 또는 환자의 보호자가 쉽게 알 수 있도록 보건복지부령으로 정하는 바에 따라 고지하여야 한다.

② 의료기관 개설자는 보건복지부령으로 정하는 바에 따라 의료기관이 환자로부터 징수하는 제증명수수료의 비용을 게시하여야 한다.

③ 의료기관 개설자는 제1항 및 제2항에서 고지·게시한 금액을 초과하여 징수할 수 없다.

제45조의2 (비급여 진료비용 등의 보고 및 현황조사 등) ① 의료기관의 장은 보건복지부령으로 정하는 바에 따라 비급여 진료비용 및 제45조 제2항에 따른 제증명수수료(이하 이 조에서 "비급여진료비용 등"이라 한다)의 항목, 기준, 금액 및 진료내역 등에 관한 사항을 보건복지부장관에게 보고하여야 한다.

② 보건복지부장관은 제1항에 따라 보고받은 내용을 바탕으로 모든 의료기관에 대한 비급여진료비용 등의 항목, 기준, 금액 및 진료내역 등에 관한 현황을 조사·분석하여 그 결과를 공개할 수 있다. 다만, 병원급 의료기관에 대하여는 그 결과를 공개하여야 한다.

③ 보건복지부장관은 제2항에 따른 비급여진료비용 등의 현황에 대한 조사·분석을 위하여 필요하다고 인정하는 경우에는 의료기관의 장에게 관련 자료의 제출을 명할 수 있다. 이 경우 해당 의료기관의 장은 특별한 사유가 없으면 그 명령에 따라야 한다.

④ 제2항에 따른 현황조사·분석 및 결과 공개의 범위·방법·절차 등에 필요한 사항은 보건복지부령으로 정한다.

제45조의3 (제증명수수료의 기준 고시) 보건복지부장관은 제45조의2 제2항에 따른 현황조사·분석의 결과를 고려하여 제증명수수료의 항목 및 금액에 관한 기준을 정하여 고시하여야 한다.

제46조 (환자의 진료의사 선택 등) ① 환자나 환자의 보호자는 종합병원·병원·치과병원·한방병원·요양병원 또는 정신병원의 특정한 의사·치과의사 또는 한의사를 선택하여 진료를 요청할 수 있다. 이 경우 의료기관의 장은 특별한 사유가 없으면 환자나 환자의 보호자가 요청한 의사·치과의사 또는 한의사가 진료하도록 하여야 한다.

② 제1항에 따라 진료의사를 선택하여 진료를 받는 환자나 환자의 보호자는 진료의사의 변경을 요청할 수 있다. 이 경우 의료기관의 장은 정당한 사유가 없으면 이에 응하여야 한다.

③ 의료기관의 장은 환자 또는 환자의 보호자에게 진료의사 선택을 위한 정보를 제공하여야 한다.

④ 의료기관의 장은 제1항에 따라 진료하게 한 경우에도 환자나 환자의 보호자로부터 추가비용을 받을 수 없다.

제47조 (의료관련감염 예방) ① 보건복지부령으로 정하는 일정 규모 이상의 병원급 의료기관의 장은 의료관련감염 예방을 위하여 감염관리위원회와 감염관리실을 설치·운영하고 보건복지부령으로 정하는 바에 따라 감염관리 업무를 수행하는 전담 인력을 두는 등 필요한 조치를 하여야 한다.

② 의료기관의 장은 「감염병의 예방 및 관리에 관한 법률」 제2조제1호에 따른 감염병의 예방을 위하여 해당 의료기관에 소속된 의료인, 의료기관 종사자 및 「보건의료인력지원법」 제2조 제3호의 보건의료인력을 양성하는 학교 및 기관의 학생으로서 해당 의료기관에서 실습하는 자에게 보건복지부령으로 정하는 바에 따라 정기적으로 교육을 실시하여야 한다.
③ 의료기관의 장은 「감염병의 예방 및 관리에 관한 법률」 제2조 제1호에 따른 감염병이 유행하는 경우 환자, 환자의 보호자, 의료인, 의료기관 종사자 및 「경비업법」 제2조 제3호에 따른 경비원 등 해당 의료기관 내에서 업무를 수행하는 사람에게 감염병의 확산 방지를 위하여 필요한 정보를 제공하여야 한다.
④ 질병관리청장은 의료관련감염의 발생 · 원인 등에 대한 의과학적인 감시를 위하여 의료관련감염 감시 시스템을 구축 · 운영할 수 있다.
⑤ 의료기관은 제4항에 따른 시스템을 통하여 매월 의료관련감염 발생 사실을 등록할 수 있다.
⑥ 질병관리청장은 제4항에 따른 시스템의 구축 · 운영 업무를 대통령령으로 정하는 바에 따라 관계 전문기관에 위탁할 수 있다.
⑦ 질병관리청장은 제6항에 따라 업무를 위탁한 전문기관에 대하여 그 업무에 관한 보고 또는 자료의 제출을 명할 수 있다.
⑧ 의료관련감염이 발생한 사실을 알게 된 의료기관의 장, 의료인, 의료기관 종사자 또는 환자 등은 보건복지부령으로 정하는 바에 따라 질병관리청장에게 그 사실을 보고(이하 이 조에서 "자율보고"라 한다)할 수 있다. 이 경우 질병관리청장은 자율보고한 사람의 의사에 반하여 그 신분을 공개하여서는 아니 된다.
⑨ 자율보고한 사람이 해당 의료관련감염과 관련하여 관계 법령을 위반한 사실이 있는 경우에는 그에 따른 행정처분을 감경하거나 면제할 수 있다.
⑩ 자율보고가 된 의료관련감염에 관한 정보는 보건복지부령으로 정하는 검증을 한 후에는 개인식별이 가능한 부분을 삭제하여야 한다.
⑪ 자율보고의 접수 및 분석 등의 업무에 종사하거나 종사하였던 사람은 직무상 알게 된 비밀을 다른 사람에게 누설하거나 직무 외의 목적으로 사용하여서는 아니 된다.
⑫ 의료기관의 장은 해당 의료기관에 속한 자율보고를 한 보고자에게 그 보고를 이유로 해고 또는 전보나 그 밖에 신분 또는 처우와 관련하여 불리한 조치를 할 수 없다.
⑬ 질병관리청장은 제4항 또는 제8항에 따라 수집한 의료관련감염 관련 정보를 감염 예방 · 관리에 필요한 조치, 계획 수립, 조사 · 연구, 교육 등에 활용할 수 있다.
⑭ 제1항에 따른 감염관리위원회의 구성과 운영, 감염관리실 운영, 제2항에 따른 교육, 제3항에 따른 정보 제공, 제5항에 따라 등록하는 의료관련감염의 종류와 그 등록의 절차 · 방법 등에 필요한 사항은 보건복지부령으로 정한다.
제47조의2 (입원환자의 전원) 의료기관의 장은 천재지변, 감염병 의심 상황, 집단 사망사고의 발생 등 입원환자를 긴급히 전원(轉院)시키지 않으면 입원환자의 생명 · 건강에 중대한 위험이 발생할 수 있음에도 환자나 보호자의 동의를 받을 수 없는 등 보건복지부령으로 정하는 불가피한 사유가 있는 경우에는 보건복지부령으로 정하는 바에 따라 시장 · 군수 · 구청장의 승인을 받아 입원환자를 다른 의료기관으로 전원시킬 수 있다.

제2절 의료법인

제48조 (설립 허가 등) ① 제33조 제2항에 따른 의료법인을 설립하려는 자는 대통령령으로 정하는 바에 따라 정관과 그 밖의 서류를 갖추어 그 법인의 주된 사무소의 소재지를 관할하는 시 · 도지사의 허가를

받아야 한다.

② 의료법인은 그 법인이 개설하는 의료기관에 필요한 시설이나 시설을 갖추는 데에 필요한 자금을 보유하여야 한다.

③ 의료법인이 재산을 처분하거나 정관을 변경하려면 시·도지사의 허가를 받아야 한다.

④ 이 법에 따른 의료법인이 아니면 의료법인이나 이와 비슷한 명칭을 사용할 수 없다.

제48조의2 (임원) ① 의료법인에는 5명 이상 15명 이하의 이사와 2명의 감사를 두되, 보건복지부장관의 승인을 받아 그 수를 증감할 수 있다.

② 이사와 감사의 임기는 정관으로 정하되, 이사는 4년, 감사는 2년을 초과할 수 없다. 다만, 이사와 감사는 각각 연임할 수 있다.

③ 이사회의 구성에 있어서 각 이사 상호 간에 「민법」 제777조에 규정된 친족관계에 있는 사람이 그 정수의 4분의 1을 초과해서는 아니 된다.

④ 다음 각 호의 어느 하나에 해당하는 사람은 의료법인의 임원이 될 수 없다.

1. 미성년자
2. 피성년후견인 또는 피한정후견인
3. 파산선고를 받은 사람으로서 복권되지 아니한 사람
4. 금고 이상의 형을 받고 집행이 종료되거나 집행을 받지 아니하기로 확정된 후 3년이 지나지 아니한 사람

⑤ 감사는 이사와 제3항에 따른 특별한 관계에 있는 사람이 아니어야 한다.

제49조 (부대사업) ① 의료법인은 그 법인이 개설하는 의료기관에서 의료업무 외에 다음의 부대사업을 할 수 있다. 이 경우 부대사업으로 얻은 수익에 관한 회계는 의료법인의 다른 회계와 구분하여 계산하여야 한다.

1. 의료인과 의료관계자 양성이나 보수교육
2. 의료나 의학에 관한 조사 연구
3. 「노인복지법」 제31조 제2호에 따른 노인의료복지시설의 설치·운영
4. 「장사 등에 관한 법률」 제29조 제1항에 따른 장례식장의 설치·운영
5. 「주차장법」 제19조 제1항에 따른 부설주차장의 설치·운영
6. 의료업 수행에 수반되는 의료정보시스템 개발·운영사업 중 대통령령으로 정하는 사업
7. 그 밖에 휴게음식점영업, 일반음식점영업, 이용업, 미용업 등 환자 또는 의료법인이 개설한 의료기관 종사자 등의 편의를 위하여 보건복지부령으로 정하는 사업

② 제1항 제4호·제5호 및 제7호의 부대사업을 하려는 의료법인은 타인에게 임대 또는 위탁하여 운영할 수 있다.

③ 제1항 및 제2항에 따라 부대사업을 하려는 의료법인은 보건복지부령으로 정하는 바에 따라 미리 의료기관의 소재지를 관할하는 시·도지사에게 신고하여야 한다. 신고사항을 변경하려는 경우에도 또한 같다.

제50조 (「민법」의 준용) 의료법인에 대하여 이 법에 규정된 것 외에는 「민법」 중 재단법인에 관한 규정을 준용한다.

제51조 (설립 허가 취소) 보건복지부장관 또는 시·도지사는 의료법인이 다음 각 호의 어느 하나에 해당하면 그 설립 허가를 취소할 수 있다.

1. 정관으로 정하지 아니한 사업을 한 때
2. 설립된 날부터 2년 안에 의료기관을 개설하지 아니한 때

3. 의료법인이 개설한 의료기관이 제64조에 따라 개설허가를 취소당한 때
4. 보건복지부장관 또는 시 · 도지사가 감독을 위하여 내린 명령을 위반한 때
5. 제49조제1항에 따른 부대사업 외의 사업을 한 때

제51조의2 (임원 선임 관련 금품 등 수수의 금지) 누구든지 의료법인의 임원 선임과 관련하여 금품, 향응 또는 그 밖의 재산상 이익을 주고받거나 주고받을 것을 약속해서는 아니 된다.

제3절 의료기관 단체

제52조 (의료기관단체 설립) ① 병원급 의료기관의 장은 의료기관의 건전한 발전과 국민보건 향상에 기여하기 위하여 전국 조직을 두는 단체를 설립할 수 있다.
② 제1항에 따른 단체는 법인으로 한다.

제52조의2 (대한민국의학한림원) ① 의료인에 관련되는 의학 및 관계 전문분야(이하 이 조에서 "의학등"이라 한다)의 연구 · 진흥기반을 조성하고 우수한 보건의료인을 발굴 · 활용하기 위하여 대한민국의학한림원(이하 이 조에서 "한림원"이라 한다)을 둔다.
② 한림원은 법인으로 한다.
③ 한림원은 다음 각 호의 사업을 한다.
1. 의학등의 연구진흥에 필요한 조사 · 연구 및 정책자문
2. 의학등의 분야별 중장기 연구 기획 및 건의
3. 의학등의 국내외 교류협력사업
4. 의학등 및 국민건강과 관련된 사회문제에 관한 정책자문 및 홍보
5. 보건의료인의 명예를 기리고 보전(保全)하는 사업
6. 보건복지부장관이 의학등의 발전을 위하여 지정 또는 위탁하는 사업

④ 보건복지부장관은 한림원의 사업수행에 필요한 경비의 전부 또는 일부를 예산의 범위에서 지원할 수 있다.
⑤ 한림원에 대하여 이 법에서 정하지 아니한 사항에 관하여는 「민법」 중 사단법인에 관한 규정을 준용한다.
⑥ 한림원이 아닌 자는 대한민국의학한림원 또는 이와 유사한 명칭을 사용하지 못한다.
⑦ 한림원의 운영 및 업무수행에 필요한 사항은 대통령령으로 정한다.

제4장 신의료기술평가

제53조 (신의료기술의 평가) ① 보건복지부장관은 국민건강을 보호하고 의료기술의 발전을 촉진하기 위하여 대통령령으로 정하는 바에 따라 제54조에 따른 신의료기술평가위원회의 심의를 거쳐 신의료기술의 안전성 · 유효성 등에 관한 평가(이하 "신의료기술평가"라 한다)를 하여야 한다.
② 제1항에 따른 신의료기술은 새로 개발된 의료기술로서 보건복지부장관이 안전성 · 유효성을 평가할 필요성이 있다고 인정하는 것이다.
③ 보건복지부장관은 신의료기술평가의 결과를 「국민건강보험법」 제64조에 따른 건강보험심사평가원의 장에게 알려야 한다. 이 경우 신의료기술평가의 결과를 보건복지부령으로 정하는 바에 따라 공표할 수 있다.
④ 그 밖에 신의료기술평가의 대상 및 절차 등에 필요한 사항은 보건복지부령으로 정한다.

제54조 (신의료기술평가위원회의 설치 등) ① 보건복지부장관은 신의료기술평가에 관한 사항을 심의하기 위하여 보건복지부에 신의료기술평가위원회(이하 "위원회"라 한다)를 둔다.
② 위원회는 위원장 1명을 포함하여 20명 이내의 위원으로 구성한다.
③ 위원은 다음 각 호의 자 중에서 보건복지부장관이 위촉하거나 임명한다. 다만, 위원장은 제1호 또는 제2호의 자 중에서 임명한다.
1. 제28조 제1항에 따른 의사회 · 치과의사회 · 한의사회에서 각각 추천하는 자
2. 보건의료에 관한 학식이 풍부한 자
3. 소비자단체에서 추천하는 자
4. 변호사의 자격을 가진 자로서 보건의료와 관련된 업무에 5년 이상 종사한 경력이 있는 자
5. 보건의료정책 관련 업무를 담당하고 있는 보건복지부 소속 5급 이상의 공무원
④ 위원장과 위원의 임기는 3년으로 하되, 연임할 수 있다. 다만, 제3항 제5호에 따른 공무원의 경우에는 재임기간으로 한다.
⑤ 위원의 자리가 빈 때에는 새로 위원을 임명하고, 새로 임명된 위원의 임기는 임명된 날부터 기산한다.
⑥ 위원회의 심의사항을 전문적으로 검토하기 위하여 위원회에 분야별 전문평가위원회를 둔다.
⑦ 그 밖에 위원회 · 전문평가위원회의 구성 및 운영 등에 필요한 사항은 보건복지부령으로 정한다.
제55조 (자료의 수집 업무 등의 위탁) 보건복지부장관은 신의료기술평가에 관한 업무를 수행하기 위하여 필요한 경우 보건복지부령으로 정하는 바에 따라 자료 수집 · 조사 등 평가에 수반되는 업무를 관계 전문기관 또는 단체에 위탁할 수 있다.

제5장 의료광고

제56조 (의료광고의 금지 등) ① 의료기관 개설자, 의료기관의 장 또는 의료인(이하 "의료인등"이라 한다)이 아닌 자는 의료에 관한 광고(의료인등이 신문 · 잡지 · 음성 · 음향 · 영상 · 인터넷 · 인쇄물 · 간판, 그 밖의 방법에 의하여 의료행위, 의료기관 및 의료인등에 대한 정보를 소비자에게 나타내거나 알리는 행위이다. 이하 "의료광고"라 한다)를 하지 못한다.
② 의료인등은 다음 각 호의 어느 하나에 해당하는 의료광고를 하지 못한다.
1. 제53조에 따른 평가를 받지 아니한 신의료기술에 관한 광고
2. 환자에 관한 치료경험담 등 소비자로 하여금 치료 효과를 오인하게 할 우려가 있는 내용의 광고
3. 거짓된 내용을 표시하는 광고
4. 다른 의료인등의 기능 또는 진료 방법과 비교하는 내용의 광고
5. 다른 의료인등을 비방하는 내용의 광고
6. 수술 장면 등 직접적인 시술행위를 노출하는 내용의 광고
7. 의료인등의 기능, 진료 방법과 관련하여 심각한 부작용 등 중요한 정보를 누락하는 광고
8. 객관적인 사실을 과장하는 내용의 광고
9. 법적 근거가 없는 자격이나 명칭을 표방하는 내용의 광고
10. 신문, 방송, 잡지 등을 이용하여 기사(記事) 또는 전문가의 의견 형태로 표현되는 광고
11. 제57조에 따른 심의를 받지 아니하거나 심의받은 내용과 다른 내용의 광고
12. 제27조제3항에 따라 외국인환자를 유치하기 위한 국내광고
13. 소비자를 속이거나 소비자로 하여금 잘못 알게 할 우려가 있는 방법으로 제45조에 따른 비급여 진료비

용을 할인하거나 면제하는 내용의 광고
14. 각종 상장 · 감사장 등을 이용하는 광고 또는 인증 · 보증 · 추천을 받았다는 내용을 사용하거나 이와 유사한 내용을 표현하는 광고. 다만, 다음 각 목의 어느 하나에 해당하는 경우는 제외한다.
가. 제58조에 따른 의료기관 인증을 표시한 광고
나.「정부조직법」 제2조부터 제4조까지의 규정에 따른 중앙행정기관 · 특별지방행정기관 및 그 부속기관, 「지방자치법」 제2조에 따른 지방자치단체 또는 「공공기관의 운영에 관한 법률」 제4조에 따른 공공기관으로부터 받은 인증 · 보증을 표시한 광고
다. 다른 법령에 따라 받은 인증 · 보증을 표시한 광고
라. 세계보건기구와 협력을 맺은 국제평가기구로부터 받은 인증을 표시한 광고 등 대통령령으로 정하는 광고
15. 그 밖에 의료광고의 방법 또는 내용이 국민의 보건과 건전한 의료경쟁의 질서를 해치거나 소비자에게 피해를 줄 우려가 있는 것으로서 대통령령으로 정하는 내용의 광고

③ 의료광고는 다음 각 호의 방법으로는 하지 못한다.
1. 「방송법」 제2조 제1호의 방송
2. 그 밖에 국민의 보건과 건전한 의료경쟁의 질서를 유지하기 위하여 제한할 필요가 있는 경우로서 대통령령으로 정하는 방법

④ 제2항에 따라 금지되는 의료광고의 구체적인 내용 등 의료광고에 관하여 필요한 사항은 대통령령으로 정한다.

⑤ 보건복지부장관, 시장 · 군수 · 구청장은 제2항제2호부터 제5호까지 및 제7호부터 제9호까지를 위반한 의료인등에 대하여 제63조, 제64조 및 제67조에 따른 처분을 하려는 경우에는 지체 없이 그 내용을 공정거래위원회에 통보하여야 한다.

제57조 (광고의 심의) ① 의료인등이 다음 각 호의 어느 하나에 해당하는 매체를 이용하여 의료광고를 하려는 경우 미리 의료광고가 제56조제1항부터 제3항까지의 규정에 위반되는지 여부에 관하여 제2항에 따른 기관 또는 단체의 심의를 받아야 한다.
1. 「신문 등의 진흥에 관한 법률」 제2조에 따른 신문 · 인터넷신문 또는 「잡지 등 정기간행물의 진흥에 관한 법률」 제2조에 따른 정기간행물
2. 「옥외광고물 등의 관리와 옥외광고산업 진흥에 관한 법률」 제2조제1호에 따른 옥외광고물 중 현수막(懸垂幕), 벽보, 전단(傳單) 및 교통시설 · 교통수단에 표시(교통수단 내부에 표시되거나 영상 · 음성 · 음향 및 이들의 조합으로 이루어지는 광고를 포함한다)되는 것
3. 전광판
4. 대통령령으로 정하는 인터넷 매체[이동통신단말장치에서 사용되는 애플리케이션(Application)을 포함한다]
5. 그 밖에 매체의 성질, 영향력 등을 고려하여 대통령령으로 정하는 광고매체

② 다음 각 호의 기관 또는 단체는 대통령령으로 정하는 바에 따라 자율심의를 위한 조직 등을 갖추어 보건복지부장관에게 신고한 후 의료광고 심의 업무를 수행할 수 있다.
1. 제28조 제1항에 따른 의사회 · 치과의사회 · 한의사회
2. 「소비자기본법」 제29조에 따라 등록한 소비자단체로서 대통령령으로 정하는 기준을 충족하는 단체

③ 의료인등은 제1항에도 불구하고 다음 각 호의 사항으로만 구성된 의료광고에 대해서는 제2항에 따라 보건복지부장관에게 신고한 기관 또는 단체(이하 "자율심의기구"라 한다)의 심의를 받지 아니할 수 있다.

1. 의료기관의 명칭 · 소재지 · 전화번호
2. 의료기관이 설치 · 운영하는 진료과목(제43조 제5항에 따른 진료과목이다)
3. 의료기관에 소속된 의료인의 성명 · 성별 및 면허의 종류
4. 그 밖에 대통령령으로 정하는 사항

④ 자율심의기구는 제1항에 따른 심의를 할 때 적용하는 심의 기준을 상호 협의하여 마련하여야 한다.
⑤ 의료광고 심의를 받으려는 자는 자율심의기구가 정하는 수수료를 내야 한다.
⑥ 제2항 제1호에 따른 자율심의기구가 수행하는 의료광고 심의 업무 및 이와 관련된 업무의 수행에 관하여는 제29조 제3항, 제30조 제1항, 제32조, 제83조 제1항 및 「민법」 제37조를 적용하지 아니하며, 제2항 제2호에 따른 자율심의기구가 수행하는 의료광고 심의 업무 및 이와 관련된 업무의 수행에 관하여는 「민법」 제37조를 적용하지 아니한다.
⑦ 자율심의기구는 의료광고 제도 및 법령의 개선에 관하여 보건복지부장관에게 의견을 제시할 수 있다.
⑧ 제1항에 따른 심의의 유효기간은 심의를 신청하여 승인을 받은 날부터 3년으로 한다.
⑨ 의료인등이 제8항에 따른 유효기간의 만료 후 계속하여 의료광고를 하려는 경우에는 유효기간 만료 6개월 전에 자율심의기구에 의료광고 심의를 신청하여야 한다.
⑩ 제1항부터 제9항까지의 규정에서 정한 것 외에 자율심의기구의 구성 · 운영 및 심의에 필요한 사항은 자율심의기구가 정한다.
⑪ 자율심의기구는 제1항 및 제4항에 따른 심의 관련 업무를 수행할 때에는 제56조 제1항부터 제3항까지의 규정에 따라 공정하고 투명하게 하여야 한다.

제57조의2 (의료광고에 관한 심의위원회) ① 자율심의기구는 의료광고를 심의하기 위하여 제2항 각 호의 구분에 따른 심의위원회(이하 이 조에서 "심의위원회"라 한다)를 설치 · 운영하여야 한다.
② 심의위원회의 종류와 심의 대상은 다음 각 호와 같다.

1. 의료광고심의위원회 : 의사, 의원, 의원의 개설자, 병원, 병원의 개설자, 요양병원(한의사가 개설한 경우는 제외한다), 요양병원의 개설자, 정신병원, 정신병원의 개설자, 종합병원(치과는 제외한다. 이하 이 호에서 같다), 종합병원의 개설자, 조산사, 조산원, 조산원의 개설자가 하는 의료광고의 심의
2. 치과의료광고 심의위원회 : 치과의사, 치과의원, 치과의원의 개설자, 치과병원, 치과병원의 개설자, 종합병원(치과만 해당한다. 이하 이 호에서 같다), 종합병원의 개설자가 하는 의료광고의 심의
3. 한방의료광고 심의위원회 : 한의사, 한의원, 한의원의 개설자, 한방병원, 한방병원의 개설자, 요양병원(한의사가 개설한 경우만 해당한다. 이하 이 호에서 같다), 요양병원의 개설자가 하는 의료광고의 심의

③ 제57조 제2항 제1호에 따른 자율심의기구 중 의사회는 제2항 제1호에 따른 심의위원회만, 치과의사회는 같은 항 제2호에 따른 심의위원회만, 한의사회는 같은 항 제3호에 따른 심의위원회만 설치 · 운영하고, 제57조 제2항 제2호에 따른 자율심의기구는 제2항 각 호의 어느 하나에 해당하는 심의위원회만 설치 · 운영할 수 있다.
④ 심의위원회는 위원장 1명과 부위원장 1명을 포함하여 15명 이상 25명 이하의 위원으로 구성한다. 이 경우 제2항 각 호의 심의위원회 종류별로 다음 각 호의 구분에 따라 구성하여야 한다.

1. 의료광고심의위원회 : 제5항 제2호부터 제9호까지의 사람을 각각 1명 이상 포함하되, 같은 항 제4호부터 제9호까지의 사람이 전체 위원의 3분의 1 이상이 되도록 구성하여야 한다.
2. 치과의료광고심의위원회 : 제5항 제1호 및 제3호부터 제9호까지의 사람을 각각 1명 이상 포함하되, 같은 항 제4호부터 제9호까지의 사람이 전체 위원의 3분의 1 이상이 되도록 구성하여야 한다.
3. 한방의료광고 심의위원회 : 제5항 제1호 · 제2호 및 제4호부터 제9호까지의 사람을 각각 1명 이상 포함

하되, 같은 항 제4호부터 제9호까지의 사람이 전체 위원의 3분의 1 이상이 되도록 구성하여야 한다.
⑤ 심의위원회 위원은 다음 각 호의 어느 하나에 해당하는 사람 중에서 자율심의기구의 장이 위촉한다.
1. 의사
2. 치과의사
3. 한의사
4. 「약사법」 제2조 제2호에 따른 약사
5. 「소비자기본법」 제2조 제3호에 따른 소비자단체의 장이 추천하는 사람
6. 「변호사법」 제7조 제1항에 따라 같은 법 제78조에 따른 대한변호사협회에 등록한 변호사로서 대한변호사협회의 장이 추천하는 사람
7. 「민법」 제32조에 따라 설립된 법인 중 여성의 사회참여 확대 및 복지 증진을 주된 목적으로 설립된 법인의 장이 추천하는 사람
8. 「비영리민간단체 지원법」 제4조에 따라 등록된 단체로서 환자의 권익 보호를 주된 목적으로 하는 단체의 장이 추천하는 사람
9. 그 밖에 보건의료 또는 의료광고에 관한 학식과 경험이 풍부한 사람
⑥ 제1항부터 제5항까지의 규정에서 정한 것 외에 심의위원회의 구성 및 운영에 필요한 사항은 자율심의기구가 정한다.
제57조의3 (의료광고 모니터링) 자율심의기구는 의료광고가 제56조 제1항부터 제3항까지의 규정을 준수하는지 여부에 관하여 모니터링하고, 보건복지부령으로 정하는 바에 따라 모니터링 결과를 보건복지부장관에게 제출하여야 한다.

제6장 감 독

제58조 (의료기관 인증) ① 보건복지부장관은 의료의 질과 환자 안전의 수준을 높이기 위하여 병원급 의료기관 및 대통령령으로 정하는 의료기관에 대한 인증(이하 "의료기관 인증"이라 한다)을 할 수 있다.
② 보건복지부장관은 대통령령으로 정하는 바에 따라 의료기관 인증에 관한 업무를 제58조의11에 따른 의료기관평가인증원에 위탁할 수 있다.
③ 보건복지부장관은 다른 법률에 따라 의료기관을 대상으로 실시하는 평가를 통합하여 제58조의11에 따른 의료기관평가인증원으로 하여금 시행하도록 할 수 있다.
제58조의2 (의료기관인증위원회) ① 보건복지부장관은 의료기관 인증에 관한 주요 정책을 심의하기 위하여 보건복지부장관 소속으로 의료기관인증위원회(이하 이 조에서 "위원회"라 한다)를 둔다.
② 위원회는 위원장 1명을 포함한 15인 이내의 위원으로 구성한다.
③ 위원회의 위원장은 보건복지부차관으로 하고, 위원회의 위원은 다음 각 호의 사람 중에서 보건복지부장관이 임명 또는 위촉한다.
1. 제28조에 따른 의료인 단체 및 제52조에 따른 의료기관단체에서 추천하는 자
2. 노동계, 시민단체(「비영리민간단체지원법」 제2조에 따른 비영리민간단체이다), 소비자단체(「소비자기본법」 제29조에 따른 소비자단체이다)에서 추천하는 자
3. 보건의료에 관한 학식과 경험이 풍부한 자
4. 시설물 안전진단에 관한 학식과 경험이 풍부한 자
5. 보건복지부 소속 3급 이상 공무원 또는 고위공무원단에 속하는 공무원

④ 위원회는 다음 각 호의 사항을 심의한다.
1. 인증기준 및 인증의 공표를 포함한 의료기관 인증과 관련된 주요 정책에 관한 사항
2. 제58조 제3항에 따른 의료기관 대상 평가제도 통합에 관한 사항
3. 제58조의7 제2항에 따른 의료기관 인증 활용에 관한 사항
4. 그 밖에 위원장이 심의에 부치는 사항
⑤ 위원회의 구성 및 운영, 그 밖에 필요한 사항은 대통령령으로 정한다.
제58조의3 (의료기관 인증기준 및 방법 등) ① 의료기관 인증기준은 다음 각 호의 사항을 포함하여야 한다.
1. 환자의 권리와 안전
2. 의료기관의 의료서비스 질 향상 활동
3. 의료서비스의 제공과정 및 성과
4. 의료기관의 조직 · 인력관리 및 운영
5. 환자 만족도
② 인증등급은 인증, 조건부인증 및 불인증으로 구분한다.
③ 인증의 유효기간은 4년으로 한다. 다만, 조건부인증의 경우에는 유효기간을 1년으로 한다.
④ 조건부인증을 받은 의료기관의 장은 유효기간 내에 보건복지부령으로 정하는 바에 따라 재인증을 받아야 한다.
⑤ 제1항에 따른 인증기준의 세부 내용은 보건복지부장관이 정한다.
제58조의4 (의료기관 인증의 신청 및 평가) ① 의료기관 인증을 받고자 하는 의료기관의 장은 보건복지부령으로 정하는 바에 따라 보건복지부장관에게 신청할 수 있다.
② 제1항에도 불구하고 제3조제2항제3호에 따른 요양병원(「장애인복지법」 제58조 제1항 제4호에 따른 의료재활시설로서 제3조의2에 따른 요건을 갖춘 의료기관은 제외한다)의 장은 보건복지부령으로 정하는 바에 따라 보건복지부장관에게 인증을 신청하여야 한다.
③ 제2항에 따라 인증을 신청하여야 하는 요양병원이 조건부인증 또는 불인증을 받거나 제58조의10 제1항 제4호 및 제5호에 따라 인증 또는 조건부인증이 취소된 경우 해당 요양병원의 장은 보건복지부령으로 정하는 기간 내에 다시 인증을 신청하여야 한다.
④ 보건복지부장관은 인증을 신청한 의료기관에 대하여 제58조의3 제1항에 따른 인증기준 적합 여부를 평가하여야 한다. 이 경우 보건복지부장관은 보건복지부령으로 정하는 바에 따라 필요한 조사를 할 수 있고, 인증을 신청한 의료기관은 정당한 사유가 없으면 조사에 협조하여야 한다.
⑤ 보건복지부장관은 제4항에 따른 평가 결과와 인증등급을 지체 없이 해당 의료기관의 장에게 통보하여야 한다.
제58조의5 (이의신청) ① 의료기관 인증을 신청한 의료기관의 장은 평가결과 또는 인증등급에 관하여 보건복지부장관에게 이의신청을 할 수 있다.
② 제1항에 따른 이의신청은 평가결과 또는 인증등급을 통보받은 날부터 30일 이내에 하여야 한다. 다만, 책임질 수 없는 사유로 그 기간을 지킬 수 없었던 경우에는 그 사유가 없어진 날부터 기산한다.
③ 제1항에 따른 이의신청의 방법 및 처리 결과의 통보 등에 필요한 사항은 보건복지부령으로 정한다.
제58조의6 (인증서와 인증마크) ① 보건복지부장관은 인증을 받은 의료기관에 인증서를 교부하고 인증을 나타내는 표시(이하 "인증마크"라 한다)를 제작하여 인증을 받은 의료기관이 사용하도록 할 수 있다.
② 누구든지 제58조 제1항에 따른 인증을 받지 아니하고 인증서나 인증마크를 제작 · 사용하거나 그 밖의 방법으로 인증을 사칭하여서는 아니 된다.

③ 인증마크의 도안 및 표시방법 등에 필요한 사항은 보건복지부령으로 정한다.

제58조의7 (인증의 공표 및 활용) ① 보건복지부장관은 인증을 받은 의료기관에 관하여 인증기준, 인증 유효기간 및 제58조의4 제4항에 따라 평가한 결과 등 보건복지부령으로 정하는 사항을 인터넷 홈페이지 등에 공표하여야 한다.

② 보건복지부장관은 제58조의4 제4항에 따른 평가 결과와 인증등급을 활용하여 의료기관에 대하여 다음 각 호에 해당하는 행정적·재정적 지원 등 필요한 조치를 할 수 있다.

1. 제3조의4에 따른 상급종합병원 지정
2. 제3조의5에 따른 전문병원 지정
3. 의료의 질 및 환자 안전 수준 향상을 위한 교육, 컨설팅 지원
4. 그 밖에 다른 법률에서 정하거나 보건복지부장관이 필요하다고 인정한 사항

③ 제1항에 따른 공표 등에 필요한 사항은 보건복지부령으로 정한다.

제58조의8 (자료의 제공요청) ① 보건복지부장관은 인증과 관련하여 필요한 경우에는 관계 행정기관, 의료기관, 그 밖의 공공단체 등에 대하여 자료의 제공 및 협조를 요청할 수 있다.

② 제1항에 따른 자료의 제공과 협조를 요청받은 자는 정당한 사유가 없는 한 요청에 따라야 한다.

제58조의9 (의료기관 인증의 사후관리) 보건복지부장관은 인증의 실효성을 유지하기 위하여 보건복지부령으로 정하는 바에 따라 인증을 받은 의료기관에 대하여 제58조의3 제1항에 따른 인증기준의 충족 여부를 조사할 수 있다.

제58조의10 (의료기관 인증의 취소 등) ① 보건복지부장관은 인증을 받은 의료기관이 인증 유효기간 중 다음 각 호의 어느 하나에 해당하는 경우에는 의료기관 인증 또는 조건부인증을 취소하거나 인증마크의 사용정지 또는 시정을 명할 수 있다. 다만, 제1호 및 제2호에 해당하는 경우에는 인증 또는 조건부인증을 취소하여야 한다.

1. 거짓이나 그 밖의 부정한 방법으로 인증 또는 조건부인증을 받은 경우
2. 제64조 제1항에 따라 의료기관 개설 허가가 취소되거나 폐쇄명령을 받은 경우
3. 의료기관의 종별 변경 등 인증 또는 조건부인증의 전제나 근거가 되는 중대한 사실이 변경된 경우
4. 제58조의3 제1항에 따른 인증기준을 충족하지 못하게 된 경우
5. 인증마크의 사용정지 또는 시정명령을 위반한 경우

② 제1항 제1호에 따라 인증이 취소된 의료기관은 인증 또는 조건부인증이 취소된 날부터 1년 이내에 인증 신청을 할 수 없다.

③ 제1항에 따른 의료기관 인증 또는 조건부인증의 취소 및 인증마크의 사용정지 등에 필요한 절차와 처분의 기준 등은 보건복지부령으로 정한다.

제58조의11 (의료기관평가인증원의 설립 등) ① 의료기관 인증에 관한 업무와 의료기관을 대상으로 실시하는 각종 평가 업무를 효율적으로 수행하기 위하여 의료기관평가인증원(이하 "인증원"이라 한다)을 설립한다.

② 인증원은 다음 각 호의 업무를 수행한다.

1. 의료기관 인증에 관한 업무로서 제58조제2항에 따라 위탁받은 업무
2. 다른 법률에 따라 의료기관을 대상으로 실시하는 평가 업무로서 보건복지부장관으로부터 위탁받은 업무
3. 그 밖에 이 법 또는 다른 법률에 따라 보건복지부장관으로부터 위탁받은 업무

③ 인증원은 법인으로 하고, 주된 사무소의 소재지에 설립등기를 함으로써 성립한다.

④ 인증원에는 정관으로 정하는 바에 따라 임원과 필요한 직원을 둔다.

⑤ 보건복지부장관은 인증원의 운영 및 사업에 필요한 경비를 예산의 범위에서 지원할 수 있다.
⑥ 인증원은 보건복지부장관의 승인을 받아 의료기관 인증을 신청한 의료기관의 장으로부터 인증에 소요되는 비용을 징수할 수 있다.
⑦ 인증원은 제2항에 따른 업무 수행에 지장이 없는 범위에서 보건복지부령으로 정하는 바에 따라 교육, 컨설팅 등 수익사업을 할 수 있다.
⑧ 인증원에 관하여 이 법 및 「공공기관의 운영에 관한 법률」에서 정하는 사항 외에는 「민법」 중 재단법인에 관한 규정을 준용한다.
제59조 (지도와 명령) ① 보건복지부장관 또는 시·도지사는 보건의료정책을 위하여 필요하거나 국민보건에 중대한 위해(危害)가 발생하거나 발생할 우려가 있으면 의료기관이나 의료인에게 필요한 지도와 명령을 할 수 있다.
② 보건복지부장관, 시·도지사 또는 시장·군수·구청장은 의료인이 정당한 사유 없이 진료를 중단하거나 의료기관 개설자가 집단으로 휴업하거나 폐업하여 환자 진료에 막대한 지장을 초래하거나 초래할 우려가 있다고 인정할 만한 상당한 이유가 있으면 그 의료인이나 의료기관 개설자에게 업무개시 명령을 할 수 있다.
③ 의료인과 의료기관 개설자는 정당한 사유 없이 제2항의 명령을 거부할 수 없다.
제60조 (병상 수급계획의 수립 등) ① 보건복지부장관은 병상의 합리적인 공급과 배치에 관한 기본시책을 5년마다 수립하여야 한다.
② 시·도지사는 제1항에 따른 기본시책에 따라 지역 실정을 고려하여 특별시·광역시 또는 도 단위의 지역별·기능별·종별 의료기관 병상 수급 및 관리계획을 수립한 후 보건복지부장관에게 제출하여야 한다.
③ 보건복지부장관은 제2항에 따라 제출된 병상 수급 및 관리계획이 제1항에 따른 기본시책에 맞지 아니하는 등 보건복지부령으로 정하는 사유가 있으면 시·도지사와 협의하여 보건복지부령으로 정하는 바에 따라 이를 조정하여야 한다.
제60조의2 (의료인 수급계획 등) ① 보건복지부장관은 우수한 의료인의 확보와 적절한 공급을 위한 기본시책을 수립하여야 한다.
② 제1항에 따른 기본시책은 「보건의료기본법」 제15조에 따른 보건의료발전계획과 연계하여 수립한다.
제60조의3 (간호인력 취업교육센터 설치 및 운영) ① 보건복지부장관은 간호·간병통합서비스 제공·확대 및 간호인력의 역량 강화와 원활한 수급을 위하여 다음 각 호의 업무를 수행하는 간호인력 취업교육센터를 지역별로 설치·운영할 수 있다.
1. 지역별, 의료기관별 간호인력 확보에 관한 현황 조사
2. 제7조 제1항 제1호에 따른 간호학을 전공하는 대학이나 전문대학[구제(舊制) 전문학교와 간호학교를 포함한다] 졸업예정자와 신규 간호인력에 대한 취업교육 지원
3. 간호인력의 지속적인 근무를 위한 경력개발 지원
4. 교육전담간호사의 교육
5. 유휴 및 이직 간호인력의 취업교육 지원
6. 그 밖에 간호인력의 취업교육 지원을 위하여 보건복지부령으로 정하는 사항

② 보건복지부장관은 간호인력 취업교육센터를 효율적으로 운영하기 위하여 그 운영에 관한 업무를 대통령령으로 정하는 절차·방식에 따라 관계 전문기관 또는 단체에 위탁할 수 있다.
③ 국가 및 지방자치단체는 제2항에 따라 간호인력 취업교육센터의 운영에 관한 업무를 위탁한 경우에는 그 운영에 드는 비용을 지원할 수 있다.

④ 그 밖에 간호인력 취업교육센터의 운영 등에 필요한 사항은 보건복지부령으로 정한다.

제61조 (보고와 업무 검사 등) ① 보건복지부장관, 시·도지사 또는 시장·군수·구청장은 의료기관 개설자 또는 의료인에게 필요한 사항을 보고하도록 명할 수 있고, 관계 공무원을 시켜 그 업무 상황, 시설 또는 진료기록부·조산기록부·간호기록부 등 관계 서류를 검사하게 하거나 관계인에게서 진술을 들어 사실을 확인받게 할 수 있다. 이 경우 의료기관 개설자 또는 의료인은 정당한 사유 없이 이를 거부하지 못한다.

② 제1항의 경우에 관계 공무원은 권한을 증명하는 증표 및 조사기간, 조사범위, 조사담당자, 관계 법령 등이 기재된 조사명령서를 지니고 이를 관계인에게 내보여야 한다.

③ 제1항의 보고 및 제2항의 조사명령서에 관한 사항은 보건복지부령으로 정한다.

제61조의2(자료제공의 요청) ① 보건복지부장관은 이 법의 위반 사실을 확인하기 위한 경우 등 소관 업무를 수행하기 위하여 필요한 경우에는 의료인, 의료기관의 장, 「국민건강보험법」에 따른 국민건강보험공단 및 건강보험심사평가원, 그 밖의 관계 행정기관 및 단체 등에 대하여 필요한 자료의 제출이나 의견의 진술 등을 요청할 수 있다.

② 제1항에 따른 자료의 제공 또는 협조를 요청받은 자는 특별한 사유가 없으면 이에 따라야 한다.

제62조 (의료기관 회계기준) ① 의료기관 개설자는 의료기관 회계를 투명하게 하도록 노력하여야 한다.

② 100병상 이상의 병원급 의료기관으로서 보건복지부령으로 정하는 일정 규모 이상의 병원급 의료기관 개설자는 회계를 투명하게 하기 위하여 의료기관 회계기준을 지켜야 한다.

③ 제2항에 따른 의료기관 회계기준은 보건복지부령으로 정한다.

제63조 (시정 명령 등) ① 보건복지부장관 또는 시장·군수·구청장은 의료기관이 제15조 제1항, 제16조 제2항, 제21조 제1항 후단 및 같은 조 제2항·제3항, 제23조 제2항, 제34조 제2항, 제35조 제2항, 제36조, 제36조의2, 제37조 제1항·제2항, 제38조 제1항·제2항, 제38조의2, 제41조부터 제43조까지, 제45조, 제46조, 제47조 제1항, 제58조의4 제2항 및 제3항, 제62조 제2항을 위반한 때, 종합병원·상급종합병원·전문병원이 각각 제3조의3 제1항·제3조의4 제1항·제3조의5 제2항에 따른 요건에 해당하지 아니하게 된 때, 의료기관의 장이 제4조 제5항을 위반한 때 또는 자율심의기구가 제57조 제11항을 위반한 때에는 일정한 기간을 정하여 그 시설·장비 등의 전부 또는 일부의 사용을 제한 또는 금지하거나 위반한 사항을 시정하도록 명할 수 있다.

② 보건복지부장관 또는 시장·군수·구청장은 의료인등이 제56조 제2항·제3항을 위반한 때에는 다음 각 호의 조치를 명할 수 있다.

1. 위반행위의 중지
2. 위반사실의 공표
3. 정정광고

③ 제2항 제2호·제3호에 따른 조치에 필요한 사항은 대통령령으로 정한다.

제64조 (개설 허가 취소 등) ① 보건복지부장관 또는 시장·군수·구청장은 의료기관이 다음 각 호의 어느 하나에 해당하면 그 의료업을 1년의 범위에서 정지시키거나 개설 허가의 취소 또는 의료기관 폐쇄를 명할 수 있다. 다만, 제8호에 해당하는 경우에는 의료기관 개설 허가의 취소 또는 의료기관 폐쇄를 명하여야 하며, 의료기관 폐쇄는 제33조 제3항과 제35조 제1항 본문에 따라 신고한 의료기관에만 명할 수 있다.

1. 개설 신고나 개설 허가를 한 날부터 3개월 이내에 정당한 사유 없이 업무를 시작하지 아니한 때

1의2. 제4조 제2항을 위반하여 의료인이 다른 의료인 또는 의료법인 등의 명의로 의료기관을 개설하거나 운영한 때

2. 제27조 제5항을 위반하여 무자격자에게 의료행위를 하게 하거나 의료인에게 면허 사항 외의 의료행위를

하게 한 때

3. 제61조에 따른 관계 공무원의 직무 수행을 기피 또는 방해하거나 제59조 또는 제63조에 따른 명령을 위반한 때
4. 제33조 제2항 제3호부터 제5호까지의 규정에 따른 의료법인 · 비영리법인, 준정부기관 · 지방의료원 또는 한국보훈복지의료공단의 설립허가가 취소되거나 해산된 때

4의2. 제33조 제2항을 위반하여 의료기관을 개설한 때

4의3. 제33조 제8항을 위반하여 둘 이상의 의료기관을 개설 · 운영한 때

5. 제33조 제5항 · 제7항 · 제9항 · 제10항, 제40조, 제40조의2 또는 제56조를 위반한 때. 다만, 의료기관 개설자 본인에게 책임이 없는 사유로 제33조 제7항 제4호를 위반한 때에는 그러하지 아니하다.

5의2. 정당한 사유 없이 제40조 제1항에 따른 폐업 · 휴업 신고를 하지 아니하고 6개월 이상 의료업을 하지 아니한 때

6. 제63조에 따른 시정명령(제4조 제5항 위반에 따른 시정명령을 제외한다)을 이행하지 아니한 때
7. 「약사법」 제24조 제2항을 위반하여 담합행위를 한 때
8. 의료기관 개설자가 거짓으로 진료비를 청구하여 금고 이상의 형을 선고받고 그 형이 확정된 때
9. 제36조에 따른 준수사항을 위반하여 사람의 생명 또는 신체에 중대한 위해를 발생하게 한 때

② 제1항에 따라 개설 허가를 취소당하거나 폐쇄 명령을 받은 자는 그 취소된 날이나 폐쇄 명령을 받은 날부터 6개월 이내에, 의료업 정지처분을 받은 자는 그 업무 정지기간 중에 각각 의료기관을 개설 · 운영하지 못한다. 다만, 제1항 제8호에 따라 의료기관 개설 허가를 취소당하거나 폐쇄 명령을 받은 자는 취소당한 날이나 폐쇄 명령을 받은 날부터 3년 안에는 의료기관을 개설 · 운영하지 못한다.

③ 보건복지부장관 또는 시장 · 군수 · 구청장은 의료기관이 제1항에 따라 그 의료업이 정지되거나 개설 허가의 취소 또는 폐쇄 명령을 받은 경우 해당 의료기관에 입원 중인 환자를 다른 의료기관으로 옮기도록 하는 등 환자의 권익을 보호하기 위하여 필요한 조치를 하여야 한다.

제65조 (면허 취소와 재교부) ① 보건복지부장관은 의료인이 다음 각 호의 어느 하나에 해당할 경우에는 그 면허를 취소할 수 있다. 다만, 제1호 · 제8호의 경우에는 면허를 취소하여야 한다.

1. 제8조 각 호의 어느 하나에 해당하게 된 경우. 다만, 의료행위 중 「형법」 제268조의 죄를 범하여 제8조제4호부터 제6호까지의 어느 하나에 해당하게 된 경우에는 그러하지 아니하다.
2. 제66조에 따른 자격 정지 처분 기간 중에 의료행위를 하거나 3회 이상 자격 정지 처분을 받은 경우

2의2. 제2항에 따라 면허를 재교부받은 사람이 제66조제1항 각 호의 어느 하나에 해당하는 경우

3. 제11조 제1항에 따른 면허 조건을 이행하지 아니한 경우
4. 제4조의3 제1항을 위반하여 면허를 대여한 경우
6. 제4조 제6항을 위반하여 사람의 생명 또는 신체에 중대한 위해를 발생하게 한 경우
7. 제27조 제5항을 위반하여 사람의 생명 또는 신체에 중대한 위해를 발생하게 할 우려가 있는 수술, 수혈, 전신마취를 의료인 아닌 자에게 하게 하거나 의료인에게 면허 사항 외로 하게 한 경우
8. 거짓이나 그 밖의 부정한 방법으로 제5조부터 제7조까지에 따른 의료인 면허 발급 요건을 취득하거나 제9조에 따른 국가시험에 합격한 경우

② 보건복지부장관은 제1항에 따라 면허가 취소된 자라도 취소의 원인이 된 사유가 없어지거나 개전(改悛)의 정이 뚜렷하다고 인정되고 대통령령으로 정하는 교육프로그램을 이수한 경우에는 면허를 재교부할 수 있다. 다만, 제1항 제3호에 따라 면허가 취소된 경우에는 취소된 날부터 1년 이내, 제1항 제2호 · 제2호의2에 따라 면허가 취소된 경우에는 취소된 날부터 2년 이내, 제1항 제4호 · 제6호 · 제7호 또는 제8조

제4호부터 제6호까지에 따른 사유로 면허가 취소된 경우에는 취소된 날부터 3년 이내, 제8조제4호에 따른 사유로 면허가 취소된 사람이 다시 제8조 제4호에 따른 사유로 면허가 취소된 경우에는 취소된 날부터 10년 이내에는 재교부하지 못하고, 제1항제8호에 따라 면허가 취소된 경우에는 재교부할 수 없다.

제66조 (자격정지 등) ① 보건복지부장관은 의료인이 다음 각 호의 어느 하나에 해당하면(제65조 제1항 제2호의2에 해당하는 경우는 제외한다) 1년의 범위에서 면허자격을 정지시킬 수 있다. 이 경우 의료기술과 관련한 판단이 필요한 사항에 관하여는 관계 전문가의 의견을 들어 결정할 수 있다.

1. 의료인의 품위를 심하게 손상시키는 행위를 한 때
2. 의료기관 개설자가 될 수 없는 자에게 고용되어 의료행위를 한 때

2의2. 제4조제6항을 위반한 때

3. 제17조 제1항 및 제2항에 따른 진단서 · 검안서 또는 증명서를 거짓으로 작성하여 내주거나 제22조 제1항에 따른 진료기록부등을 거짓으로 작성하거나 고의로 사실과 다르게 추가기재 · 수정한 때
4. 제20조를 위반한 경우
6. 의료기사가 아닌 자에게 의료기사의 업무를 하게 하거나 의료기사에게 그 업무 범위를 벗어나게 한 때
7. 관련 서류를 위조 · 변조하거나 속임수 등 부정한 방법으로 진료비를 거짓 청구한 때
9. 제23조의5를 위반하여 경제적 이익등을 제공받은 때
10. 그 밖에 이 법 또는 이 법에 따른 명령을 위반한 때

② 1항 제1호에 따른 행위의 범위는 대통령령으로 정한다.

③ 의료기관은 그 의료기관 개설자가 제1항 제7호에 따라 자격정지 처분을 받은 경우에는 그 자격정지 기간 중 의료업을 할 수 없다.

④ 보건복지부장관은 의료인이 제25조에 따른 신고를 하지 아니한 때에는 신고할 때까지 면허의 효력을 정지할 수 있다.

⑤ 제1항 제2호를 위반한 의료인이 자진하여 그 사실을 신고한 경우에는 제1항에도 불구하고 보건복지부령으로 정하는 바에 따라 그 처분을 감경하거나 면제할 수 있다.

⑥ 제1항에 따른 자격정지처분은 그 사유가 발생한 날부터 5년(제1항 제5호 · 제7호에 따른 자격정지처분의 경우에는 7년으로 한다)이 지나면 하지 못한다. 다만, 그 사유에 대하여 「형사소송법」 제246조에 따른 공소가 제기된 경우에는 공소가 제기된 날부터 해당 사건의 재판이 확정된 날까지의 기간은 시효 기간에 산입하지 아니 한다.

제66조의2 (중앙회의 자격정지 처분 요구 등) 각 중앙회의 장은 의료인이 제66조 제1항 제1호에 해당하는 경우에는 각 중앙회의 윤리위원회의 심의 · 의결을 거쳐 보건복지부장관에게 자격정지 처분을 요구할 수 있다.

제67조 (과징금 처분) ① 보건복지부장관이나 시장 · 군수 · 구청장은 의료기관이 제64조 제1항 각 호의 어느 하나에 해당할 때에는 대통령령으로 정하는 바에 따라 의료업 정지 처분을 갈음하여 10억원 이하의 과징금을 부과할 수 있으며, 이 경우 과징금은 3회까지만 부과할 수 있다. 다만, 동일한 위반행위에 대하여 「표시 · 광고의 공정화에 관한 법률」 제9조에 따른 과징금 부과처분이 이루어진 경우에는 과징금(의료업 정지 처분을 포함한다)을 감경하여 부과하거나 부과하지 아니할 수 있다.

② 제1항에 따른 과징금을 부과하는 위반 행위의 종류와 정도 등에 따른 과징금의 액수와 그 밖에 필요한 사항은 대통령령으로 정한다.

③ 보건복지부장관이나 시장 · 군수 · 구청장은 제1항에 따른 과징금을 기한 안에 내지 아니한 때에는 지방세 체납처분의 예에 따라 징수한다.

제68조 (행정처분의 기준) 제63조, 제64조 제1항, 제65조 제1항, 제66조 제1항에 따른 행정처분의 세부적인 기준은 보건복지부령으로 정한다.

제69조 (의료지도원) ① 제61조에 따른 관계 공무원의 직무를 행하게 하기 위하여 보건복지부, 시·도 및 시·군·구에 의료지도원을 둔다.

② 의료지도원은 보건복지부장관, 시·도지사 또는 시장·군수·구청장이 그 소속 공무원 중에서 임명하되, 자격과 임명 등에 필요한 사항은 보건복지부령으로 정한다.

③ 의료지도원 및 그 밖의 공무원은 직무를 통하여 알게 된 의료기관, 의료인, 환자의 비밀을 누설하지 못한다.

제8장 보 칙

제77조 (전문의) ① 의사·치과의사 또는 한의사로서 전문의가 되려는 자는 대통령령으로 정하는 수련을 거쳐 보건복지부장관에게 자격 인정을 받아야 한다.

② 제1항에 따라 전문의 자격을 인정받은 자가 아니면 전문과목을 표시하지 못한다. 다만, 보건복지부장관은 의료체계를 효율적으로 운영하기 위하여 전문의 자격을 인정받은 치과의사와 한의사에 대하여 종합병원·치과병원·한방병원 중 보건복지부령으로 정하는 의료기관에 한하여 전문과목을 표시하도록 할 수 있다.

④ 전문의 자격 인정과 전문과목에 관한 사항은 대통령령으로 정한다.

제78조 (전문간호사) ① 보건복지부장관은 간호사에게 간호사 면허 외에 전문간호사 자격을 인정할 수 있다.

② 전문간호사가 되려는 사람은 다음 각 호의 어느 하나에 해당하는 사람으로서 보건복지부장관이 실시하는 전문간호사 자격시험에 합격한 후 보건복지부장관의 자격인정을 받아야 한다.

1. 보건복지부령으로 정하는 전문간호사 교육과정을 이수한 자
2. 보건복지부장관이 인정하는 외국의 해당 분야 전문간호사 자격이 있는 자

③ 전문간호사는 제2항에 따라 자격을 인정받은 해당 분야에서 간호 업무를 수행하여야 한다.

④ 전문간호사의 자격 구분, 자격 기준, 자격 시험, 자격증, 업무 범위, 그 밖에 필요한 사항은 보건복지부령으로 정한다.

제79조 (한지 의료인) ① 이 법이 시행되기 전의 규정에 따라 면허를 받은 한지 의사(限地 醫師), 한지 치과의사 및 한지 한의사는 허가받은 지역에서 의료업무에 종사하는 경우 의료인으로 본다.

② 보건복지부장관은 제1항에 따른 의료인이 허가받은 지역 밖에서 의료행위를 하는 경우에는 그 면허를 취소할 수 있다.

③ 제1항에 따른 의료인의 허가지역 변경, 그 밖에 필요한 사항은 보건복지부령으로 정한다.

④ 한지 의사, 한지 치과의사, 한지 한의사로서 허가받은 지역에서 10년 이상 의료업무에 종사한 경력이 있는 자 또는 이 법 시행 당시 의료업무에 종사하고 있는 자 중 경력이 5년 이상인 자에게는 제5조에도 불구하고 보건복지부령으로 정하는 바에 따라 의사, 치과의사 또는 한의사의 면허를 줄 수 있다.

제80조 (간호조무사) ① 간호조무사가 되려는 사람은 다음 각 호의 어느 하나에 해당하는 사람으로서 보건복지부령으로 정하는 교육과정을 이수하고 간호조무사 국가시험에 합격한 후 보건복지부장관의 자격인정을 받아야 한다. 이 경우 자격시험의 제한에 관하여는 제10조를 준용한다.

1. 초·중등교육법령에 따른 특성화고등학교의 간호 관련 학과를 졸업한 사람(간호조무사 국가시험 응시일로부터 6개월 이내에 졸업이 예정된 사람을 포함한다)

2. 「초 · 중등교육법」 제2조에 따른 고등학교 졸업자(간호조무사 국가시험 응시일로부터 6개월 이내에 졸업이 예정된 사람을 포함한다) 또는 초 · 중등교육법령에 따라 같은 수준의 학력이 있다고 인정되는 사람(이하 이 조에서 "고등학교 졸업학력 인정자"라 한다)으로서 보건복지부령으로 정하는 국 · 공립 간호조무사양성소의 교육을 이수한 사람
3. 고등학교 졸업학력 인정자로서 평생교육법령에 따른 평생교육시설에서 고등학교 교과 과정에 상응하는 교육과정 중 간호 관련 학과를 졸업한 사람(간호조무사 국가시험 응시일로부터 6개월 이내에 졸업이 예정된 사람을 포함한다)
4. 고등학교 졸업학력 인정자로서 「학원의 설립 · 운영 및 과외교습에 관한 법률」 제2조의2제2항에 따른 학원의 간호조무사 교습과정을 이수한 사람
5. 고등학교 졸업학력 인정자로서 외국의 간호조무사 교육과정(보건복지부장관이 정하여 고시하는 인정기준에 해당하는 교육과정이다)을 이수하고 해당 국가의 간호조무사 자격을 취득한 사람
6. 제7조제1항제1호 또는 제2호에 해당하는 사람

② 제1항 제1호부터 제4호까지에 따른 간호조무사 교육훈련기관은 보건복지부장관의 지정 · 평가를 받아야 한다. 이 경우 보건복지부장관은 간호조무사 교육훈련기관의 지정을 위한 평가업무를 대통령령으로 정하는 절차 · 방식에 따라 관계 전문기관에 위탁할 수 있다.

③ 보건복지부장관은 제2항에 따른 간호조무사 교육훈련기관이 거짓이나 그 밖의 부정한 방법으로 지정받는 등 대통령령으로 정하는 사유에 해당하는 경우에는 그 지정을 취소할 수 있다.

④ 간호조무사는 최초로 자격을 받은 후부터 3년마다 그 실태와 취업상황 등을 보건복지부장관에게 신고하여야 한다.

⑤ 제1항에 따른 간호조무사의 국가시험 · 자격인정, 제2항에 따른 간호조무사 교육훈련기관의 지정 · 평가, 제4항에 따른 자격신고 및 간호조무사의 보수교육 등에 관하여 필요한 사항은 보건복지부령으로 정한다.

제80조의2 (간호조무사 업무) ① 간호조무사는 제27조에도 불구하고 간호사를 보조하여 제2조 제2항 제5호 가목부터 다목까지의 업무를 수행할 수 있다.

② 제1항에도 불구하고 간호조무사는 제3조 제2항에 따른 의원급 의료기관에 한하여 의사, 치과의사, 한의사의 지도하에 환자의 요양을 위한 간호 및 진료의 보조를 수행할 수 있다.

③ 제1항 및 제2항에 따른 구체적인 업무의 범위와 한계에 대하여 필요한 사항은 보건복지부령으로 정한다.

제80조의3 (준용규정) 간호조무사에 대하여는 제8조, 제9조, 제12조, 제16조, 제19조, 제20조, 제22조, 제23조, 제59조제1항, 제61조, 제65조, 제66조, 제68조, 제83조제1항, 제84조, 제85조, 제87조, 제87조의2, 제88조, 제88조의2 및 제91조를 준용하며, 이 경우 "면허"는 "자격"으로, "면허증"은 "자격증"으로 본다.

제81조 (의료유사업자) ① 이 법이 시행되기 전의 규정에 따라 자격을 받은 접골사(接骨士), 침사(鍼士), 구사(灸士)(이하 "의료유사업자"라 한다)는 제27조에도 불구하고 각 해당 시술소에서 시술(施術)을 업(業)으로 할 수 있다.

② 의료유사업자에 대하여는 이 법 중 의료인과 의료기관에 관한 규정을 준용한다. 이 경우 "의료인"은 "의료유사업자"로, "면허"는 "자격"으로, "면허증"은 "자격증"으로, "의료기관"은 "시술소"로 한다.

③ 의료유사업자의 시술행위, 시술업무의 한계 및 시술소의 기준 등에 관한 사항은 보건복지부령으로 정한다.

제82조 (안마사) ① 안마사는 「장애인복지법」에 따른 시각장애인 중 다음 각 호의 어느 하나에 해당하는 자로서 시 · 도지사에게 자격인정을 받아야 한다.

1. 「초 · 중등교육법」 제2조제5호에 따른 특수학교 중 고등학교에 준한 교육을 하는 학교에서 제4항에 따른 안마사의 업무한계에 따라 물리적 시술에 관한 교육과정을 마친 자
2. 중학교 과정 이상의 교육을 받고 보건복지부장관이 지정하는 안마수련기관에서 2년 이상의 안마수련과정을 마친 자

② 제1항의 안마사는 제27조에도 불구하고 안마업무를 할 수 있다.

③ 안마사에 대하여는 이 법 중 제8조, 제25조, 제28조부터 제32조까지, 제33조 제2항제1호 · 제3항 · 제5항 · 제8항 본문, 제36조, 제40조, 제59조 제1항, 제61조, 제63조(제36조를 위반한 경우만이다), 제64조부터 제66조까지, 제68조, 제83조, 제84조를 준용한다. 이 경우 "의료인"은 "안마사"로, "면허"는 "자격"으로, "면허증"은 "자격증"으로, "의료기관"은 "안마시술소 또는 안마원"으로, "해당 의료관계단체의 장"은 "안마사회장"으로 한다.

④ 안마사의 업무한계, 안마시술소나 안마원의 시설 기준 등에 관한 사항은 보건복지부령으로 정한다.

제83조 (경비 보조 등) ① 보건복지부장관 또는 시 · 도지사는 국민보건 향상을 위하여 필요하다고 인정될 때에는 의료인 · 의료기관 · 중앙회 또는 의료 관련 단체에 대하여 시설, 운영 경비, 조사 · 연구 비용의 전부 또는 일부를 보조할 수 있다.

② 보건복지부장관은 다음 각 호의 의료기관이 인증을 신청할 때 예산의 범위에서 인증에 소요되는 비용의 전부 또는 일부를 보조할 수 있다.

1. 제58조의4 제2항 및 제3항에 따라 인증을 신청하여야 하는 의료기관
2. 300병상 미만인 의료기관(종합병원은 제외한다) 중 보건복지부장관이 정하는 기준에 해당하는 의료기관

제84조 (청문) 보건복지부장관, 시 · 도지사 또는 시장 · 군수 · 구청장은 다음 각 호의 어느 하나에 해당하는 처분을 하려면 청문을 실시하여야 한다.

1. 제23조의2 제4항에 따른 인증의 취소
2. 제51조에 따른 설립 허가의 취소
3. 제58조의10에 따른 의료기관 인증 또는 조건부인증의 취소
4. 제63조에 따른 시설 · 장비 등의 사용금지 명령
5. 제64조 제1항에 따른 개설허가 취소나 의료기관 폐쇄 명령
6. 제65조 제1항에 따른 면허의 취소

제85조 (수수료) ① 이 법에 따른 의료인의 면허나 면허증을 재교부 받으려는 자, 국가시험등에 응시하려는 자, 진단용 방사선 발생 장치의 검사를 받으려는 자, 진단용 방사선 발생장치 안전관리책임자 교육을 받으려는 자는 보건복지부령으로 정하는 바에 따라 수수료를 내야 한다.

② 제9조 제2항에 따른 한국보건의료인국가시험원은 제1항에 따라 납부받은 국가시험등의 응시수수료를 보건복지부장관의 승인을 받아 시험 관리에 필요한 경비에 직접 충당할 수 있다.

제86조 (권한의 위임 및 위탁) ① 이 법에 따른 보건복지부장관 또는 시 · 도지사의 권한은 그 일부를 대통령령으로 정하는 바에 따라 질병관리청장, 시 · 도지사 또는 시장 · 군수 · 구청장이나 보건소장에게 위임할 수 있다.

② 보건복지부장관은 이 법에 따른 업무의 일부를 대통령령으로 정하는 바에 따라 관계 전문기관에 위탁할 수 있다.

제86조의2 (벌칙 적용에서 공무원 의제) 제57조의2제4항에 따른 심의위원회 위원은 「형법」 제129조부터 제132조까지의 규정을 적용할 때에는 공무원으로 본다.

제86조의3 (기록의 보존 · 보관 의무에 대한 면책) 제22조 제2항, 제23조 제1항, 제38조의2 또는 제40조의2

제1항에 따라 보존 · 보관하여야 하는 기록이 천재지변이나 그 밖의 불가항력으로 멸실된 경우에는 해당 기록의 보존 · 보관의무자는 제64조, 제66조 또는 제90조에 따른 책임을 면한다.

제9장 벌 칙

제87조 (벌칙) 제33조 제2항을 위반하여 의료기관을 개설하거나 운영하는 자는 10년 이하의 징역이나 1억원 이하의 벌금에 처한다.

제87조의2 (벌칙) ① 제12조 제3항을 위반한 죄를 범하여 사람을 상해에 이르게 한 경우에는 7년 이하의 징역 또는 1천만원 이상 7천만원 이하의 벌금에 처하고, 중상해에 이르게 한 경우에는 3년 이상 10년 이하의 징역에 처하며, 사망에 이르게 한 경우에는 무기 또는 5년 이상의 징역에 처한다.

② 다음 각 호의 어느 하나에 해당하는 자는 5년 이하의 징역이나 5천만원 이하의 벌금에 처한다.

1. 제4조의3 제1항을 위반하여 면허를 대여한 사람

1의2. 제4조의3 제2항을 위반하여 면허를 대여받거나 면허 대여를 알선한 사람

2. 제12조 제2항 및 제3항, 제18조 제3항, 제21조의2 제5항 · 제8항, 제23조 제3항, 제27조 제1항, 제33조 제2항(제82조 제3항에서 준용하는 경우만이다) · 제8항(제82조 제3항에서 준용하는 경우를 포함한다) · 제10항을 위반한 자. 다만, 제12조 제3항의 죄는 피해자의 명시한 의사에 반하여 공소를 제기할 수 없다.

3. 제27조 제5항을 위반하여 의료인이 아닌 자에게 의료행위를 하게 하거나 의료인에게 면허 사항 외의 의료행위를 하게 한 자

3의2. 제38조의2 제5항을 위반하여 촬영한 영상정보를 열람하게 하거나 제공한 자

3의3. 제38조의2 제6항을 위반하여 촬영한 영상정보를 탐지하거나 누출 · 변조 또는 훼손한 자

3의4. 제38조의2 제7항을 위반하여 촬영한 영상정보를 이 법에서 정한 목적 외의 용도로 사용한 자

4. 제40조의3 제3항을 위반하여 직접 보관한 진료기록부등 외 진료기록보관시스템에 보관된 정보를 열람하는 등 그 내용을 확인한 사람

5. 제40조의3 제7항을 위반하여 정당한 접근 권한 없이 또는 허용된 접근 권한을 넘어 진료기록보관시스템에 보관된 정보를 훼손 · 멸실 · 변경 · 위조 · 유출하거나 검색 · 복제한 사람

제88조 (벌칙) 다음 각 호의 어느 하나에 해당하는 자는 3년 이하의 징역이나 3천만원 이하의 벌금에 처한다.

1. 제19조, 제21조 제2항(제40조의2 제4항에서 준용하는 경우를 포함한다), 제22조 제3항, 제27조 제3항 · 제4항, 제33조 제4항, 제35조 제1항 단서, 제38조 제3항, 제47조 제11항, 제59조 제3항, 제64조 제2항(제82조 제3항에서 준용하는 경우를 포함한다), 제69조 제3항을 위반한 자. 다만, 제19조, 제21조 제2항(제40조의2 제4항에서 준용하는 경우를 포함한다) 또는 제69조 제3항을 위반한 자에 대한 공소는 고소가 있어야 한다.
2. 제23조의5를 위반한 자. 이 경우 취득한 경제적 이익등은 몰수하고, 몰수할 수 없을 때에는 그 가액을 추징한다.
3. 제38조의2 제2항에 따른 절차에 따르지 아니하고 같은 조 제1항에 따른 폐쇄회로 텔레비전으로 의료행위를 하는 장면을 임의로 촬영한 자
4. 제82조 제1항에 따른 안마사의 자격인정을 받지 아니하고 영리를 목적으로 안마를 한 자

제88조의2 (벌칙) 다음 각 호의 어느 하나에 해당하는 자는 2년 이하의 징역이나 2천만원 이하의 벌금에

처한다.

1. 제20조를 위반한 자
2. 제38조의2 제4항을 위반하여 안전성 확보에 필요한 조치를 하지 아니하여 폐쇄회로 텔레비전으로 촬영한 영상정보를 분실·도난·유출·변조 또는 훼손당한 자
3. 제47조 제12항을 위반하여 자율보고를 한 사람에게 불리한 조치를 한 자

제89조 (벌칙) 다음 각 호의 어느 하나에 해당하는 자는 1년 이하의 징역이나 1천만원 이하의 벌금에 처한다.

1. 제15조 제1항, 제17조 제1항·제2항(제1항 단서 후단과 제2항 단서는 제외한다), 제17조의2 제1항·제2항(처방전을 교부하거나 발송한 경우만이다), 제23조의2 제3항 후단, 제33조 제9항, 제56조 제1항부터 제3항까지 또는 제58조의6 제2항을 위반한 자
2. 정당한 사유 없이 제40조 제4항에 따른 권익보호조치를 하지 아니한 자
3. 제51조의2를 위반하여 의료법인의 임원 선임과 관련하여 금품 등을 주고받거나 주고받을 것을 약속한 자
4. 제61조 제1항에 따른 검사를 거부·방해 또는 기피한 자(제33조 제2항·제10항 위반 여부에 관한 조사임을 명시한 경우에 한정한다)

제90조 (벌칙) 제16조 제1항·제2항, 제17조 제3항·제4항, 제17조의2 제1항·제2항(처방전을 수령한 경우만이다), 제18조 제4항, 제21조 제1항 후단(제40조의2제4항에서 준용하는 경우를 포함한다), 제21조의2 제1항·제2항, 제22조 제1항·제2항(제40조의2 제4항에서 준용하는 경우를 포함한다), 제23조 제4항, 제26조, 제27조 제2항, 제33조 제1항·제3항(제82조 제3항에서 준용하는 경우를 포함한다)·제5항(허가의 경우만이다), 제35조 제1항 본문, 제38조의2 제1항부터 제4항까지·제9항, 제41조, 제42조 제1항, 제48조 제3항·제4항, 제77조 제2항을 위반한 자나 제63조에 따른 시정명령을 위반한 자와 의료기관 개설자가 될 수 없는 자에게 고용되어 의료행위를 한 자는 500만원 이하의 벌금에 처한다.

제90조의2 (「형법」상 감경규정에 관한 특례) 음주로 인한 심신장애 상태에서 제12조제3항을 위반하는 죄를 범한 때에는 「형법」 제10조 제1항을 적용하지 아니할 수 있다.

제91조 (양벌규정) 법인의 대표자나 법인 또는 개인의 대리인, 사용인, 그 밖의 종업원이 그 법인 또는 개인의 업무에 관하여 제87조, 제87조의2, 제88조, 제88조의2, 제89조 또는 제90조의 위반행위를 하면 그 행위자를 벌하는 외에 그 법인 또는 개인에게도 해당 조문의 벌금형을 과(科)한다. 다만, 법인 또는 개인이 그 위반행위를 방지하기 위하여 해당 업무에 관하여 상당한 주의와 감독을 게을리하지 아니한 경우에는 그러하지 아니하다.

제92조 (과태료) ①다음 각 호의 어느 하나에 해당하는 자에게는 300만원 이하의 과태료를 부과한다.

1. 제16조 제3항에 따른 교육을 실시하지 아니한 자

1의2. 제23조의3 제1항을 위반하여 진료정보 침해사고를 통지하지 아니한 자

1의3. 제24조의2 제1항을 위반하여 환자에게 설명을 하지 아니하거나 서면 동의를 받지 아니한 자

1의4. 제24조의2 제4항을 위반하여 환자에게 변경 사유와 내용을 서면으로 알리지 아니한 자

2. 제37조 제1항에 따른 신고를 하지 아니하고 진단용 방사선 발생장치를 설치·운영한 자
3. 제37조 제2항에 따른 안전관리책임자를 선임하지 아니하거나 정기검사와 측정 또는 방사선 관계 종사자에 대한 피폭관리를 실시하지 아니한 자
5. 제49조 제3항을 위반하여 신고하지 아니한 자

② 다음 각 호의 어느 하나에 해당하는 자에게는 200만원 이하의 과태료를 부과한다.

1. 제21조의2 제6항 후단을 위반하여 자료를 제출하지 아니하거나 거짓 자료를 제출한 자

2. 제45조의2 제1항을 위반하여 보고를 하지 아니하거나 거짓으로 보고한 자
3. 제45조의2 제3항을 위반하여 자료를 제출하지 아니하거나 거짓으로 제출한 자
4. 제61조 제1항에 따른 보고를 하지 아니하거나 검사를 거부·방해 또는 기피한 자(제89조 제4호에 해당하는 경우는 제외한다)

③ 다음 각 호의 어느 하나에 해당하는 자에게는 100만원 이하의 과태료를 부과한다.

1. 제16조 제3항에 따른 기록 및 유지를 하지 아니한 자

1의2. 제16조 제4항에 따른 변경이나 휴업·폐업 또는 재개업을 신고하지 아니한 자

2. 제33조 제5항(제82조 제3항에서 준용하는 경우를 포함한다)에 따른 변경신고를 하지 아니한 자

2의2. 제37조 제3항에 따른 안전관리책임자 교육을 받지 아니한 사람

3. 제40조 제1항(제82조 제3항에서 준용하는 경우를 포함한다)에 따른 휴업 또는 폐업 신고를 하지 아니한 자

3의2. 제40조의2 제1항을 위반하여 진료기록부등을 관할 보건소장에게 넘기지 아니하거나 수량 및 목록 등을 거짓으로 보고한 자

3의3. 제40조의2 제2항을 위반하여 변경신고를 하지 아니하거나 거짓으로 변경신고를 한 자

3의4. 제40조의2 제2항을 위반하여 진료기록부등의 보존 및 열람을 대행할 책임자를 지정하지 아니하거나 진료기록부등을 관할 보건소장에게 넘기지 아니한 자

3의5. 제40조의2 제3항에 따른 준수사항을 위반한 자

4. 제42조 제3항을 위반하여 의료기관의 명칭 또는 이와 비슷한 명칭을 사용한 자
5. 제43조 제5항에 따른 진료과목 표시를 위반한 자
6. 제4조 제3항에 따라 환자의 권리 등을 게시하지 아니한 자
7. 제52조의2 제6항을 위반하여 대한민국의학한림원 또는 이와 유사한 명칭을 사용한 자
8. 제4조 제5항을 위반하여 그 위반행위에 대하여 내려진 제63조에 따른 시정명령을 따르지 아니한 사람

④ 제1항부터 제3항까지의 과태료는 대통령령으로 정하는 바에 따라 보건복지부장관 또는 시장·군수·구청장이 부과·징수한다.

2. 지역보건법

[시행 2023.3.28.] [법률 제19305호, 2023.3.28., 일부개정]
보건복지부(건강정책과)

제1장 총 칙

제1조 (목적) 이 법은 보건소 등 지역보건의료기관의 설치·운영에 관한 사항과 보건의료 관련기관·단체와의 연계·협력을 통하여 지역보건의료기관의 기능을 효과적으로 수행하는 데 필요한 사항을 규정함으로써 지역보건의료정책을 효율적으로 추진하여 지역주민의 건강 증진에 이바지함을 목적으로 한다.

제2조 (정의) 이 법에서 사용하는 용어의 뜻은 다음과 같다.

1. "지역보건의료기관"이란 지역주민의 건강을 증진하고 질병을 예방·관리하기 위하여 이 법에 따라 설치·운영하는 보건소, 보건의료원, 보건지소 및 건강생활지원센터이다.
2. "지역보건의료서비스"란 지역주민의 건강을 증진하고 질병을 예방·관리하기 위하여 지역보건의료기관

이 직접 제공하거나 보건의료 관련기관·단체를 통하여 제공하는 서비스로서 보건의료인(「보건의료기본법」 제3조 제3호에 따른 보건의료인이다. 이하 같다)이 행하는 모든 활동이다.

3. “보건의료 관련기관·단체”란 지역사회 내에서 공중(公衆) 또는 특정 다수인을 위하여 지역보건의료서비스를 제공하는 의료기관, 약국, 보건의료인 단체 등이다.

제3조 (국가와 지방자치단체의 책무) ① 국가 및 지방자치단체는 지역보건의료에 관한 조사·연구, 정보의 수집·관리·활용·보호, 인력의 양성·확보 및 고용 안정과 자질 향상 등을 위하여 노력하여야 한다.

② 국가 및 지방자치단체는 지역보건의료 업무의 효율적 추진을 위하여 기술적·재정적 지원을 하여야 한다.

③ 국가 및 지방자치단체는 지역주민의 건강 상태에 격차가 발생하지 아니하도록 필요한 방안을 마련하여야 한다.

제4조 (지역사회 건강실태조사) ① 질병관리청장과 특별자치시장·특별자치도지사·시장·군수·구청장(구청장은 자치구의 구청장을 말하며, 이하 “시장·군수·구청장”이라 한다)은 지역주민의 건강 상태 및 건강 문제의 원인 등을 파악하기 위하여 매년 지역사회 건강실태조사를 실시하여야 한다.

② 질병관리청장은 제1항에 따라 지역사회 건강실태조사를 실시할 때에는 미리 보건복지부장관과 협의하여야 한다.

③ 제1항에 따른 지역사회 건강실태조사의 방법, 내용 등에 필요한 사항은 대통령령으로 정한다.

제5조 (자료 또는 정보의 처리 및 이용 등) ① 보건복지부장관은 지역보건의료기관(「농어촌 등 보건의료를 위한 특별조치법」 제2조 제4호에 따른 보건진료소를 포함한다. 이하 이 조에서 같다)의 기능 및 업무를 수행하는 데 필요한 각종 자료 및 정보의 효율적 처리(「개인정보 보호법」 제2조 제2호의 처리이다. 이하 이 조에서 같다)를 위하여 지역보건의료정보시스템을 구축·운영할 수 있다.

② 보건복지부장관은 제1항에 따른 지역보건의료정보시스템을 구축·운영하는 데 필요한 자료로서 다음 각 호의 어느 하나에 해당하는 자료 또는 정보를 처리할 수 있으며, 관계 중앙행정기관, 지방자치단체, 관련 기관·단체·법인·시설 등에 필요한 자료의 제공을 요청할 수 있다. 이 경우 요청을 받은 중앙행정기관, 지방자치단체, 관련 기관·단체·법인·시설 등의 장은 정당한 사유가 없으면 그 요청에 따라야 한다.

1. 제11조제1항제5호에 따른 지역보건의료서비스의 제공에 관한 자료
2. 제19조부터 제21조까지의 규정에 따른 지역보건의료서비스 제공의 신청, 조사 및 실시에 관한 자료
3. 그 밖에 지역보건의료기관의 기능을 수행하는 데 필요한 것으로서 대통령령으로 정하는 자료

③ 누구든지 정당한 접근 권한 없이 또는 허용된 접근 권한을 넘어 지역보건의료정보시스템의 정보를 훼손·멸실·변경·위조·유출하거나 검색·복제하여서는 아니 된다.

④ 보건복지부장관은 지역보건의료기관의 기능과 업무 수행에 필요한 각종 자료 및 정보의 효율적 처리를 위하여 제1항에 따른 지역보건의료정보시스템을 다음 각 호의 정보시스템과 전자적으로 연계하여 활용할 수 있다.

1. 「주민등록법」 제30조제1항에 따른 주민등록전산정보자료를 처리하는 정보시스템
2. 「사회보장기본법」 제37조제2항에 따른 사회보장정보시스템
3. 「사회보장급여의 이용·제공 및 수급권자 발굴에 관한 법률」 제24조의2 제1항에 따른 사회서비스정보시스템
4. 「감염병의 예방 및 관리에 관한 법률」 제33조의4 제1항에 따른 예방접종통합관리시스템
5. 「감염병의 예방 및 관리에 관한 법률」 제40조의5 제1항에 따른 감염병관리통합정보시스템
6. 「건강검진기본법」 제3조 제4호에 따른 건강검진자료를 처리하는 정보시스템

7. 「지방재정법」 제96조의2 제1항에 따른 정보시스템
8. 「치매관리법」 제13조의2 제1항에 따른 치매정보시스템
9. 그 밖에 대통령령으로 정하는 정보시스템

⑤ 보건복지부장관은 제1항에 따라 지역보건의료정보시스템을 통해 처리하는 자료 또는 정보를 지역주민의 건강 증진 및 질병의 예방·관리를 위하여 관계 중앙행정기관의 장과 특별시장·광역시장·도지사(이하 "시·도지사"라 한다) 또는 시장·군수·구청장에게 제공할 수 있다.

⑥ 시·도지사 또는 시장·군수·구청장은 필요한 경우 제5항에 따라 보건복지부장관으로부터 제공받은 자료 또는 정보를 제19조제2항에 따른 서비스대상자 및 부양의무자의 동의를 받아 제30조 제3항에 따른 보건의료 관련기관·단체 또는 의료인에게 제공할 수 있다. 이 경우 이용 목적을 고려하여 필요 최소한의 정보를 제공하여야 한다.

⑦ 관계 중앙행정기관의 장, 시·도지사 또는 시장·군수·구청장이 제4항 및 제5항에 따라 지역보건의료정보시스템을 이용하거나 연계하고자 하는 경우에는 지역보건의료정보시스템을 이용하여 처리하고자 하는 자료 또는 정보와 그 범위, 처리 목적·방식, 해당 자료 또는 정보의 보유기관 등을 특정하여 보건복지부장관과 미리 협의하여야 한다.

⑧ 제7항에 규정된 사항 외에 지역보건의료정보시스템의 이용 범위·방법 및 절차 등은 대통령령으로 정한다.

제6조 (지역보건의료심의위원회) ① 지역보건의료에 관한 다음 각 호의 사항을 심의하기 위하여 특별시·광역시·도(이하 "시·도"라 한다) 및 특별자치시·특별자치도·시·군·구(구는 자치구를 말하며, 이하 "시·군·구"라 한다)에 지역보건의료심의위원회(이하 "위원회"라 한다)를 둔다.

1. 지역사회 건강실태조사 등 지역보건의료의 실태조사에 관한 사항
2. 지역보건의료계획 및 연차별 시행계획의 수립·시행 및 평가에 관한 사항
3. 지역보건의료계획의 효율적 시행을 위하여 보건의료 관련기관·단체, 학교, 직장 등과의 협력이 필요한 사항
4. 그 밖에 지역보건의료시책의 추진을 위하여 필요한 사항

② 위원회는 위원장 1명을 포함한 20명 이내의 위원으로 구성하며, 위원장은 해당 지방자치단체의 부단체장(부단체장이 2명 이상인 지방자치단체에서는 대통령령으로 정하는 부단체장이다)이 된다. 다만, 제4항에 따라 다른 위원회가 위원회의 기능을 대신하는 경우 위원장은 조례로 정한다.

③ 위원회의 위원은 지역주민 대표, 학교보건 관계자, 산업안전·보건 관계자, 보건의료 관련기관·단체의 임직원 및 관계 공무원 중에서 해당 위원회가 속하는 지방자치단체의 장이 임명하거나 위촉한다.

④ 위원회는 그 기능을 담당하기에 적합한 다른 위원회가 있고 그 위원회의 위원이 제3항에 따른 자격을 갖춘 경우에는 시·도 또는 시·군·구의 조례에 따라 위원회의 기능을 통합하여 운영할 수 있다.

⑤ 제1항부터 제4항까지에서 규정한 사항 외에 위원회의 구성과 운영 등에 필요한 사항은 대통령령으로 정한다.

제2장 지역보건의료계획의 수립·시행

제7조 (지역보건의료계획의 수립 등) ① 시·도지사 또는 시장·군수·구청장은 지역주민의 건강 증진을 위하여 다음 각 호의 사항이 포함된 지역보건의료계획을 4년마다 제3항 및 제4항에 따라 수립하여야 한다.

1. 보건의료 수요의 측정

2. 지역보건의료서비스에 관한 장기 · 단기 공급대책
3. 인력 · 조직 · 재정 등 보건의료자원의 조달 및 관리
4. 지역보건의료서비스의 제공을 위한 전달체계 구성 방안
5. 지역보건의료에 관련된 통계의 수집 및 정리

② 시 · 도지사 또는 시장 · 군수 · 구청장은 매년 제1항에 따른 지역보건의료계획에 따라 연차별 시행계획을 수립하여야 한다.

③ 시장 · 군수 · 구청장(특별자치시장 · 특별자치도지사는 제외한다. 이하 이 조에서 같다)은 해당 시 · 군 · 구(특별자치시 · 특별자치도는 제외한다. 이하 이 조에서 같다) 위원회의 심의를 거쳐 지역보건의료계획(연차별 시행계획을 포함한다. 이하 이 조에서 같다)을 수립한 후 해당 시 · 군 · 구의회에 보고하고 시 · 도지사에게 제출하여야 한다.

④ 특별자치시장 · 특별자치도지사 및 제3항에 따라 관할 시 · 군 · 구의 지역보건의료계획을 받은 시 · 도지사는 해당 위원회의 심의를 거쳐 시 · 도(특별자치시 · 특별자치도를 포함한다. 이하 이 조에서 같다)의 지역보건의료계획을 수립한 후 해당 시 · 도의회에 보고하고 보건복지부장관에게 제출하여야 한다.

⑤ 제3항 및 제4항에 따른 지역보건의료계획은 「사회보장기본법」 제16조에 따른 사회보장 기본계획, 「사회보장급여의 이용 · 제공 및 수급권자 발굴에 관한 법률」에 따른 지역사회보장계획 및 「국민건강증진법」 제4조에 따른 국민건강증진종합계획과 연계되도록 하여야 한다.

⑥ 특별자치시장 · 특별자치도지사, 시 · 도지사 또는 시장 · 군수 · 구청장은 제3항 또는 제4항에 따라 지역보건의료계획을 수립하는 데에 필요하다고 인정하는 경우에는 보건의료 관련기관 · 단체, 학교, 직장 등에 중복 · 유사 사업의 조정 등에 관한 의견을 듣거나 자료의 제공 및 협력을 요청할 수 있다. 이 경우 요청을 받은 해당 기관은 정당한 사유가 없으면 그 요청에 협조하여야 한다.

⑦ 지역보건의료계획의 내용에 관하여 필요하다고 인정하는 경우 보건복지부장관은 특별자치시장 · 특별자치도지사 또는 시 · 도지사에게, 시 · 도지사는 시장 · 군수 · 구청장에게 각각 보건복지부령으로 정하는 바에 따라 그 조정을 권고할 수 있다.

⑧ 제1항부터 제7항까지에서 규정한 사항 외에 지역보건의료계획의 세부 내용, 수립 방법 · 시기 등에 관하여 필요한 사항은 대통령령으로 정한다.

제8조 (지역보건의료계획의 시행) ① 시 · 도지사 또는 시장 · 군수 · 구청장은 지역보건의료계획을 시행할 때에는 제7조제2항에 따라 수립된 연차별 시행계획에 따라 시행하여야 한다.

② 시 · 도지사 또는 시장 · 군수 · 구청장은 지역보건의료계획을 시행하는 데에 필요하다고 인정하는 경우에는 보건의료 관련기관 · 단체 등에 인력 · 기술 및 재정 지원을 할 수 있다.

제9조 (지역보건의료계획 시행 결과의 평가) ① 제8조 제1항에 따라 지역보건의료계획을 시행한 때에는 보건복지부장관은 특별자치시 · 특별자치도 또는 시 · 도의 지역보건의료계획의 시행결과를, 시 · 도지사는 시 · 군 · 구(특별자치시 · 특별자치도는 제외한다)의 지역보건의료계획의 시행 결과를 대통령령으로 정하는 바에 따라 각각 평가할 수 있다.

② 보건복지부장관 또는 시 · 도지사는 필요한 경우 제1항에 따른 평가 결과를 제24조에 따른 비용의 보조에 반영할 수 있다.

제3장 지역보건의료기관의 설치 · 운영

제10조 (보건소의 설치) ① 지역주민의 건강을 증진하고 질병을 예방 · 관리하기 위하여 시 · 군 · 구에 1개소

의 보건소(보건의료원을 포함한다. 이하 같다)를 설치한다. 다만, 시 · 군 · 구의 인구가 30만 명을 초과하는 등 지역주민의 보건의료를 위하여 특별히 필요하다고 인정되는 경우에는 대통령령으로 정하는 기준에 따라 해당 지방자치단체의 조례로 보건소를 추가로 설치할 수 있다.

② 동일한 시 · 군 · 구에 2개 이상의 보건소가 설치되어 있는 경우 해당 지방자치단체의 조례로 정하는 바에 따라 업무를 총괄하는 보건소를 지정하여 운영할 수 있다.

제11조 (보건소의 기능 및 업무) ① 보건소는 해당 지방자치단체의 관할 구역에서 다음 각 호의 기능 및 업무를 수행한다.

1. 건강 친화적인 지역사회 여건의 조성
2. 지역보건의료정책의 기획, 조사 · 연구 및 평가
3. 보건의료인 및 「보건의료기본법」 제3조 제4호에 따른 보건의료기관 등에 대한 지도 · 관리 · 육성과 국민보건 향상을 위한 지도 · 관리
4. 보건의료 관련기관 · 단체, 학교, 직장 등과의 협력체계 구축
5. 지역주민의 건강증진 및 질병예방 · 관리를 위한 다음 각 목의 지역보건의료서비스의 제공
   가. 국민건강증진 · 구강건강 · 영양관리사업 및 보건교육
   나. 감염병의 예방 및 관리
   다. 모성과 영유아의 건강유지 · 증진
   라. 여성 · 노인 · 장애인 등 보건의료 취약계층의 건강유지 · 증진
   마. 정신건강증진 및 생명존중에 관한 사항
   바. 지역주민에 대한 진료, 건강검진 및 만성질환 등의 질병관리에 관한 사항
   사. 가정 및 사회복지시설 등을 방문하여 행하는 보건의료 및 건강관리사업
   아. 난임의 예방 및 관리

② 보건복지부장관이 지정하여 고시하는 의료취약지의 보건소는 제1항 제5호아목 중 대통령령으로 정하는 업무를 수행할 수 있다.

③ 제1항 및 제2항에 따른 보건소 기능 및 업무 등에 관하여 필요한 세부 사항은 대통령령으로 정한다.

제12조 (보건의료원) 보건소 중 「의료법」 제3조 제2항 제3호가목에 따른 병원의 요건을 갖춘 보건소는 보건의료원이라는 명칭을 사용할 수 있다.

제13조 (보건지소의 설치) 지방자치단체는 보건소의 업무수행을 위하여 필요하다고 인정하는 경우에는 대통령령으로 정하는 기준에 따라 해당 지방자치단체의 조례로 보건소의 지소(이하 "보건지소"라 한다)를 설치할 수 있다.

제14조 (건강생활지원센터의 설치) 지방자치단체는 보건소의 업무 중에서 특별히 지역주민의 만성질환 예방 및 건강한 생활습관 형성을 지원하는 건강생활지원센터를 대통령령으로 정하는 기준에 따라 해당 지방자치단체의 조례로 설치할 수 있다.

제15조 (지역보건의료기관의 조직) 지역보건의료기관의 조직은 대통령령으로 정하는 사항 외에는 「지방자치법」 제125조에 따른다.

제16조 (전문인력의 적정 배치 등) ① 지역보건의료기관에는 기관의 장과 해당 기관의 기능을 수행하는 데 필요한 면허 · 자격 또는 전문지식을 가진 인력(이하 "전문인력"이라 한다)을 두어야 한다.

② 시 · 도지사(특별자치시장 · 특별자치도지사를 포함한다)는 지역보건의료기관의 전문인력을 적정하게 배치하기 위하여 필요한 경우 「지방공무원법」제30조의2 제2항에 따라 지역보건의료기관 간에 전문인력의 교류를 할 수 있다.

③ 보건복지부장관과 시 · 도지사(특별자치시장 · 특별자치도지사를 포함한다)는 지역보건의료기관의 전문인력의 자질 향상을 위하여 필요한 교육훈련을 시행하여야 한다.
④ 보건복지부장관은 지역보건의료기관의 전문인력의 배치 및 운영 실태를 조사할 수 있으며, 그 배치 및 운영이 부적절하다고 판단될 때에는 그 시정을 위하여 시 · 도지사 또는 시장 · 군수 · 구청장에게 권고할 수 있다.
⑤ 제1항에 따른 전문인력의 배치 및 임용자격 기준과 제3항에 따른 교육훈련의 대상 · 기간 · 평가 및 그 결과 처리 등에 필요한 사항은 대통령령으로 정한다.
제16조의2 (방문건강관리 전담공무원) ① 제11조 제1항 제5호사목의 방문건강관리사업을 담당하게 하기 위하여 지역보건의료기관에 보건복지부령으로 정하는 전문인력을 방문건강관리 전담공무원으로 둘 수 있다.
② 국가는 제1항에 따른 방문건강관리 전담공무원의 배치에 필요한 비용의 전부 또는 일부를 보조할 수 있다.
제17조 (지역보건의료기관의 시설 · 장비 등) ① 지역보건의료기관은 보건복지부령으로 정하는 기준에 적합한 시설 · 장비 등을 갖추어야 한다.
② 지역보건의료기관의 장은 지역주민이 지역보건의료기관을 쉽게 알아볼 수 있고 이용하기에 편리하도록 보건복지부령으로 정하는 표시를 하여야 한다.
제18조 (시설의 이용) 지역보건의료기관은 보건의료에 관한 실험 또는 검사를 위하여 의사 · 치과의사 · 한의사 · 약사 등에게 그 시설을 이용하게 하거나, 타인의 의뢰를 받아 실험 또는 검사를 할 수 있다.
제18조의2(지역보건의료기관 협의회) ① 지역보건의료기관은 2개 이상의 지방자치단체에 관련된 보건의료사업과 감염병 업무에 공동으로 대응하고, 관계 중앙행정기관 및 지역보건의료기관 상호 간에 소통과 업무의 효율성을 증진하기 위하여 지역보건의료기관 협의회를 구성할 수 있다.
② 지역보건의료기관의 장은 제1항에 따른 협의회를 구성하려면 관계 지역보건의료기관 간의 협의에 따라 규약을 정하여 전국 단위 협의회인 경우에는 보건복지부장관에게, 시 · 도(특별자치시 · 특별자치도를 포함한다) 단위 협의회인 경우에는 특별자치시장 · 특별자치도지사 또는 시 · 도지사에게 이를 보고하여야 한다.
③ 제1항 및 제2항에 따른 협의회의 구성과 운영 등에 필요한 사항은 보건복지부령으로 정한다.

제4장 지역보건의료서비스의 실시

제19조 (지역보건의료서비스의 신청) ① 지역보건의료서비스 중 보건복지부령으로 정하는 서비스를 필요로 하는 사람(이하 "서비스대상자"라 한다)과 그 친족, 그 밖의 관계인은 관할 시장 · 군수 · 구청장에게 지역보건의료서비스의 제공(이하 "서비스 제공"이라 한다)을 신청할 수 있다.
② 시장 · 군수 · 구청장이 제1항에 따른 서비스 제공 신청을 받는 경우 제20조에 따라 조사하려 하거나 제출받으려는 자료 또는 정보에 관하여 서비스대상자와 그 서비스대상자의 1촌 직계혈족 및 그 배우자(이하 "부양의무자"라 한다)에게 다음 각 호의 사항을 알리고, 해당 자료 또는 정보의 수집에 관한 동의를 받아야 한다.
1. 법적 근거, 이용 목적 및 범위
2. 이용 방법
3. 보유기간 및 파기방법
③ 서비스 제공의 신청인은 서비스 제공 신청을 철회하는 경우 시장 · 군수 · 구청장에게 조사하거나 제출한

자료 또는 정보의 반환 또는 삭제를 요청할 수 있다. 이 경우 요청을 받은 시장 · 군수 · 구청장은 특별한 사유가 없으면 그 요청에 따라야 한다.
④ 제1항부터 제3항까지의 규정에 따른 서비스 제공의 신청 · 철회 및 고지 · 동의 방법 등에 관하여 필요한 사항은 보건복지부령으로 정한다.
제20조 (신청에 따른 조사) ① 시장 · 군수 · 구청장은 제19조 제1항에 따라 서비스 제공 신청을 받으면 서비스대상자와 부양의무자의 인적사항 · 가족관계 · 소득 · 재산 · 사회보장급여 수급이력 · 건강상태 등에 관한 자료 및 정보에 대하여 조사하고 처리할 수 있다. 다만, 서비스대상자와 부양의무자에 대한 조사가 필요하지 아니하거나 그 밖에 대통령령으로 정하는 사유에 해당하는 경우는 제외한다.
② 시장 · 군수 · 구청장은 제1항에 따른 조사에 필요한 자료를 확보하기 위하여 서비스대상자 또는 그 부양의무자에게 필요한 자료 또는 정보의 제출을 요구할 수 있다.
③ 시장 · 군수 · 구청장은 제1항에 따른 조사를 위하여 주민등록전산정보 · 가족관계등록전산정보 · 금융 · 국세 · 지방세, 토지 · 건물 · 건강보험 · 국민연금 · 고용보험 · 산업재해보상보험 · 보훈급여 등 대통령령으로 정하는 관련 전산망 또는 자료를 이용하고자 하는 경우에는 관계 중앙행정기관, 지방자치단체, 관련 기관 · 단체 · 법인 · 시설 등에 협조를 요청할 수 있다. 이 경우 자료의 제출을 요청받은 중앙행정기관, 지방자치단체, 관련 기관 · 단체 · 법인 · 시설 등은 정당한 사유가 없으면 이에 따라야 한다.
④ 시장 · 군수 · 구청장은 제1항의 사항을 확인하기 위하여 필요한 경우 그 권한을 표시하는 증표 및 조사기간, 조사범위, 조사담당자, 관계 법령 등이 기재된 서류를 제시하고 거주지 및 사실 확인에 필요한 관련 장소를 방문할 수 있다.
제21조 (서비스 제공의 결정 및 실시) ① 시장 · 군수 · 구청장은 제20조에 따른 조사를 하였을 때에는 예산 상황 등을 고려하여 서비스 제공의 실시 여부를 결정한 후 이를 서면이나 전자문서로 신청인에게 통보하여야 한다.
② 시장 · 군수 · 구청장은 제1항에 따른 서비스 제공의 실시 여부를 결정할 때 제20조 제2항부터 제4항까지에 따라 조사한 자료 · 정보의 전부 또는 일부를 통하여 평가한 서비스대상자와 그 부양의무자의 소득 · 재산 수준 및 건강상태가 보건복지부장관이 정하는 기준 이하인 경우에는 관련 조사의 일부를 생략하고 서비스 제공의 실시를 결정할 수 있다.
③ 시장 · 군수 · 구청장은 서비스대상자에게 서비스 제공을 하기로 결정하였을 때에는 서비스 제공기간 등을 계획하여 그 계획에 따라 지역보건의료서비스를 제공하여야 한다.
제22조 (정보의 파기) ① 시장 · 군수 · 구청장은 제20조에 따라 조사하거나 제출받은 정보 중 서비스대상자가 아닌 사람의 정보는 5년을 초과하여 보유할 수 없다. 이 경우 시장 · 군수 · 구청장은 정보의 보유기한이 지나면 지체 없이 이를 파기하여야 한다.
② 시장 · 군수 · 구청장은 제1항에 따른 정보가 지역보건의료정보시스템 또는 「사회보장기본법」 제37조 제2항에 따른 사회보장정보시스템에 수집되어 있는 경우 보건복지부장관에게 해당 정보의 파기를 요청할 수 있다. 이 경우 보건복지부장관은 지체 없이 이를 파기하여야 한다.
③ 시 · 도지사, 시장 · 군수 · 구청장, 보건의료 관련 기관 · 단체 또는 의료인은 제5조 제5항 및 제6항에 따라 제공받은 자료 또는 정보를 5년이 지나면 파기하여야 한다.
제23조(건강검진 등의 신고) ① 「의료법」 제27조 제1항 각 호의 어느 하나에 해당하는 사람이 지역주민 다수를 대상으로 건강검진 또는 순회 진료 등 주민의 건강에 영향을 미치는 행위(이하 "건강검진등"이라 한다)를 하려는 경우에는 보건복지부령으로 정하는 바에 따라 건강검진등을 하려는 지역을 관할하는 보건소장에게 신고하여야 한다.

② 의료기관이 「의료법」 제33조 제1항 각 호의 어느 하나에 해당하는 사유로 의료기관 외의 장소에서 지역주민 다수를 대상으로 건강검진 등을 하려는 경우에도 제1항에 따른 신고를 하여야 한다.
③ 보건소장은 제1항 및 제2항에 따른 신고를 받은 경우에는 그 내용을 검토하여 이 법에 적합하면 신고를 수리하여야 한다.

제5장 보 칙

제24조 (비용의 보조) ① 국가와 시·도는 지역보건의료기관의 설치와 운영에 필요한 비용 및 지역보건의료계획의 시행에 필요한 비용의 일부를 보조할 수 있다.
② 제1항에 따라 보조금을 지급하는 경우 설치비와 부대비에 있어서는 그 3분의 2 이내로 하고, 운영비 및 지역보건의료계획의 시행에 필요한 비용에 있어서는 그 2분의 1 이내로 한다.
제25조(수수료 등) ① 지역보건의료기관은 그 시설을 이용한 자, 실험 또는 검사를 의뢰한 자 또는 진료를 받은 자로부터 수수료 또는 진료비를 징수할 수 있다.
② 제1항에 따른 수수료와 진료비는 보건복지부령으로 정하는 기준에 따라 해당 지방자치단체의 조례로 정한다.
제26조 (지역보건의료기관의 회계) 지역보건의료기관의 수수료 및 진료비의 수입은 「지방회계법」 제26조에 따른 수입 대체 경비로 직접 지출할 수 있으며, 회계 사무는 해당 지방자치단체의 규칙으로 정하는 바에 따라 간소화할 수 있다.
제27조 (보고 등) 보건복지부장관은 지방자치단체에 대하여 보건복지부령으로 정하는 바에 따라 지역보건의료기관의 설치·운영에 관한 사항을 보고하게 하거나 소속 공무원으로 하여금 지역보건의료기관에 대하여 실태조사 등 지도·감독을 할 수 있다.
제28조 (개인정보의 누설금지) 지역보건의료기관(「농어촌 등 보건의료를 위한 특별조치법」 제2조제4호에 따른 보건진료소를 포함한다)의 기능 수행과 관련한 업무에 종사하였거나 종사하고 있는 사람 또는 지역보건의료정보시스템을 구축·운영하였거나 구축·운영하고 있는 자(제30조 제3항 및 제5항에 따라 위탁받거나 대행하는 업무에 종사하거나 종사하였던 자를 포함한다)는 업무상 알게 된 다음 각 호의 정보를 업무 외의 목적으로 사용하거나 다른 사람에게 제공 또는 누설하여서는 아니 된다.
1. 보건의료인이 진료과정(건강검진을 포함한다)에서 알게 된 개인 및 가족의 진료 정보
2. 제5조에 따라 수집·관리·보유하거나 제공받은 자료 또는 정보
3. 제20조에 따라 조사하거나 제출받은 다음 각 호의 정보
   가. 금융정보(「국민기초생활 보장법」 제21조 제3항 제1호의 금융정보이다. 이하 같다)
   나. 신용정보 또는 보험정보(「국민기초생활 보장법」 제21조 제3항 제2호·제3호의 신용정보 및 보험정보이다. 이하 같다)
4. 제1호부터 제3호까지에 따른 자료 또는 정보를 제외한 개인정보(개인정보 보호법」 제2조 제1호의 개인정보이다. 이하 같다)

제29조(동일 명칭 사용금지) 이 법에 따른 보건소, 보건의료원, 보건지소 또는 건강생활지원센터가 아닌 자는 각각 보건소, 보건의료원, 보건지소 또는 건강생활지원센터라는 명칭을 사용하지 못한다.
제30조(권한의 위임 등) ① 이 법에 따른 보건복지부장관의 권한은 대통령령으로 정하는 바에 따라 그 일부를 시·도지사 또는 시장·군수·구청장에게 위임할 수 있다.
② 이 법에 따른 질병관리청장의 권한은 대통령령으로 정하는 바에 따라 그 일부를 소속 기관의 장에게

위임할 수 있다.
③ 시·도지사 또는 시장·군수·구청장은 이 법에 따른 지역보건의료기관의 기능 수행에 필요한 업무의 일부를 대통령령으로 정하는 바에 따라 보건의료 관련기관·단체에 위탁하거나, 「의료법」 제2조에 따른 의료인에게 대행하게 할 수 있다.
④ 시·도지사 또는 시장·군수·구청장은 제3항에 따라 업무를 위탁한 경우에는 그 비용의 전부 또는 일부를 보조할 수 있고, 의료인에게 그 업무의 일부를 대행하게 한 경우에는 그 업무수행에 드는 실비(實費)를 보조할 수 있다.
⑤ 보건복지부장관은 지역보건의료정보시스템의 구축·운영 등에 관한 업무를 대통령령으로 정하는 바에 따라 「공공기관의 운영에 관한 법률」 제4조에 따른 공공기관에 대행하게 할 수 있다.
⑥ 보건복지부장관은 제4항에 따라 업무를 대행하게 한 경우에는 예산의 범위에서 그에 필요한 비용을 보조할 수 있다.
제31조(의료법」에 대한 특례) 제12조에 따른 보건의료원은 「의료법」 제3조 제2항 제3호가목에 따른 병원 또는 같은 항 제1호나목·다목에 따른 치과의원 또는 한의원으로 보고, 보건소·보건지소 및 건강생활지원센터는 같은 호에 따른 의원·치과의원 또는 한의원으로 본다.

제6장 벌 칙

제32조(벌칙) ① 다음 각 호의 어느 하나에 해당하는 자는 5년 이하의 징역 또는 5천만원 이하의 벌금에 처한다.
1. 제5조 제3항을 위반하여 정당한 접근 권한 없이 또는 허용된 접근 권한을 넘어 지역보건의료정보시스템의 정보를 훼손·멸실·변경·위조 또는 유출한 자
2. 제28조를 위반하여 같은 조 제1호부터 제4호까지의 어느 하나에 해당하는 정보를 사용·제공·누설한 자 및 그 사정을 알면서도 영리 목적 또는 부정한 목적으로 해당 정보를 제공받은 자

③ 제5조제3항을 위반하여 정당한 접근 권한 없이 또는 허용된 접근 권한을 넘어 지역보건의료정보시스템의 정보를 검색 또는 복제한 자는 3년 이하의 징역 또는 3천만원 이하의 벌금에 처한다.
제33조(양벌규정) 법인의 대표자나 법인 또는 개인의 대리인·사용인, 그 밖의 종업원이 그 법인 또는 개인의 업무에 관하여 제32조의 위반행위를 하면 그 행위자를 벌하는 외에 그 법인 또는 개인에게도 해당 조문의 벌금형을 과(科)한다. 다만, 법인 또는 개인이 그 위반행위를 방지하기 위하여 해당 업무에 관하여 상당한 주의와 감독을 게을리하지 아니한 경우에는 그러하지 아니하다.
제34조(과태료) ① 제22조 제3항을 위반하여 정보 또는 자료를 파기하지 아니한 자에게는 3천만원 이하의 과태료를 부과한다.
② 다음 각 호의 어느 하나에 해당하는 자에게는 300만원 이하의 과태료를 부과한다.
1. 제23조에 따른 신고를 하지 아니하거나 거짓으로 신고하고 건강검진등을 한 자
2. 제29조를 위반하여 동일 명칭을 사용한 자

③ 제1항 및 제2항에 따른 과태료는 해당 지방자치단체의 조례에서 정하는 바에 따라 해당 시장·군수·구청장이 부과·징수한다.

3. 지역보건법 시행령

[시행 2023.5.2.] [대통령령 제32977호, 2022.11.1., 타법개정]
보건복지부(건강정책과)

제1조 (목적) 이 영은 「지역보건법」에서 위임된 사항과 그 시행에 필요한 사항을 규정함을 목적으로 한다.

제2조 (지역사회 건강실태조사의 방법 및 내용) ① 질병관리청장은 보건복지부장관과 협의하여 「지역보건법」(이하 "법"이라 한다) 제4조제1항에 따른 지역사회 건강실태조사(이하 "지역사회 건강실태조사"라 한다)를 매년 지방자치단체의 장에게 협조를 요청하여 실시한다.

② 제1항에 따라 협조 요청을 받은 지방자치단체의 장은 매년 보건소(보건의료원을 포함한다. 이하 같다)를 통하여 지역 주민을 대상으로 지역사회 건강실태조사를 실시하여야 한다. 이 경우 지방자치단체의 장은 지역사회 건강실태조사의 결과를 질병관리청장에게 통보하여야 한다.

③ 지역사회 건강실태조사는 표본조사를 원칙으로 하되, 필요한 경우에는 전수조사를 할 수 있다.

④ 지역사회 건강실태조사의 내용에는 다음 각 호의 사항이 포함되어야 한다.

1. 흡연, 음주 등 건강 관련 생활습관에 관한 사항
2. 건강검진 및 예방접종 등 질병 예방에 관한 사항
3. 질병 및 보건의료서비스 이용 실태에 관한 사항
4. 사고 및 중독에 관한 사항
5. 활동의 제한 및 삶의 질에 관한 사항
6. 그 밖에 지역사회 건강실태조사에 포함되어야 한다고 질병관리청장이 정하는 사항

제3조 (지역보건의료심의위원회의 구성과 운영) ① 법 제6조 제2항 본문에서 "대통령령으로 정하는 부단체장"이란 「지방자치법 시행령」 제71조 제2항에 따른 행정부시장이나 행정부지사이다. 이 경우 행정부시장이나 행정부지사가 2명 있는 지방자치단체는 행정(1)부시장이나 행정(1)부지사이다.

② 법 제6조에 따른 지역보건의료심의위원회(이하 "위원회"라 한다)에 출석한 위원에게는 예산의 범위에서 수당과 여비를 지급할 수 있다. 다만, 공무원인 위원이 그 소관 업무와 직접 관련되어 참석하는 경우에는 그러하지 아니하다.

③ 제1항 및 제2항에서 규정한 사항 외에 위원회의 구성과 운영에 필요한 사항은 해당 지방자치단체의 조례로 정한다.

제4조 (지역보건의료계획의 세부 내용) ① 특별시장 · 광역시장 · 도지사(이하 "시 · 도지사"라 한다) 및 특별자치시장 · 특별자치도지사는 법 제7조 제1항에 따라 수립하는 지역보건의료계획(이하 "지역보건의료계획"이라 한다)에 다음 각 호의 내용을 포함시켜야 한다.

1. 지역보건의료계획의 달성 목표
2. 지역현황과 전망
3. 지역보건의료기관과 보건의료 관련기관 · 단체 간의 기능 분담 및 발전 방향
4. 법 제11조에 따른 보건소의 기능 및 업무의 추진계획과 추진현황
5. 지역보건의료기관의 인력 · 시설 등 자원 확충 및 정비 계획
6. 취약계층의 건강관리 및 지역주민의 건강 상태 격차 해소를 위한 추진계획
7. 지역보건의료와 사회복지사업 사이의 연계성 확보 계획

8. 의료기관의 병상(病床)의 수요 · 공급
9. 정신질환 등의 치료를 위한 전문치료시설의 수요 · 공급
10. 특별자치시 · 특별자치도 · 시 · 군 · 구(구는 자치구를 말하며, 이하 "시 · 군 · 구"라 한다) 지역보건의료기관의 설치 · 운영 지원
11. 시 · 군 · 구 지역보건의료기관 인력의 교육훈련
12. 지역보건의료기관과 보건의료 관련기관 · 단체 간의 협력 · 연계
13. 그 밖에 시 · 도지사 및 특별자치시장 · 특별자치도지사가 지역보건의료계획을 수립함에 있어서 필요하다고 인정하는 사항

② 시장 · 군수 · 구청장(구청장은 자치구의 구청장이다. 이하 같다)은 지역보건의료계획에 다음 각 호의 내용을 포함시켜야 한다.

1. 제1항 제1호부터 제7호까지의 내용
2. 그 밖에 시장 · 군수 · 구청장이 지역보건의료계획을 수립함에 있어서 필요하다고 인정하는 사항

제5조 (지역보건의료계획의 수립 방법 등) ① 시 · 도지사 또는 특별자치시장 · 특별자치도지사 · 시장 · 군수 · 구청장(이하 "시장 · 군수 · 구청장"이라 한다)은 지역보건의료계획을 수립하기 전에 지역 내 보건의료실태와 지역주민의 보건의료의식 · 행동양상 등에 대하여 조사하고 자료를 수집하여야 한다.

② 시 · 도지사 또는 시장 · 군수 · 구청장은 제1항에 따른 지역 내 보건의료실태 조사 결과에 따라 해당 지역에 필요한 사업 계획을 포함하여 지역보건의료계획을 수립하되 국가 또는 특별시 · 광역시 · 도(이하 "시 · 도"라 한다)의 보건의료시책에 맞춰 수립하여야 한다.

③ 시 · 도지사 또는 시장 · 군수 · 구청장은 지역보건의료계획을 수립하는 경우에 그 주요 내용을 시 · 도 또는 시 · 군 · 구의 홈페이지 등에 2주 이상 공고하여 지역주민의 의견을 수렴하여야 한다.

제6조 (지역보건의료계획의 제출 시기 등) ① 시장 · 군수 · 구청장(특별자치시장 · 특별자치도지사는 제외한다. 이하 이 조 및 제7조에서 같다)은 법 제7조 제3항에 따라 지역보건의료계획(연차별 시행계획을 포함한다. 이하 이 조에서 같다)을 계획 시행연도 1월 31일까지 시 · 도지사에게 제출하여야 한다.

② 시 · 도지사(특별자치시장 · 특별자치도지사를 포함한다)는 법 제7조 제4항에 따라 지역보건의료계획을 계획 시행연도 2월 말일까지 보건복지부장관에게 제출하여야 한다.

③ 시장 · 군수 · 구청장은 지역 내 인구의 급격한 변화 등 예측하지 못한 보건의료환경 변화에 따라 지역보건의료계획을 변경할 필요가 있는 경우에는 시 · 군 · 구(특별자치시 · 특별자치도는 제외한다. 이하 이 조 및 제7조에서 같다) 위원회의 심의를 거쳐 변경한 후 시 · 군 · 구 의회에 변경 사실 및 변경 내용을 보고하고, 시 · 도지사에게 지체 없이 변경 사실 및 변경 내용을 제출하여야 한다.

④ 시 · 도지사(특별자치시장 · 특별자치도지사를 포함한다)는 지역 내 인구의 급격한 변화 등 예측하지 못한 보건의료환경 변화에 따라 지역보건의료계획을 변경할 필요가 있는 경우에는 시 · 도(특별자치시 · 특별자치도를 포함한다. 이하 이 조 및 제7조에서 같다) 위원회의 심의를 거쳐 변경한 후 시 · 도 의회에 변경 사실 및 변경 내용을 보고하고, 보건복지부장관에게 지체 없이 변경 사실 및 변경 내용을 제출하여야 한다.

제7조 (지역보건의료계획 시행 결과의 평가) ① 시장 · 군수 · 구청장은 법 제9조 제1항에 따른 지역보건의료계획 시행 결과의 평가를 위하여 해당 시 · 군 · 구 지역보건의료계획의 연차별 시행계획에 따른 시행 결과를 매 시행연도 다음 해 1월 31일까지 시 · 도지사에게 제출하여야 한다.

② 시 · 도지사(특별자치시장 · 특별자치도지사를 포함한다)는 법 제9조 제1항에 따른 지역보건의료계획 시행 결과의 평가를 위하여 해당 시 · 도 지역보건의료계획의 연차별 시행계획에 따른 시행 결과를 매

시행 연도 다음 해 2월 말일까지 보건복지부장관에게 제출하여야 한다.
③ 보건복지부장관 또는 시 · 도지사는 제1항 또는 제2항에 따라 제출받은 지역보건의료계획의 연차별 시행계획에 따른 시행 결과를 평가하려는 경우에는 다음 각 호의 기준에 따라 평가하여야 한다.
1. 지역보건의료계획 내용의 충실성
2. 지역보건의료계획 시행 결과의 목표달성도
3. 보건의료자원의 협력 정도
4. 지역주민의 참여도와 만족도
5. 그 밖에 지역보건의료계획의 연차별 시행계획에 따른 시행 결과를 평가하기 위하여 보건복지부장관이 필요하다고 정하는 기준
④ 보건복지부장관 또는 시 · 도지사는 제3항에 따라 지역보건의료계획의 연차별 시행계획에 따른 시행 결과를 평가한 경우에는 그 평가 결과를 공표할 수 있다.
제8조(보건소의 추가 설치) ① 법 제10조 제1항 단서에 따라 보건소를 추가로 설치할 수 있는 경우는 다음 각 호의 어느 하나에 해당하는 경우로 한다.
1. 해당 시 · 군 · 구의 인구가 30만명을 초과하는 경우
2. 해당 시 · 군 · 구의 「보건의료기본법」에 따른 보건의료기관 현황 등 보건의료 여건과 아동 · 여성 · 노인 · 장애인 등 보건의료 취약계층의 보건의료 수요 등을 고려하여 보건소를 추가로 설치할 필요가 있다고 인정되는 경우
② 법 제10조 제1항 단서 및 이 조 제1항에 따라 보건소를 추가로 설치하려는 경우에는 「지방자치법 시행령」 제73조에 따른다. 이 경우 해당 지방자치단체의 장은 보건복지부장관과 미리 협의해야 한다.
제9조 (보건소의 기능 및 업무의 세부 사항) ① 법 제11조 제1항 제2호에 따른 지역보건의료정책의 기획, 조사 · 연구 및 평가의 세부 사항은 다음 각 호와 같다.
1. 지역보건의료계획 등 보건의료 및 건강증진에 관한 중장기 계획 및 실행계획의 수립 · 시행 및 평가에 관한 사항
2. 지역사회 건강실태조사 등 보건의료 및 건강증진에 관한 조사 · 연구에 관한 사항
3. 보건에 관한 실험 또는 검사에 관한 사항
② 법 제11조 제1항 제3호에 따른 보건의료인 및 「보건의료기본법」 제3조 제4호에 따른 보건의료기관 등에 대한 지도 · 관리 · 육성과 국민보건 향상을 위한 지도 · 관리의 세부 사항은 다음 각 호와 같다.
1. 의료인 및 의료기관에 대한 지도 등에 관한 사항
2. 의료기사 · 보건의료정보관리사 및 안경사에 대한 지도 등에 관한 사항
3. 응급의료에 관한 사항
4. 「농어촌 등 보건의료를 위한 특별조치법」에 따른 공중보건의사, 보건진료 전담공무원 및 보건진료소에 대한 지도 등에 관한 사항
5. 약사에 관한 사항과 마약 · 향정신성의약품의 관리에 관한 사항
6. 공중위생 및 식품위생에 관한 사항
③ 법 제11조 제2항에서 "대통령령으로 정하는 업무"란 난임시술 주사제 투약에 관한 지원 및 정보 제공이다.
제10조 (보건지소의 설치) 법 제13조에 따른 보건지소는 읍 · 면(보건소가 설치된 읍 · 면은 제외한다)마다 1개씩 설치할 수 있다. 다만, 지역주민의 보건의료를 위하여 특별히 필요하다고 인정되는 경우에는 필요한 지역에 보건지소를 설치 · 운영하거나 여러 개의 보건지소를 통합하여 설치 · 운영할 수 있다.
제11조 (건강생활지원센터의 설치) 법 제14조에 따른 건강생활지원센터는 읍 · 면 · 동(보건소가 설치된 읍 ·

면 · 동은 제외한다)마다 1개씩 설치할 수 있다.

제12조 (지역보건의료기관의 조직 기준) ① 행정안전부장관은 법 제15조에 따라 지역보건의료기관의 조직 기준을 정하는 경우에 미리 보건복지부장관과 협의하여야 한다.

② 행정안전부장관은 제1항에 따른 지역보건의료기관의 조직 기준을 정하는 경우에 해당 시 · 군 · 구의 인구 규모, 지역 특성, 보건의료 수요 등을 고려하여야 하고, 다른 지방자치단체와의 균형을 유지하도록 합리적으로 정하여야 한다.

③ 지역보건의료기관의 기능과 업무량이 변경될 경우에는 그에 따라 지역보건의료기관의 조직과 정원도 조정하여야 한다.

제13조 (보건소장) ① 보건소에 보건소장(보건의료원의 경우에는 원장이다. 이하 같다) 1명을 두되, 의사 면허가 있는 사람 중에서 보건소장을 임용한다. 다만, 의사 면허가 있는 사람 중에서 임용하기 어려운 경우에는 「지방공무원 임용령」 별표 1에 따른 보건 · 식품위생 · 의료기술 · 의무 · 약무 · 간호 · 보건진료(이하 "보건등"이라 한다) 직렬의 공무원을 보건소장으로 임용할 수 있다.

② 제1항 단서에 따라 보건등 직렬의 공무원을 보건소장으로 임용하려는 경우에 해당 보건소에서 실제로 보건등과 관련된 업무를 하는 보건등 직렬의 공무원으로서 보건소장으로 임용되기 이전 최근 5년 이상 보건등의 업무와 관련하여 근무한 경험이 있는 사람 중에서 임용하여야 한다.

③ 보건소장은 시장 · 군수 · 구청장의 지휘 · 감독을 받아 보건소의 업무를 관장하고 소속 공무원을 지휘 · 감독하며, 관할 보건지소, 건강생활지원센터 및 「농어촌 등 보건의료를 위한 특별조치법」 제2조 제4호에 따른 보건진료소(이하 "보건진료소"라 한다)의 직원 및 업무에 대하여 지도 · 감독한다.

제14조 (보건지소장) ① 보건지소에 보건지소장 1명을 두되, 지방의무직공무원 또는 임기제공무원을 보건지소장으로 임용한다.

② 보건지소장은 보건소장의 지휘 · 감독을 받아 보건지소의 업무를 관장하고 소속 직원을 지휘 · 감독하며, 보건진료소의 직원 및 업무에 대하여 지도 · 감독한다.

제15조 (건강생활지원센터장) ① 건강생활지원센터에 건강생활지원센터장 1명을 두되, 보건등 직렬의 공무원 또는 「보건의료기본법」 제3조 제3호에 따른 보건의료인을 건강생활지원센터장으로 임용한다.

② 건강생활지원센터장은 보건소장의 지휘 · 감독을 받아 건강생활지원센터의 업무를 관장하고 소속 직원을 지휘 · 감독한다.

제16조 (전문인력의 배치 기준) 법 제16조 제1항에 따라 지역보건의료기관에 두어야 하는 전문인력(이하 "전문인력"이라 한다)의 면허 또는 자격의 종류에 따른 최소 배치 기준은 보건복지부령으로 정한다.

제17조 (전문인력의 임용 자격 기준) 전문인력의 임용 자격 기준은 지역보건의료기관의 기능을 수행하는 데 필요한 면허 · 자격 또는 전문지식이 있는 사람으로 하되, 해당 분야의 업무에서 2년 이상 종사한 사람을 우선적으로 임용하여야 한다.

제18조 (전문인력에 대한 교육훈련) ① 보건복지부장관 또는 시 · 도지사(특별자치시장 · 특별자치도지사를 포함한다. 이하 이 조에서 같다)는 법 제16조 제3항에 따라 전문인력에 대하여 기본교육훈련과 직무분야별 전문교육훈련을 실시하여야 한다.

② 보건복지부장관 또는 시 · 도지사는 제1항에 따른 교육훈련을 소속 교육훈련기관에서 받게 하거나 다음 각 호의 어느 하나에 해당하는 기관에 위탁하여 받게 할 수 있다.

1. 질병관리청장
2. 다른 행정기관 소속의 교육훈련기관
3. 민간교육기관

제19조 (교육훈련의 대상 및 기간) 법 제16조 제3항에 따른 교육훈련 과정별 교육훈련의 대상 및 기간은 다음 각 호의 구분에 따른다.

1. 기본교육훈련 : 해당 직급의 공무원으로서 필요한 능력과 자질을 배양할 수 있도록 신규로 임용되는 전문인력을 대상으로 하는 3주 이상의 교육훈련
2. 직무 분야별 전문교육훈련 : 보건소에서 현재 담당하고 있거나 담당할 직무 분야에 필요한 전문적인 지식과 기술을 습득할 수 있도록 재직 중인 전문인력을 대상으로 하는 1주 이상의 교육훈련

제20조 (전문인력 배치 및 운영 실태 조사) ① 보건복지부장관은 법 제16조 제4항에 따라 지역보건의료기관의 전문인력 배치 및 운영 실태를 2년마다 조사하여야 하며, 필요한 경우에는 시 · 도 또는 시 · 군 · 구에 대하여 수시로 조사할 수 있다.

② 보건복지부장관은 제1항에 따른 실태 조사 결과 전문인력의 적절한 배치 및 운영에 필요하다고 판단하는 경우에는 시 · 도지사(특별자치시장 · 특별자치도지사를 포함한다)에게 전문인력의 교류를 권고할 수 있다.

제21조 (전문인력의 결원 보충) 시 · 도지사(특별자치시장 · 특별자치도지사를 포함한다) 또는 시장 · 군수 · 구청장(특별자치시장 · 특별자치도지사는 제외한다)은 지역보건의료기관에 전문인력의 결원이 생겼을 때에는 지체 없이 결원 보충에 필요한 조치를 하여야 한다.

제22조 (시설이용의 편의제공 등) ① 지역보건의료기관의 장은 법 제18조에 따른 지역보건의료기관의 시설이용, 타인이 의뢰한 실험 또는 검사를 정당한 사유 없이 거부할 수 없으며 편의를 제공하여야 한다.

② 지역보건의료기관의 장은 제1항에 따라 타인의 의뢰를 받아 실험 또는 검사를 하였을 때에는 그 결과를 지체 없이 의뢰인에게 통지하여야 한다.

제23조 (업무의 위탁 및 대행) ① 법 제30조 제2항에 따라 시 · 도지사 또는 시장 · 군수 · 구청장은 다음 각 호의 업무를 보건의료 관련기관 · 단체에 위탁할 수 있다.

1. 법 제4조에 따른 지역사회 건강실태조사에 관한 업무
2. 법 제8조에 따른 지역보건의료계획의 시행에 관한 업무
3. 법 제11조 제1항 제5호나목에 따른 감염병의 예방 및 관리에 관한 업무
4. 법 제11조 제1항 제5호바목에 따른 지역주민에 대한 진료, 건강검진 및 만성질환 등 질병관리에 관한 사항 중 전문지식 및 기술이 필요한 진료, 실험 또는 검사 업무
5. 법 제11조 제1항 제5호사목에 따른 가정 및 사회복지시설 등을 방문하여 행하는 보건의료사업에 관한 업무

② 법 제30조 제2항에 따라 시 · 도지사 또는 시장 · 군수 · 구청장은 「의료법」 제2조에 따른 의료인에게 법 제11조 제1항 제5호 바목에 따른 지역주민에 대한 진료, 건강검진 및 만성질환 등 질병관리에 관한 사항 중 전문지식 및 기술이 필요한 진료에 관한 업무를 대행하게 할 수 있다.

③ 시 · 도지사 또는 시장 · 군수 · 구청장은 법 제30조 제2항에 따라 제1항 각 호에 따른 업무를 위탁하는 경우 그 수탁자 및 위탁업무 등을 고시하여야 한다.

④ 법 제30조 제3항에 따른 비용보조, 실비보조, 그 밖의 업무의 위탁 또는 대행에 필요한 사항은 해당 지방자치단체의 조례로 정한다.

제24조 (민감정보 및 고유식별정보의 처리) ① 보건복지부장관(법 제30조 제4항에 따라 보건복지부장관의 업무를 대행하는 자를 포함한다)은 다음 각 호의 사무를 수행하기 위하여 불가피한 경우 「개인정보 보호법 시행령」 제19조 제1호, 제2호 또는 제4호에 따른 주민등록번호, 여권번호 또는 외국인등록번호가 포함된 자료를 처리할 수 있다.

1. 법 제5조에 따른 지역보건의료업무의 전자화에 관한 사무

2. 법 제27조에 따른 보고 및 지도 · 감독에 관한 사무

② 지역보건의료기관의 장(법 제30조 제2항에 따라 지역보건의료기관의 업무를 위탁받거나 대행하는 자를 포함한다)은 법 제11조에 따른 보건소의 업무에 관한 사무를 수행하기 위하여 불가피한 경우 「개인정보 보호법」 제23조에 따른 건강에 관한 정보, 같은 법 시행령 제19조제1호, 제2호 또는 제4호에 따른 주민등록번호, 여권번호 또는 외국인등록번호가 포함된 자료를 처리할 수 있다.

③ 보건소장은 법 제23조에 따른 건강검진 등의 신고에 관한 사무를 수행하기 위하여 불가피한 경우 「개인정보 보호법 시행령」 제19조 제1호, 제2호 또는 제4호에 따른 주민등록번호, 여권번호 또는 외국인등록번호가 포함된 자료를 처리할 수 있다.

4. 지역보건법 시행규칙

[시행 2019.10.3.] [보건복지부령 제667호, 2019.8.19., 일부개정]
보건복지부(건강정책과)

제1조 (목적) 이 규정은 「지역보건법」 및 같은 법 시행령에서 위임된 사항과 그 시행에 필요한 사항을 규정함을 목적으로 한다.

제2조 (지역보건의료계획의 조정권고) ① 「지역보건법」(이하 "법"이라 한다) 제7조 제7항에 따라 같은 조 제1항에 따른 지역보건의료계획(같은 조 제2항에 따른 연차별 시행계획을 포함한다. 이하 이 조에서 같다)의 내용에 대한 조정 권고가 필요한 경우는 다음 각 호의 어느 하나에 해당하는 경우로 한다.

1. 지역보건의료계획의 내용이 관계 법령을 위반한 경우
2. 지역보건의료계획의 내용이 국가 또는 특별시 · 광역시 · 특별자치시 · 특별자치도 · 도의 보건의료정책에 부합하지 아니하는 경우
3. 지방자치단체의 생활권역과 행정구역이 서로 다름에도 불구하고 해당 지방자치단체에서 그 사실을 고려하지 아니한 경우
4. 2개 이상의 지방자치단체에 걸친 광역보건의료행정에 대하여 해당 지방자치단체에서 그 사정을 고려하지 아니한 경우
5. 지방자치단체 간 지역보건의료계획의 내용에 현저한 불균형이 있는 경우

② 보건복지부장관 또는 특별시장 · 광역시장 · 도지사(이하 "시 · 도지사"라 한다)는 법 제7조 제7항에 따라 지역보건의료계획의 조정 권고를 하는 경우에는 해당 지방자치단체의 장에게 관련 자료의 제출을 요구할 수 있다.

제3조 (보건소에서 수행할 수 있는 기능 및 업무의 예시) 법 제11조 제1항 및 「지역보건법 시행령」(이하 "영"이라 한다) 제9조에 따라 보건소(보건의료원을 포함한다. 이하 같다)에서 수행할 수 있는 기능 및 업무의 예시는 별표 1과 같다.

제4조 (전문인력의 배치) ① 영 제16조에 따른 전문인력의 면허 또는 자격의 종류에 따른 최소 배치 기준은 별표 2와 같다.

② 특별자치시장 · 특별자치도지사 · 시장 · 군수 · 구청장(구청장은 자치구의 구청장을 말하며, 이하 "시장 · 군수 · 구청장"이라 한다)은 제1항의 전문인력 최소 배치 기준에 따른 전문인력의 정원을 확보하기 위하여

해당 특별자치시 · 특별자치도 · 시 · 군 · 구(구는 자치구이다)의 직제 및 정원에 관한 규칙에 반영하여야 한다.

③ 시장 · 군수 · 구청장은 특별한 사유가 없으면 지역보건의료기관의 전문인력을 보유 면허 또는 자격과 관련되는 직위에 보직하여야 한다.

제4조의2 (방문건강관리 전담공무원) ① 법 제16조의2에 따른 방문건강관리 전담공무원은 다음 각 호의 어느 하나에 해당하는 사람으로 한다.

1. 「의료법」 제2조 제1항에 따른 의사, 치과의사, 한의사 및 간호사
2. 「의료기사 등에 관한 법률」 제2조 제2항 제3호, 제4호 및 제6호에 따른 물리치료사, 작업치료사 및 치과위생사
3. 「국민영양관리법」 제15조에 따른 영양사
4. 「약사법」 제2조 제2호에 따른 약사 및 한약사
5. 「국민체육진흥법」 제2조 제6호에 따른 체육지도자
6. 그 밖에 법 제11조 제1항 제5호 사목에 따른 방문건강관리사업에 관한 전문지식과 경험이 있다고 보건복지부장관이 인정하여 고시하는 사람

② 방문건강관리 전담공무원의 임용 등에 관하여는 「지방공무원 임용령」에서 정하는 바에 따른다.

③ 제1항 및 제2항에서 규정한 사항 외에 방문건강관리 전담공무원 제도 운영에 관하여 필요한 사항은 보건복지부장관이 정한다.

제5조 (전문인력에 대한 교육훈련) ① 시장 · 군수 · 구청장은 신규로 임용되거나 5급 이상 공무원으로 승진 임용된 전문인력에 대해서는 특별한 사유가 없으면 그 직급과 직무분야에 맞는 영 제18조 제1항 및 제19조 제1호에 따른 기본교육훈련(이하 "기본교육훈련"이라 한다)을 받게 한 후에 보직하여야 한다. 다만, 보건복지부장관이 인정하는 교육훈련기관에서 정해진 과정을 마친 사람은 보직 후에 기본교육훈련을 받게 할 수 있다.

② 시 · 도지사(특별자치시장 · 특별자치도지사를 포함한다)는 영 제18조 제2항에 따라 전문인력에 대한 교육훈련을 다른 행정기관 소속의 교육훈련기관 또는 민간교육훈련기관에 위탁하여 받게 한 경우에는 교육훈련비용의 전부 또는 일부를 해당 교육훈련기관에 보조할 수 있다.

③ 전문인력에 대한 교육훈련 과정, 교육훈련 내용, 교육훈련기관의 선정 등에 필요한 사항은 보건복지부장관이 정한다.

제6조 (전문인력의 교류 권고) 영 제20조 제2항에 따라 보건복지부장관이 시 · 도지사(특별자치시장 · 특별자치도지사를 포함한다)에게 전문인력의 적절한 배치 및 운영을 위한 전문인력의 교류를 권고할 수 있는 경우는 다음 각 호의 어느 하나에 해당하는 경우로 한다.

1. 전문인력의 균형 있는 배치를 위하여 교류하는 경우
2. 보건소 간의 협조를 위하여 인접 보건소 간에 교류하는 경우
3. 전문인력의 연고지 배치를 위하여 필요한 경우

제7조 (지역보건의료기관의 시설 · 장비 및 표시) 법 제17조에 따른 지역보건의료기관의 시설 · 장비 및 표시의 기준은 별표 3과 같다.

제8조 (지역보건의료서비스 제공의 신청 · 철회 및 고지 · 동의) ① 법 제19조 제1항에서 "지역보건의료서비스 중 보건복지부령으로 정하는 서비스"란 소득, 재산, 건강상태 등에 따라 선별하여 제공하는 서비스이다.

② 법 제19조 제1항 및 제3항에 따라 지역보건의료서비스의 제공(이하 "서비스 제공"이라 한다)을 신청하거나 철회하려는 자는 지역보건의료서비스 신청서나 철회서(전자문서를 포함한다)에 관련 서류(전자문서를

포함한다)를 첨부하여 시장 · 군수 · 구청장에게 신청하거나 철회하여야 한다. 다만, 첨부하여야 하는 관련 서류 중 「전자정부법」 제36조 제1항에 따른 행정정보의 공동이용을 통하여 관련 서류를 확인할 수 있는 경우에는 그 확인으로 첨부서류를 갈음하되, 신청인이 확인에 동의하지 아니하는 경우에는 그 서류를 첨부하여야 한다.

③ 시장 · 군수 · 구청장은 법 제19조 제2항에 따라 알리거나 자료 또는 정보의 수집에 관한 동의를 받아야 하는 경우에는 서면 또는 전자적인 방법으로 하여야 한다. 다만, 서면 또는 전자적인 방법으로 알리기 곤란한 경우에는 전화, 담당 공무원의 안내 등의 방법으로 알릴 수 있다.

제9조 (건강검진 등의 신고) ① 법 제23조에 따른 신고는 건강검진 등을 실시하기 10일 전까지 별지 제1호서식의 건강검진 등 신고서를 관할 보건소장(보건의료원장을 포함한다. 이하 같다)에게 제출하는 방법으로 해야 한다. 이 경우 관할 보건소장은 「전자정부법」 제36조 제1항에 따른 행정정보의 공동이용을 통하여 의료기관 개설허가증 또는 의료기관 개설신고증명서(의료기관만 해당한다)와 의사 · 치과의사 또는 한의사 면허증을 확인할 수 있는 경우에는 그 확인으로 첨부자료의 제공을 갈음할 수 있고, 신고인이 자료 확인에 동의하지 않는 경우에는 해당 자료를 첨부하도록 해야 한다.

② 보건소장은 제1항에 따른 건강검진 등 신고서를 제출받은 날부터 7일 이내에 신고의 수리 여부를 신고인에게 통지해야 한다. 이 경우 신고를 수리하는 때에는 별지 제1호의2서식의 건강검진 등 신고확인서를 발급해야 한다.

제10조(수수료 등) 법 제25조제2항에 따라 지역보건의료기관에서 징수하는 수수료와 진료비는 「국민건강보험법」 제45조제4항에 따라 보건복지부장관이 고시하는 요양급여비용 명세의 기준에 따라 지방자치단체의 조례로 정한다. 다만, 「전자정부법」 제9조2항 및 제3항에 따른 전자민원창구를 통하여 증명서를 발급받는 경우에는 수수료를 면제한다.

제11조(보고 등) ① 시장 · 군수 · 구청장(특별자치시장 · 특별자치도지사는 제외한다)은 법 제27조에 따라 지역보건의료기관의 설치 · 운영에 관하여 매년 12월 31일 기준으로 별지 제2호서식의 지역보건의료기관 설치 · 운영 현황을 작성하여 다음해 3월 31일까지 시 · 도지사를 거쳐 보건복지부장관에게 보고하여야 한다.

② 특별자치시장 · 특별자치도지사는 법 제27조에 따라 지역보건의료기관의 설치 · 운영에 관하여 매년 12월 31일 기준으로 별지 제2호서식의 지역보건의료기관 설치 · 운영 현황을 작성하여 다음해 3월 31일까지 보건복지부장관에게 보고하여야 한다.

③ 보건복지부장관은 지역보건의료기관의 설치 · 운영에 관한 지도 · 감독을 위하여 필요한 경우에는 소속 공무원으로 하여금 실태조사를 하게 할 수 있으며 실태조사 결과 부적절하다고 판단되는 경우에는 해당 지방자치단체의 장에게 시정을 요구하여야 한다.

④ 제1항 및 제2항에 따른 보고는 법 제5조에 따른 지역보건의료정보시스템에 입력 및 제출하는 방법으로 할 수 있다.

5. 의료기사 등에 관한 법률(약칭 : 의료기사법)

[시행 2020.12.15.] [법률 제17643호, 2020.12.15., 일부개정]
보건복지부(의료자원정책과)

제1조 (목적) 이 법은 의료기사, 보건의료정보관리사 및 안경사의 자격 · 면허 등에 관하여 필요한 사항을

정함으로써 국민의 보건 및 의료 향상에 이바지함을 목적으로 한다.

제1조의2 (정의) 이 법에서 사용하는 용어의 뜻은 다음과 같다.

1. "의료기사"란 의사 또는 치과의사의 지도 아래 진료나 의화학적(醫化學的) 검사에 종사하는 사람이다.
2. "보건의료정보관리사"란 의료 및 보건지도 등에 관한 기록 및 정보의 분류 · 확인 · 유지 · 관리를 주된 업무로 하는 사람이다.
3. "안경사"란 안경(시력보정용에 한정한다. 이하 같다)의 조제 및 판매와 콘택트렌즈(시력보정용이 아닌 경우를 포함한다. 이하 같다)의 판매를 주된 업무로 하는 사람이다.

제2조 (의료기사의 종류 및 업무) ① 의료기사의 종류는 임상병리사, 방사선사, 물리치료사, 작업치료사, 치과기공사 및 치과위생사로 한다.

② 의료기사는 종별에 따라 다음 각 호의 업무 및 이와 관련하여 대통령령으로 정하는 업무를 수행한다.

1. 임상병리사 : 각종 화학적 또는 생리학적 검사
2. 방사선사 : 방사선 등의 취급 또는 검사 및 방사선 등 관련 기기의 취급 또는 관리
3. 물리치료사 : 신체의 교정 및 재활을 위한 물리요법적 치료
4. 작업치료사 : 신체적 · 정신적 기능장애를 회복시키기 위한 작업요법적 치료
5. 치과기공사 : 보철물의 제작, 수리 또는 가공
6. 치과위생사 : 치아 및 구강질환의 예방과 위생 관리 등

제3조 (업무 범위와 한계) 의료기사, 보건의료정보관리사 및 안경사(이하 "의료기사등"이라 한다)의 구체적인 업무의 범위와 한계는 대통령령으로 정한다.

제4조 (면허) ① 의료기사등이 되려면 다음 각 호의 어느 하나에 해당하는 사람으로서 의료기사등의 국가시험(이하 "국가시험"이라 한다)에 합격한 후 보건복지부장관의 면허를 받아야 한다.

1. 「고등교육법」 제2조에 따른 대학 · 산업대학 · 전문대학(이하 "대학등"이라 한다)에서 취득하려는 면허에 상응하는 보건의료에 관한 학문을 전공하고 졸업한 사람. 다만, 보건의료정보관리사의 경우 「고등교육법」 제11조의2에 따른 인정기관(이하 "인정기관"이라 한다)의 보건의료정보관리사 교육과정 인증을 받은 대학등에서 보건의료정보 관련 학문을 전공하고 보건복지부령으로 정하는 교과목을 이수하여 졸업한 사람이어야 한다.

4. 외국의 제1호에 해당하는 학교(보건복지부장관이 정하여 고시하는 인정기준에 해당하는 학교이다)와 같은 수준 이상의 교육과정을 이수하고 외국의 해당 의료기사등의 면허를 받은 사람

② 다음 각 호의 구분에 따른 사람으로서 6개월 이내에 졸업할 것으로 예정된 사람은 제1항 제1호에 해당하는 사람으로 본다. 다만, 그 졸업예정시기에 졸업하여야 면허를 받을 수 있다.

1. 의료기사 · 안경사 : 대학등에서 취득하려는 면허에 상응하는 보건의료에 관한 학문을 전공한 사람
2. 보건의료정보관리사 : 인정기관의 보건의료정보관리사 교육과정 인증을 받은 대학등에서 보건의료정보 관련 학문을 전공하고 보건복지부령으로 정하는 교과목을 이수한 사람

③ 제1항 제1호 단서에도 불구하고 다음 각 호의 어느 하나에 해당하는 경우에는 보건의료정보관리사 국가시험 응시자격을 갖춘 것으로 본다.

1. 입학 당시 인정기관의 인증을 받은 대학등에 입학한 사람으로서 그 대학등에서 보건의료정보 관련 학문을 전공하고 보건복지부령으로 정하는 교과목을 이수하여 졸업하였으나 졸업 당시 해당 대학등이 인정기관의 인증을 받지 못한 경우
2. 대학등이 인정기관의 인증을 처음 신청한 날부터 그 인증신청의 결과가 나오기 전까지의 기간 동안 해당 대학등에 입학한 사람이 그 대학등에서 보건의료정보 관련 학문을 전공하고 보건복지부령으로

정하는 교과목을 이수하여 졸업한 경우

제5조 (결격사유) 다음 각 호의 어느 하나에 해당하는 사람에 대하여는 의료기사등의 면허를 하지 아니한다.

1. 정신건강증진 및 정신질환자 복지서비스 지원에 관한 법률」 제3조 제1호에 따른 정신질환자. 다만, 전문의가 의료기사등으로서 적합하다고 인정하는 사람의 경우에는 그러하지 아니하다.
2. 마약류 관리에 관한 법률」에 따른 마약류 중독자
3. 피성년후견인, 피한정후견인
4. 이 법 또는 「형법」 중 제234조, 제269조, 제270조 제2항부터 제4항까지, 제317조 제1항, 「보건범죄 단속에 관한 특별조치법,「지역보건법,「국민건강증진법,「후천성면역결핍증 예방법, 의료법,「응급의료에 관한 법률,「시체해부 및 보존에 관한 법률,「혈액관리법, 마약류 관리에 관한 법률,「모자보건법」 또는 「국민건강보험법」을 위반하여 금고 이상의 실형을 선고받고 그 집행이 끝나지 아니하거나 면제되지 아니한 사람

제6조 (국가시험) ① 국가시험은 대통령령으로 정하는 바에 따라 해마다 1회 이상 보건복지부장관이 실시한다.

② 보건복지부장관은 대통령령으로 정하는 바에 따라 「한국보건의료인국가시험원법」에 따른 한국보건의료인국가시험원으로 하여금 국가시험을 관리하게 할 수 있다.

제7조 (응시자격의 제한 등) ① 제5조 각 호의 어느 하나에 해당하는 사람은 국가시험에 응시할 수 없다.

② 부정한 방법으로 국가시험에 응시한 사람 또는 국가시험에 관하여 부정행위를 한 사람에 대하여는 그 시험을 정지시키거나 합격을 무효로 한다.

③ 보건복지부장관은 제2항에 따라 시험이 정지되거나 합격이 무효가 된 사람에 대하여 처분의 사유와 위반 정도 등을 고려하여 보건복지부령으로 정하는 바에 따라 그 다음에 치러지는 국가시험 응시를 3회의 범위에서 제한할 수 있다.

제8조 (면허의 등록 등) ① 보건복지부장관은 의료기사등의 면허를 할 때에는 그 종류에 따르는 면허대장에 그 면허에 관한 사항을 등록하고 그 면허증을 발급하여야 한다.

② 제1항에 따른 면허의 등록과 면허증에 관하여 필요한 사항은 보건복지부령으로 정한다.

제9조 (무면허자의 업무금지 등) ① 의료기사등이 아니면 의료기사등의 업무를 하지 못한다. 다만, 대학등에서 취득하려는 면허에 상응하는 교육과정을 이수하기 위하여 실습 중에 있는 사람의 실습에 필요한 경우에는 그러하지 아니하다.

② 의료기사등이 아니면 의료기사등의 명칭 또는 이와 유사한 명칭을 사용하지 못한다.

③ 의료기사등은 제4조에 따라 받은 면허를 다른 사람에게 대여하여서는 아니 된다.

④ 누구든지 제4조에 따라 받은 면허를 대여받아서는 아니 되며 면허 대여를 알선하여서도 아니 된다.

제10조 (비밀누설의 금지) 의료기사등은 이 법 또는 다른 법령에 특별히 규정된 경우를 제외하고는 업무상 알게 된 비밀을 누설하여서는 아니 된다.

제11조 (실태 등의 신고) ① 의료기사등은 대통령령으로 정하는 바에 따라 최초로 면허를 받은 후부터 3년마다 그 실태와 취업상황을 보건복지부장관에게 신고하여야 한다.

② 보건복지부장관은 제20조의 보수교육을 받지 아니한 의료기사등에 대하여 제1항에 따른 신고를 반려할 수 있다.

③ 보건복지부장관은 대통령령으로 정하는 바에 따라 제1항에 따른 신고 업무를 전자적으로 처리할 수 있는 전자정보처리시스템(이하 "신고시스템"이라 한다)을 구축 · 운영할 수 있다.

제11조의2 (치과기공소의 개설등록 등) ① 치과의사 또는 치과기공사가 아니면 치과기공소를 개설할 수 없다.

② 치과의사 또는 치과기공사는 1개소의 치과기공소만을 개설할 수 있다.
③ 치과기공소를 개설하려는 자는 보건복지부령으로 정하는 바에 따라 특별자치시장 · 특별자치도지사 · 시장 · 군수 · 구청장(자치구의 구청장에 한한다. 이하 같다)에게 개설등록을 하여야 한다.
④ 제3항에 따라 치과기공소를 개설하고자 하는 자는 보건복지부령으로 정하는 시설 및 장비를 갖추어야 한다.

제11조의3 (치과기공사 등의 준수사항) ① 치과기공사는 제3조에 따른 업무(이하 "치과기공물제작등 업무"라 한다)를 수행할 때 치과의사가 발행한 치과기공물 제작의뢰서에 따라야 한다.
② 치과기공물제작등 업무를 의뢰한 치과의사 및 치과기공소 개설자는 보건복지부령으로 정하는 바에 따라 치과기공물 제작의뢰서를 보존하여야 한다.
③ 치과기공물제작등 업무를 의뢰한 치과의사는 실제 기공물 제작 등이 치과기공물 제작의뢰서에 따라 적합하게 이루어지고 있는지 여부를 확인할 수 있으며 해당 치과기공소 개설자는 이에 따라야 한다.

제12조 (안경업소의 개설등록 등) ① 안경사가 아니면 안경을 조제하거나 안경 및 콘택트렌즈의 판매업소(이하 "안경업소"라 한다)를 개설할 수 없다.
② 안경사는 1개의 안경업소만을 개설할 수 있다.
③ 안경업소를 개설하려는 사람은 보건복지부령으로 정하는 바에 따라 특별자치시장 · 특별자치도지사 · 시장 · 군수 · 구청장에게 개설등록을 하여야 한다.
④ 제3항에 따라 안경업소를 개설하려는 사람은 보건복지부령으로 정하는 시설 및 장비를 갖추어야 한다.
⑤ 누구든지 안경 및 콘택트렌즈를 다음 각 호의 어느 하나에 해당하는 방법으로 판매 등을 하여서는 아니 된다.

1. 「전자상거래 등에서의 소비자보호에 관한 법률」 제2조에 따른 전자상거래 및 통신판매의 방법
2. 판매자의 사이버몰(컴퓨터 등과 정보통신설비를 이용하여 재화 등을 거래할 수 있도록 설정된 가상의 영업장이다) 등으로부터 구매 또는 배송을 대행하는 등 보건복지부령으로 정하는 방법

⑥ 안경사는 안경 및 콘택트렌즈를 안경업소에서만 판매하여야 한다.
⑦ 안경사는 콘택트렌즈를 판매하는 경우 콘택트렌즈의 사용방법과 유통기한 및 부작용에 관한 정보를 제공하여야 한다.

제13조 (폐업 등의 신고) 치과기공소 또는 안경업소의 개설자는 폐업을 하거나 등록사항을 변경한 경우에는 보건복지부령으로 정하는 바에 따라 지체 없이 특별자치시장 · 특별자치도지사 · 시장 · 군수 · 구청장에게 신고하여야 한다.

제14조 (과대광고 등의 금지) ① 치과기공소 또는 안경업소는 해당 업무에 관하여 거짓광고 또는 과장광고를 하지 못한다.
② 누구든지 영리를 목적으로 특정 치과기공소 · 안경업소 또는 치과기공사 · 안경사에게 고객을 알선 · 소개 또는 유인하여서는 아니 된다.
③ 제1항 및 제2항에 따른 과장광고 등의 금지와 관련하여 필요한 사항은 「표시 · 광고의 공정화에 관한 법률」 및 「독점규제 및 공정거래에 관한 법률」에서 정하는 바에 따른다.

제15조 (보고와 검사 등) ① 특별자치시장 · 특별자치도지사 · 시장 · 군수 · 구청장은 치과기공소 또는 안경업소의 개설자에게 그 지도 · 감독에 필요한 범위에서 보고를 명하거나 소속 공무원으로 하여금 업무 상황, 시설 등을 검사하게 할 수 있다.
② 제1항의 경우에 소속 공무원은 그 권한을 나타내는 증표 및 조사기간, 조사범위, 조사담당자 및 관계 법령 등 보건복지부령으로 정하는 사항이 기재된 서류를 지니고 이를 관계인에게 보여주어야 한다.

③ 소속 공무원이 제1항에 따라 업무 상황, 시설 등을 검사하는 경우 그 절차 · 방법 등에 관하여는 이 법에서 정하는 사항을 제외하고는 「행정조사기본법」에서 정하는 바에 따른다.

제16조 (중앙회) ① 의료기사등은 대통령령으로 정하는 바에 따라 그 면허의 종류에 따라 전국적으로 조직을 가지는 단체(이하 "중앙회"라 한다)를 설립하여야 한다.

② 중앙회는 법인으로 한다.

③ 중앙회에 관하여 이 법에 규정되지 아니한 사항은 「민법」 중 사단법인에 관한 규정을 준용한다.

④ 중앙회는 대통령령으로 정하는 바에 따라 특별시 · 광역시 · 도 및 특별자치도에 지부를 설치하여야 하며, 시 · 군 · 구(자치구이다)에 분회를 설치할 수 있다. 다만, 그 외의 지부나 외국에 지부를 설치하려면 보건복지부장관의 승인을 받아야 한다.

⑤ 중앙회가 지부나 분회를 설치한 때에는 그 지부나 분회의 책임자는 지체 없이 특별시장 · 광역시장 · 도지사 · 특별자치도지사 또는 시장 · 군수 · 구청장에게 신고하여야 한다.

⑥ 각 중앙회는 제22조의2에 따른 자격정지 처분 요구에 관한 사항을 심의 · 의결하기 위하여 윤리위원회를 둔다.

⑦ 제6항에 따른 윤리위원회의 구성, 운영 등에 필요한 사항은 대통령령으로 정한다.

제17조 (설립 인가 등) ① 중앙회를 설립하려면 대통령령으로 정하는 바에 따라 정관과 그 밖에 필요한 서류를 보건복지부장관에게 제출하여 설립 인가를 받아야 한다. 중앙회가 정관을 변경하고자 하는 때에도 또한 같다.

② 보건복지부장관은 제1항에 따른 인가를 하였을 때에는 그 사실을 공고하여야 한다.

③ 중앙회의 업무, 정관에 기재할 사항 및 그 밖에 필요한 사항은 대통령령으로 정한다.

제18조 (협조 의무) 중앙회는 보건복지부장관으로부터 국민의 보건 및 의료 향상에 관한 협조 요청을 받으면 협조하여야 한다.

제19조 (감독) ① 보건복지부장관은 중앙회나 그 지부가 다음 각 호의 어느 하나에 해당하는 때에는 정관의 변경 또는 시정을 명할 수 있다.

1. 정관이 정하는 사업 외의 사업을 한 때
2. 국민의 보건 및 의료향상에 장애가 되는 행위를 한 때
3. 제18조에 따른 요청을 받고 협조하지 아니한 때

② 보건복지부장관은 감독상 필요한 경우 중앙회나 그 지부에 대하여 그 업무에 관한 사항을 보고하게 할 수 있다.

제20조 (보수교육) ① 보건기관 · 의료기관 · 치과기공소 · 안경업소 등에서 각각 그 업무에 종사하는 의료기사등(1년 이상 그 업무에 종사하지 아니하다가 다시 업무에 종사하려는 의료기사등을 포함한다)은 보건복지부령으로 정하는 바에 따라 보수(補修)교육을 받아야 한다.

② 제1항에 따른 보수교육의 시간 · 방법 · 내용 등에 필요한 사항은 대통령령으로 정한다.

제21조 (면허의 취소 등) ① 보건복지부장관은 의료기사 등이 다음 각 호의 어느 하나에 해당하면 그 면허를 취소할 수 있다. 다만, 제1호의 경우에는 면허를 취소하여야 한다.

1. 제5조 제1호부터 제4호까지의 규정에 해당하게 된 경우
2. 삭제
3. 제9조제3항을 위반하여 다른 사람에게 면허를 대여한 경우

3의2. 제11조의3 제1항을 위반하여 치과의사가 발행하는 치과기공물 제작의뢰서에 따르지 아니하고 치과기공물제작등 업무를 한 때

4. 제22조 제1항 또는 제3항에 따른 면허자격정지 또는 면허효력정지 기간에 의료기사등의 업무를 하거나 3회 이상 면허자격정지 또는 면허효력정지 처분을 받은 경우

② 의료기사등이 제1항에 따라 면허가 취소된 후 그 처분의 원인이 된 사유가 소멸되는 등 대통령령으로 정하는 사유가 있다고 인정될 때에는 보건복지부장관은 그 면허증을 재발급할 수 있다. 다만, 제1항 제3호 및 제4호에 따라 면허가 취소된 경우와 제5조 제4호에 따른 사유로 면허가 취소된 경우에는 그 취소된 날부터 1년 이내에는 재발급하지 못한다.

제22조 (자격의 정지) ① 보건복지부장관은 의료기사등이 다음 각 호의 어느 하나에 해당하는 경우에는 6개월 이내의 기간을 정하여 그 면허자격을 정지시킬 수 있다.

1. 품위를 현저히 손상시키는 행위를 한 경우
2. 치과기공소 또는 안경업소의 개설자가 될 수 없는 사람에게 고용되어 치과기공사 또는 안경사의 업무를 한 경우

2의2. 치과진료를 행하는 의료기관 또는 제11조의2 제3항에 따라 등록한 치과기공소가 아닌 곳에서 치과기공사의 업무를 행한 때

2의3. 제11조의2 제3항을 위반하여 개설등록을 하지 아니하고 치과기공소를 개설·운영한 때

2의4. 제11조의3 제2항을 위반하여 치과기공물 제작의뢰서를 보존하지 아니한 때

2의5. 제11조의3 제3항을 위반한 때

3. 그 밖에 이 법 또는 이 법에 따른 명령을 위반한 경우

② 제1항 제1호에 따른 품위손상행위의 범위에 관하여는 대통령령으로 정한다.

③ 보건복지부장관은 의료기사등이 제11조에 따른 신고를 하지 아니한 때에는 신고할 때까지 면허의 효력을 정지할 수 있다.

④ 제1항에 따른 자격정지처분은 그 사유가 발생한 날부터 5년이 지나면 하지 못한다. 다만, 그 사유에 대하여 「형사소송법」 제246조에 따른 공소가 제기된 경우에는 공소가 제기된 날부터 해당 사건의 재판이 확정된 날까지의 기간은 시효기간에 산입하지 아니한다.

제22조의2(중앙회의 자격정지 처분의 요구) 각 중앙회의 장은 의료기사등이 제22조 제1항 제1호에 해당하는 행위를 한 경우에는 제16조제6항에 따른 윤리위원회의 심의·의결을 거쳐 보건복지부장관에게 자격정지 처분을 요구할 수 있다.

제23조 (시정명령) ①특별자치시장·특별자치도지사·시장·군수·구청장은 치과기공소 또는 안경업소의 개설자가 다음 각 호의 어느 하나에 해당되는 때에는 위반된 사항의 시정을 명할 수 있다.

1. 제11조의2 제4항 및 제12조 제4항에 따른 시설 및 장비를 갖추지 못한 때

1의2. 제12조 제7항을 위반하여 안경사가 콘택트렌즈의 사용방법과 유통기한 및 부작용에 관한 정보를 제공하지 아니한 경우

2. 제13조에 따라 폐업 또는 등록의 변경사항을 신고하지 아니한 때

② 보건복지부장관은 제28조 제2항에 따른 업무의 수탁기관이 제20조 제2항에 따른 보수교육의 시간·방법·내용 등에 관한 사항을 위반하여 보수교육을 실시하거나 실시하지 아니한 경우에는 시정을 명할 수 있다.

제24조 (개설등록의 취소 등) ① 특별자치시장·특별자치도지사·시장·군수·구청장은 치과기공소 또는 안경업소의 개설자가 다음 각 호의 어느 하나에 해당할 때에는 6개월 이내의 기간을 정하여 영업을 정지시키거나 등록을 취소할 수 있다.

1. 제11조의2 제2항 또는 제12조 제2항을 위반하여 2개 이상의 치과기공소 또는 안경업소를 개설한

경우
2. 제14조 제1항을 위반하여 거짓광고 또는 과장광고를 한 경우
3. 안경사의 면허가 없는 사람으로 하여금 안경의 조제 및 판매와 콘택트렌즈의 판매를 하게 한 경우
4. 이 법에 따라 영업정지처분을 받은 치과기공소 또는 안경업소의 개설자가 영업정지기간에 영업을 한 경우
5. 치과기공사가 아닌 자로 하여금 치과기공사의 업무를 하게 한 때
6. 제23조에 따른 시정명령을 이행하지 아니한 경우

② 제1항에 따라 개설등록의 취소처분을 받은 사람은 그 등록취소처분을 받은 날부터 6개월 이내에 치과기공소 또는 안경업소를 개설하지 못한다.

③ 치과기공소 또는 안경업소의 개설자가 제22조에 따른 면허자격정지처분을 받은 경우에는 그 면허자격정지기간 동안 해당 치과기공소 또는 안경업소는 영업을 하지 못한다. 다만, 치과기공소의 개설자가 제22조 제1항 제2호의4 및 제2호의5에 따른 면허자격정지처분을 받은 경우로서 해당 치과기공소에 그 개설자가 아닌 치과의사 또는 치과기공사가 종사하고 있는 경우에는 그러하지 아니하다.

④ 제1항에 따른 치과기공소 및 안경업소의 업무정지처분의 효과는 그 처분이 확정된 치과기공소 및 안경업소를 양수한 자에게 승계되고, 업무정지처분절차가 진행 중인 때에는 양수인에 대하여 그 절차를 계속 진행할 수 있다. 다만, 양수인이 그 처분 또는 위반사실을 알지 못하였음을 증명하는 때에는 그러하지 아니하다.

⑤ 제1항에 따른 업무정지처분을 받았거나 업무정지처분의 절차가 진행 중인 자는 행정처분을 받은 사실 또는 행정처분 절차가 진행 중인 사실을 보건복지부령으로 정하는 바에 따라 양수인에게 지체 없이 통지하여야 한다.

제25조 (행정처분의 기준) 제21조부터 제24조까지의 규정에 따른 행정처분의 세부적인 사항은 보건복지부령으로 정한다.

제26조 (청문) 보건복지부장관 또는 특별자치시장 · 특별자치도지사 · 시장 · 군수 · 구청장은 다음 각 호의 어느 하나에 해당하는 처분을 하려면 청문을 하여야 한다.
1. 제21조제1항에 따른 면허의 취소
2. 제24조제1항에 따른 등록의 취소

제26조의2 (자료 제공의 요청 등) 보건복지부장관은 이 법에 따른 업무를 수행하기 위하여 필요한 경우에는 지방자치단체의 장에게 치과기공소 또는 안경업소의 설치 및 운영 현황에 관한 자료 제공을 요청할 수 있다. 이 경우 요청을 받은 지방자치단체의 장은 특별한 사유가 없으면 이에 따라야 한다.

제27조 (수수료) 다음 각 호의 어느 하나에 해당하는 사람은 보건복지부령으로 정하는 바에 따라 수수료를 내야 한다.
1. 의료기사등의 면허를 받으려는 사람
2. 면허증을 재발급받으려는 사람
3. 국가시험에 응시하려는 사람

제28조 (권한의 위임 또는 위탁) ① 이 법에 따른 보건복지부장관의 권한은 그 일부를 대통령령으로 정하는 바에 따라 소속 기관의 장, 특별시장 · 광역시장 · 특별자치시장 · 도지사 · 특별자치도지사, 시장 · 군수 · 구청장 또는 보건소장에게 위임할 수 있다.

② 보건복지부장관은 의료기사 등의 실태 등의 신고 수리, 의료기사 등에 대한 교육 등 업무의 일부를 대통령령으로 정하는 바에 따라 관계 전문기관 또는 단체 등에 위탁할 수 있다.

제29조 (다른 법률과의 관계) 이 법에 따른 안경업소의 등록 및 그 취소 등에 대하여는 「의료기기법」 제17조와 제36조를 적용하지 아니한다.

제30조 (벌칙) ① 다음 각 호의 어느 하나에 해당하는 사람은 3년 이하의 징역 또는 3천만원 이하의 벌금에 처한다.

1. 제9조 제1항 본문을 위반하여 의료기사 등의 면허 없이 의료기사 등의 업무를 한 사람
2. 제9조 제3항을 위반하여 다른 사람에게 면허를 대여한 사람

2의2. 제9조 제4항을 위반하여 면허를 대여받거나 면허 대여를 알선한 사람

3. 제10조를 위반하여 업무상 알게 된 비밀을 누설한 사람
4. 제11조의2 제1항을 위반하여 치과기공사의 면허 없이 치과기공소를 개설한 자. 다만, 제11조의2 제1항에 따라 개설등록을 한 치과의사는 제외한다.
5. 제11조의3 제1항을 위반하여 치과의사가 발행한 치과기공물 제작의뢰서에 따르지 아니하고 치과기공물 제작 등 업무를 행한 자
6. 제12조 제1항을 위반하여 안경사의 면허 없이 안경업소를 개설한 사람

② 제1항 제3호의 죄는 고소가 있어야 공소를 제기할 수 있다.

제31조 (벌칙) 다음 각 호의 어느 하나에 해당하는 자는 500만원 이하의 벌금에 처한다.

1. 제9조 제2항을 위반하여 의료기사 등의 면허 없이 의료기사등의 명칭 또는 이와 유사한 명칭을 사용한 자

1의2. 제11조의2 제2항을 위반하여 2개소 이상의 치과기공소를 개설한 자

2. 제12조 제2항을 위반하여 2개 이상의 안경업소를 개설한 자

2의2. 제11조의2 제3항을 위반하여 등록을 하지 아니하고 치과기공소를 개설한 자

3. 제12조 제3항을 위반하여 등록을 하지 아니하고 안경업소를 개설한 자

3의2. 제12조 제5항을 위반한 사람

3의3. 제12조 제6항을 위반하여 안경 및 콘택트렌즈를 안경업소 외의 장소에서 판매한 안경사

4. 제14조 제2항을 위반하여 영리를 목적으로 특정 치과기공소 · 안경업소 또는 치과기공사 · 안경사에게 고객을 알선 · 소개 또는 유인한 자

제32조 (양벌규정) 법인의 대표자나 법인 또는 개인의 대리인, 사용인, 그 밖의 종업원이 그 법인 또는 개인의 업무에 관하여 제30조 또는 제31조의 위반행위를 하면 그 행위자를 벌하는 외에 그 법인 또는 개인에게도 해당 조문의 벌금형을 과(科)한다. 다만, 법인 또는 개인이 그 위반행위를 방지하기 위하여 해당 업무에 관하여 상당한 주의와 감독을 게을리하지 아니한 경우에는 그러하지 아니하다.

제33조 (과태료) ① 제23조 제2항에 따른 시정명령을 이행하지 아니한 자에게는 500만원 이하의 과태료를 부과한다.

② 다음 각 호의 어느 하나에 해당하는 자에게는 100만원 이하의 과태료를 부과한다.

1. 제11조에 따른 실태와 취업 상황을 허위로 신고한 사람
2. 제13조에 따른 폐업신고를 하지 아니하거나 등록사항의 변경신고를 하지 아니한 사람
3. 제15조 제1항에 따른 보고를 하지 아니하거나 검사를 거부 · 기피 또는 방해한 자

③ 제1항 및 제2항에 따른 과태료는 대통령령으로 정하는 바에 따라 다음 각 호의 자가 부과 · 징수한다.

1. 보건복지부장관 : 제1항에 따른 과태료
2. 특별자치시장 · 특별자치도지사 · 시장 · 군수 · 구청장 : 제2항에 따른 과태료

6. 의료기사 등에 관한 법률 시행령(약칭 : 의료기사법 시행령)

[시행 2022.12.20.] [대통령령 제33112호, 2022.12.20., 타법개정]
보건복지부(의료자원정책과)

제1조 (목적) 이 영은 「의료기사 등에 관한 법률」에서 위임된 사항과 그 시행에 필요한 사항을 규정함을 목적으로 한다.

제2조 (의료기사, 보건의료정보관리사 및 안경사의 업무 범위 등) ① 「의료기사 등에 관한 법률」(이하 "법"이라 한다) 제2조제2항에 따른 의료기사의 종류에 따른 업무 및 법 제3조에 따른 의료기사, 보건의료정보관리사 및 안경사(이하 "의료기사등"이라 한다)의 구체적인 업무범위는 별표 1에 따른다.

② 의료기사는 의사 또는 치과의사의 지도를 받아 별표 1에 따른 업무를 수행한다.

의료기사, 보건의료정보관리사 및 안경사의 업무 범위(제2조제1항 관련)

1. 임상병리사
   가. 기생충학 · 미생물학 · 법의학 · 병리학 · 생화학 · 세포병리학 · 수혈의학 · 요화학(尿化學) · 혈액학 · 혈청학 분야, 방사성동위원소를 사용한 검사물 분야 및 기초대사 · 뇌파 · 심전도 · 심폐기능 등 생리기능 분야의 화학적 · 생리학적 검사에 관한 다음의 구분에 따른 업무
      1) 검사물 등의 채취 · 검사
      2) 검사용 시약의 조제
      3) 기계 · 기구 · 시약 등의 보관 · 관리 · 사용
      4) 혈액의 채혈 · 제제 · 제조 · 조작 · 보존 · 공급
   나. 그 밖의 화학적 · 생리학적 검사
2. 방사선사
   가. 방사선 등의 취급 · 검사 및 방사선 등 관련 기기의 취급 · 관리에 관한 다음의 구분에 따른 업무
      1) 방사선기기와 부속 기자재의 선택 · 관리
      2) 방사성동위원소를 이용한 핵의학적 검사
      3) 의료영상진단기와 초음파진단기의 취급
      4) 전리방사선(電離放射線, 물질을 통과할 때에 이온화를 일으키는 방사선) · 비전리방사선의 취급
   나. 그 밖에 방사선 등의 취급 · 검사 및 방사선 등 관련 기기의 취급 · 관리에 관한 업무
3. 물리치료사
   가. 신체의 교정 및 재활을 위한 물리요법적 치료에 관한 다음의 구분에 따른 업무
      1) 물리요법적 기능훈련 · 재활훈련
      2) 기계 · 기구를 이용한 물리요법적 치료
      3) 도수치료 : 기구나 약물을 사용하지 않고 손으로 하는 치료
      4) 도수근력(손근력) · 관절가동범위 검사
      5) 마사지
      6) 물리요법적 치료에 필요한 기기 · 약품의 사용 · 관리
      7) 신체 교정운동
      8) 온열 · 전기 · 광선 · 수(水)치료
      9) 물리요법적 교육
   나. 그 밖에 신체의 교정 및 재활을 위한 물리요법적 치료에 관한 업무
4. 작업치료사

가. 신체적 · 정신적 기능장애를 회복시키기 위한 작업요법적 치료에 관한 다음의 구분에 따른 업무
1) 감각 · 지각 · 활동 훈련
2) 삼킴장애 재활치료
3) 인지 재활치료
4) 일상생활 훈련 : 일상생활에서 사용하는 물체나 기구를 활용한 훈련
5) 운전 재활훈련
6) 직업 재활훈련
7) 작업수행능력 분석 · 평가
8) 작업요법적 치료에 필요한 기기의 사용 · 관리
9) 팔보조기 제작 및 팔보조기를 사용한 훈련
10) 작업요법적 교육
나. 그 밖에 신체적 · 정신적 기능장애를 회복시키기 위한 작업요법적 훈련 · 치료에 관한 업무
5. 치과기공사
가. 치과의사의 진료에 필요한 다음의 구분에 따른 치과기공물을 전산설계(CAD/CAM), 삼차원(3D)프린터 또는 주조기 등을 이용해 디자인, 제작, 수리 또는 가공하는 업무
1) 교정장치 · 충전물(充填物) · 작업 모형
2) 보철물
3) 임플란트 맞춤 지대주(支臺柱, 인공치관과 인공치근을 연결하는 구조물) · 상부구조
나. 그 밖에 치과의사의 진료에 필요한 치과기공물의 디자인, 제작, 수리 또는 가공에 관한 업무
6. 치과위생사
가. 치아 및 구강질환의 예방과 위생 관리 등에 관한 다음의 구분에 따른 업무
1) 교정용 호선(弧線 : 둥근 형태의 교정용 줄)의 장착 · 제거
2) 불소 바르기
3) 보건기관 또는 의료기관에서 수행하는 구내 진단용 방사선 촬영
4) 임시 충전
5) 임시 부착물의 장착
6) 부착물의 제거
7) 치석 등 침착물(沈着物)의 제거
8) 치아 본뜨기
나. 그 밖에 치아 및 구강질환의 예방과 위생 관리 등에 관한 업무
7. 보건의료정보관리사
가. 의료기관에서의 의료 및 보건지도 등에 관한 기록 및 정보의 분류 · 확인 · 유지 · 관리에 관한 다음의 구분에 따른 업무
1) 보건의료정보의 분석
2) 보건의료정보의 전사(轉寫)
3) 암 등록
4) 진료통계 관리
5) 질병 · 사인(死因) · 의료행위의 분류
나. 그 밖에 의료기관에서의 의료 및 보건지도 등에 관한 기록 및 정보의 분류 · 확인 · 유지 · 관리에 관한 업무
8. 안경사
가. 안경(시력보정용에 한정한다. 이하 같다)의 조제(調製) 및 판매와 콘택트렌즈(시력보정용이 아닌 경우를 포함한다. 이하 같다)의 판매에 관한 다음의 구분에 따른 업무
1) 안경의 조제 및 판매. 다만, 6세 이하의 아동을 위한 안경은 의사의 처방에 따라 조제 · 판매해야 한다.
2) 콘택트렌즈의 판매. 다만, 6세 이하의 아동을 위한 콘택트렌즈는 의사의 처방에 따라 판매해야

한다.
3) 안경 · 콘택트렌즈의 도수를 조정하기 위한 목적으로 수행하는 자각적(주관적) 굴절검사로서 약제를 사용하지 않는 검사
4) 안경 · 콘택트렌즈의 도수를 조정하기 위한 목적으로 수행하는 타각적(객관적) 굴절검사로서 약제를 사용하지 않는 검사 중 자동굴절검사기기를 이용한 검사

나. 그 밖에 안경의 조제 및 판매와 콘택트렌즈의 판매에 관한 업무

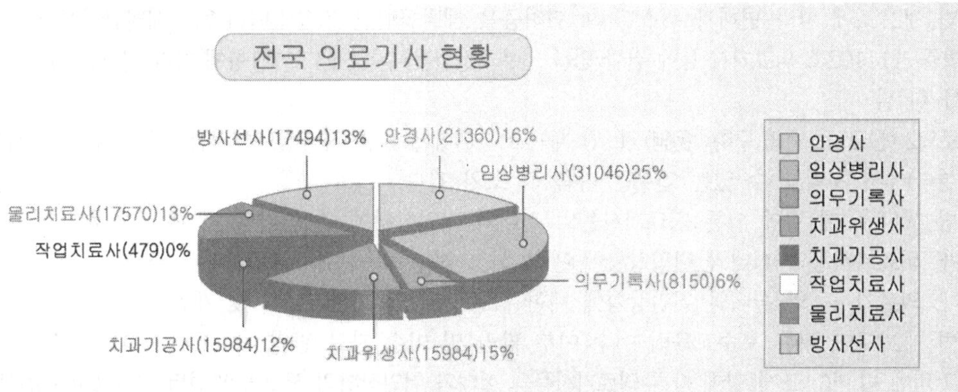

[그림 2-3] 2007년도 의료기사 현황

제3조 (국가시험의 범위) ① 법 제6조에 따른 의료기사등의 국가시험(이하 "국가시험"이라 한다)은 의료기사등의 종류에 따라 임상병리 · 방사선 · 물리치료 · 작업치료 · 치과기공 · 치과위생 · 보건의료정보관리 · 안경광학 및 보건의료 관계 법규에 대하여 의료기사등이 갖추어야 할 지식과 기능에 관하여 실시한다.
② 국가시험은 필기시험과 실기시험으로 구분하여 실시하되, 실기시험은 필기시험 합격자에 대해서만 실시한다. 다만, 보건복지부장관이 필요하다고 인정하는 경우에는 필기시험과 실기시험을 병합하여 실시할 수 있다.
③ 제2항의 필기시험의 과목, 실기시험의 범위 및 합격자 결정, 그 밖에 필요한 사항은 보건복지부령으로 정한다.
제4조 (국가시험의 시행과 공고) ① 보건복지부장관은 법 제6조제2항에 따라 「한국보건의료인국가시험원법」에 따른 한국보건의료인국가시험원(이하 "국가시험관리기관"이라 한다)으로 하여금 국가시험을 관리하도록 한다.
② 국가시험관리기관의 장은 국가시험을 실시하려는 경우에는 미리 보건복지부장관의 승인을 받아 시험일시 · 시험장소 · 시험과목, 응시원서 제출기간, 그 밖에 시험 실시에 필요한 사항을 시험일 90일 전까지 공고하여야 한다. 다만, 시험장소는 지역별 응시인원이 확정된 후 시험일 30일 전까지 공고할 수 있다.
제5조 (시험위원) 국가시험관리기관의 장은 국가시험을 실시할 때마다 시험과목별로 전문지식을 갖춘 사람 중에서 시험위원을 위촉한다.
제6조 (국가시험의 응시) 국가시험에 응시하려는 사람은 국가시험관리기관의 장이 정하는 응시원서를 국가시험관리기관의 장에게 제출하여야 한다.

제7조 (면허증의 발급) ① 국가시험에 합격한 사람은 보건복지부령으로 정하는 서류를 첨부하여 보건복지부장관에게 면허증 발급을 신청하여야 한다.

② 보건복지부장관은 제1항에 따라 면허증 발급을 신청한 사람에게 보건복지부령으로 정하는 바에 따라 면허증을 발급한다.

제8조 (실태 등의 신고) 의료기사등은 법 제11조제1항에 따라 그 실태와 취업상황을 제7조에 따른 면허증을 발급받은 날부터 매 3년이 되는 해의 12월 31일까지 보건복지부령으로 정하는 바에 따라 보건복지부장관에게 신고하여야 한다. 다만, 다음 각 호의 어느 하나에 해당하는 경우에는 그 구분에 따른 날부터 매 3년이 되는 해의 12월 31일까지 신고하여야 한다.

1. 법 제21조에 따라 면허가 취소된 후 면허증을 재발급받은 경우 : 면허증을 재발급받은 날
2. 법률 제11102호 의료기사 등에 관한 법률 일부개정법률 부칙 제3조 제1항에 따라 신고를 한 경우 : 신고를 한 날

제8조의2 (신고시스템의 구축 · 운영) ① 법 제11조 제3항에 따른 전자정보처리시스템(이하 "신고시스템"이라 한다)에서 처리할 수 있는 업무는 다음 각 호와 같다.

1. 법 제11조 제1항에 따른 의료기사등의 실태와 취업상황에 관한 다음 각 목의 업무
   가. 의료기사등의 실태와 취업상황에 관한 신고 접수 및 신고 자료의 확인 · 관리
   나. 의료기사등의 실태와 취업상황에 대한 각종 통계의 생산 · 분석 및 제공
2. 법 제20조에 따른 보수교육의 이수 여부 확인 및 이수 자료 관리
3. 그 밖에 법 제11조제1항에 따른 의료기사등의 실태와 취업상황의 신고와 관련된 업무로서 보건복지부장관이 특별히 필요하다고 인정하는 업무

② 보건복지부장관은 신고시스템의 구축 · 운영을 위하여 필요하다고 인정하는 경우에는 관계 기관, 법인 또는 단체 등에 자료 또는 의견의 제출을 요청할 수 있다.

③ 보건복지부장관은 신고시스템의 구축 · 운영에 관한 업무를 국가시험관리기관으로 하여금 수행하게 할 수 있다.

제9조 (중앙회의 설립 등) ① 법 제16조제1항에 따른 중앙회(이하 "중앙회"라 한다)를 설립하려는 자는 다음 각 호의 서류(전자문서를 포함한다)를 보건복지부장관에게 제출해 설립 인가를 받아야 한다.

1. 정관
2. 사업계획서
3. 자산명세서
4. 설립결의서
5. 설립대표자의 선출 경위에 관한 서류
6. 임원의 취임승낙서와 이력서

② 중앙회는 설립 등기를 한 날부터 3주일 이내에 특별시 · 광역시 · 도 및 특별자치도에 각각 지부를 설치해야 한다.

③ 중앙회의 정관에 기재할 사항은 다음 각 호와 같다.

1. 목적
2. 명칭
3. 업무
4. 중앙회 · 지부 · 분회의 소재지
5. 재산 또는 회계와 그 밖에 관리 · 운영에 관한 사항

6. 임원의 선임(選任)에 관한 사항
7. 회원의 자격 및 징계에 관한 사항
8. 정관 변경에 관한 사항
9. 공고 방법에 관한 사항
10. 법 제16조제6항에 따른 윤리위원회(이하 "윤리위원회"라 한다)의 운영 등에 관한 사항

④ 중앙회는 정관을 변경하려면 다음 각 호의 서류(전자문서를 포함한다)를 보건복지부장관에게 제출해 변경 인가를 받아야 한다.

1. 정관 변경 이유서
2. 정관 변경에 관한 중앙회 회의록 사본
3. 개정될 정관(신·구조문대비표를 포함한다)
4. 그 밖에 보건복지부장관이 필요하다고 인정하는 서류

⑤ 중앙회의 업무는 다음 각 호와 같다.

1. 의료기사등의 권익 보호
2. 국내외 관련 기관·단체 등과의 정보·기술 교류
3. 의료기사등의 업무에 대한 연구개발
4. 그 밖에 보건복지부장관이 필요하다고 인정하는 업무

제10조 (윤리위원회의 구성) ① 윤리위원회는 위원장을 포함해 11명의 위원으로 구성한다.

② 위원은 다음 각 호의 어느 하나에 해당하는 사람 중에서 중앙회의 장이 성별을 고려해 위촉하되, 제2호에 해당하는 사람이 4명 이상 포함되어야 한다.

1. 중앙회 소속 회원으로서 의료기사 등의 경력이 10년 이상인 사람
2. 의료기사등이 아닌 사람으로서 법률, 보건, 언론, 소비자 권익 등에 관한 학식과 경험이 풍부한 사람

③ 위원장은 위원 중에서 중앙회의 장이 위촉한다.

④ 위원의 임기는 3년으로 하며, 한 차례만 연임할 수 있다.

제10조의2 (윤리위원회의 운영) ① 윤리위원회는 다음 각 호의 사항을 심의·의결한다.

1. 법 제22조의2에 따른 자격정지 처분의 요구에 관한 사항
2. 중앙회 소속 회원에 대한 자격심사 및 징계에 관한 사항
3. 그 밖에 회원의 윤리 확립을 위해 필요한 사항으로서 중앙회의 정관으로 정하는 사항

② 윤리위원회의 회의는 제1항제1호 및 제2호의 사항이 있는 경우 및 같은 항 제3호의 사항을 심의·의결하기 위해 위원장이 필요하다고 인정하거나 중앙회의 장 또는 재적위원 3분의 1 이상이 요청하는 경우에 위원장이 소집한다.

③ 위원장은 회의 개최 7일 전까지 회의의 일시·장소 및 안건을 각 위원에게 통보해야 한다. 다만, 긴급히 개최해야 하거나 부득이한 사유가 있을 때에는 회의 개최 전날까지 통보할 수 있다.

④ 윤리위원회의 회의는 재적위원 3분의 2 이상의 출석으로 개의(開議)하고, 출석위원 3분의 2 이상의 찬성으로 의결한다. 다만, 제1항 제2호 및 제3호의 사항에 대한 심의·의결에 필요한 정족수는 중앙회의 정관으로 정할 수 있다.

⑤ 위원장은 제1항제1호 및 제2호의 사항에 관하여 심의·의결하려는 경우에는 해당 안건의 당사자에게 구술 또는 서면(전자문서를 포함한다)으로 의견을 진술할 기회를 줘야 한다.

⑥ 윤리위원회는 소관 심의·의결 사항을 전문적으로 검토하기 위해 필요한 경우 보건복지부장관이 정하여 고시하는 기준에 따라 분야별 전문자문단을 구성·운영할 수 있다.

⑦ 제1항부터 제6항까지에서 규정한 사항 외에 윤리위원회 또는 제6항에 따른 분야별 전문자문단의 운영에 필요한 사항은 중앙회의 정관으로 정한다.

제10조의3 (위원의 제척 · 기피 · 회피) ① 위원이 다음 각 호의 어느 하나에 해당하는 경우에는 윤리위원회의 심의 · 의결에서 제척(除斥)된다.

1. 위원 또는 배우자나 배우자였던 사람이 윤리위원회의 심의 · 의결 안건(이하 이 조에서 "해당 안건"이라 한다)의 당사자가 되거나 그 안건의 당사자와 공동권리자 또는 공동의무자인 경우
2. 위원이 해당 안건의 당사자와 친족이거나 친족이었던 경우
3. 위원이 해당 안건에 대해 증언, 진술 또는 자문한 경우
4. 위원이 현재 소속되어 있거나 소속되었던 기관에 해당 안건의 당사자가 최근 3년 이내에 소속되었던 경우

② 당사자는 위원에게 공정한 심의 · 의결을 기대하기 어려운 사정이 있는 경우에는 윤리위원회에 기피 신청을 할 수 있고, 윤리위원회는 재적위원 과반수의 출석과 출석위원 과반수의 찬성으로 이를 의결한다. 이 경우 기피 신청의 대상인 위원은 그 의결에 참여하지 못한다.

③ 위원이 제1항 각 호에 따른 제척 사유에 해당하는 경우에는 스스로 해당 안건의 심의 · 의결에서 회피(回避)해야 한다.

제10조의4 (위원의 해촉) 중앙회의 장은 위원이 다음 각 호의 어느 하나에 해당하는 경우에는 해당 위원을 해촉(解囑)할 수 있다.

1. 심신장애로 직무를 수행할 수 없게 된 경우
2. 직무와 관련된 비위사실이 있는 경우
3. 직무태만, 품위손상이나 그 밖의 사유로 위원으로 적합하지 않다고 인정되는 경우
4. 제10조의3 제1항 각 호의 어느 하나에 해당하는데도 불구하고 회피하지 않은 경우
5. 위원 스스로 직무를 수행하기 어렵다는 의사를 밝히는 경우

제11조 (보수교육) ① 법 제20조제1항에 따른 보수교육(이하 "보수교육"이라 한다)의 시간 · 방법 및 내용은 다음 각 호의 구분에 따른다.

1. 보수교육의 시간 : 매년 8시간 이상
2. 보수교육의 방법 : 대면 교육 또는 정보통신망을 활용한 온라인 교육
3. 보수교육의 내용 : 다음 각 목의 사항
   가. 직업윤리에 관한 사항
   나. 업무 전문성 향상 및 업무 개선에 관한 사항
   다. 의료 관계 법령의 준수에 관한 사항
   라. 그 밖에 가목부터 다목까지와 유사한 사항으로서 보건복지부장관이 보수교육에 필요하다고 인정하는 사항

② 보건복지부장관은 제1항제1호에 따른 교육시간의 인정과 관련하여 그 인정기준, 운영기준 및 평가기준 등에 관한 사항을 정하여 고시하여야 한다.

제12조 (면허증의 재발급) ① 법 제21조 제2항에 따른 면허증의 재발급 사유는 다음 각 호의 구분에 따른다.

1. 법 제5조 제1호부터 제3호까지의 사유로 면허가 취소된 경우 : 취소의 원인이 된 사유가 소멸되었을 때
2. 법 제5조 제4호의 사유로 면허가 취소된 경우 : 해당 형의 집행이 끝나거나 면제된 후 1년이 지난 사람으로서 뉘우치는 빛이 뚜렷할 때
3. 법 제21조 제1항 제3호 또는 제4호에 따라 면허가 취소된 경우 : 면허가 취소된 후 1년이 지난 사람으로

서 뉘우치는 빛이 뚜렷할 때

4. 법 제21조 제1항 제3호의2에 따라 면허가 취소된 경우 : 면허가 취소된 후 6개월이 지난 사람으로서 뉘우치는 빛이 뚜렷할 때

② 제1항에 따른 면허증 재발급의 절차·방법 등에 관하여 필요한 사항은 보건복지부령으로 정한다.

제13조 (의료기사등의 품위손상행위의 범위) 법 제22조 제1항 제1호에 따른 품위손상행위의 범위는 다음 각 호와 같다.

1. 제2조에 따른 의료기사등의 업무 범위를 벗어나는 행위
2. 의사나 치과의사의 지도를 받지 아니하고 제2조의 업무를 하는 행위(보건의료정보관리사와 안경사의 경우는 제외한다)
3. 학문적으로 인정되지 아니하거나 윤리적으로 허용되지 아니하는 방법으로 업무를 하는 행위
4. 검사 결과를 사실과 다르게 판시하는 행위

제14조 (업무의 위탁) ① 법 제28조 제2항에 따라 보건복지부장관은 법 제11조 제1항에 따른 신고 수리 업무를 법 제16조에 따라 의료기사등의 면허 종류별로 설립된 단체(이하 이 조에서 "중앙회"라 한다)에 위탁한다.

② 제1항에 따라 업무를 위탁받은 중앙회는 위탁받은 업무의 처리 내용을 보건복지부령으로 정하는 바에 따라 보건복지부장관에게 보고하여야 한다.

③ 법 제28조제2항에 따라 보건복지부장관은 법 제20조에 따른 의료기사등에 대한 보수교육을 다음 각 호의 어느 하나에 해당하는 기관 중 교육 능력을 갖춘 것으로 인정되는 기관에 위탁한다.

1. 「고등교육법」 제2조에 따른 학교로서 해당 의료기사등의 면허에 관련된 학과가 개설된 전문대학 이상의 학교
2. 중앙회
3. 해당 의료기사등의 업무와 관련된 연구기관

④ 보건복지부장관은 제3항에 따라 보수교육을 위탁한 때에는 수탁기관 및 위탁업무의 내용을 고시하여야 한다.

제14조의2 (민감정보 및 고유식별정보의 처리) 보건복지부장관, 특별자치시장, 특별자치도지사, 시장, 군수, 자치구의 구청장(해당 권한이 위임·위탁된 경우에는 그 권한을 위임·위탁받은 자를 포함한다) 또는 국가시험관리기관은 다음 각 호의 사무를 수행하기 위하여 불가피한 경우 「개인정보 보호법」 제23조에 따른 건강에 관한 정보, 같은 법 시행령 제18조 제2호에 따른 범죄경력자료에 해당하는 정보, 같은 법 시행령 제19조제1호 또는 제4호에 따른 주민등록번호 또는 외국인등록번호가 포함된 자료를 처리할 수 있다.

1. 법 제6조에 따른 국가시험의 관리
2. 법 제7조에 따른 국가시험 응시자격의 확인
3. 법 제8조에 따른 의료기사등의 면허의 등록과 면허증 발급
7. 법 제21조부터 제26조까지의 규정에 따른 행정처분 등
8. 제12조에 따른 면허증 재발급

제15조 (과태료의 부과기준) 법 제33조제1항 및 제2항에 따른 과태료의 부과기준은 별표 2와 같다.

■ 의료기사 등에 관한 법률 시행령 [별표 2]

과태료의 부과기준 (제15조 관련)

1. 일반기준

가. 위반행위의 횟수에 따른 과태료 부과기준은 최근 1년간 같은 위반행위로 과태료를 부과받은 경우에 적용한다. 이 경우 같은 위반행위로 과태료 부과처분을 한 날과 다시 같은 위반행위(과태료 부과처분 후의 위반행위만 해당한다)로 적발한 날을 기준으로 하여 위반횟수를 계산한다.

나. 보건복지부장관, 특별자치시장 · 특별자치도지사 또는 시장 · 군수 · 구청장(자치구의 구청장이다)은 다음의 어느 하나에 해당하는 경우에는 제2호에 따른 과태료 금액의 2분의 1의 범위에서 그 금액을 감경할 수 있다. 다만, 과태료를 체납하고 있는 위반행위자의 경우에는 그러하지 아니하다.

1) 위반행위자가 「질서위반행위규제법 시행령」 제2조의2 제1항 각 호의 어느 하나에 해당하는 경우
2) 위반행위자가 처음 해당 위반행위를 한 경우로서 1년 이상 해당 영업을 모범적으로 경영한 사실이 인정되는 경우
3) 위반행위가 사소한 부주의나 오류로 인한 것으로 인정되는 경우
4) 위반행위자의 법 위반상태를 시정하거나 해소하기 위한 노력이 인정되는 경우
5) 그 밖에 위반행위의 정도, 위반행위의 동기와 결과 등을 고려하여 감경할 필요가 있다고 인정되는 경우

2. 개별기준

(단위 : 만원)

위반행위	근거 법조문	과태료 금액		
		1차 위반	2차 위반	3차 이상 위반
가. 법 제11조에 따른 실태와 취업 상황을 허위로 신고한 경우	법 제33조 제2항제1호	80	90	100
나. 법 제13조에 따른 폐업신고를 하지 않거나 등록사항의 변경신고를 하지 않은 경우	법 제33조 제2항제2호	20	30	40
다. 법 제15조제1항에 따른 보고를 하지 않거나 검사를 거부 · 기피 또는 방해한 경우	법 제33조 제2항제3호	80	90	100
라. 법 제28조제2항에 따른 업무수탁기관이 법 제23조제2항에 따른 다음의 시정명령을 이행하지 않는 경우	법 제33조 제1항			
1) 법 제20조제2항에 따른 보수교육의 시간 · 방법 및 내용 등에 관한 사항을 위반하여 받은 시정명령을 이행하지 않는 경우		300	400	500
2) 법 제20조에 따른 보수교육을 실시하지 않아 받은 시정명령을 이행하지 않는 경우		500	500	500

7. 의료기사 등에 관한 법률 시행규칙(약칭 : 의료기사법 시행규칙)

[시행 2019.9.27.] [보건복지부령 제672호, 2019.9.27., 타법개정]
보건복지부(의료자원정책과)

제1조 (목적) 이 규칙은 「의료기사 등에 관한 법률」 및 같은 법 시행령에서 위임된 사항과 그 시행에 필요한 사항을 규정함을 목적으로 한다.

제7조 (보건의료정보관리사 국가시험 응시 요건) 의료기사 등에 관한 법률」(이하 "법"이라 한다) 제4조 제1항 제1호에 따라 보건의료정보관리사 국가시험에 응시하려는 경우에는 별표 1에 따른 보건의료정보 관련 과목을 모두 이수해야 한다.

■ 의료기사 등에 관한 법률 시행규칙 [별표 1] 〈개정 2018.12.20.〉

보건의료정보 관련 과목(제7조 관련)

과목명		
1. 건강보험 이론 및 실무	2. 건강정보보호	3. 병리학
4. 보건의료데이터 관리	5. 보건의료정보관리 실무	6. 보건의료정보관리학
7. 보건의료조직 관리	8. 보건의료 통계	9. 암 등록
10. 의료관계 법규	11. 의료의 질 관리	12. 의료정보기술
13. 의무기록정보 분석 실무	14. 의무기록정보 질 향상 실무	15. 의학 용어
16. 질병 및 의료행위 분류	17. 해부생리학	18. 현장 실습

비고 : 위 표의 과목명과 같지 않아도 「고등교육법」 제11조의2 제2항에 따른 인정기관이 그 내용을 심사하여 위 표의 과목과 내용이 같다고 인정하는 경우에는 그 과목을 위 표의 과목으로 본다.

제8조 (시험과목) 「의료기사 등에 관한 법률 시행령」(이하 "영"이라 한다) 제3조제1항에 따른 의료기사ㆍ보건의료정보관리사 및 안경사(이하 "의료기사등"이라 한다) 국가시험의 필기시험과목과 실기시험의 범위는 별표 1의2와 같다.

■ 의료기사 등에 관한 법률 시행규칙 [별표 1의2] 〈개정 2019.9.27.〉

의료기사등 국가시험의 필기시험 과목과 실기시험 범위(제8조 관련)

의료기사등의 종별	필기시험 과목	실기시험 범위
1. 임상병리사	가. 임상검사이론Ⅰ : 공중보건학, 해부생리학, 조직병리학(세포학 포함), 임상생리학(순환계, 신경계, 호흡기계 및 기타생리학적 기능검사 포함) 나. 임상검사이론Ⅱ : 임상화학(뇨화학, 방사성동위원소를 이용한 검사물 등의 검사	임상검사에 관한 것

의료기사등의 종별	필기시험 과목	실기시험 범위
	포함), 혈액학(수혈검사학 포함), 임상미생물학(진균학, 바이러스학, 기생충학, 면역혈청학 포함) 다. 의료관계법규 : 「의료법」·「의료기사 등에 관한 법률」·「감염병의 예방 및 관리에 관한 법률」·「지역보건법」·「혈액관리법」과 그 시행령 및 시행규칙	
2. 방사선사	가. 방사선이론 : 방사선물리, 방사선계측, 방사선생물, 방사선관리, 전기전자개론, 방사선장치(기기), 의료영상정보, 인체해부, 인체생리, 공중보건 나. 방사선응용 : 방사선영상, 투시조영검사, 심혈관 및 중재술, 초음파기술, 전산화단층검사, 자기공명영상검사, 핵의학기술, 방사선 치료 다. 의료관계법규 : 「의료법」·「의료기사 등에 관한 법률」·「지역보건법」과 그 시행령 및 시행규칙	방사선 임상응용 기술에 관한 것
3. 물리치료사	가. 물리치료 기초 : 해부생리, 운동학, 물리적 인자치료, 공중보건 나. 물리치료 진단평가 : 진단평가원리, 검사와 평가, 임상의사결정, 물리치료 진단평가 문제해결 다. 물리치료 중재 : 근골격계, 신경계, 심폐혈관계, 피부계, 물리치료중재 문제해결 라. 의료관계법규 : 「의료법」·「의료기사 등에 관한 법률」·「장애인복지법」·「노인복지법」·「국민건강보험법」과 그 시행령 및 시행규칙	물리치료에 관한 것
4. 작업치료사	가. 작업치료학 기초 : 해부생리, 공중보건, 운동/감각, 인지/지각, 심리/사회발달, 전문가자질 나. 작업치료학 : 측정 및 평가, 작업분석 및 적용, 신체기능장애 작업치료, 정신사회 작업치료, 일상생활 및 여가활동, 학교 작업치료, 직업재활, 지역사회 작업치료, 보조공학(부목(스플린트) 및 보조기기, 환경개조(환경수정), 운전재활), 치료적 도구, 수예/공작활동 다. 의료관계법규 : 「의료법」·「의료기사 등에 관한 법률」·「장애인복지법」·「정신건강증진 및 정신질환자 복지서비스 지원에 관한 법률」·「노인복지법」과 그 시행령 및 시행규칙	작업치료에 관한 것
5. 치과기공사	가. 치과기공학 기초 : 구강해부학, 치아형태학, 공중구강보건학개론, 치과재료학 나. 치과기공학 : 관교의치(손상된 치아를 덮어씌우는 치과 장치물)기공학, 치과도재기공학, 총의치기공학, 국소의치(부분틀니)기공학, 치과충전기공학, 치과교정기공학 다. 의료관계법규 : 「의료법」·「의료기사 등에 관한 법률」과 그 시행령 및 시행규칙	치과기공에 관한 것
6. 치과위생사	가. 치위생학 : 기초 치위생, 치위생 관리, 임상 치위생 나. 의료관계법규 : 「의료법」·「의료기사 등에 관한 법률」·「지역보건법」·「구강보건법」과 그 시행령 및 시행규칙	치과위생에 관한 것
7. 보건의료정보관리사	가. 보건의료정보관리학 : 보건의료 정보관리, 질병 및 의료행위 분류, 의학용어, 기초 및 임상의학, 암 등록, 건강보험, 보건의료 통계분석 나. 의료관계법규 : 「의료법」·「의료기사 등에 관한 법률」·「감염병의 예방 및 관리에 관한 법률」·「국민건강보험법」·「암관리법」과 그 시행령 및 시행규칙	보건의료 정보관리실무에 관한 것
8. 안경사	가. 시광학이론 : 안경광학, 기하광학, 물리광학, 안경재료학, 시기해부학(눈해부학), 시기생리학(눈생리학), 안질환 나. 시광학응용 : 안경조제/가공 및 이를 위한 굴절검사, 시기능이상, 콘택트렌즈(조제제외), 안광학기기 다. 의료관계법규 : 「의료법」·「의료기사 등에 관한 법률」과 그 시행령 및 시행규칙	시광학 실무에 관한 것

제9조 (합격자 결정 등) ① 영 제3조 제1항에 따른 의료기사등의 국가시험(이하 "국가시험"이라 한다)의 합격자는 필기시험에서는 각 과목 만점의 40퍼센트 이상 및 전 과목 총점의 60퍼센트 이상 득점한 사람으로 하고, 실기시험에서는 만점의 60퍼센트 이상 득점한 사람으로 한다.
② 국가시험의 출제방법, 과목별 배점비율, 그 밖에 시험 시행에 필요한 사항은 영 제4조 제1항에 따라 보건복지부장관이 지정 · 고시하는 관계 전문기관(이하 "국가시험관리기관"이라 한다)의 장이 정한다.
제10조(부정행위자의 국가시험 응시제한) 법 제7조 제3항에 따른 국가시험 응시제한의 기준은 별표 2와 같다.
제11조 (면허대장) 법 제8조 제1항의 의료기사등의 면허대장은 별지 제1호서식에 따른다.
제12조 (면허증의 발급) ① 영 제7조제1항에 따라 의료기사등의 면허증 발급을 신청하려는 사람은 별지 제2호서식의 의료기사등 면허증 발급신청서(전자문서로 된 신청서를 포함한다)에 다음 각 호의 서류를 첨부하여 국가시험관리기관을 거쳐 보건복지부장관에게 제출하여야 한다.
1. 졸업증명서 또는 이수증명서. 다만, 법 제4조제1항제4호에 해당하는 사람의 경우에는 졸업증명서 또는 이수증명서 및 해당 면허증 사본
2. 법 제5조 제1호 및 제2호의 결격사유에 해당하지 아니함을 증명하는 의사의 진단서
3. 응시원서의 사진과 같은 사진(가로 3.5센티미터, 세로 4.5센티미터) 1장
③ 보건복지부장관은 제1항에 따라 면허증의 발급 신청을 받았을 때에는 그 신청인에게 면허증 발급을 신청받은 날부터 14일 이내에 종류에 따라 각각 별지 제3호서식의 면허증을 발급하여야 한다. 다만, 법 제4조제1항제4호에 해당하는 사람의 경우에는 외국에서 면허를 받은 사실 등에 대한 조회가 끝난 날부터 14일 이내에 발급하여야 한다.
제12조의2 (실태 등의 신고) ① 법 제11조제1항 및 영 제8조에 따라 의료기사등의 실태와 취업상황을 신고하려는 사람은 별지 제3호의2서식의 의료기사등의 실태 신고서(전자문서로 된 신고서를 포함한다)에 다음 각 호의 서류를 첨부하여 법 제16조 제1항에 따른 중앙회의 장(이하 "각 중앙회의 장"이라 한다)에게 제출해야 한다.
1. 제19조 제3항에 따른 보수교육 이수증(이수한 사람만 해당한다)
2. 제18조 제7항에 따른 보수교육 면제 · 유예 확인서(면제 · 유예된 사람만 해당한다)
② 제1항에 따라 신고서를 제출받은 각 중앙회의 장은 법 제20조에 따른 신고인의 보수교육 이수 여부 등을 확인해야 한다.
③ 각 중앙회의 장은 제1항에 따른 신고 내용과 결과를 분기별로 보건복지부장관에게 보고해야 한다. 다만, 법 제22조 제3항에 따라 면허의 효력이 정지된 의료기사등이 제1항에 따른 신고를 한 경우에는 그 내용과 결과를 지체 없이 보건복지부장관에게 보고해야 한다.
제12조의3 (치과기공소의 개설등록 등) ① 법 제11조의2제3항에 따라 치과기공소를 개설하려는 사람은 별지 제4호서식의 치과기공소 개설등록 신청서에 시설 및 장비 개요서를 첨부하여 특별자치시장 · 특별자치도지사 · 시장 · 군수 · 구청장(자치구의 구청장이다. 이하 같다)에게 제출하여야 한다.
② 제1항에 따른 신청을 받은 특별자치시장 · 특별자치도지사 · 시장 · 군수 · 구청장은 「전자정부법」 제36조 제1항에 따른 행정정보의 공동이용(이하 "행정정보의 공동이용"이라 한다)을 통하여 치과의사 면허증(개설자가 치과의사인 경우만 해당한다) 또는 치과기공사 면허증(개설자가 치과기공사인 경우만 해당한다)을 확인하여야 한다. 다만, 신청인이 확인에 동의하지 아니하는 경우에는 신청인이 면허증 사본을 첨부하도록 하여야 하며, 신청인이 면허증 원본을 제시하는 경우에는 담당 공무원의 확인으로 사본 제출을 갈음할 수 있다.

③ 특별자치시장 · 특별자치도지사 · 시장 · 군수 · 구청장은 제1항에 따라 개설등록 신청을 받았을 때에는 치과기공소 등록대장에 다음 각 호의 사항을 적고 신청인에게 별지 제5호서식의 치과기공소 개설등록증을 발급하여야 한다.

1. 개설등록번호와 개설등록 연월일
2. 개설자의 성명, 주소 및 주민등록번호
3. 치과기공소의 명칭과 소재지

제12조의4 (치과기공소의 시설 및 장비) 법 제11조의2 제4항에서 "보건복지부령으로 정하는 시설 및 장비"란 다음 각 호의 시설 및 장비이다.

1. 기공용 레이드(lathe) 1대 이상
2. 전산설계(CAD/CAM), 삼차원(3D)프린터 또는 주조기 1대 이상
3. 기공용 모터 1대 이상
4. 기공용 컴프레서 1대 이상
5. 치과용 프레스 1대 이상
6. 전기로(電氣爐) 1대 이상
7. 포설린로(porcelain furnace) 1대 이상
8. 초음파 청소기 1대 이상
9. 서베이어(surveyor) 1대 이상
10. 진동기 1대 이상
11. 트리머(trimmer) 1대 이상
12. 샌드기(sand blast machine) 1대 이상
13. 진공 매몰기 1대 이상

제12조의5 (치과기공물제작의뢰서) ① 법 제11조의3 제1항의 치과기공물 제작의뢰서는 별지 제6호서식에 따른다.

② 법 제11조의3 제2항에 따라 치과의사 및 치과기공소 개설자는 치과기공물 제작의뢰서를 각자 2년 동안 보존하여야 한다.

제13조 (안경업소의 개설등록 등) ① 법 제12조 제3항에 따라 같은 조 제1항에 따른 안경업소(이하 "안경업소"라 한다)를 개설하려는 사람은 별지 제7호서식의 안경업소 개설등록 신청서에 시설 · 장비 개요서를 첨부하여 특별자치시장 · 특별자치도지사 · 시장 · 군수 · 구청장에게 제출하여야 한다.

② 제1항에 따른 신청을 받은 특별자치시장 · 특별자치도지사 · 시장 · 군수 · 구청장은 행정정보의 공동이용을 통하여 안경사 면허증을 확인하여야 한다. 다만, 신청인이 확인에 동의하지 아니하는 경우에는 신청인이 면허증 사본을 첨부하도록 하여야 하며, 신청인이 면허증 원본을 제시하는 경우에는 담당 공무원의 확인으로 사본 제출을 갈음할 수 있다.

제14조 (안경업소 등록대장과 등록증) 특별자치시장 · 특별자치도지사 · 시장 · 군수 · 구청장은 제13조에 따라 안경업소 개설등록 신청을 받았을 때에는 안경업소 등록대장에 다음 각 호의 사항을 적고 신청인에게 별지 제8호서식의 안경업소 개설등록증을 발급하여야 한다.

1. 개설등록번호 및 개설등록 연월일
2. 개설자의 성명, 주소 및 주민등록번호
3. 안경업소의 명칭과 소재지

제15조 (안경업소의 시설기준 등) 법 제12조제4항에서 "보건복지부령으로 정하는 시설 및 장비"란 채광과

환기가 잘 되고 청결하며 안경(시력보정용으로 한정한다)의 조제 및 판매와 콘택트렌즈(시력보정용이 아닌 것을 포함한다)의 판매에 적합한 시설과 다음 각 호의 장비이다.

1. 시력표(vision chart)
2. 시력검사 세트(phoroptor and unit set)
3. 시험테와 시험렌즈 세트(trial frame and trial lens set)
4. 동공거리계(PD meter)
5. 자동굴절검사기(auto refractor meter)
6. 렌즈 정점굴절력계(lens meter)

제15조의2 (안경 및 콘택트렌즈의 판매 제한) 법 제12조 제5항 제2호에서 "구매 또는 배송을 대행하는 등 보건복지부령으로 정하는 방법"이란 해외로부터 구매를 대행하는 방법으로서 다음 각 호의 요건을 모두 충족하는 방법이다.

1. 판매자가 법 제12조 제5항 제2호에 따른 사이버몰에 안경 또는 콘택트렌즈에 대한 상품정보와 가격 등을 게시할 것
2. 판매자가 국내 구매자의 구매요청을 받아 해외 판매자로부터 안경 또는 콘택트렌즈를 수입할 것
3. 판매자가 제2호에 따른 수입거래에 대하여 손익의 위험을 부담하는 수입화물주의 지위에 해당할 것
4. 판매자가 제2호 및 제3호에 따라 수입한 안경 또는 콘택트렌즈를 국내 구매자에게 판매할 것

제16조 (폐업 등의 신고) ① 법 제13조에 따라 치과기공소 또는 안경업소의 폐업 또는 등록사항 변경 신고를 하려는 사람은 별지 제9호서식의 치과기공소·안경업소 폐업 또는 등록사항 변경 신고서에 개설등록증을 첨부하여 폐업하거나 등록사항을 변경한 날부터 14일 이내에 특별자치시장·특별자치도지사·시장·군수·구청장에게 제출하여야 한다.

② 치과기공소를 양도·양수하여 개설자가 변경된 경우에는 제1항에도 불구하고 양수인이 별지 제10호서식의 치과기공소 양도·양수 신고서에 다음 각 호의 서류를 첨부하여 양도·양수한 날부터 14일 이내에 특별자치시장·특별자치도지사·시장·군수·구청장에게 신고하여야 한다.

1. 치과기공소 개설등록증
2. 양도계약서 사본 등 양도·양수 사실을 증명할 수 있는 서류

③ 제2항에 따른 신고를 받은 특별자치시장·특별자치도지사·시장·군수·구청장은 행정정보의 공동이용을 통하여 양수인의 치과의사 면허증(양수인이 치과의사인 경우만 해당한다) 또는 치과기공사 면허증(양수인이 치과기공사인 경우만 해당한다)을 확인하여야 한다. 다만, 신고인이 확인에 동의하지 아니하는 경우에는 신고인이 면허증 사본을 첨부하도록 하여야 하며, 신고인이 면허증 원본을 제시하는 경우에는 담당 공무원의 확인으로 사본 제출을 갈음할 수 있다.

④ 안경업소를 양도·양수하여 개설자가 변경된 경우에는 제1항에도 불구하고 양수인이 별지 제11호서식의 안경업소 양도·양수 신고서에 다음 각 호의 서류를 첨부하여 양도·양수한 날부터 14일 이내에 특별자치시장·특별자치도지사·시장·군수·구청장에게 신고하여야 한다.

1. 안경업소 개설등록증
2. 양도계약서 사본 등 양도·양수 사실을 증명할 수 있는 서류

⑤ 제4항에 따른 신고를 받은 특별자치시장·특별자치도지사·시장·군수·구청장은 행정정보의 공동이용을 통하여 양수인의 안경사 면허증을 확인하여야 한다. 다만, 신고인이 확인에 동의하지 아니하는 경우에는 신고인이 면허증 사본을 첨부하도록 하여야 하며, 신고인이 면허증 원본을 제시하는 경우에는 담당 공무원의 확인으로 사본 제출을 갈음할 수 있다.

제17조 (출입 · 검사를 위한 현장 조사서류) 법 제15조 제2항에서 "조사기간, 조사범위, 조사담당자 및 관계 법령 등 보건복지부령으로 정하는 사항"이란 다음 각 호의 사항이다.

1. 조사목적 · 조사기간 · 조사범위 및 조사내용
2. 조사담당자의 성명 및 직위
3. 제출자료 목록
4. 조사에 대한 근거 법령
5. 조사의 거부 · 방해 · 기피 등에 대한 행정처분 또는 벌칙 등의 내용 및 근거 법령
6. 그 밖에 제1호부터 제5호까지에 준하는 사항으로서 보건복지부장관이 해당 조사를 위하여 필요하다고 인정하는 사항

제18조 (보수교육) ① 영 제14조 제3항에 따라 의료기사등에 대한 보수교육 업무를 위탁받은 기관(이하 "보수교육실시기관"이라 한다)은 매년 법 제20조 및 영 제11조에 따른 보수교육(이하 "보수교육"이라 한다)을 실시하여야 한다.

② 보건복지부장관은 다음 각 호의 어느 하나에 해당하는 사람에 대해서는 해당 연도의 보수교육을 면제할 수 있다.

1. 대학원 및 의학전문대학원 · 치의학전문대학원에서 해당 의료기사등의 면허에 상응하는 보건의료에 관한 학문을 전공하고 있는 사람
2. 군 복무 중인 사람(군에서 해당 업무에 종사하는 의료기사등은 제외한다)
3. 해당 연도에 법 제4조에 따라 의료기사등의 신규 면허를 받은 사람
4. 보건복지부장관이 해당 연도에 보수교육을 받을 필요가 없다고 인정하는 요건을 갖춘 사람

③ 보건복지부장관은 다음 각 호의 어느 하나에 해당하는 사람에 대해서는 해당 연도의 보수교육을 유예할 수 있다.

1. 해당 연도에 보건기관 · 의료기관 · 치과기공소 또는 안경업소 등에서 그 업무에 종사하지 않은 기간이 6개월 이상인 사람
2. 보건복지부장관이 해당 연도에 보수교육을 받기가 어렵다고 인정하는 요건을 갖춘 사람

④ 보건기관 · 의료기관 · 치과기공소 또는 안경업소 등에서 그 업무에 종사하지 않다가 다시 그 업무에 종사하려는 사람은 제3항제1호에 따라 보수교육이 유예된 연도(보수교육이 2년 이상 유예된 경우에는 마지막 연도이다)의 다음 연도에 다음 각 목의 구분에 따른 보수교육을 받아야 한다.

가. 제3항에 따라 보수교육이 1년 유예된 경우 : 12시간 이상

나. 제3항에 따라 보수교육이 2년 유예된 경우 : 16시간 이상

다. 제3항에 따라 보수교육이 3년 이상 유예된 경우 : 20시간 이상

⑤ 보건복지부장관은 보수교육실시기관의 보수교육 내용과 그 운영에 대하여 평가할 수 있다.

⑥ 제2항 또는 제3항에 따라 보수교육을 면제받거나 유예받으려는 사람은 해당 연도의 보수교육 실시 전에 별지 제12호서식의 보수교육 면제 · 유예 신청서에 보수교육 면제 또는 유예의 사유를 증명할 수 있는 서류를 첨부하여 보수교육실시기관의 장에게 제출해야 한다.

⑦ 제6항에 따른 신청을 받은 보수교육실시기관의 장은 보수교육 면제 또는 유예 대상자 여부를 확인하고, 신청인에게 별지 제12호의2서식의 보수교육 면제 · 유예 확인서를 발급해야 한다.

제19조 (보수교육 계획서 및 실적보고서 제출 등) ① 보수교육실시기관의 장은 매년 12월 31일까지 별지 제13호서식의 다음 연도 보수교육 계획서(전자문서로 된 보수교육 계획서를 포함한다)에 다음 각 호의 서류를 첨부하여 보건복지부장관에게 제출하여야 한다. 이 경우 보수교육 계획서에는 교과과정, 실시방법,

교육받는 사람의 경비부담액 및 보수교육 이수 인정기준 등 보수교육의 운영에 필요한 사항이 포함되어야 한다.

1. 교육받는 사람의 경비부담액 산출근거
2. 과목별 보수교육 인정기준

② 보수교육실시기관의 장은 매년 3월 31일까지 별지 제13호의2서식의 전년도 보수교육 실적보고서(전자문서로 된 보수교육 실적보고서를 포함한다)를 보건복지부장관에게 제출하여야 한다.

③ 보수교육실시기관의 장은 보수교육을 받은 사람에게 별지 제14호서식의 보수교육 이수증을 발급하여야 한다.

제20조(보수교육 실시방법 등) 보수교육의 교과과정, 실시방법, 그 밖에 보수교육의 실시에 필요한 사항은 제18조 제5항에 따른 평가 결과를 반영하여 보수교육실시기관의 장이 정한다.

제21조 (보수교육 관계 서류의 보존) 보수교육실시기관의 장은 다음 각 호의 서류를 3년 동안 보존하여야 한다.

1. 보수교육 대상자 명단(대상자의 교육 이수 여부가 적혀 있어야 한다)
2. 보수교육 면제자 명단
3. 그 밖에 교육 이수자가 교육을 이수하였다는 사실을 확인할 수 있는 서류

제22조 (면허증의 재발급 신청) ① 의료기사등이 면허증을 분실 또는 훼손하였거나 면허증의 기재사항이 변경되어 면허증의 재발급을 신청하려는 경우에는 별지 제15호서식의 의료기사등 면허증 재발급 신청서(전자문서로 된 신청서를 포함한다)에 다음 각 호의 서류 또는 자료를 첨부하여 보건복지부장관에게 제출하여야 한다.

1. 면허증(면허증을 분실한 경우에는 그 사유설명서)
2. 사진(신청 전 6개월 이내에 모자 등을 쓰지 않고 촬영한 천연색 상반신 정면사진으로 가로 3.5센티미터, 세로 4.5센티미터의 사진이다) 1장
3. 변경 사실을 증명할 수 있는 서류(면허증 기재사항이 변경되어 재발급을 신청하는 경우만 해당한다)

② 영 제12조 제1항에 따른 사유로 면허증을 재발급받으려는 사람은 별지 제15호서식의 의료기사등 면허증 재발급 신청서에 다음 각 호의 서류 또는 자료를 첨부하여 주소지를 관할하는 특별시장 · 광역시장 · 특별자치시장 · 도지사 및 특별자치도지사(이하 "시 · 도지사"라 한다)를 거쳐 보건복지부장관에게 제출하여야 한다.

1. 사진(신청 전 6개월 이내에 모자 등을 쓰지 않고 촬영한 천연색 상반신 정면사진으로 가로 3.5센티미터, 세로 4.5센티미터의 사진이다) 1장
2. 면허취소의 원인이 된 사유가 소멸하였음을 증명할 수 있는 서류(영 제12조 제1항제1호의 사유에 해당하는 경우에만 제출한다)
3. 뉘우치는 빛이 뚜렷하다고 인정될 수 있는 서류(영 제12조 제1항 제2호부터 제4호까지의 사유에 해당하는 경우에만 제출한다)

③ 의료기사등이 제1항에 따라 면허증을 재발급받은 후 분실된 면허증을 발견 하였을 때에는 지체 없이 그 면허증을 보건복지부장관에게 반납하여야 한다.

제23조 (면허증을 갈음하는 증서) 의료기사등이 제22조 제1항에 따라 면허증의 재발급을 신청한 경우에는 면허증을 재발급받을 때까지 그 신청서에 대한 보건복지부장관의 접수증으로 면허증을 갈음할 수 있다.

제24조 (면허증의 회수) ① 보건복지부장관은 법 제21조 제1항 또는 제22조 제1항에 따라 면허의 취소 또는 면허자격의 정지처분을 하였을 때에는 그 사실을 주소지를 관할하는 시 · 도지사에게 통보하여야

하며, 시 · 도지사(특별자치시장 및 특별자치도지사는 제외한다)는 지체 없이 시장 · 군수 · 구청장에게 통보하여야 한다.

② 제1항에 따른 통보를 받은 특별자치시장 · 특별자치도지사 · 시장 · 군수 · 구청장은 지체 없이 면허의 취소처분을 받은 해당 의료기사등의 면허증을 회수하여 보건복지부장관에게 제출하여야 한다. 이 경우 시장 · 군수 · 구청장은 시 · 도지사를 거쳐 제출하여야 한다.

제24조의2 (행정처분 사실 등의 통지) 법 제24조 제5항에 따라 같은 조 제1항에 따른 영업정지처분을 받았거나 영업정지처분의 절차가 진행 중인 사람은 행정처분을 받은 사실이나 행정처분절차가 진행 중인 사실을 「우편법 시행규칙」 제25조 제1항 제4호가목에 따른 내용증명으로 양수인에게 지체 없이 알려야 한다.

제25조 (수수료 등) ① 국가시험에 응시하려는 사람은 법 제27조 제3호에 따라 국가시험관리기관의 장이 보건복지부장관의 승인을 받아 결정한 수수료를 현금이나 정보통신망을 이용한 전자화폐 또는 전자결제 등의 방법으로 내야 한다. 이 경우 수수료의 금액 및 납부방법 등은 영 제4조 제2항에 따라 국가시험관리기관의 장이 공고한다.

② 제22조에 따른 면허증의 재발급 신청을 하거나 면허사항에 관한 증명 신청을 하는 사람은 다음 각 호의 구분에 따른 수수료를 수입인지나 정보통신망을 이용한 전자화폐 또는 전자결제 등의 방법으로 내야 한다.

1. 면허증의 재발급 수수료 : 2천원
2. 면허사항에 관한 증명 수수료 : 500원(정보통신망을 이용하여 발급받는 경우 무료)

제26조(규제의 재검토) 보건복지부장관은 다음 각 호의 사항에 대하여 다음 각 호의 기준일을 기준으로 2년마다(매 2년이 되는 해의 기준일과 같은 날 전까지이다) 그 타당성을 검토하여 개선 등의 조치를 하여야 한다.

1. 제10조 및 별표 2에 따른 국가시험 응시제한의 기준 : 2015년 1월 1일
2. 제13조에 따른 안경업소 개설등록 시 제출서류 : 2015년 1월 1일

8. 의료기기 제조 및 품질관리 기준

[시행 2023.11.13.] [식품의약품안전처고시 제2023-31호, 2023.5.12., 일부개정]
식품의약품안전처(의료기기관리과)

제1조 (목적) 이 기준은 「의료기기법」 제6조, 제6조의2, 제10조, 제12조, 제13조, 제15조 , 제28조, 제45조 및 「의료기기법 시행규칙」제8조, 제14조, 15조, 제24조, 제26조, 제27조, 제31조, 제33조, 제34조, 제48조, 별표 2, 별표 4와 「의료기기산업 육성 및 혁신의료기기 지원법」제24조 및 「혁신의료기기 지원 및 관리 등에 관한 규칙」제15조에 따라 의료기기(임상시험용 의료기기 포함한다)를 제조 또는 수입함에 있어 준수하여야 하는 세부사항과 품질관리심사기관 및 품질책임자 교육실시기관에 대한 지정절차 및 관리방법 등에 관하여 필요한 사항을 정함을 목적으로 한다.

제2조 (정의) 이 기준에서 사용하는 용어의 뜻은 [별표 1]과 같다.

[별표 1]

용어의 정의(제2조 관련)

1. "의료기기 제조 및 품질관리기준(Good Manufacturing Practice, GMP)"이란 항상 일관된 양질의 제품이 공급될

수 있도록 의료기기의 개발에서부터 원자재의 구입, 제조, 검사, 포장, 설치, 보관, 출하 및 클레임이나 반품에 이르기까지의 모든 공정에 걸쳐 의료기기의 품질을 보증하기 위하여 지켜야 할 사항을 규정하는 품질경영시스템이다.

2. "적합성인정등 심사"란 의료기기가 안전하고, 유효하며, 의도된 용도에 적합한 품질로 일관성 있게 생산됨을 높은 수준으로 보장할 수 있는지 여부를 결정하기 위한 심사이다.
3. "품질경영시스템"이란 제품의 품질관리를 위하여 조직, 책임, 절차, 공정 및 자원 등을 효율적으로 관리하기 위한 경영시스템이다.
4. "품목군(Product Group)"이란 의료기기 중 원자재, 제조공정 및 품질관리체계가 유사한 제품으로 구성된 집합이다.
5. "위해우려제조소"란 다음 각 목 중 어느 하나에 해당되는 제조소이다.
   가. 최근 3년간 신청 제조소가 GMP 심사 부적합을 받은 경우
   나. 최근 3년간 신청 품목군이 수거검사 결과 품질부적합인 경우
   다. 최근 3년간 국내 · 외 정부기관에서 신청 제품에 대하여 강제회수, 사용중지, 제조중지 등 조치된 경우
6. "제조단위" 또는 "로트(Lot)"란 동일한 제조조건하에서 제조되고 균일한 특성 및 품질을 갖는 완제품, 구성품 및 원자재의 단위이다.
7. "제품표준서(Device Master Record, DMR)"란 의료기기 품목 또는 형명별로 규격, 제조공정, 제조기준, 설치 등 제품의 설계부터 출하(설치)까지 전 제조공정에 대한 상세한 정보를 포함한 문서이다.
8. "제조 (Manufacturing)"란 설계, 포장 및 표시기재사항을 포함하여 의료기기를 생산하기 위한 모든 작업이다.
9. "품질(Quality)"이란 고유 특성의 집합이 요구사항을 충족시키는 정도이다.
10. "품질관리(Quality Control, QC)"이란 품질 요구사항을 충족하는데 중점을 둔 품질경영의 일부이다.
11. "안전성(Safety)"이란 위험하거나 고장이 생길 염려가 없고, 안전하거나 안전을 보장하는 성질이다.
12. "멸균의료기기(Sterilized Device)"란 제조공정에서 멸균공정을 거치는 의료기기로서 제품의 용기 또는 포장에 "멸균" 또는 "STERILE"의 문자, 멸균방법, 유효기한 등 멸균품임을 표시하는 제품이다.
13. "배치(Batch)"란 일정한 제조주기 동안 생산된 제품으로서, 균일한 특성과 품질을 의도하거나 목표로 하는 일정 수량의 제품이다.
14. "멸균(Sterilization)"이란 물리적, 화학적 방법을 이용하여 포자를 포함하여 모든 종류의 미생물을 사멸시키는 과정이다.
15. "조직(Organization)"이란 책임, 권한 및 상호관계의 체계(arrangement)를 갖춘 인원 및 시설의 집단이다.
16. "품질매뉴얼(Quality Manual)"이란 제조업자의 품질경영시스템을 규정한 문서로서 개별 조직의 규모 및 복잡성에 맞도록 세부사항 또는 요구사항을 기술한 문서이다.
17. "품질방침(Quality Policy)"이란 최고경영자에 의하여 공식적으로 표명된 품질 관련 조직의 전반적인 의도 및 방향이다.
18. "품질목표(Quality Objective)"란 품질에 관하여 추구하거나 지향하는 것이다.
19. "제조공정(Manufacturing Process)"이란 의료기기를 제조하기 위한 설계 및 개발, 원자재 구매, 입고검사, 생산, 공정검사, 완제품검사, 포장, 라벨링, 출하, 보관과 관련되는 각 활동이다.
20. "프로세스(Process)"란 입력을 출력으로 전환하는 상호 연관된 또는 상호작용하는 활동들의 집합이다.
21. "절차(Procedure)"란 활동 또는 프로세스를 수행하기 위하여 규정된 방식이다.
22. "문서(Document)"란 행위 전에 명시하거나 만들어지는 기준 및 절차이다.
23. "기록(Record)"이란 달성된 결과를 명시하거나 수행한 활동의 증거를 제공하는 문서이다.
24. "검토(Review)"란 수립된 목표를 달성하기 위하여 해당 주제의 적절성, 충족성 및 효과성을 결정하기 위하여 시행되는 활동이다.
25. "서비스(Service)"란 조직과 고객 사이에 필수적으로 발생되는 활동으로 의사결정 활동, 관계유지를 위한 활동, 수리, 운송, 정보전달 등 조직의 무형의 출력물이다.
26. "경영검토(Management review)"란 최고 경영자가 계획된 주기로 지속적인 적합성, 적절성 및 효과성을 보장하기 위하여 품질방침, 품질목표를 포함한 품질경영시스템 변경의 필요성 및 개선의 가능성에 대한 평가를 하는 활동이다.
27. "요구사항(Requirement)"이란 명시적인 요구 또는 기대, 일반적으로 묵시적이거나 의무적인 요구 또는 기대이다.
28. "효과성(Effectiveness)"이란 계획된 활동이 실현되어 계획된 결과가 달성되는 정도이다.
29. "효율성(Efficiency)"이란 달성된 결과와 사용된 자원과의 비율 또는 관계이다.
30. "기반시설(Infrastructure)"이란 조직의 운영에 필요한 시설, 장비 및 서비스의 시스템이다.
31. "제품실현(Production realization)"이란 제품을 성취하기 위해 요구되는 프로세스 및 세부 프로세스의 결합적

순서이다.

33. "설계 및 개발(Design and Development)"이란 요구사항을 규정된 특성이나 제품, 프로세스 또는 시스템의 시방서로 변환시키는 프로세스의 집합이다.
34. "검증(Verification)" 이란 규정된 요구사항이 충족되었음을 객관적 증거(사물의 존재 또는 사실을 입증하는 데이터)의 제시 및 시험을 통하여 확인하는 것이다.
35. "유효성 확인" 또는 "밸리데이션(Validation)"이란 제조소의 구조시설을 비롯하여 제조공정, 시스템 등 제조 및 품질관리의 방법이 기대되는 결과를 얻는다는 것을 검증하고 문서화 하는 행위이다.
36. "유효성 재확인" 또는 "리밸리데이션(Revalidation)"이란 원자재, 제조공정, 기계설비 또는 제조시스템 등에 대하여 품질에 영향을 끼칠 가능성이 있는 변경 또는 주기적으로 실시하는 밸리데이션이다.
37. "세척(Cleaning)"이란 표면으로부터 오염원이나 미생물을 제거하는 데 사용하는 화학적 또는 물리적인 방법이다.
38. "설치(Installation)"란 사용될 장소에 제품을 놓고 배관, 폐기물 처리 등 의도된 사용목적에 따라 동작될 수 있게 하는 활동이다.
39. "추적성(Traceability)"이란 의료기기의 원자재 및 부분품의 출처, 품질관리 이력, 판매처 및 사용자(소재) 등에 대하여 파악하고 관리하는 것이다.
40. "식별(Identification)"이란 원료, 자재, 반제품 및 완제품 등 모든 단계에서 제품의 추적 및 다음 공정에 인도 또는 출하를 확실히 하기 위한 활동이다.
41. "고객(Customer)"이란 구입자 및 사용자(환자 및 의료 종사자)를 총칭하며 말한다.
42. "고객자산(Customer property)"이란 고객이 소유한 재산 가치로 자산은 다음 각 목이다.
    가. 제품에 포함시키기 위하여 제공되는 원자재나 부품(포장재 포함)
    나. 수리, 유지 또는 업그레이드를 위하여 공급되는 제품
    다. 추가프로세스(고객이 제공한 자재로 포장, 멸균, 시험)을 위하여 공급된 제품
    라. 고객을 대신하여 공급된 서비스(고객 자산을 제3자에게로 운송 등)
    마. 고객의 지적 자산(규격, 도면과 자산정보)
43. "측정장비(Measuring Equipment)"란 측정프로세스를 실현하는데 필요한 측정기기, 소프트웨어, 측정표준, 표준물질 또는 보조기구 또는 그 집합이다.
44. "교정(Calibration)"이란 특정한 장치나 기구가 국제 기준 또는 국가 기준에서 인정하는 측정표준에 의하여 측정하였을 때 규정된 한도 이내의 결과가 나타남을 확인하는 작업이다.
45. "감사(Audit)"란 품질업무 및 관련 결과가 계획된 합의사항에 적합한지 여부를 결정하고, 이 합의사항이 효과적으로 수행되었고 목적에 적합한지 여부를 결정하는 체계적이고 독립적인 확인 활동이다.
46. "특채(Concession)"란 법적 요구사항을 만족하고 있으나 안전성 및 유효성과 직접 관련이 없는 경미한 부적합사항을 가진 특정 제품 등에 대하여 사용하거나 출고하는 것에 대한 서면승인이다.
47. "시정(Correction)"이란 발견된 부적합을 제거하기 위한 행위이다.
48. "시정조치(Corrective Action)"란 발견된 부적합 또는 기타 바람직하지 않은 상황의 원인을 제거하기 위한 조치이다.
49. "예방조치(Preventive Action)"란 잠재적인 부적합 또는 기타 바람직하지 않은 상황의 발생방지를 위하여 잠재적 부적합의 원인을 제거하기 위한 조치이다.
50. "위험관리(Risk Management)"란 의료기기의 설계, 생산, 유통, 사용 등 전 과정에서 발생할 수 있는 모든 위험을 분석, 평가하고 이를 허용 가능한 수준으로 관리하는 선진화된 안전관리시스템이다.
51. "재작업(Rework)"이란 부적합 제품에 대하여 기 확립된 제조공정과 다른 방법을 적용하여 품질기준을 만족하도록 하는 작업이다.
52. "권고문(advisory notice)"이란 제조소에서 의료기기 인도 후에 추가 정보를 제공하거나, 의료기기의 사용, 변경, 반품, 폐기에 대한 조치사항을 권고하는 목적으로 발행하는 서한이다.
53. "단독"이란 품질관리심사기관에서 적합성인정등 심사를 위한 현장조사를 실시하는 것이다.
54. "합동"이란 식약처 및 심사기관, 또는 지방청 및 심사기관에서 적합성인정등 심사를 위한 현장조사를 실시하는 것이다.
55. "선임품질심사원"이란 식품의약품안전처장이 지정한 의료기기 품질관리심사기관에 소속되어 의료기기 적합성인정등 심사업무를 총괄하는 사람이다.
56. "품질심사원"이란 식품의약품안전처장이 지정한 의료기기 품질관리심사기관에 소속되어 의료기기 적합성인정등 심사업무를 수행하는 사람이다.

57. "제조의뢰자(Legal Manufacturer)"란 다음 각 목의 의료기기의 제조공정 전부 또는 주요 제조공정을 계약관계에 따라 제58호의 제조자에게 위탁하여 제조하고 이에 대한 법적 책임을 갖는 자이다.
    가. 식품의약품안전처장으로부터 허가·인증을 받았거나 받고자 하는 의료기기
    나. 식품의약품안전처장으로부터 신고를 하였거나 하고자 하는 의료기기
58. "제조자(Manufacturer)"란 제57호의 각목에 따른 의료기기의 제조공정 전부 또는 주요 제조공정을 수행하고 이에 대한 법적 책임을 갖는 자 이거나 또는 계약관계에 따라 제57호의 제조의뢰자로 부터 해당 제품의 전부 또는 주요 제조공정을 수탁한 자이다.
59. "품질부적합"이란 의료기기 제조업자 또는 수입업자가 판매의 목적으로 제조·수입한 의료기기가「의료기기법」제32조 또는 제33조에 따른 검사 등의 결과 부적합한 경우이다.
60. "공급자(Supplier)" 또는 "공급업체"란 부품, 공정 또는 서비스의 일부 또는 전부를 제공하는 개인 또는 조직이다.
61. "임상평가(Clinical Evaluation)"란 조직이 의도하는 대로 사용될 때 의료기기의 임상적 안전성 및 성능을 검증하기 위한 임상 데이터의 평가 및 분석이다.
62. "불만(Complaint)"이란 조직의 관리를 벗어난 의료기기의 식별, 품질, 내구성, 신뢰성, 사용적합성, 안전성 또는 성능과 관련된 결함 또는 이러한 의료기기의 성능에 영향을 미치는 서비스와 관련된 결함을 제기하는 서면, 전자, 또는 구두로 전달되는 사항이다.
64. "멸균보호시스템(Sterile Barrier System)"이란 미생물의 침입을 방지하고 사용 지점에 제품이 무균상태로 제공되도록 하는 최소의 포장이다.
65. "수명주기(Life Cycle)"란 초기 구상에서부터 최종 폐기 및 처리에 이르기까지 의료기기의 수명의 모든 단계이다.
66. "제품(Product)"란 프로세스의 결과물로 다음 각 목을 포함한다.
    가. 하드웨어
    나. 소프트웨어
    다. 가공 물질
    라. 서비스
67. "혁신의료기기소프트웨어"란 혁신의료기기로 지정된 의료기기소프트웨어로 단독으로 개발·제조된 소프트웨어이다.
68. "주요 제조공정(Critical/Core Process)"이란 다양한 제조공정 중 일부공정 단계의 제품이 의료기기 완제품 형태를 갖추는 공정으로 추가 작업(세척, 포장, 멸균 등) 후에도 해당 의료기기의 모양 및 구조, 성능에 변화가 없는 공정이다.
69. "융복합 의료기기"란 의약품등과 의료기기가 조합되어 있거나 복합 구성된 것으로서 주된 기능이 의료기기에 해당하는 경우이다.

제3조 (적용범위) ① 이 기준의 적용범위는 다음 각 호와 같다.

1. 의료기기 제조·수입허가 또는 제조·수입인증을 받거나 제조·수입신고를 하고자 하는 자
2. 임상시험용 의료기기를 제조 또는 수입하고자 하는 자
3. 적합성인정 및 정기심사(이하 "적합성인정등 심사"라 한다)를 받고자 하는 의료기기 제조업자 또는 수입업자
4. 품질관리심사기관으로 지정 받았거나 지정 받으려고 하는 자
5. 품질책임자 교육실시기관으로 지정 받았거나 지정 받으려고 하는 자

② 제1항 제1호부터 제3호까지의 규정에도 불구하고 수출만을 목적으로 제조하는 의료기기(이하 "수출용 의료기기"라 한다) 또는 1등급 의료기기를 제조·수입하고자 하는 사람은 이 기준을 따르되, 적합성인정등 심사를 제외할 수 있다.

제4조 (적합성인정등 심사 구분) ① 이 기준에 따른 적합성인정은 다음 각 호와 같이 구분하여 실시한다.

1. 제조소가 이 기준에 적합함을 인정받기 위해 최초로 받아야 하는 심사(이하 "최초심사"라 한다)
2. 제조소별로 별표 3에 따른 다른 품목군의 의료기기를 추가하는 경우 새로이 받아야 하는 심사(이하 "추가심사"라 한다)

3. 제조소의 소재지 변경에 따라 적합성인정을 새로이 받아야 하는 심사(이하 "변경심사"라 한다) 다만, 제품의 품질과 관계가 적은 보관소 · 시험실의 변경 또는 소프트웨어의료기기 제조소의 소재지 변경은 제외한다.

② 제조소는 「의료기기법 시행규칙」(이하 "시행규칙"이라 한다) 별표 2 제2호 마목2), 별표 4 제3호 나목, 「혁신의료기기 지원 및 관리 등에 관한 규칙」제15조 제1항 제2호라목 · 마목에 따라 별표 3의 품목군별로 3년마다 1회의 정기심사를 받아야 한다.

③ 제3조 제2항 및 제2항에도 불구하고 제조소는 다음 각 호에 해당하는 의료기기에 대하여 적합성 인정을 받은 경우에는 정기심사를 받지 아니할 수 있다.

1. 수출용 의료기기
2. 1등급 의료기기
3. 임상시험용 의료기기
4. 융복합 의료기기에 조합되거나 복합 구성된 의약품 또는 의약외품

제5조 (적합성인정등 심사 기준) ① 시행규칙 별표 2 및 별표 4, 「혁신의료기기 지원 및 관리 등에 관한 규칙」제15조에 의한 적합성인정등 심사의 기준은 별표 2와 같다.

② 제1항에도 불구하고 다음 각 호에 해당하는 경우 별표 2의 일부만 적용할 수 있다.

1. 임상시험용 의료기기를 제조 · 수입하고자 하는 경우 7.1. 7.3, 7.4.3, 7.5, 7.6, 8.2.6, 8.3 적용
2. 제4조 제1항 제3호에 따른 변경심사의 경우 4.1, 4.2, 6.1, 6.3, 6.4, 7.5, 7.6, 8.2.2, 8.2.3, 8.2.6, 8.3, 8.5 적용
3. 제3조 제2항에도 불구하고 1등급 의료기기에 대하여 이 기준에 따른 적합성인정등 심사를 받고자 하는 경우 4.1, 4.2, 5.5, 6.4, 7.1, 7.4, 7.5, 7.6, 8.2.1, 8.2.2, 8.2.3, 8.2.6, 8.3, 8.5 적용

제6조 (적합성인정등 심사 방법) ① 시행규칙 별표 2 제2호 마목 · 바목, 별표 4 제3호 및 「혁신의료기기 지원 및 관리 등에 관한 규칙」 제15조에 따른 적합성인정등 심사는 지방식품의약품안전청장(이하 "지방식약청장"이라 한다) 및 품질관리심사기관의 장이 합동으로 제조소의 품목군별로 서류검토와 현장조사를 실시하며, 제조공정을 위탁 및 수탁하여 제조하는 제조소(이하 "제조의뢰자-제조자"라 한다)일 경우에도 제조의뢰자 - 제조자에 대하여 각각 서류검토와 현장조사를 실시할 수 있다. 이 경우 융복합 의료기기 제조소(제조의뢰자 - 제조자인 경우도 포함)의 경우에는 별도의 서류검토와 현장조사를 실시할 수 있다.

② 제1항에도 불구하고 시행규칙 별표2 제2호 바목2) 단서 및 「혁신의료기기 지원 및 관리 등에 관한 규칙」제15조에 따라 서류검토만 실시하는 경우는 다음 각 호와 같다.

1. 제4조 제1항 제2호에 따라 추가심사를 실시하는 경우
2. 제4조 제1항 제3호에 따라 소재지가 변경된 제조소에 대한 제7조 제1항 제2호 나목의 자료를 제출받아 변경심사를 실시하는 경우
3. 다른 제조 · 수입업자가 해당 제조소에 대하여 이 기준에 따른 유효한 적합인정서를 보유한 경우
4. 제4조 제2항에 따라 정기심사 대상의 제조소를 2개 이상 보유하고 있는 경우 현장조사 대상 제조소를 제외한 나머지 제조소
5. 「체외진단의료기기법」에 따른 다른 체외진단의료기기 제조 · 수입업자가 해당 제조소에 대하여 「체외진단의료기기 제조 및 품질관리 기준」에 따른 현장조사 및 서류검토를 받아 적합인정서(유효한 경우에 한함)를 보유한 경우

③ 제2항에도 불구하고 다음 각 호의 경우에는 현장조사를 실시하여야 한다.

2. 위해우려제조소로 판단되는 경우

3. 의료기기 제조 또는 수입업자가 제7조 제1항 제2호의 자료를 기업비밀 등의 사유로 제출이 불가능하여 현장조사를 요청하는 경우

④ 제4조에도 불구하고 최초심사를 새로이 받아야 하는 경우는 다음 각 호와 같다.

1. 적합성인정을 받은 수출용 의료기기, 1등급 의료기기 또는 임상시험용 의료기기 제조소의 적합인정서 유효기간이 만료되어 적합성인정을 다시 받고자 하는 경우
2. 적합성인정을 받은 수출용 의료기기의 제조소에서 국내 판매를 목적으로 제조하고자 하는 경우
3. 적합성인정등 심사를 받은 제조의뢰자-제조자의 제조의뢰자가 변경·삭제되는 경우
4. 제5조 제2항 제1호에 따라 임상시험용 의료기기의 적합성인정을 받은 제조소의 소재지가 변경되는 경우 또는 다른 품목군의 임상시험용 의료기기를 추가하는 경우 또는 판매 목적으로 제조·수입하고자 하는 경우
5. 제5조 제2항 제3호에 따라 1등급 의료기기의 적합성인정을 받은 제조소에서 2·3·4등급의 의료기기를 제조·수입하고자 하는 경우

⑤ 제1항부터 제4항까지에 따른 적합성인정등 심사의 주체 및 방법은 별표 4에 따라 실시한다.

⑥ 현장조사 대상임에도 불구하고 해당 소재지가 전시, 감염병, 천재지변 등의 상황발생으로 현장조사가 불가능한 경우, 한시적으로 현장조사를 보류하고 서류검토만 실시한다.

⑦ 제6항에 따라 서류검토만 실시한 제조·수입업자는 매 제조·수입시 제조 또는 수입 단위별로 자가품질관리시험규격에 따른 시험성적서를 해당 지방식약청장에게 제출하여야 한다.

제7조 (적합성인정등 심사 신청) ① 제3조 제1항제1호부터 제3호까지에 해당하는 사람이 이 기준에 따라 적합성인정등 심사를 받고자 하는 경우에는 별지 제1호서식의 신청서에 다음 각 호의 자료를 첨부하여 품질관리심사기관의 장에게 제출하여야 한다. 이 경우 해당 제조소가 1개 제조단위 이상의 품질관리 실적이 있어야 하고 현장조사 희망일은 현장조사 시작일 20일 이전으로 확정하여 신청하여야 한다.

1. 의료기기 제조(수입)업 허가증 사본 또는 의료기기 조건부 제조(수입)업 허가증 사본(최초심사 또는 임상시험용 의료기기 등 의료기기(조건부) 제조(수입)업 허가증이 없는 경우에는 제외한다)
2. 다음 각 목에 해당되는 자료
   가. 제조소 개요(제조소의 명칭 및 시설별 주소, 제조소가 다수인 경우 모든 제조소명 포함) 및 조직도, 종업원수, 제조되는 의료기기 등
   나. 규제당국 또는 규제당국에서 위임한 기관에서 발행한 품질경영시스템 적합인정서 사본(제6조 제2항 및 제6조 제6항의 경우에 한함) 및 실사결과 자료(제6조 제2항 제2호 및 제6조 제6항의 경우에 한하며, 실사결과에 따른 후속조치 사항 포함)
   다. 평가 대상이 되는 각 제조소의 시설현황[작업소·시험실·보관소를 포함한 평면도(소프트웨어 의료기기 제조소인 경우에는 작업소·시험실·보관소가 있는 경우에만 해당 시설에 대한 사항을 평면도 포함) 및 시설·장비 목록], 청정실 관련 절차서(해당하는 경우에 한함), 계측기 등의 모니터링 주기를 확인 할 수 있는 모니터링 및 측정장비 관련 절차서
   라. 제조소의 품질매뉴얼(품질방침을 포함한다)
   마. 제조소 대표 품목에 대한 완제품 시험(최종 출하 검사 등) 관련 절차서 및 시험성적서(멸균제품의 경우에는 멸균되었음을 입증할 수 있는 자료 포함)
   바. 제조소의 대표 품목에 대한 구매·위탁 절차서, 주요 공급업체명(위탁업체 포함) 및 업무범위
   사. 대표 품목의 제조소 제품표준서(멸균, 소프트웨어 등 특정 제조공정에 대한 설명 포함) 및 멸균 유효성 확인 절차서(해당하는 경우에 한함)

아. 제조소의 별표 2 기준 점검표
자. 제조소의 별표 2 기준 적합선언문
차. 대표 품목의 혁신의료기기 지정서(혁신의료기기소프트웨어에 한한다.
② 제1항 제2호 마목, 바목, 사목 및 차목에 해당하는 대표 품목의 제출 자료는 다음 각 호에 해당되는 품목의 자료여야 한다.
1. 신청품목이 2개 이상의 경우 해당 제조소의 품목군별 최상위 등급에 해당하는 품목
2. 제1호에도 불구하고 제4조 제2항에 따른 정기심사일 경우, 심사대상 품목 중 해당 제조소의 최상위 등급으로서 생산·수입실적이 가장 많은 품목
3. 제1호에도 불구하고 제4조 제3항에 따른 변경심사일 경우, 해당 제조소의 품목군별 최상위 등급에 해당하는 품목으로서 생산·수입실적이 가장 많은 품목
③ 제4조 제2항에 따라 정기심사를 받아야 하는 의료기기 제조업자 및 수입업자는 적합인정서에 기재된 유효기간이 만료되는 날로부터 3개월 전까지 별지 제1호서식의 신청서에 제1항제1호 및 제2호의 자료를 첨부하여 품질관리심사기관의 장에게 정기심사를 신청하여야 한다. 이 경우 현장조사 희망일은 적합인정서에 기재된 유효기간 만료일 20일 이전으로 확정하여 신청하여야 하며, 신청서 제출 시 현장조사 희망일을 확정하여 신청하지 아니한 경우에는 현장조사 희망일의 조사 시작일 20일 전까지 문서로 신청하여야 한다.
④ 의료기기 제조업자 및 수입업자는 제3항에 따라 정기심사 대상 제조소가 다수인 경우 정기심사 일괄신청이 가능하다.
⑤ 제4항에 따라 정기심사 일괄신청을 하고자 하는 사람은 제3항에 따른 자료와 별지 제1호서식의 제조소 총괄표를 작성하여 품질관리심사기관의 장에게 제출하여야 한다.
⑥ 제6조 제2항 제3호에 해당되어 다른 제조·수입업자가 해당 제조소에 대하여 이 기준에 따른 유효한 적합인정서를 보유한 경우, 별지 제1호서식의 신청서에 제1항에 따른 제출서류 중 다음 각 호에 해당되는 자료만을 제출할 수 있다.
1. 의료기기 제조·수입업 허가증 사본 또는 의료기기 조건부 제조·수입업 허가증 사본(최초심사 또는 임상시험용 의료기기 등 의료기기 (조건부) 제조(수입)업 허가증이 없는 경우에는 제외한다)
2. 제1항 제2호 사목(멸균 유효성 확인 절차서 제외) 및 차목의 자료
3. 동일 제조소의 동일 시스템하에서 제조됨을 확인할 수 있는 제조소의 자료
⑦ 제6조 제6항에 따라 현장 조사가 유예된 제조소를 보유한 제조·수입업자는 해당 제조소의 소재지 또는 지역의 상황 종료시 상황종료일로부터 10일 이내에 별지 제1호서식의 신청서를 품질관리심사기관의 장에게 제출하여야 한다. 이 경우 신청인은 별지 제1호서식의 신청서의 첨부문서는 생략할 수 있다.
⑧ 품질관리심사기관의 장은 정기심사를 신청하여야 할 사람이 제3항에 따른 유효기간 만료일로부터 3개월 전까지 정기심사를 신청하지 아니한 경우에는 해당 업체명, 대표자 등을 지방식약청장에게 보고하여야 한다.
⑨ 제6조 제5항에 따른 현장 조사 대상 제조소일 경우, 제1항 제2호의 나, 아, 차의 자료를 제출하지 아니할 수 있다.
⑩ 적합성인정등 심사와 관련된 소요 비용 등에 관하여는 시행규칙 별표 2에 따른다.
제8조 (적합성인정등 심사 절차) ① 품질관리심사기관의 장은 제7조에 따라 적합성인정등 심사를 신청 받은 경우에는 다음 각 호에 따라 지방식약청장에게 접수 사실 보고 및 제6조 제3항에 따른 현장조사 여부 확인 요청을 하여야 한다. 다만, 제6조 제5항 및 별표 4에 따라 심사주체가 '단독'이고, 제6조 제6항에

해당하지 않는 경우에는 지방식약청장에게 접수 사실 보고를 하지 아니할 수 있다.

1. 제7조 제1항부터 제7항까지에 따른 첨부자료의 제출여부를 5일 이내에 확인하여 흠이 없는 경우에는 접수 후, 7일 이내에 보고 및 요청을 하여야 한다.
2. 제1호에 따른 첨부자료의 제출여부 확인결과 첨부자료의 미비 등 흠이 있는 경우에는, 행정절차법에서 정한 바에 따라 첨부자료의 제출에 대한 보완기한을 설정하여 신청인에게 보완 요구하여야 한다.
3. 제1호에도 불구하고, 추가로 현장조사 희망일을 확정하여 신청 받은 경우에는 접수 다음날까지 보고 및 요청을 하여야 한다.

② 지방식약청장은 품질관리심사기관의 장으로부터 제1항에 따른 보고 및 요청을 받은 날로부터 10일 이내에 제6조 제3항에 따른 현장조사 해당 여부, 제6조 제5항에 따른 심사주체, 방법 등을 결정하여 품질관리심사기관의 장에게 통보하여야 하며, 품질관리심사기관의 장은 통보받은 내용을 신청인에게 통보하여야 한다.

③ 품질관리심사기관의 장은 제6조에 따른 심사결과를 신청인에게 적합성인정등 심사 신청서가 접수된 날로부터 30일 이내에 문서로 통보하여야 한다. 다만, 제2항에 따라 제조소 현장조사가 필요한 경우 신청인에게 통보된 날부터 제3항에 따른 현장조사 시작일까지의 기간은 처리기한에 산입하지 않는다.

④ 제2항에 따라 제조소 현장조사가 필요한 경우, 품질관리심사기관의 장은 다음 각 호에 따라 현장조사를 실시하여야 한다.

1. 제2항에 따라 결정된 심사주체는 신청인에게 통보한 조사일에 현장조사를 실시하고, 품질관리심사기관의 장은 현장조사 출장종료일로부터 7일 이내 또는 제3항에 따른 처리기한 이내에 신청인에게 문서로 그 결과를 통보하여야 한다. 다만, 현장조사 결과 부적합으로 판정한 경우에는, 지방식약청장에게 즉시 보고하여야 한다.
2. 제1호에 따른 현장조사 실시 기간 중 전시, 전염병, 천재지변 등 상황발생으로 현장조사가 불가능하거나, 조사자료 제출지연 또는 거부 등으로 현장조사를 정상적으로 실시하기 어려운 경우 현장조사를 중단할 수 있으며, 이 경우 즉시 신청인에게 중단사유 등을 기재하여 문서로 그 내용을 통보하고, 지방식약청장에게 보고하여야 한다.
3. 제2호에 따른 중단 사유 해소가 확인되면 현장조사를 재개할 수 있으며, 현장조사 출장 종료일로부터 7일 이내에 또는 제3항에 따른 처리기한 이내에 신청인에게 문서로 그 결과를 통보하여야 한다.

⑤ 품질관리심사기관의 장은 천재지변 등 부득이한 사유로 제3항 및 제4항에 따른 처리기간내 적합성인정등 심사 결과통보를 할 수 없는 때에는 미리 신청인에게 지연사실을 통보하여야 한다.

⑥ 품질관리심사기관의 장은 보완사항이 있는 경우에는 적합성인정등 심사 결과에 대하여 다음 각 호에 따라 조치하여야 한다.

1. 신청인에게 보완절차, 보완기한 등은 민원처리에 관한 법률에서 정한 바에 따라 보완요구하고, 제2항에 따른 심사주체는 신청인이 제출한 보완요구에 대한 결과를 검토한 후 적합 여부를 평가한다.
2. 신청인이 보완기한 내에 보완결과를 제출하지 아니한 경우, 제2항에 따른 심사주체는 부적합으로 판정한다.
3. 제2호에 따라 부적합으로 판정된 경우에는 즉시 지방식약청장에게 보고하고, 신청인에게는 문서로 통보한다.

⑦ 품질관리심사기관의 장은 심사결과에 대해 별지 제3호서식의 결과보고서를 작성하고, 다음 각 호에 따라 지방식약청장에게 제출하여야 한다. 다만, 제6조 제5항 및 별표 4에 따라 심사주체가 '단독'이고, 제6조 제6항에 해당하지 않는 경우에는 제출하지 아니할 수 있다.

1. 제3항에 따른 심사결과는 제3항에 따른 처리기한 이내에 제출하여야 한다.
2. 제4항 제1호에 따른 심사결과는 현장조사 종료한 날로부터 7일 이내에 제출하여야 한다.

3. 제4항 제3호에 따라 현장조사가 재개될 경우에는 현장조사 출장종료일로부터 7일 이내 또는 제3항에 따른 처리기한 이내에 제출하여야 한다.

⑧ 품질관리심사기관의 장은 제6조에 따라 적합성인정등의 심사 결과가 적합한 경우에는 별표 5에 따라 별지 제2호서식 또는 별지 제2호의2 서식의 의료기기 제조 및 품질관리기준 적합인정서(이하 “적합인정서” 라 한다)를 신청인에게 발급하여야 한다. 다만, 제6조 제6항에 따라 서류검토 결과가 적합한 경우에는 한시적 적합인정서를 발급할 수 있다.

⑨ 신청인은 제6조에 따른 심사 결과에 이의가 있는 경우에는 민원처리에 관한 법률이 정하는 바에 따라 해당 품질관리심사기관의 장에게 이의신청을 할 수 있다.

⑩ 제9항에 따라 이의 신청을 받은 품질관리심사기관의 장은 신청 내용 및 처리결과를 각각 지방식약청장에게 보고하여야 한다.

⑪ 지방식약청장 및 품질관리심사기관의 장은 제7조 제4항에 따라 다수의 정기심사 대상 제조소를 일괄 신청한 경우 1개의 제조소에 대하여 현장조사를 실시하되 다음의 기준을 종합적으로 고려하여 선정할 수 있다.

1. 최상의 등급의 품목을 보유하는 제조소
2. 국내 생산 · 수입량이 많은 제조소
3. 현장조사를 받은 적이 없는 제조소

⑫ 품질관리심사기관의 장은 제7조 제8항에 따라 적합성인정등 심사를 신청한 제조소에 대하여 신청일로부터 90일 이내 현장조사를 실시하여야 한다.

제9조 (적합인정서 유효기간) ① 최초심사에 따른 적합인정서의 유효기간은 적합인정서 발행일로부터 3년으로 한다.

② 추가심사 및 변경심사에 따른 적합성인정을 받은 경우에는 기존의 유효기간에 영향을 미치지 않는다.

③ 정기심사에 따른 적합인정서의 유효기간은 기존 적합인정서의 유효기간 만료일 다음날부터 3년으로 한다. 다만, 적합인정서 발행일이 기존 유효기간 만료일보다 경과하거나 정기심사를 일괄신청한 경우에는 적합인정서 발행일부터 3년으로 한다.

④ 제6조 제2항 제3호에 해당되어 적합성인정 등 심사를 받은 경우에는 해당 제조소에 대하여 기존에 적합성인정등 심사를 받은 제조 · 수입업자의 유효기간과 동일하게 산정한다.

⑤ 제6조 제2항 제5호에 해당되어 적합성인정등 심사를 받은 경우에는 해당 제조소에 대하여 기존에 적합성인정등 심사를 받은 체외진단의료기기 제조 · 수입업자의 유효기간과 동일하게 산정한다.

제10조 (적합인정서 재발급 등) ① 제8조 제8항에 따라 적합인정서를 발급 받은 제조 · 수입업자는 적합인정서의 분실 등의 사유로 재발급이 필요한 경우에 해당 적합인정서를 발급한 품질관리심사기관에 재발급을 신청하여 재발급 받을 수 있다.

② 품질관리심사기관의 장은 제1항에 따라 적합인정서 재발급 신청을 받은 경우에는 별표 5에 따라 적합인정서를 재발급하여야 한다.

③ 의료기기 제조 또는 수입업자는 다음 각 호의 변경사항에 대하여 적합인정서를 재발급을 받거나 적합인정서 이면에 기재하여 관리 할 수 있다.

1. 제조 · 수입업소명 변경
2. 제조업소의 소재지 변경(제4조 제1항제3호 단서에 따른 변경에 한한다.)
3. 수입업소의 소재지 변경
4. 제조의뢰자 또는 제조자의 상호 변경

5. 제조의뢰자 또는 제조자의 소재지 변경(제4조 제1항 제3호 단서에 따른 변경에 한한다.)

④ 의료기기 제조 또는 수입업자는 제3항에 따라 적합인정서의 이면에 기재한 경우 변경허가를 받은 일자와 내용을 추가 기재하여야 한다.

제10조의2 (적합인정서 반납) ① 제8조 제8항에 따라 적합인정서를 발급 받은 제조·수입업자는 다음 각 호의 어느 하나에 해당하는 사유가 발생한 때에는 해당 적합인정서를 발급한 품질관리심사기관에 그 사유를 구체적으로 명시하여 반납할 수 있다.

1. 제조·수입업 허가가 취소된 경우
2. 제조·수입 허가 또는 인증 등이 취소된 경우
3. 그 밖에 제조·수입업자가 적합인정서를 반납해야 하는 사유가 있는 경우

② 제1항에 따라 적합인정서를 반납받은 품질관리심사기관의 장은 적합인정서를 반납받은 즉시 지방식약청장에게 반납 사실을 보고하여야 한다.

제11조 (적합성인정등 심사 표시) 의료기기 제조업자 및 수입업자는 적합성인정등 심사를 받은 제조소의 동일 품목군에 속하는 의료기기에 대하여 별표 6에 따른 적합성인정등 심사 표시를 할 수 있다.

제12조 (품질관리심사기관 업무) 품질관리심사기관의 업무는 다음 각 호와 같다.

1. 의료기기 제조 및 품질관리기준 적합성인정등 심사
2. 적합인정서 발급
3. 적합성인정등 심사 관련 통계 및 지원
4. 그 밖의 적합성인정등 심사에 관하여 필요한 사항

제13조 (품질관리심사기관 지정 평가) ① 식약처장은 시행규칙 제48조 제1항에 따라 품질관리심사기관 지정신청을 받은 경우에는 신청서 등의 제출된 자료에 대하여 서류검토 및 현장평가를 실시하여야 한다.

② 식약처장은 제1항의 현장평가에 대한 계획을 수립하고, 현장평가 실시 7일 전까지 다음 각 호의 사항을 신청자에게 통보하여야 한다.

1. 현장평가 장소 및 일정
2. 현장평가단 구성
3. 현장평가에 따른 협조사항

③ 제1항에 따른 품질관리심사기관 지정을 위한 평가기준은 별표 7와 같다.

제14조 (품질관리심사기관 관리운영기준 등) ① 품질관리심사기관의 장은 적합성인정등 심사를 위하여 필요한 세부운영규정을 마련하여야 한다.

② 품질관리심사기관의 장은 제1항에 따라 세부운영규정을 제정 또는 개정하는 경우에는 식약처장의 승인을 받아야 한다.

③ 품질관리심사기관의 심사원은 적합성인정등 심사 시 공정성, 청렴성을 유지하여야 한다.

④ 품질관리심사기관의 심사원은 적합성인정등 심사 업무와 관련하여 알게 된 정보를 타인에게 누설하거나 직무상 목적 이외에 사용하여서는 아니 된다.

⑤ 적합성인정등 심사 대상 업체는 공정한 심사를 기대하기 어려운 특별한 사유를 들어 특정심사원에 대하여 기피 신청을 할 수 있으며, 품질관리심사기관의 장은 기피신청이 타당하다고 인정되는 경우에는 해당 심사원을 교체할 수 있다.

⑥ 그 밖의 품질관리심사기관이 준수하여야 할 관리운영기준은 별표 8과 같다.

제15조 (보고) ① 품질관리심사기관의 장은 별지 제4호서식의 의료기기 적합성인정등 심사결과 정기보고서 및 별지 제5호서식의 의료기기 적합성인정등 심사결과 세부목록을 매 분기 종료 후 20일 이내에 식약처장

및 지방식약청장에게 보고하여야 한다. 다만, 식약처장 및 지방식약청장의 별도 자료 제출 요구가 있을 경우에는 요구일로 부터 7일 이내에 관련 자료를 제출하여야 한다.

제16조 (품질관리심사기관에 대한 지도 · 점검 등) ① 식약처장은 품질관리심사기관에 대하여 적합성인정등 심사의 적절한 수행 및 품질관리심사기관 관리운영기준에 적합하게 운영하는지 여부 등에 대하여 매년 지도 · 점검을 하여야 한다.

② 식약처장은 부적절한 적합성인정등 심사 또는 판정에 문제가 있거나, 민원제기 등으로 적합성인정등 심사 업무 수행에 문제가 있다고 인정되는 경우에는 수시 지도 · 점검을 실시할 수 있다.

③ 식약처장은 제1항 및 제2항에 따른 지도 · 점검을 실시하기 위한 세부지도 · 점검기준을 마련하여야 한다.

제17조 (품질책임자 교육실시기관 지정 신청) ① 식약처장이 품질책임자 교육실시기관을 추가 지정하고자 하는 경우 시행규칙 제14조 제1항에 해당하는 기관 또는 단체가 품질책임자 교육실시기관으로 지정 신청할 수 있도록 일정기간을 신청기간으로 정하여 공고하여야 한다.

② 시행규칙 제14조 제6항에 따른 품질책임자 교육실시기관 지정에 관한 세부기준은 별표 9과 같다.

제18조 (품질책임자 교육실시기관 지정 평가) ① 제17조 제1항에 따라 식약처장은 품질책임자 교육실시기관 지정 신청을 받은 경우에는 시행규칙 제14조 제2항에 따른 신청서 등의 제출된 자료에 대하여 서류검토와 실태조사를 실시하여야 한다.

② 식약처장은 제1항의 실태조사에 대한 계획을 수립하고, 실태조사 실시 7일 전까지 다음 각 호의 사항을 신청자에게 통보하여야 한다.

1. 실태조사 장소 및 일정
2. 실태조사단 구성
3. 실태조사에 따른 협조사항

제19조 (품질책임자 교육실시기관 지정 공고) 식약처장은 제17조의 규정에 적합한 품질책임자 교육실시기관을 공고하여야 한다.

제20조 (교육내용) 시행규칙 제13조 제1항 제4호에 따라 품질책임자 교육실시기관의 장은 다음 각 호의 교육내용이 교과 내용에 포함되도록 교육계획을 수립하여야 한다.

1. 시행규칙 제12조에 의한 품질책임자의 직무 범위에 관한 사항
2. 방사선 등 유해물질 취급과 관련된 안전에 관한 사항
3. 의료기기에 대한 최신 과학 · 기술적인 교육이 필요한 사항
4. 그 밖에 최신 의료기기법령 및 관련규정 개정에 관한 사항

제21조 (품질책임자 교육실시기관장의 준수사항 등) ① 품질책임자 교육실시기관의 장은 별표 9의 교육시행규정을 개정하고자 하는 경우에는 식약처장의 승인을 받아야 한다.

② 시행규칙 제15조 제2항에 따라 품질책임자 교육실시기관의 장은 제20조 및 다음 각 호의 사항이 포함된 교육계획을 수립하여야 한다.

1. 교육대상자 및 대상별 예상인원
2. 교육장소
3. 수강료(근거자료 포함)
4. 교육 실시방법(대상별, 지역별 등)
5. 교육과정
6. 교육과정별 교육과목, 시간 및 내용(교재 포함)
7. 교육강사

8. 연간 교육일정표
9. 그 밖에 교육시행에 필요한 사항

③ 제2항에 따른 교육계획을 변경할 경우에는 교육개시 1개월 전까지 변경 계획을 식약처장에게 제출하여야 한다.

④ 식약처장은 제2항에 따라 제출된 교육계획서 등을 검토하여 필요한 경우 시정 또는 보완을 요구할 수 있다.

⑤ 시행규칙 제15조 제2항에 따라 제출된 교육계획에 대하여 식약처장은 제출된 날부터 15일 이내에 승인하여야 한다.

제22조 (품질책임자 교육실시기관에 대한 지도 · 점검 등) ① 식약처장은 품질책임자 교육실시기관에 대하여 적절한 교육실시 및 교육시행규정에 적합하게 운영하는지 여부 등에 대하여 매년 지도 · 점검을 하여야 한다.

② 식약처장은 부적절한 교육실시 또는 민원제기 등으로 교육실시 업무 수행에 문제가 있다고 인정되는 경우에는 수시 지도 · 점검을 실시할 수 있다.

③ 식약처장은 제1항 및 제2항에 따른 지도 · 점검을 실시하기 위한 세부지도 · 점검기준을 마련하여야 한다.

제23조 (규제의 재검토) 「행정규제기본법」제8조 및 「훈령 · 예규 등의 발령 및 관리에 관한 규정」에 따라 2014년 1월 1일을 기준으로 매 3년이 되는 시점(매 3년째의 12월 31일까지이다)마다 그 타당성을 검토하여 개선 등의 조치를 하여야 한다.

9. 의료기기 제조 및 품질관리기준 적합성 평가기준 및 평가표

■ [별표 2]

의료기기 적합성인정등 심사기준 (제5조 및 제6조 관련)

1. 목적

이 기준은 의료기기제조업자 또는 수입의료기기 제조소(이하 "조직")가 의료기기의 설계 · 개발, 생산, 설치 및 서비스를 제공함에 있어 적용되는 품질경영시스템의 요구사항을 규정하는 것을 목적으로 한다.

2. 적용범위

조직이 수행하는 활동이나 이 기준이 적용되는 의료기기의 특성으로 인하여 6. 자원관리, 7. 제품실현, 8. 측정 · 분석 및 개선의 어떠한 요구사항이 적용되지 아니하는 경우 조직은 품질경영시스템에 이를 포함시키지 아니할 수 있다. 다만, 조직은 적용하지 아니하기로 결정한 모든 요구사항에 대하여 4.2.2항에 규정된 바와 같이 정당성에 대한 근거를 기록한다.

3. 용어의 정의

가. 조직은 이 기준 중 "해당되는 경우"로 한정되는 요구사항에 대해서는 조직이 달리 정당한 근거를 제시하지 않는 한, 해당되는 것으로 간주한다.

나. 이 기준 요구사항이 "문서화 해야한다"일 경우, 이것은 수립, 실행 및 유지할 것을 포함하는 요구사항이기도 하다.

다. 이 기준을 적용함에 있어 기타 용어의 정의는 별표 1을 따른다.

4. 품질경영시스템

4.1 일반 요구사항

4.1.1

가. 조직은 이 기준 요구사항과 적용되는 법적 요구사항에 따라 품질경영시스템을 문서화하여야 하며 품질경영시스템의

효과성을 유지하여야 한다.

나. 조직은 이 기준 요구사항과 적용되는 법적 요구사항에 의해 문서화되어야 하는 특정 요구사항, 절차, 활동 또는 방식을 수립, 실행 및 유지하여야 한다.

다. 조직은 적용되는 법적 요구사항에 따라 조직이 수행하여야 하는 역할에 대해 문서화하여야 한다.

4.1.2 조직은 다음 사항을 실행하여야 한다.

1) 조직이 수행하는 역할을 고려하여 품질경영시스템에 필요한 프로세스를 결정하고 조직 전반에 해당 프로세스를 적용
2) 품질경영시스템에 필요한 적절한 프로세스 관리를 위해 위험기반 접근방법을 적용
3) 이러한 프로세스의 순서 및 상호작용을 결정

4.1.3 각 품질경영시스템 프로세스에 대해 조직은 다음 사항을 실행하여야 한다.

1) 프로세스의 운영 및 관리가 효과적임을 보장하는데 필요한 기준 및 방법의 결정
2) 프로세스의 운영 및 모니터링을 지원하는데 필요한 정보와 자원이 이용 가능하도록 보장
3) 계획된 결과를 달성하고 이러한 프로세스의 효과성을 유지하기 위해 필요한 조치를 실행
4) 이러한 프로세스의 모니터링, 해당되는 경우 측정 및 분석
5) 이 기준 요구사항에 적합하고 적용되는 법적 요구사항을 준수하고 있음을 입증하기 위해 필요한 기록을 작성하고 유지

4.1.4

조직은 이 기준 요구사항과 적용되는 법적 요구사항에 적합하게 품질경영시스템 프로세스를 관리하여야 한다. 이러한 프로세스를 변경하고자 할 경우에는, 다음사항을 실행하여야 한다.

1) 프로세스의 변경이 품질경영시스템에 영향을 주는지에 대한 평가
2) 프로세스의 변경이 해당 품질경영시스템 하에서 생산된 의료기기에 영향을 주는지에 대한 평가
3) 이 기준 요구사항과 적용되는 법적 요구사항에 따른 관리

4.1.5

가. 조직이 제품의 적합성 요구사항에 영향을 미치는 어떠한 프로세스를 위탁하는 경우, 조직은 이러한 프로세스가 모니터링 되고 관리됨을 보장하여야 한다.

나. 조직은 위탁한 프로세스에 대해 이 기준과 고객 및 적용되는 법적 요구사항 준수에 대한 책임을 유지하여야 한다.

다. 위탁한 프로세스의 관리는 관련된 위험 및 7.4항에 따른 요구사항을 충족할 수 있는 위탁업체의 능력에 비례하여야 하고, 서면 품질합의서를 포함하여야 한다.

4.1.6

가. 조직은 품질경영시스템에 사용되는 컴퓨터 소프트웨어의 유효성 확인에 대한 절차를 문서화하여야 한다.

나. 이러한 소프트웨어의 적용은 최초 사용 전에 유효성이 확인되어야 하고, 해당되는 경우 소프트웨어의 변경 또는 적용 후에도 유효성이 확인되어야 한다.

다. 소프트웨어 유효성 확인 및 유효성 재확인과 관련된 구체적인 접근방법과 활동들은 소프트웨어의 사용과 관련된 위험에 비례하여야 한다.

라. 이러한 활동의 기록은 유지되어야 한다.

4.2 문서화 요구사항

4.2.1 일반 요구사항

품질경영시스템의 문서화에는 다음 사항이 포함되어야 한다.

1) 문서화된 표명된 품질방침 및 품질목표
2) 품질매뉴얼
3) 이 기준이 요구하는 문서화된 절차 및 기록
4) 조직이 프로세스의 효과적인 기획, 운영 및 관리를 보장하기 위하여 필요하다고 결정한 문서들로, 기록을 포함
5) 그 밖에 적용되는 법적 요구사항에 규정된 다른 문서화 요구사항

4.2.2 품질매뉴얼

가. 조직은 다음 사항을 포함한 품질매뉴얼을 문서화하여야 한다.

1) 적용 제외 또는 비적용 되는 세부내용 및 그 정당성을 포함한 품질경영시스템의 적용범위
2) 품질경영시스템을 위하여 문서화된 절차 및 이에 대한 참조문서
3) 품질경영시스템 프로세스 간 상호작용에 대한 기술

나. 품질매뉴얼은 품질경영시스템에서 사용되는 문서의 구조를 간략하게 명시하여야 한다.

4.2.3 의료기기파일

가. 조직은 각 의료기기 모델 또는 품목에 대해, 이 기준 요구사항에 적합하고 적용되는 법적 요구사항을 준수하고 있음을 입증하기 위해, 생성된 문서를 포함하거나 참조하는 하나 이상의 파일을 만들어 유지하여야 한다.

나. 의료기기파일의 내용은 다음 사항을 포함하되, 이것들로 한정되는 것은 아니다.

1) 의료기기에 대한 일반적인 설명, 사용용도/사용목적 및 모든 사용지침을 포함한 기재사항
2) 제품에 대한 사양
3) 제조, 포장, 보관, 취급 및 유통에 관한 규격 및 절차
4) 측정 및 모니터링 절차
5) 해당하는 경우, 설치에 대한 요구사항 6) 해당하는 경우, 서비스 절차

4.2.4 문서관리

가. 품질경영시스템에 필요한 문서는 관리되어야 한다. 기록은 문서의 특별한 형식이며 4.2.5항의 요구사항에 따라 관리되어야 한다.

나. 다음 사항의 관리에 필요한 절차를 문서화하여야 한다.

1) 발행 전에 문서의 적절성을 검토, 승인
2) 필요시 문서의 검토, 갱신 및 재승인
3) 문서의 변경 및 최신 개정 상태가 식별됨을 보장
4) 적용되는 문서의 유효본이 사용되는 장소에서 이용 가능함을 보장
5) 문서가 읽기 쉽고, 쉽게 식별됨을 보장
6) 조직이 품질경영시스템의 계획 및 운영에 필요하다고 결정한 외부출처 문서가 식별되고 배포상태가 관리됨을 보장
7) 문서의 손상이나 손실을 방지
8) 효력이 상실된 문서의 의도되지 않는 사용을 방지하고, 어떠한 목적을 위하여 보유할 경우에는 적절한 식별방법을 적용

다. 조직은 문서 변경이 조직의 결정의 근거가 되는 배경 정보에 접근할 수 있는 최초 승인권자 또는 다른 지정된 권한자에 의하여 검토되고 승인되도록 보장 하여야 한다.

라. 조직은 효력이 상실된 관리문서의 최소 1부를 제품의 수명 주기에 상응하는 기간 동안 보유하여야 하며, 이 기간은 최소한 기록의 보유 기간 이상이어야 한다.

4.2.5 기록관리

가. 품질경영시스템의 효과적인 운영과 요구사항에 적합함을 입증하는 기록을 작성하고 유지하여야 한다.

나. 조직은 기록의 식별, 보관, 보안 및 완전성, 검색, 보존기간 및 처리에 필요한 관리방법을 규정한 절차를 문서화하여야 한다.

다. 조직은 적용되는 법적 요구사항에 따라 기록에 포함된 개인건강정보를 보호하기 위한 방법을 규정하고 실행하여야 한다.

라. 모든 기록은 읽기 쉽고, 즉시 확인할 수 있으며, 검색이 가능해야 한다. 기록에 대한 변경은 식별이 가능하도록 유지되어야 한다.

마. 조직은 기록을 제품의 수명 주기에 상응하는 기간 동안 보유하여야 한다. 이 기간은 최소한 제조일로부터 5년 이상이어야 하며, 시판 후 2년 이상이어야 한다.

5. 경영책임

5.1 경영의지

최고 경영자는 품질경영시스템의 개발 및 실행, 그리고 품질경영시스템의 효과성을 유지하기 위한 의지의 증거를 다음을

통하여 제시하여야 한다.
1) 적용되는 법적 요구사항 뿐만 아니라 고객 요구사항 충족의 중요성에 대한 내부 의사소통
2) 품질방침 수립
3) 품질목표 수립을 보장
4) 경영검토 수행
5) 자원의 이용 가능성을 보장

5.2 고객중심
최고 경영자는 고객 요구사항과 적용되는 법적 요구사항이 결정되고 충족됨을 보장하여야 한다.

5.3 품질방침
최고 경영자는 품질방침이 다음과 같음을 보장하여야 한다.
1) 조직의 목적에 적절할 것
2) 요구사항을 준수하고 품질경영시스템의 효과성을 유지하려는 의지를 포함할 것
3) 품질목표를 수립하고 검토하기 위한 틀을 제공할 것
4) 조직 내에서 의사소통이 이루어지고 이해될 것
5) 지속적인 적절성을 위하여 검토될 것

5.4 기 획

5.4.1 품질목표
가. 최고 경영자는 품질목표가 적용되는 법적 요구사항과 제품에 대한 요구사항을 충족시키는데 필요한 사항을 포함하고, 조직 내의 관련 기능 및 계층에서 수립됨을 보장하여야 한다.
나. 품질목표는 측정 가능하여야하고 품질방침과 일관성이 있어야 한다.

5.4.2 품질경영시스템 기획
최고 경영자는 다음 사항을 보장하여야 한다.
1) 품질경영시스템 기획은 품질목표를 달성하기 위한 것뿐만 아니라 4.1항의 요구사항을 충족시킬 수 있도록 수행할 것
2) 품질경영시스템 변경을 계획하고 실행할 때, 품질경영시스템의 완전성이 유지될 것

5.5 책임, 권한 및 의사소통

5.5.1 책임과 권한
가. 최고 경영자는 조직 내에서 책임과 권한이 규정되고, 문서화되어 의사소통됨을 보장하여야 한다.
나. 최고 경영자는 품질에 영향을 미치는 업무를 관리, 수행 및 검증하는 모든 인원의 상호관계를 문서화하고, 이러한 업무를 수행하는데 필요한 권한과 독립성을 보장하여야 한다.

5.5.2 품질책임자
최고 경영자는 다른 책임과 무관하게 다음 사항을 포함하는 책임과 권한을 갖는 사람을 조직의 구성원 중에서 선임하여야 한다.
1) 품질경영시스템에 필요한 프로세스가 문서화됨을 보장
2) 최고 경영진에게 품질경영시스템의 효과성 및 개선의 필요성에 대해 보고
3) 조직 전반에 걸쳐 적용되는 법적 요구사항과 품질경영시스템 요구사항에 대한 인식의 증진을 보장

5.5.3 내부 의사소통
최고 경영자는 조직 내에서 적절한 의사소통 프로세스가 수립되고, 품질경영시스템 효과성에 대하여 의사소통이 이루어지고 있음을 보장하여야 한다.

5.6 경영검토

5.6.1 일반 요구사항

가. 조직은 경영검토에 대한 절차를 문서화하여야 한다.

나. 최고 경영자는 문서화된 계획된 주기로 품질경영시스템을 검토하여, 품질경영시스템의 지속적인 적합성, 적절성 및 효과성을 보장하여야 한다.

다. 경영검토에서는 품질방침 및 품질목표를 포함하여 품질경영시스템의 변경 필요성 및 개선 가능성에 대한 평가가 이루어져야 한다.

라. 경영검토에 관한 기록은 유지하여야 한다.

5.6.2 검토입력(Input)

경영검토의 입력사항은 다음의 정보를 포함하여야 하나, 이것들로 한정되는 것은 아니다.

1) 피드백
2) 불만처리
3) 규제 당국에 대한 보고
4) 감사
5) 프로세스의 모니터링 및 측정
6) 제품의 모니터링 및 측정
7) 시정조치
8) 예방조치
9) 이전 경영검토에 따른 후속조치
10) 품질경영시스템에 영향을 줄 수 있는 변경사항
11) 개선을 위한 권고사항
12) 적용되는 신규 또는 개정된 법적 요구사항

5.6.3 검토출력(Output)

경영검토의 출력은 검토된 입력사항 그리고 다음과 관련된 모든 결정사항 및 조치를 포함하여, 기록되어야 한다.

1) 품질경영시스템 및 프로세스의 적합성, 적절성 및 효과성을 유지하는데 필요한 개선
2) 고객 요구사항과 관련된 제품 개선
3) 적용되는 신규 또는 개정된 법적 요구사항을 준수하기 위해 필요한 변경사항
4) 자원의 필요성

6. 자원관리

6.1 자원의 확보

조직은 다음에 필요한 자원을 결정하고 확보하여야 한다.

1) 품질경영시스템의 실행 및 그 효과성 유지
2) 적용되는 법적 요구사항 및 고객 요구사항의 충족

6.2 인적자원

가. 제품 품질에 영향을 미치는 업무를 수행하는 인원은 적절한 교육, 훈련, 숙련도 및 경험을 바탕으로 능력을 갖추어야 한다.

나. 조직은 인원이 갖추어야 할 역량을 확립하고, 인원에게 필요한 훈련을 제공하며, 인원의 인식을 보장하기 위한 프로세스를 문서화하여야 한다.

다. 조직은 다음의 사항들을 실행하여야 한다.

1) 제품 품질에 영향을 미치는 업무를 수행하는 인원에게 필요한 역량을 결정
2) 필요한 역량을 갖추거나 유지하기 위해 훈련을 제공하거나 그 밖의 조치 실시
3) 취해진 조치의 효과성 평가
4) 조직의 인원들이 자신의 활동에 대한 관련성 및 중요성을 인식하고 있으며, 이들이 어떻게 품질목표의 달성에 기여하는지 인식함을 보장

5) 교육, 훈련, 숙련도 및 경험에 대한 적절한 기록을 유지

6.3. 기반시설

가. 조직은 제품 요구사항에 대한 적합성을 확보하고 제품의 혼입을 방지하며 순차적인 취급을 보장하기 위해, 필요한 기반시설에 대한 요구사항을 문서화하여야 한다. 해당되는 경우, 기반시설은 다음을 포함한다.

1) 건물, 작업 공간 및 관련된 부대시설
2) 프로세스 장비(하드웨어 및 소프트웨어)
3) 운송, 통신 또는 정보시스템 등 지원 서비스

나. 조직은 기반시설의 유지보수 활동 또는 이러한 활동의 부족으로 인하여 제품 품질에 영향을 미칠 수 있는 경우, 주기를 포함하여 유지보수 활동에 대한 요구사항을 문서화하여야 한다. 해당되는 경우, 요구사항은 제조, 작업환경관리 그리고 모니터링 및 측정에 사용된 설비에 적용하여야 한다.

다. 이러한 유지활동 기록은 보관하여야 한다.

6.4 작업환경과 오염관리

6.4.1 작업환경

가. 조직은 제품 요구사항에 대한 적합성을 확보하는데 필요한 작업환경의 요구사항을 문서화하여야 한다.

나. 만일 작업환경조건이 제품 품질에 부정적인 영향을 미칠 수 있는 경우, 작업환경에 대한 요구사항과 환경조건을 모니터링하고 관리하기 위한 절차를 문서화하여야 한다.

다. 조직은 다음 요구사항을 수행하여야 한다.

1) 작업원이 제품 또는 작업환경과 접촉하여 의료기기의 안전성 및 성능에 영향을 미칠 수 있는 경우, 작업원의 건강, 청결 및 복장에 대한 요구사항을 문서화하여야 한다.
2) 특별한 환경조건에서 임시로 작업하는 모든 인원은 역량을 갖추고 있거나, 역량을 갖춘 인원에 의해 감독되도록 보장하여야 한다.

6.4.2 오염관리

가. 해당되는 경우, 조직은 작업환경, 작업원 또는 제품의 오염을 방지하기 위하여, 오염되었거나 잠재적으로 오염될 가능성이 있는 제품 관리를 위한 방법을 계획하고 문서화하여야 한다.

나. 멸균 의료기기의 경우, 조직은 미생물이나 미립자로 인한 오염관리에 대한 요구사항을 문서화하여야 하며, 조립 또는 포장공정 중 요구되는 청결을 유지하여야 한다.

7. 제품실현

7.1 제품실현의 기획

가. 조직은 제품실현에 필요한 프로세스를 계획하고 개발하여야 한다. 제품실현의 기획은 품질경영시스템의 다른 프로세스 요구사항과 일관성이 있어야 한다.

나. 조직은 제품 실현 시, 위험 관리를 위한 하나 이상의 프로세스를 문서화 하여야 하며, 위험관리 활동에 대한 기록은 유지되어야 한다.

다. 해당되는 경우, 조직은 제품실현의 기획에 있어 다음 사항을 결정하여야 한다.

1) 제품의 품질목표 및 요구 사항
2) 프로세스 수립 및 문서화, 그리고 기반시설 및 작업환경을 포함하여 제품에 대한 특정한 자원 확보의 필요성
3) 제품 적합 판정 기준과 함께 제품에 요구되는 특정한 검증, 유효성 확인, 모니터링, 측정, 시험검사, 취급, 보관, 유통 및 추적 활동
4) 제품실현 프로세스 및 그 산출물이 요구사항에 충족함을 입증하기 위해 필요한 기록

라. 이러한 기획의 출력은 조직의 운영방식에 적절한 형태로 문서화되어야 한다.

7.2 고객 관련 프로세스

7.2.1 제품과 관련된 요구사항의 결정

조직은 다음 사항을 결정하여야 한다.

1) 인도 및 인도 후 활동에 대한 요구사항을 포함한 고객이 규정한 요구사항
2) 고객이 언급하지는 않았으나, 이미 알려져 있는 명시된 사용 또는 의도된 사용을 위해 필요한 요구사항
3) 제품과 관련하여 적용되는 법적 요구사항
4) 의료기기의 명시된 성능 및 안전한 사용을 보장하기 위해 필요한 사용자 훈련
5) 그 밖에 조직이 결정한 추가 요구사항

7.2.2 제품과 관련된 요구사항의 검토

가. 조직은 제품과 관련된 요구사항을 검토하여야 한다. 이러한 검토는 조직이 고객에게 제품을 공급하기로 약속하기 전에 수행되어야 하며 다음 사항을 보장하여야 한다.
   1) 제품의 요구사항을 정하고 문서화할 것
   2) 이전에 제시된 것과 다른 계약 또는 주문 요구사항이 해결될 것
   3) 적용되는 법적 요구사항이 충족 될 것
   4) 7.2.1항에 따라 결정된 사용자 훈련이 가능하거나 가능하도록 계획 될 것
   5) 조직은 정해진 요구사항을 충족시킬 능력을 가지고 있을 것

나. 검토 결과 및 검토에 따라 수반되는 조치 기록은 유지되어야 한다.

다. 고객이 요구사항을 문서화하여 제시하지 않는 경우, 조직은 수락 전에 고객 요구사항을 확인하여야 한다.

라. 제품 요구사항이 변경되는 경우 조직은 관련 문서를 변경하고 관련된 인원이 변경된 요구사항을 인식하도록 하여야 한다.

7.2.3 의사소통

가. 조직은 다음 사항과 관련하여 고객과의 의사소통을 위한 방법을 계획하고, 문서화 하여야 한다.
   1) 제품정보
   2) 수정사항을 포함한 문의, 계약 또는 주문 처리
   3) 불만을 포함한 고객 피드백
   4) 권고문

나. 조직은 적용되는 법적 요구사항에 따라 규제 당국과 의사소통 하여야 한다.

7.3. 설계 및 개발

7.3.1 일반사항

조직은 설계 및 개발에 대한 절차를 문서화하여야 한다.

7.3.2 설계 및 개발 계획

가. 조직은 제품에 대한 설계 및 개발을 계획하고 관리하여야 한다. 해당되는 경우, 설계 및 개발 계획 문서는 설계 및 개발이 진행됨에 따라 유지되고 갱신되어야 한다.

나. 조직은 설계 및 개발 계획 중에 다음 사항을 문서화하여야 한다.
   1) 설계 및 개발 단계
   2) 각 설계 및 개발 단계에 필요한 검토
   3) 각 설계 및 개발 단계에 적절한 검증, 유효성 확인 및 설계이관 활동
   4) 설계 및 개발에 대한 책임과 권한
   5) 설계 및 개발 입력에 대한 설계 및 개발 출력의 추적성을 보장하기 위한 방법
   6) 필요한 인원의 역량을 포함한 필요 자원

7.3.3 설계 및 개발 입력

가. 조직은 제품 요구사항과 관련된 입력 사항을 결정하고, 기록을 유지하여야 한다. 이 입력에는 다음사항이 포함되어야 한다.
   1) 의도된 사용을 위해 필요한 기능, 성능, 사용적합성 및 안전 요구사항
   2) 적용되는 법적 요구사항 및 표준(standards)
   3) 적용되는 위험관리 출력물
   4) 해당되는 경우, 이전의 유사설계로부터 도출된 정보
   5) 제품 및 프로세스의 설계 및 개발에 필수적인 기타 요구사항

나. 이러한 입력은 적절성이 검토되고 승인되어야 한다.
다. 제품 요구사항은 명확하고 모호하지 않아야 하며, 검증되거나 유효성이 확인될 수 있어야 하고, 다른 요구사항과 상충되지 않아야 한다.

7.3.4 설계 및 개발 출력
가. 설계 및 개발 출력은 다음과 같아야 한다.
  1) 설계 및 개발 입력 요구사항을 충족시킬 것
  2) 구매, 생산 및 서비스 제공을 위한 적절한 정보를 제공할 것
  3) 제품 적합판정 기준을 포함하거나 인용할 것
  4) 안전하고 올바른 사용에 필수적인 제품의 특성을 규정할 것
나. 설계 및 개발 프로세스의 출력은 설계 및 개발 입력사항과 비교하여 검증이 가능한 형태로 제공되어야 하며 배포 전에 승인되어야 한다.
다. 설계 및 개발 출력 기록은 유지되어야 한다.

7.3.5 설계 및 개발 검토(review)
가. 다음의 목적을 위하여 설계 및 개발에 대한 체계적인 검토가 계획되고 문서화된 방법에 따라 적절한 단계에서 수행되어야 한다.
  1) 요구사항을 충족시키기 위한 설계 및 개발 결과의 능력에 대한 평가
  2) 필요한 조치의 파악 및 제시
나. 이러한 검토에 참여하는 인원은 검토 중인 설계 및 개발 단계와 관련되는 책임자뿐만 아니라 기타 전문가가 포함되어야 한다.
다. 검토 결과 및 필요한 조치에 대한 기록은 유지되어야 하고, 검토 중인 설계의 식별, 검토에 참여한 인원 그리고 검토 일자를 포함하여야 한다.

7.3.6 설계 및 개발 검증(verification)
가. 설계 및 개발 출력이 입력 요구사항을 충족하는지 보장하기 위하여 계획되고 문서화된 방법에 따라, 설계 및 개발 검증을 수행하여야 한다.
나. 조직은 검증 방법, 합격 기준 및 해당되는 경우, 샘플 크기에 대한 근거와 함께 통계 기법을 포함한 검증 계획을 문서화 하여야 한다.
다. 의도된 사용에서 해당 의료기기를 다른 의료기기와 연결 또는 접속하도록 요구한다면, 검증은 그렇게 연결되거나 접속될 때 설계 출력이 설계 입력을 충족한다는 확인을 포함하여야 한다.
라. 검증 결과 및 결론, 필요한 조치에 대한 기록은 유지되어야 한다.

7.3.7 설계 및 개발 유효성 확인(validation)
가. 설계 및 개발 유효성 확인은 결과물인 제품이 의도된 사용 또는 명시된 적용(specified application)에 대한 요구사항에 적합함을 보장하기 위하여, 계획되고 문서화된 방법에 따라 수행되어야 한다.
나. 조직은 유효성 확인의 방법, 합격기준, 그리고 해당되는 경우, 샘플 크기에 대한 근거를 포함한 유효성 확인 계획을 문서화 하여야 한다.
다. 설계 유효성 확인은 대표 제품에 대해 수행되어야 한다. 대표 제품은 초기 생산 단위, 배치 또는 그와 동등한 제품을 포함한다. 유효성 확인에 사용된 제품 선택 근거는 기록되어야 한다.
라. 설계 및 개발 유효성 확인의 일부로서, 조직은 적용되는 법적 요구사항에 따라 임상평가를 수행하여야 한다.
마. 임상평가를 위해 사용된 의료기기는 고객의 사용을 위해 출고된 것으로 간주하지 않는다.
바. 의도된 사용에서 해당 의료기기를 다른 의료기기와 연결 또는 접속하도록 요구된다면, 그렇게 연결하거나 접속할 때 명시된 적용이나 의도된 사용에 대한 제품 요구사항이 충족되었다는 확인을 포함하여 유효성 확인을 하여야 한다.
사. 유효성 확인은 고객의 사용을 위해 제품을 출고하기 전에 완료되어야 한다.
아. 유효성확인 결과와 결론 및 필요한 조치에 대한 기록은 유지되어야 한다.

7.3.8 설계 및 개발 이관
가. 조직은 설계 및 개발 출력을 제조로 이관하는 절차를 문서화하여야 한다. 이러한 절차는 설계 및 개발 출력이 최종 생산

사양으로 되기 전에 제조에 적합한 것으로 검증되었고, 생산 능력이 제품 요구사항을 충족할 수 있음을 보장하여야 한다.

나. 이관 결과와 결론은 기록되어야 한다.

7.3.9 설계 및 개발 변경의 관리

가. 조직은 설계 및 개발 변경을 관리하는 절차를 문서화하여야 한다. 조직은 의료기기의 기능, 성능, 사용적합성, 안전성, 적용되는 법적요구사항 및 의도된 사용의 변경 중요성을 결정하여야 한다.

나. 설계 및 개발의 변경을 파악하여야 한다. 변경 실행 전에, 변경사항에 대해서는 다음과 같이 하여야 한다.

1) 검토
2) 검증
3) 해당되는 경우, 유효성 확인
4) 승인

다. 설계 및 개발 변경의 검토는 구성부품, 제조중이거나 이미 인도된 및 제품, 위험관리의 입력 또는 출력, 그리고 제품 실현 프로세스에 대한 영향의 평가를 포함하여야 한다.

라. 변경과 변경에 대한 검토 및 필요한 조치에 대한 기록은 유지되어야 한다.

7.3.10 설계 및 개발 파일

가. 조직은 각 의료기기 모델 또는 품목에 대한 설계 및 개발 파일을 유지하여야 한다.

나. 이 파일은 설계 및 개발에 대한 요구사항에 대해 적합성을 입증하기 위해 생성된 기록과, 설계 및 개발 변경에 대한 기록을 포함하거나 참조하여야 한다.

7.4. 구매

7.4.1 구매 프로세스

가. 조직은 구매한 제품이 규정된 요구사항에 적합함을 보장하는 절차를 문서화하여야 한다.

나. 조직은 공급자를 평가하고 선정하는 기준을 수립하여야 한다. 기준은 다음사항을 근거로 하여야 한다.

1) 조직의 요구사항을 충족하는 제품을 공급할 수 있는 공급자의 능력
2) 공급자의 성과
3) 구매한 제품이 의료기기의 품질에 미치는 영향
4) 의료기기와 관련된 위험에 비례

다. 조직은 공급자에 대한 모니터링 및 재평가 계획을 세워야 한다. 구매한 제품의 요구사항을 충족시키는 공급자의 성과를 모니터링 해야 한다. 모니터링 결과는 공급자 재평가 프로세스의 입력으로 제공해야 한다.

라. 구매 요구사항의 불이행은 구매 제품과 관련된 위험, 그리고 적용되는 법적 요구사항 준수와 비례하여 공급자와 함께 처리되어야 한다.

마. 공급자 능력 또는 성과에 대한 평가, 선정, 모니터링 및 재평가 결과와, 이러한 활동에 따라 발생하는 모든 필요한 조치 결과에 대한 기록은 유지되어야 한다.

7.4.2 구매정보

가. 구매정보에는 해당되는 경우 다음 사항을 포함하여 구매할 제품을 기술하거나 참조해야 한다.

1) 제품 사양
2) 제품의 승인, 절차, 프로세스 및 장비에 대한 요구사항
3) 공급자 인원의 적격성 요구사항
4) 품질경영시스템 요구사항

나. 조직은 공급자와 의사소통하기 전에, 규정된 구매 요구사항의 적정성을 보장하여야 한다.

다. 구매정보에는, 해당되는 경우, 공급자가 조직이 규정한 구매 요구사항을 충족하기 위한 구매 제품의 기능에 영향을 미칠 수 있는 어떠한 변경을 실행하기 전에 제품의 변경사항을 조직에게 통보하는 서면합의서가 포함되어야 한다.

라. 조직은 7.5.9항에 규정된 추적성이 요구되는 범위까지, 관련 구매정보를 문서와 기록으로 유지하여야 한다.

7.4.3 구매품의 검증

가. 조직은 구매한 제품이 규정된 요구사항에 적합함을 보장하는데 필요한 검사 또는 그 밖의 활동을 수립하고 실행하여야

한다. 검증 활동의 범위는 공급자평가 결과를 근거로 하여, 구매 제품과 관련된 위험에 비례하여야 한다.

나. 조직이 구매 제품에 대한 어떤 변경을 알게 될 때, 조직은 이러한 변경이 제품실현 프로세스나 의료기기에 영향을 미치는지 여부를 결정하여야 한다.

다. 조직 또는 조직의 고객이 공급자의 현장에서 구매 제품을 검증하고자 하는 경우, 조직은 구매 정보에 의도된 검증 활동 및 제품의 출하 방법을 명시하여야 한다.

라. 검증 기록은 유지하여야 한다.

7.5 생산 및 서비스 제공

7.5.1 생산 및 서비스 제공 관리

가. 생산 및 서비스 제공은 제품이 사양과 일치함을 보장하기 위해 계획되고, 실행되며, 모니터링되고 관리되어야 한다. 해당되는 경우, 생산관리는 다음 사항을 포함하되, 다음사항들로 한정되는 것은 아니다.

1) 생산 관리 절차 및 방법에 대한 문서
2) 기반시설의 적격성
3) 공정 매개변수 및 제품 특성 모니터링 및 측정 실행
4) 모니터링 및 측정 장비의 사용 가능성과 사용
5) 기재사항 및 포장 작업을 위하여 정해진 활동의 실행
6) 제품 출고, 인도 및 인도 후 활동의 실행

나. 조직은 7.5.9항에 규정된 범위까지 추적성을 제공하고, 생산 및 판매 승인된 수량을 식별할 수 있도록 각 의료기기별 또는 의료기기 배치별 기록을 수립 · 유지하여야 한다. 그 기록은 검증되고 승인되어야 한다.

7.5.2 제품의 청결

조직은 다음에 해당하는 경우 제품의 청결 또는 제품 오염 관리에 대한 요구사항을 문서화하여야 한다. 다만, 제품이 1) 또는 2)에 적합하게 세척되는 경우 6.4.1항의 요구사항은 세척공정 이전에 적용하지 아니한다.

1) 멸균 또는 사용 이전에 조직에 의하여 세척(clean)되는 제품
2) 멸균 또는 사용 이전에 세척 공정(cleaning process)을 필요로 하는 비멸균 상태로 공급되는 제품
3) 제품이 멸균 또는 사용 이전에 세척될 수 없고, 청결이 사용상 중요한 제품
4) 비멸균 상태로 공급되며, 청결이 사용상 중요한 제품
5) 공정에서의 사용물질(process agents)이 제조과정에서 제품으로부터 제거되는 것

7.5.3 설치 활동

가. 해당되는 경우, 조직은 의료기기의 설치 및 설치 검증을 위한 허용기준(acceptance criteria)을 문서화하여야 한다.

나. 고객이 조직이나 공급자 이외에 외부 관계자에 의한 설치를 허용한 경우, 조직은 의료기기 설치 및 설치 검증을 위한 문서화된 요구사항을 제공하여야 한다.

다. 조직은 또는 공급자가 수행한 의료기기 설치 및 설치 검증 기록은 유지되어야 한다.

7.5.4 서비스 활동

가. 의료기기의 서비스가 규정된 요구사항인 경우, 조직은 서비스 활동 수행과 규정된 요구사항을 충족하는지 검증하기 위한 필요 시 서비스 절차, 참고 자료(Reference materials) 및 측정기준(Reference measurements)을 문서화해야 한다.

나. 조직은 다음과 같은 목적을 위하여 조직 또는 공급자에 의해 수행되는 서비스 활동에 대한 기록을 분석하여야 한다.

1) 정보가 불만으로 처리되는지 여부를 결정
2) 해당되는 경우, 개선 프로세스의 입력

다. 조직 또는 공급자가 수행한 서비스 활동 기록은 유지되어야 한다.

7.5.5 멸균 의료기기에 대한 특별 요구사항

조직은 각 멸균 배치에 사용된 멸균공정의 매개변수(parameter)에 대한 기록을 유지하여야 한다. 멸균기록은 의료기기의 각 생산 배치까지 추적할 수 있어야 한다.

7.5.6 생산 및 서비스 제공 프로세스의 유효성 확인(Validation)

가. 조직은 결과로 나타난 출력이 후속되는 모니터링 또는 측정에 의하여 검증될 수 없는 모든 생산 및 서비스 제공 프로세스에 대하여 유효성을 확인하여야 한다. 유효성 확인에는 제품의 사용 또는 서비스 인도 후에만 불일치가 나타나는 모든 프로세스를 포함한다.

나. 유효성 확인은 계획된 결과를 일관성 있게 달성하기 위한 프로세스의 능력을 입증하여야 한다.

다. 조직은 다음을 포함한 프로세스의 유효성 확인 절차를 문서화하여야 한다.

1) 프로세스의 검토 및 승인을 위한 규정된 기준
2) 장비 및 인원의 적격성
3) 특정한 방법, 절차 및 합격 기준의 사용
4) 해당되는 경우, 샘플 크기에 대한 근거를 포함한 통계적 기법
5) 기록에 대한 요구사항
6) 유효성 재확인 기준을 포함한 유효성 재확인(revalidation)
7) 프로세스에 대한 변경 승인

라. 조직은 생산 및 서비스 제공에 사용되는 컴퓨터 소프트웨어 적용에 대한 유효성 확인을 위한 절차를 문서화하여야 한다. 이러한 소프트웨어 적용은 최초 사용 전에 유효성이 확인되어야 하고, 해당되는 경우 그러한 소프트웨어의 변경 또는 적용 후에도 유효성이 확인되어야 한다. 소프트웨어 유효성 확인 및 유효성 재확인과 관련된 구체적인 접근 방법과 활동들은 제품의 사양에 부합하도록, 제품 성능에 미치는 영향을 포함하여 소프트웨어 사용과 관련된 위험에 비례하여야 한다.

마. 유효성 확인 결과와 결론, 그리고 유효성 확인으로 인해 필요한 조치의 기록은 유지되어야 한다.

7.5.7 멸균과 멸균포장 프로세스의 유효성 확인에 대한 특별 요구사항

가. 조직은 멸균 및 멸균보호시스템에 대한 프로세스 유효성 확인을 위한 절차를 문서화하여야 한다.

나. 멸균 및 멸균보호시스템에 대한 프로세스는 최초 사용 전에, 그리고 해당하는 경우, 제품 또는 프로세스 변경 전에 유효성을 확인하여야 한다.

다. 유효성 확인 결과와 결론, 그리고 유효성 확인에 따른 필요한 조치의 기록은 유지되어야 한다.

7.5.8 식별

가. 조직은 제품 식별을 위한 절차를 문서화하고, 제품실현의 전반에 걸쳐 적절한 방법으로 제품을 식별하여야 한다.

나. 조직은 제품 실현 전반에 걸쳐 모니터링 및 측정 요구사항과 관련하여 제품의 상태를 식별하여야 한다. 제품의 생산, 보관, 설치 및 서비스의 전 과정에서 요구되는 시험 및 검사를 통과하거나, 승인된 특채에 따라 출하된 제품만이 출고(dispatch), 사용 또는 설치됨을 보장하도록 제품 상태 식별을 유지하여야 한다.

다. 적용되는 법적 요구사항에 의해 요구되는 경우, 조직은 의료기기에 대해 고유기기식별표시(Unique Device Identification)를 부여하는 시스템을 문서화하여야 한다.

라. 조직은 조직에게 반품된 의료기기가 식별되고 적합한 제품과 구별됨을 보장하기 위한 절차를 문서화하여야 한다.

7.5.9 추적성

7.5.9.1 일반 요구사항

조직은 추적성에 대한 절차를 문서화하여야 한다. 이러한 절차는 적용되는 법적 요구사항에 따라 추적성의 범위와 유지되어야 하는 기록을 규정하여야 한다.

7.5.9.2 추적관리대상 의료기기에 대한 특별 요구사항

가. 사용된 부품, 원자재 및 작업 환경 조건으로 인해 의료기기가 규정된 안전 및 성능 요구사항을 충족시키지 못하게 될 수 있는 경우, 추적성이 필요한 기록에는 사용된 부품, 원자재 및 작업 환경 조건의 기록을 포함시켜야 한다.

나. 조직은 제품 추적이 가능하도록 유통서비스 공급자 또는 판매업자가 의료기기의 판매 기록을 유지하고, 이러한 기록이 조사 시 이용가능 하도록 요구하여야 한다.

다. 출고된 제품 인수자(shipping package consignee)의 성명과 주소 기록을 유지하여야 한다.

7.5.10 고객자산

제품으로 사용하거나 제품화하기 위하여 제공된 고객자산이 제조업자의 관리 하에 있거나 제조업자에 의해 사용 중에 있는 경우, 조직은 이를 식별, 검증, 보호 및 안전하게 유지하여야 한다. 고객자산이 분실, 손상 또는 사용하기에 부적절한 것으로 판명된 경우 이를 고객에게 보고하고 기록을 유지하여야 한다.

7.5.11 제품의 보존

가. 조직은 가공, 보관, 취급 그리고 유통 시 요구사항에 대해, 제품의 적합성을 보존하기 위한 절차를 문서화하여야 한다.

나. 보존은 의료기기를 구성하는 부품에도 적용하여야 한다.

다. 가공, 보관, 취급 및 유통 과정에서 예상되는 조건 및 위해 요인에 노출될 때, 조직은 다음과 같은 방법으로 제품이 변조, 오염 또는 손상되지 않도록 보호하여야 한다.

1) 적절한 포장과 운반 용기를 설계하고 구성하여야 한다.

2) 포장으로만 보존이 되지 않는다면, 필요한 특수 조건에 대한 요구사항을 문서화 하여야 한다.

라. 특수 조건이 필요한 경우, 그 조건은 관리되고 기록되어야 한다.

7.6. 모니터링 및 측정 장비의 관리

가. 조직은 제품이 규정된 요구사항에 적합함을 입증하기 위하여 수행되어야 할 모니터링 및 측정 활동과 필요한 장비를 결정하여야 한다.

나. 조직은 모니터링 및 측정과 관련한 요구사항에 일치하는 방법으로 모니터링 및 측정활동이 수행됨을 보장하는 절차를 문서화하여야 한다.

다. 유효한 결과를 보장하기 위하여 필요한 경우 측정 장비는 다음과 같아야 한다.

1) 국제 기준 또는 국가 기준에서 인정하는 측정표준에 의하여 사용 전 및 일정 주기로 교정 또는 검증하여야 한다. 이러한 표준이 없는 경우 교정 또는 검증에 사용한 근거를 기록할 것

2) 필요한 경우 조정이나 재조정 할 것. 이러한 조정이나 재조정은 기록할 것

3) 교정 상태를 결정할 수 있도록 식별할 것

4) 측정 결과를 무효화시킬 수 있는 조정으로부터 보호 할 것

5) 취급, 보전 및 보관하는 동안 손상이나 열화로부터 보호할 것

라. 조직은 문서화된 절차에 따라 장비를 교정 또는 검증하여야 한다.

마. 조직은 장비가 요구사항에 적합하지 아니한 것으로 판명된 경우, 이전의 측정 결과에 대하여 유효성을 평가하고 기록하여야 한다. 조직은 장비 및 영향을 받은 제품에 대하여 적절한 조치를 취하여야 한다. 교정 및 검증 결과에 대한 기록은 유지되어야 한다.

바. 조직은 규정된 요구사항에 대한 모니터링 및 측정에 컴퓨터 소프트웨어가 사용되는 경우, 컴퓨터 소프트웨어 적용의 유효성 확인에 대한 절차를 문서화하여야 한다. 이는 최초 사용 전에 유효성이 확인되어야 하고, 해당되는 경우 소프트웨어의 변경 또는 적용 후에도 유효성이 재확인되어야 한다. 소프트웨어 유효성 확인 및 유효성 재확인과 관련된 구체적인 접근방법과 활동들은 제품의 사양에 부합하도록, 제품 성능에 미치는 영향을 포함하여 소프트웨어 사용과 관련된 위험에 비례하여야 한다.

사. 유효성확인에 대한 결과와 결론, 그리고 유효성 확인으로 인해 필요한 조치에 대한 기록은 유지되어야 한다.

8. 측정, 분석 및 개선

8.1 일반 요구사항

가. 조직은 다음에 필요한 모니터링, 측정, 분석 및 개선 프로세스를 계획하고 실행하여야 한다.

1) 제품의 적합성 입증

2) 품질경영시스템의 적합성 보장

3) 품질경영시스템의 효과성 유지

나. 이는 통계적 기법을 포함한 적절한 방법 및 사용범위에 대한 결정을 포함하여야 한다.

8.2 모니터링 및 측정

8.2.1 피드백

가. 품질경영시스템 효과성 측정의 하나로, 조직은 고객 요구사항을 충족시켰는지 여부에 대한 정보를 수집하고 모니터링하여야 한다.

나. 이러한 정보의 획득 및 활용 방법을 문서화하여야 한다.

다. 조직은 피드백 프로세스를 위한 절차를 문서화하여야 한다. 이 피드백 프로세스는 생산뿐만 아니라 생산 후 활동으로부터 자료를 수집하기 위한 조항을 포함하여야 한다.

라. 피드백 프로세스에서 수집된 정보는 제품 요구사항뿐만 아니라 제품실현 또는 개선 프로세스를 모니터링하고 유지하기 위하여 위험관리의 잠재적 입력으로 사용되어야 한다.

마. 적용되는 법적 요구사항에서 조직이 생산 후 활동으로부터 정보를 수집하도록 요구할 경우, 해당 정보에 대한 검토는 피드백 프로세스의 일부가 되어야 한다.

8.2.2 불만처리

가. 조직은 적용되는 법적 요구사항에 따라 적절한 시기에 불만을 처리하기 위한 절차를 문서화하여야 한다. 이러한 절차는 최소한 다음의 요구사항과 책임사항을 포함하여야 한다.

1) 정보 수신 및 기록
2) 피드백이 불만인지 여부를 결정하기 위한 정보의 평가
3) 불만 조사
4) 정보를 해당 규제 당국에 보고해야 할 필요성에 대한 결정
5) 불만 관련 제품의 처리
6) 시정 또는 시정 조치를 실시해야할 필요성에 대한 결정

나. 조사하지 않는 불만이 있는 경우, 정당한 이유가 문서화되어야 한다. 불만 처리 프로세스에 의한 모든 시정 및 시정조치 결과는 문서화되어야 한다.

다. 조사결과 조직 외부의 활동이 불만의 원인이 되었다고 판명된 경우 조직 내ㆍ외부 간에 관련 정보를 교환하여야 한다.

마. 불만 처리 기록은 유지되어야 한다.

8.2.3 규제 당국에 보고

가. 적용되는 법적 요구사항에 따라 부작용 보고 대상 또는 권고문 발행 보고 대상에 해당되는 불만이라면, 조직은 규제 당국에 이를 보고하는 절차를 문서화 하여야 한다.

나. 규제 당국에 보고한 기록은 유지되어야 한다.

8.2.4 내부감사

가. 조직은 품질경영시스템이 다음과 같은지 결정하기 위하여 계획된 주기로 내부감사를 실시하여야 한다.

1) 계획되고 문서화된 결정사항, 이 기준 요구사항, 조직이 설정한 품질경영시스템 요구사항, 그리고 적용되는 법적 요구사항에 적합한지 여부
2) 효과적으로 실행되고 유지되는지 여부

나. 조직은 감사 계획 및 실시, 감사 결과의 기록 및 보고에 대한 책임과 요구사항에 대하여 절차를 문서화하여야 한다.

다. 감사프로그램은 감사 대상 프로세스 및 분야의 상태와 중요성뿐만 아니라 이전 감사의 결과를 고려하여 계획되어야 한다. 감사 기준, 범위, 주기 및 방법을 정하고 기록하여야 한다. 감사 프로세스의 객관성 및 공정성이 보장되도록 감사자를 선정하고 감사를 실시하여야 한다. 감사자는 자신의 업무에 대하여 감사를 실시하여서는 아니 된다. 감사가 수행된 프로세스 및 감사 대상 분야, 결론을 포함한 감사 및 감사 결과에 대한 기록은 유지되어야 한다.

라. 감사대상 업무에 책임을 지는 관리자는 발견된 부적합 및 원인을 제거하기 위한 필요한 시정 및 시정 조치가 지체 없이 취해질 수 있도록 보장하여야 한다. 후속조치는 취해진 조치의 검증 및 검증 결과의 보고를 포함하여야 한다.

8.2.5 프로세스의 모니터링 및 측정

조직은 품질경영시스템 프로세스에 대한 모니터링 및 해당되는 경우 측정을 위한 적절한 방법을 적용하여야 한다. 이러한 방법은 해당 프로세스가 계획된 결과를 달성할 수 있음을 입증하여야 한다. 계획된 결과가 달성되지 못한 경우 제품의

적합성이 보장될 수 있도록 적절한 시정 및 시정조치가 이루어져야 한다.

8.2.6 제품의 모니터링 및 측정

가. 조직은 제품에 대한 요구사항이 충족됨을 검증하기 위하여 제품의 특성을 모니터링 및 측정하여야 한다. 이는 계획되고 문서화된 결정사항 및 문서화된 절차에 따라 제품실현 프로세스의 적절한 단계에서 수행되어야 한다.

나. 합격판정 기준에 적합하다는 증거를 유지하여야 한다. 제품 출하를 승인한 사람의 신원이 기록되어야 한다. 해당되는 경우, 측정활동에 사용된 시험 장비가 식별되도록 기록하여야 한다.

다. 계획되고 문서화된 사항이 만족스럽게 완료되기 전에 제품이 출고 또는 서비스가 제공되어서는 아니 된다.

라. 추적관리대상 의료기기의 경우, 조직은 모든 검사 또는 시험을 수행하는 인원의 신원을 식별하고 기록해야 한다.

8.3 부적합 제품의 관리

8.3.1 일반 사항

가. 조직은 의도하지 않은 사용 또는 인도를 방지하기 위하여 요구사항에 적합하지 않은 제품이 식별되고 관리됨을 보장하여야 한다. 조직은 부적합 제품의 식별, 문서화, 분리, 평가 및 처리에 대한 관리 및 관련 책임과 권한을 규정하는 절차를 문서화하여야 한다.

나. 부적합의 평가에는 부적합에 대한 책임이 있는 외주업체의 조사와 통보 필요 여부에 대한 결정을 포함하여야 한다.

다. 평가, 조사 및 결정의 근거를 포함하여 부적합 상태와 취해진 모든 후속조치에 대한 기록은 유지되어야 한다.

8.3.2 인도 전에 확인된 부적합 제품의 대응 조치

가. 조직은 부적합 제품을 다음의 방법으로 처리하여야 한다.

1) 발견된 부적합의 제거를 위한 조치 실시
2) 본래 의도된 사용 또는 적용을 배제하는 조치의 실시
3) 특채 하에 사용, 출고 또는 수락을 승인

나. 조직은 타당한 근거가 제시되고, 승인되고, 적용되는 법적 요구사항을 충족하는 경우에만 특채가 허용됨을 보장하여야 한다. 특채에 의한 수락 및 특채 승인자를 식별할 수 있도록 기록을 유지하여야 한다.

8.3.3 인도 후에 확인된 부적합 제품의 대응 조치

가. 부적합 제품이 인도 또는 사용 후 발견되면 조직은 부적합으로 인한 영향 또는 잠재적 영향에 대한 적절한 조치를 취하여야 한다. 취해진 조치에 대한 기록은 유지되어야 한다.

나. 조직은 적용되는 법적 요구사항에 따라 권고문 발행 절차를 문서화하여야 한다. 이러한 절차는 언제든지 실행 가능하여야 한다. 권고문 발행과 관련된 조치 기록은 유지되어야 한다.

8.3.4 재작업

가. 조직은 제품에 재작업으로 인해 발생가능한 부정적인 영향을 고려하여 문서화된 절차에 따라 재작업을 수행하여야 한다. 이러한 절차는 최초 절차와 동일한 검토 및 승인을 받아야 한다.

나. 재작업 완료 후, 제품이 적용되는 합격기준과 법적 요구사항을 충족하였음을 보장하기 위하여 검증되어야 한다.

다. 재작업에 대한 기록은 유지되어야 한다.

8.4 데이터의 분석

가. 조직은 품질경영시스템의 적합성과 적절성 및 효과성을 입증하기 위하여 적절한 데이터를 결정, 수집 및 분석하는 절차를 문서화하여야 한다. 이 절차는 통계적 기법 및 그 기법의 적용 범위와 함께 적절한 방법에 대한 결정을 포함하여야 한다.

나. 데이터의 분석은 모니터링 및 측정의 결과로부터 그리고 다른 관련 출처로부터 생성된 데이터를 포함하여야 하고, 최소한 다음 입력사항을 포함하여야 한다.

1) 피드백
2) 제품 요구사항에 대한 적합성
3) 개선에 대한 기회를 포함한 프로세스 및 제품의 특성과 경향
4) 공급자

5) 감사
6) 해당되는 경우, 서비스 보고서

다. 데이터 분석 결과 품질경영시스템이 적합, 적절 또는 효과적이지 않다고 밝혀지면, 조직은 8.5항에서 요구되듯이 개선을 위한 입력으로 이 분석을 사용하여야 한다.

라. 데이터 분석결과에 대한 기록은 유지되어야 한다.

8.5 개선

8.5.1 일반 요구사항

조직은 품질방침, 품질목표, 감사 결과, 시판 후 감시, 데이터분석, 시정조치 및 예방조치, 경영검토 등의 활용을 통하여 품질경영시스템의 지속적인 적합성, 적절성과 효과성뿐만 아니라 의료기기 안전성 및 성능을 보장하고 유지하는데 필요한 모든 변경을 식별하고 실행하여야 한다.

8.5.2 시정조치

가. 조직은 부적합의 재발 방지를 위하여 부적합의 원인을 제거하기 위한 조치를 취하여야 한다.

나. 필요한 시정조치는 지체 없이 취하여야 한다. 시정조치는 당면한 부적합의 영향에 비례하여야 한다.

다. 문서화된 절차에는 다음을 위한 요구사항을 정하여야 한다.

1) 부적합의 검토(고객 불만 포함)
2) 부적합 원인의 결정
3) 부적합의 재발 방지를 보장하기 위한 조치의 필요성에 대한 평가
4) 필요한 조치의 계획 및 문서화, 해당되는 경우 문서 개정을 포함한 조치의 실행
5) 시정조치가 의료기기의 안전성 및 성능 또는 적용되는 법적 요구사항을 충족시키는데 부정적 영향을 미치지 않음을 검증
6) 취해진 시정조치의 효과성에 대한 검토

라. 모든 조사 결과와 취해진 조치에 대한 기록은 유지되어야 한다.

8.5.3 예방조치

가. 조직은 부적합의 발생방지를 위하여 잠재적 부적합의 원인을 제거하기 위한 예방조치를 결정하여야 한다. 예방조치는 잠재적인 문제의 영향에 대하여 비례하여야 한다.

나. 문서화된 절차에는 다음 요구사항이 규정되어야 한다.

1) 잠재적 부적합 및 그 원인 결정
2) 부적합의 발생을 방지하기 위한 조치의 필요성에 대한 평가
3) 필요한 조치의 계획과 문서화, 그리고 해당되는 경우 문서개정을 포함한 조치의 결정 및 실행
4) 예방조치가 의료기기의 안전성 및 성능 또는 적용되는 법적 요구사항을 충족시키는데 부정적 영향을 미치지 않음을 검증
5) 해당되는 경우, 취해진 예방조치의 효과성에 대한 검토

다. 모든 조사 및 취해진 조치의 결과의 기록은 유지되어야 한다.

9\. 의료기기 적합성인정등 심사표

9.1 일반현황

<table>
<tr><th colspan="4">의료기기 적합성인정등 심사표</th></tr>
<tr><td rowspan="2">업 소 명</td><td rowspan="2"></td><td>업 종 류</td><td>□ 제조 □ 수입</td></tr>
<tr><td>업허가번호</td><td></td></tr>
<tr><td>대 표 자</td><td></td><td>품질책임자</td><td></td></tr>
<tr><td>소 재 지</td><td colspan="3">(전화번호 : , 팩스 : E-mail :)</td></tr>
<tr><td>적용기준</td><td colspan="3">□ 1등급 의료기기
□ 임상시험용 의료기기
□ 수출용 의료기기
□ 혁신의료기기소프트웨어
□ 융복합의료기기</td></tr>
<tr><td>심사종류</td><td colspan="3">□ 최초심사 □ 정기심사 □ 변경심사 □ 추가심사</td></tr>
<tr><td>심사방법</td><td colspan="3">□ 현장조사 □ 서류검토</td></tr>
<tr><td>심사종류 및 방법 결정 사유</td><td colspan="3"></td></tr>
<tr><td rowspan="2">품목</td><td>품목군</td><td colspan="2"></td></tr>
<tr><td>품목명/등급</td><td colspan="2"></td></tr>
<tr><td rowspan="3">심사단</td><td>소 속</td><td colspan="2">성 명</td></tr>
<tr><td>식품의약품안전처</td><td colspan="2"></td></tr>
<tr><td>품질관리심사기관
(기관명)</td><td colspan="2"></td></tr>
<tr><td>심사일자</td><td colspan="3">. . . ~ . . .</td></tr>
<tr><td>심사결과</td><td colspan="3">□ 적 합 □ 보 완(. . . 까지) □ 부 적 합</td></tr>
<tr><td colspan="4">「의료기기 제조 및 품질관리기준」 제6조에 따른 적합성인정등 심사 결과입니다.

년 월 일

식품의약품안전처 : (인)
품질관리심사기관 : (인)
대 표 자 : (인)</td></tr>
</table>

9.2 심사업소 정보

<table>
<tr><td>업 소 명</td><td colspan="2">□법인
□개인</td><td>허가번호</td><td></td></tr>
<tr><td>대 표 자</td><td colspan="2"></td><td>품질책임자</td><td></td></tr>
<tr><td rowspan="2">심사 대상 제조소
상호명/주소</td><td colspan="4">제조의뢰자 :
(상호명)
(소재지)</td></tr>
<tr><td colspan="4">제조자 :
(상호명)
(소재지)</td></tr>
<tr><td>제조소 상세시설 정보</td><td colspan="4"></td></tr>
<tr><td>심사담당 부서 연락처</td><td colspan="4"></td></tr>
<tr><td>심사대상
종업원수</td><td colspan="2"></td><td>근무시간
(교대시간 등)</td><td></td></tr>
<tr><td rowspan="2">관련인증
현 황</td><td>인증기관</td><td>인증기준</td><td>인증범위</td><td>유효기한</td></tr>
<tr><td></td><td></td><td></td><td></td></tr>
<tr><td>현장조사일자</td><td colspan="4">년 월 일 ~ 년 월 일</td></tr>
<tr><td rowspan="6">이전심사정보
(해당하는경우 작성)</td><td>심사일자</td><td colspan="3"></td></tr>
<tr><td>심사기관</td><td colspan="3"></td></tr>
<tr><td>심 사 원</td><td colspan="3"></td></tr>
<tr><td>심사기준 및 범위</td><td colspan="3"></td></tr>
<tr><td>심사결과</td><td colspan="3"></td></tr>
<tr><td>보완 등</td><td colspan="3"></td></tr>
<tr><td>특이사항</td><td colspan="4"></td></tr>
</table>

9.3 세부 심사내용

<table>
<tr><th colspan="2">구 분</th><th>내 용</th></tr>
<tr><td colspan="2">심사 중 특이사항</td><td></td></tr>
<tr><td colspan="2">적용제외 항목</td><td></td></tr>
<tr><td colspan="2">적용제외 사유</td><td></td></tr>
<tr><td colspan="2">품질경영시스템의 상호관계
확인사항</td><td></td></tr>
<tr><td colspan="2">심 사 분 야</td><td>심 사 내 용</td></tr>
<tr><td colspan="2">1. 품질경영시스템</td><td></td></tr>
<tr><td colspan="2">2. 경영책임</td><td></td></tr>
<tr><td colspan="2">3. 자원관리</td><td></td></tr>
<tr><td colspan="2">4. 제품실현</td><td></td></tr>
<tr><td colspan="2">5. 측정, 분석 및 개선</td><td></td></tr>
<tr><td colspan="2">6. 심사결과</td><td></td></tr>
<tr><td colspan="3">보완 요구사항</td></tr>
<tr><td>번 호</td><td>관련 조항</td><td>보완 내용</td></tr>
<tr><td>1</td><td></td><td></td></tr>
<tr><td>2</td><td></td><td></td></tr>
<tr><td>3</td><td></td><td></td></tr>
<tr><td>4</td><td></td><td></td></tr>
<tr><td>5</td><td></td><td></td></tr>
<tr><td>심사
설명</td><td colspan="2"></td></tr>
</table>

9.4 심사표

품질관리기준 요구사항	심 사 기 준	심사결과				비고
		A	B	C	D	
4. 품질경영시스템 4.1 일반 요구사항 4.1.1	가. 조직은 이 기준 요구사항과 적용되는 법적 요구사항에 따라 품질경영시스템을 문서화하여야 하며 품질경영시스템의 효과성을 유지하여야 한다. 나. 조직은 이 기준 요구사항과 적용되는 법적 요구사항에 의해 문서화되어야 하는 특정 요구사항, 절차, 활동 또는 방식을 수립, 실행 및 유지하여야 한다. 다. 조직은 적용되는 법적 요구사항에 따라 조직이 수행하여야 하는 역할에 대해 문서화하여야 한다.					
4.1.2	조직은 다음 사항을 실행하여야 한다. 1) 조직이 수행하는 역할을 고려하여 품질경영시스템에 필요한 프로세스를 결정하고 조직 전반에 해당 프로세스를 적용 2) 품질경영시스템에 필요한 적절한 프로세스 관리를 위해 위험기반 접근방법을 적용 3) 이러한 프로세스의 순서 및 상호작용을 결정					
4.1.3	각 품질경영시스템 프로세스에 대해 조직은 다음 사항을 실행하여야 한다. 1) 프로세스의 운영 및 관리가 효과적임을 보장하는데 필요한 기준 및 방법의 결정 2) 프로세스의 운영 및 모니터링을 지원하는데 필요한 정보와 자원이 이용 가능하도록 보장 3) 계획된 결과를 달성하고 이러한 프로세스의 효과성을 유지하기 위해 필요한 조치를 실행 4) 이러한 프로세스의 모니터링, 해당되는 경우 측정 및 분석 5) 이 기준 요구사항에 적합하고 적용되는 법적 요구사항을 준수하고 있음을 입증하기 위해 필요한 기록을 작성하고 유지					
4.1.4	조직은 이 기준 요구사항과 적용되는 법적 요구사항에 적합하게 품질경영시스템 프로세스를 관리하여야 한다. 이러한 프로세스를 변경하고자 할 경우에는, 다음 사항을 실행하여야 한다. 1) 프로세스의 변경이 품질경영시스템에 영향을 주는지에 대한 평가 2) 프로세스의 변경이 해당 품질경영시스템 하에서 생산된 의료기기에 영향을 주는지에 대한 평가 3) 이 기준 요구사항과 적용되는 법적 요구사항에 따른 관리					
4.1.5	가. 조직이 제품의 적합성 요구사항에 영향을 미치는 어떠한 프로세스를 위탁하는 경우, 조직은 이러한 프로세스가 모니터링 되고 관리됨을 보장하여야 한다. 나. 조직은 위탁한 프로세스에 대해 이 기준과 고객 및 적용되는 법적 요구사항 준수에 대한 책임을 유지하여야 한다. 다. 위탁한 프로세스의 관리는 관련된 위험 및 7.4항에 따른 요구사항을 충족할 수 있는 위탁업체의 능력에 비례하여야 하고, 서면 품질합의서를 포함하여야 한다.					
4.1.6	가. 조직은 품질경영시스템에 사용되는 컴퓨터 소프트웨어의 유효성 확인에 대한 절차를 문서화하여야 한다. 나. 이러한 소프트웨어의 적용은 최초 사용 전에 유효성이 확인되어야 하고, 해당되는 경우 소프트웨어의 변경 또는 적용 후에도 유효성이 확인되어야 한다. 다. 소프트웨어 유효성 확인 및 유효성 재확인과 관련된 구체적인 접근방법과 활동들은 소프트웨어의 사용과 관련된 위험에 비례하여야 한다. 라. 이러한 활동의 기록은 유지되어야 한다.					

<table>
<tr><th rowspan="2">품질관리기준
요구사항</th><th rowspan="2">심 사 기 준</th><th colspan="4">심사결과</th><th rowspan="2">비고</th></tr>
<tr><th>A</th><th>B</th><th>C</th><th>D</th></tr>
<tr><td>4.2 문서화 요구사항
4.2.1 일반 요구사항</td><td>품질경영시스템의 문서화에는 다음 사항이 포함되어야 한다.
1) 문서화된 표명된 품질방침 및 품질목표
2) 품질매뉴얼
3) 이 기준이 요구하는 문서화된 절차 및 기록
4) 조직이 프로세스의 효과적인 기획, 운영 및 관리를 보장하기 위하여 필요하다고 결정한 문서들로, 기록을 포함
5) 그 밖에 적용되는 법적 요구사항에 규정된 다른 문서화 요구사항</td><td></td><td></td><td></td><td></td><td></td></tr>
<tr><td>4.2.2 품질매뉴얼</td><td>가. 조직은 다음 사항을 포함한 품질매뉴얼을 문서화하여야 한다.
1) 적용 제외 또는 비적용 되는 세부내용 및 그 정당성을 포함한 품질경영시스템의 적용범위
2) 품질경영시스템을 위하여 문서화된 절차 및 이에 대한 참조문서
3) 품질경영시스템 프로세스 간 상호작용에 대한 기술
나. 품질매뉴얼은 품질경영시스템에서 사용되는 문서의 구조를 간략하게 명시하여야 한다.</td><td></td><td></td><td></td><td></td><td></td></tr>
<tr><td>4.2.3
의료기기파일</td><td>가. 조직은 각 의료기기 모델 또는 품목에 대해, 이 기준 요구사항에 적합하고 적용되는 법적 요구사항을 준수하고 있음을 입증하기 위해, 생성된 문서를 포함하거나 참조하는 하나 이상의 파일을 만들어 유지하여야 한다.
나. 의료기기파일의 내용은 다음 사항을 포함하되, 이것들로 한정되는 것은 아니다.
1) 의료기기에 대한 일반적인 설명, 사용용도/사용목적 및 모든 사용지침을 포함한 기재사항
2) 제품에 대한 사양
3) 제조, 포장, 보관, 취급 및 유통에 관한 규격 및 절차
4) 측정 및 모니터링 절차
5) 해당하는 경우, 설치에 대한 요구사항
6) 해당하는 경우, 서비스 절차</td><td></td><td></td><td></td><td></td><td></td></tr>
<tr><td>4.2.4 문서관리</td><td>가. 품질경영시스템에 필요한 문서는 관리되어야 한다. 기록은 문서의 특별한 형식이며 4.2.5항의 요구사항에 따라 관리되어야 한다.
나. 다음 사항의 관리에 필요한 절차를 문서화하여야 한다.
1) 발행 전에 문서의 적절성을 검토, 승인
2) 필요시 문서의 검토, 갱신 및 재승인
3) 문서의 변경 및 최신 개정 상태가 식별됨을 보장
4) 적용되는 문서의 유효본이 사용되는 장소에서 이용 가능함을 보장
5) 문서가 읽기 쉽고, 쉽게 식별됨을 보장
6) 조직이 품질경영시스템의 계획 및 운영에 필요하다고 결정한 외부출처 문서가 식별되고 배포상태가 관리됨을 보장
7) 문서의 손상이나 손실을 방지
8) 효력이 상실된 문서의 의도되지 않는 사용을 방지하고, 어떠한 목적을 위하여 보유할 경우에는 적절한 식별방법을 적용
다. 조직은 문서 변경이 조직의 결정의 근거가 되는 배경 정보에 접근할 수 있는 최초 승인권자 또는 다른 권한자에 의하여 검토되고 승인되도록 보장 하여야 한다.
라. 조직은 효력이 상실된 관리문서의 최소 1부를 제품의 수명 주기에 상응하는 기간 동안 보유하여야 하며, 이 기간은 최소한 기록의 보유 기간 이상이어야 한다.</td><td></td><td></td><td></td><td></td><td></td></tr>
</table>

품질관리기준 요구사항	심 사 기 준	심사결과				비고
		A	B	C	D	
4.2.5 기록관리	가. 품질경영시스템의 효과적인 운영과 요구사항에 적합함을 입증하는 기록을 작성하고 유지하여야 한다. 나. 조직은 기록의 식별, 보관, 보안 및 완전성, 검색, 보존기간 및 처리에 필요한 관리방법을 규정한 절차를 문서화하여야 한다. 다. 조직은 적용되는 법적 요구사항에 따라 기록에 포함된 개인건강정보를 보호하기 위한 방법을 규정하고 실행하여야 한다. 라. 모든 기록은 읽기 쉽고, 즉시 확인할 수 있으며, 검색이 가능해야 한다. 기록에 대한 변경은 식별이 가능하도록 유지되어야 한다. 마. 조직은 기록을 제품의 수명 주기에 상응하는 기간 동안 보유하여야 한다. 이 기간은 최소한 제조일로부터 5년 이상이어야 하며, 시판 후 2년 이상이어야 한다.					
5. 경영책임 5.1 경영의지	최고 경영자는 품질경영시스템의 개발 및 실행, 그리고 품질경영시스템의 효과성을 유지하기 위한 의지의 증거를 다음을 통하여 제시하여야 한다. 1) 적용되는 법적 요구사항 뿐만 아니라 고객 요구사항 충족의 중요성에 대한 내부 의사소통 2) 품질방침 수립 3) 품질목표 수립을 보장 4) 경영검토 수행 5) 자원의 이용 가능성을 보장					
5.2 고객중심	최고 경영자는 고객 요구사항과 적용되는 법적 요구사항이 결정되고 충족됨을 보장하여야 한다.					
5.3 품질방침	최고 경영자는 품질방침이 다음과 같음을 보장하여야 한다. 1) 조직의 목적에 적절할 것 2) 요구사항을 준수하고 품질경영시스템의 효과성을 유지하려는 의지를 포함할 것 3) 품질목표를 수립하고 검토하기 위한 틀을 제공할 것 4) 조직 내에서 의사소통이 이루어지고 이해될 것 5) 지속적인 적절성을 위하여 검토될 것					
5.4 기획 5.4.1 품질목표	가. 최고 경영자는 품질목표가 적용되는 법적 요구사항과 제품에 대한 요구사항을 충족시키는데 필요한 사항을 포함하고, 조직 내의 관련 기능 및 계층에서 수립됨을 보장하여야 한다. 나. 품질목표는 측정 가능하여야하고 품질방침과 일관성이 있어야 한다.					
5.4.2 품질경영 시스템 기획	최고 경영자는 다음 사항을 보장하여야 한다. 1) 품질경영시스템 기획은 품질목표를 달성하기 위한 것뿐만 아니라 4.1항의 요구사항을 충족시킬 수 있도록 수행할 것 2) 품질경영시스템 변경을 계획하고 실행할 때, 품질경영시스템의 완전성이 유지될 것					
5.5 책임, 권한 및 의사소통 5.5.1 책임과 권한	가. 최고 경영자는 조직 내에서 책임과 권한이 규정되고, 문서화되어, 의사소통됨을 보장하여야 한다. 나. 최고 경영자는 품질에 영향을 미치는 업무를 관리, 수행 및 검증하는 모든 인원의 상호관계를 문서화하고, 이러한 업무를 수행하는데 필요한 권한과 독립성을 보장하여야 한다.					

품질관리기준 요구사항	심 사 기 준	심사결과 A	B	C	D	비고
5.5.2 품질책임자	최고 경영자는 다른 책임과 무관하게 다음 사항을 포함하는 책임과 권한을 갖는 사람을 조직의 구성원 중에서 선임하여야 한다. 1) 품질경영시스템에 필요한 프로세스가 문서화됨을 보장 2) 최고 경영진에게 품질경영시스템의 효과성 및 개선의 필요성에 대해 보고 3) 조직 전반에 걸쳐 적용되는 법적 요구사항과 품질경영시스템 요구사항에 대한 인식의 증진을 보장					
5.5.3 내부 의사소통	최고 경영자는 조직 내에서 적절한 의사소통 프로세스가 수립되고, 품질경영시스템 효과성에 대하여 의사소통이 이루어지고 있음을 보장하여야 한다.					
5.6 경영검토 5.6.1 일반 요구사항	가. 조직은 경영검토에 대한 절차를 문서화하여야 한다. 나. 최고 경영자는 문서화된 계획된 주기로 품질경영시스템을 검토하여, 품질경영시스템의 지속적인 적합성, 적절성 및 효과성을 보장하여야 한다. 다. 경영검토에서는 품질방침 및 품질목표를 포함하여 품질경영시스템의 변경 필요성 및 개선 가능성에 대한 평가를 포함하여야 한다. 라. 경영검토에 관한 기록은 유지하여야 한다.					
5.6.2 검토입력 (Input)	경영검토의 입력사항은 다음의 정보를 포함하여야 하나, 이것들로 한정되는 것은 아니다. 1) 피드백 2) 불만처리 3) 규제 당국에 대한 보고 4) 감사 5) 프로세스의 모니터링 및 측정 6) 제품의 모니터링 및 측정 7) 시정조치 8) 예방조치 9) 이전 경영검토에 따른 후속조치 10) 품질경영시스템에 영향을 줄 수 있는 변경사항 11) 개선을 위한 권고사항 12) 적용되는 신규 또는 개정된 법적 요구사항					
5.6.3 검토출력 (Output)	경영검토의 출력은 검토된 입력사항 그리고 다음과 관련된 모든 결정사항 및 조치를 포함하여, 기록되어야 한다. 1) 품질경영시스템 및 프로세스의 적합성, 적절성 및 효과성을 유지하는데 필요한 개선 2) 고객 요구사항과 관련된 제품 개선 3) 적용되는 신규 또는 개정된 법적 요구사항을 준수하기 위해 필요한 변경사항 4) 자원의 필요성					
6. 자원관리 6.1 자원의 확보	조직은 다음에 필요한 자원을 결정하고 확보하여야 한다. 1) 품질경영시스템의 실행 및 그 효과성 유지 2) 적용되는 법적 요구사항 및 고객 요구사항의 충족					

품질관리기준 요구사항	심 사 기 준	심사결과				비고
		A	B	C	D	
6.2 인적자원	가. 제품 품질에 영향을 미치는 업무를 수행하는 인원은 적절한 교육, 훈련, 숙련도 및 경험을 바탕으로 능력을 갖추어야 한다. 나. 조직은 인원이 갖추어야 할 역량을 확립하고, 인원에게 필요한 훈련을 제공하며, 인원의 인식을 보장하기 위한 프로세스를 문서화하여야 한다. 다. 조직은 다음의 사항들을 실행하여야 한다. 1) 제품 품질에 영향을 미치는 업무를 수행하는 인원에게 필요한 역량을 결정 2) 필요한 역량을 갖추거나 유지하기 위해 훈련을 제공하거나 그 밖의 조치 실시 3) 취해진 조치의 효과성 평가 4) 조직의 인원들이 자신의 활동에 대한 관련성 및 중요성을 인식하고 있으며, 이들이 어떻게 품질목표의 달성에 기여하는지 인식함을 보장 5) 교육, 훈련, 숙련도 및 경험에 대한 적절한 기록을 유지					
6.3 기반시설	가. 조직은 제품 요구사항에 대한 적합성을 확보하고 제품의 혼입을 방지하며, 순차적인 취급을 보장하기 위해, 필요한 기반시설에 대한 요구사항을 문서화하여야 한다. 해당되는 경우, 기반시설은 다음을 포함한다. 1) 건물, 작업 공간 및 관련된 부대시설 2) 프로세스 장비(하드웨어 및 소프트웨어) 3) 운송, 통신 또는 정보시스템 등 지원 서비스 나. 조직은 기반시설의 유지보수 활동 또는 이러한 활동의 부족으로 인하여 제품 품질에 영향을 미칠 수 있는 경우, 주기를 포함하여 유지보수 활동에 대한 요구사항을 문서화하여야 한다. 해당되는 경우, 요구사항은 제조, 작업환경 관리 그리고 모니터링 및 측정에 사용된 설비에 적용하여야 한다. 다. 이러한 유지활동 기록은 보관하여야 한다.					
6.4 작업환경과 오염관리 6.4.1 작업환경	가. 조직은 제품 요구사항에 대한 적합성을 확보하는데 필요한 작업환경의 요구사항을 문서화하여야 한다. 나. 만일 작업환경조건이 제품 품질에 부정적인 영향을 미칠 수 있는 경우, 작업환경에 대한 요구사항과 환경조건을 모니터링하고 관리하기 위한 절차를 문서화하여야 한다. 다. 조직은 다음 요구사항을 수행하여야 한다. 1) 작업원이 제품 또는 작업환경과 접촉하여 의료기기의 안전성 및 성능에 영향을 미칠 수 있는 경우, 작업원의 건강, 청결 및 복장에 대한 요구사항을 문서화하여야 한다. 2) 특별한 환경조건에서 임시로 작업하는 모든 인원은 역량을 갖추고 있거나, 역량을 갖춘 인원에 의해 감독되도록 보장하여야 한다.					
6.4.2 오염관리	가. 해당되는 경우, 조직은 작업환경, 작업원 또는 제품의 오염을 방지하기 위하여, 오염되었거나 잠재적으로 오염될 가능성이 있는 제품 관리를 위한 방법을 계획하고 문서화하여야 한다. 나. 멸균 의료기기의 경우, 조직은 미생물이나 미립자로 인한 오염관리에 대한 요구사항을 문서화하여야 하며, 조립 또는 포장공정 중 요구되는 청결을 유지하여야 한다.					

품질관리기준 요구사항	심 사 기 준	심사결과				비고
		A	B	C	D	
7. 제품실현 7.1 제품실현의 기획	가. 조직은 제품실현에 필요한 프로세스를 계획하고 개발하여야 한다. 제품실현의 기획은 품질경영시스템의 다른 프로세스 요구사항과 일관성이 있어야 한다. 나. 조직은 제품 실현 시, 위험 관리를 위한 하나 이상의 프로세스를 문서화하여야 하며, 위험관리 활동에 대한 기록은 유지되어야 한다. 다. 해당되는 경우, 조직은 제품실현의 기획에 있어 다음 사항을 결정하여야 한다. 1) 제품의 품질목표 및 요구 사항 2) 프로세스 수립 및 문서화 그리고 기반시설 및 작업환경을 포함한 제품에 대한 특정한 자원 확보의 필요성 3) 제품 적합 판정 기준과 함께 제품에 요구되는 특정한 검증, 유효성 확인, 모니터링, 측정, 시험검사, 취급, 보관, 유통 및 추적 활동 4) 제품실현 프로세스 및 그 산출물이 요구사항에 충족함을 입증하기 위해 필요한 기록 라. 이러한 기획의 출력은 조직의 운영방식에 적절한 형태로 문서화되어야 한다.					
7.2 고객 관련 프로세스 7.2.1 제품과 관련된 요구사항의 결정	조직은 다음 사항을 결정하여야 한다. 1) 인도 및 인도 후 활동에 대한 요구사항을 포함한 고객이 규정한 요구사항 2) 고객이 언급하지는 않았으나, 이미 알려져 있는 명시된 사용 또는 의도된 사용을 위해 필요한 요구사항 3) 제품과 관련하여 적용되는 법적 요구사항 4) 의료기기의 명시된 성능 및 안전한 사용을 보장하기 위해 필요한 사용자 훈련 5) 그 밖에 조직이 결정한 추가 요구사항					
7.2.2 제품과 관련된 요구사항의 검토	가. 조직은 제품과 관련된 요구사항을 검토하여야 한다. 이러한 검토는 조직이 고객에게 제품을 공급하기로 약속하기 전에 수행되어야 하며 다음 사항을 보장하여야 한다. 1) 제품의 요구사항을 정하고 문서화할 것 2) 이전에 제시된 것과 다른 계약 또는 주문 요구사항이 해결될 것 3) 적용되는 법적 요구사항이 충족 될 것 4) 7.2.1항에 따라 결정된 사용자 훈련이 가능하거나 가능하도록 계획 될 것 5) 조직은 정해진 요구사항을 충족시킬 능력을 가지고 있을 것 나. 검토 결과 및 검토에 따라 수반되는 조치 기록은 유지되어야 한다. 다. 고객이 요구사항을 문서화하여 제시하지 않는 경우, 조직은 수락 전에 고객 요구사항을 확인하여야 한다. 라. 제품 요구사항이 변경되는 경우 조직은 관련 문서를 변경하고 관련된 인원이 변경된 요구사항을 인식하도록 하여야 한다.					
7.2.3 의사소통	가. 조직은 다음 사항과 관련하여 고객과의 의사소통을 위한 방법을 계획하고, 문서화 하여야 한다. 1) 제품정보 2) 수정사항을 포함한 문의, 계약 또는 주문 처리 3) 불만을 포함한 고객 피드백 4) 권고문 나. 조직은 적용되는 법적 요구사항에 따라 규제 당국과 의사소통 하여야 한다.					

품질관리기준 요구사항	심 사 기 준	심사결과				비고
		A	B	C	D	
7.3. 설계 및 개발 7.3.1 일반사항	조직은 설계 및 개발에 대한 절차를 문서화하여야 한다.					
7.3.2 설계 및 개발 계획	가. 조직은 제품에 대한 설계 및 개발을 계획하고 관리하여야 한다. 해당되는 경우, 설계 및 개발 계획 문서는 설계 및 개발이 진행됨에 따라 유지되고 갱신되어야 한다. 나. 조직은 설계 및 개발 계획 중에 다음 사항을 문서화하여야 한다. 1) 설계 및 개발 단계 2) 각 설계 및 개발 단계에 필요한 검토 3) 각 설계 및 개발 단계에 적절한 검증, 유효성 확인 및 설계이관 활동 4) 설계 및 개발에 대한 책임과 권한 5) 설계 및 개발 입력에 대한 설계 및 개발 출력의 추적성을 보장하기 위한 방법 6) 필요한 인원의 역량을 포함한 필요 자원					
7.3.3 설계 및 개발 입력	가. 조직은 제품 요구사항과 관련된 입력 사항을 결정하고, 기록을 유지하여야 한다. 이 입력에는 다음사항이 포함되어야 한다. 1) 의도된 사용을 위해 필요한 기능, 성능, 사용적합성 및 안전 요구사항 2) 적용되는 법적 요구사항 및 표준(standards) 3) 적용되는 위험관리 출력물 4) 해당되는 경우, 이전의 유사설계로부터 도출된 정보 5) 제품 및 프로세스의 설계 및 개발에 필수적인 기타 요구사항 나. 이러한 입력은 적절성이 검토되고 승인되어야 한다. 다. 제품 요구사항은 명확하고 모호하지 않아야 하며, 검증되거나 유효성이 확인될 수 있어야 하고, 다른 요구사항과 상충되지 않아야 한다.					
7.3.4 설계 및 개발 출력	가. 설계 및 개발 출력은 다음과 같아야 한다. 1) 설계 및 개발 입력 요구사항을 충족시킬 것 2) 구매, 생산 및 서비스 제공을 위한 적절한 정보를 제공할 것 3) 제품 적합판정 기준을 포함하거나 인용할 것 4) 안전하고 올바른 사용에 필수적인 제품의 특성을 규정할 것 나. 설계 및 개발 프로세스의 출력은 설계 및 개발 입력사항과 비교하여 검증이 가능한 형태로 제공되어야 하며 배포 전에 승인되어야 한다. 다. 설계 및 개발 출력 기록은 유지되어야 한다.					
7.3.5 설계 및 개발 검토 (review)	가. 다음의 목적을 위하여 설계 및 개발에 대한 체계적인 검토가 계획되고 문서화된 방법에 따라 적절한 단계에서 수행되어야 한다. 1) 요구사항을 충족시키기 위한 설계 및 개발 결과의 능력에 대한 평가 2) 필요한 조치의 파악 및 제시 나. 이러한 검토에 참여하는 인원은 검토 중인 설계 및 개발 단계와 관련되는 책임자뿐만 아니라 기타 전문가가 포함되어야 한다. 다. 검토 결과 및 필요한 조치에 대한 기록은 유지되어야 하고, 검토 중인 설계의 식별, 검토에 참여한 인원 그리고 검토 일자를 포함하여야 한다.					

품질관리기준 요구사항	심 사 기 준	심사결과 A	B	C	D	비고
7.3.6 설계 및 개발 검증 (verification)	가. 설계 및 개발 출력이 입력 요구사항을 충족하는지 보장하기 위하여 계획되고 문서화된 방법에 따라, 설계 및 개발 검증을 수행하여야 한다. 나. 조직은 검증 방법, 합격 기준 및 해당되는 경우, 샘플 크기에 대한 근거와 함께 통계 기법을 포함한 검증 계획을 문서화 하여야 한다. 다. 의도된 사용에서 해당 의료기기를 다른 의료기기와 연결 또는 접속하도록 요구한다면, 검증은 그렇게 연결되거나 접속될 때 설계 출력이 설계 입력을 충족한다는 확인을 포함하여야 한다. 라. 검증 결과 및 결론, 필요한 조치에 대한 기록은 유지되어야 한다.					
7.3.7설계 및 개발 유효성 확인 (validation)	가. 설계 및 개발 유효성 확인은 결과물인 제품이 의도된 사용 또는 명시된 적용(specified application)에 대한 요구사항에 적합함을 보장하기 위하여, 계획되고 문서화된 방법에 따라 수행되어야 한다. 나. 조직은 유효성 확인의 방법, 합격기준, 그리고 해당되는 경우, 샘플 크기에 대한 근거를 포함한 유효성 확인 계획을 문서화 하여야 한다. 다. 설계 유효성 확인은 대표 제품에 대해 수행되어야 한다. 대표 제품은 초기 생산 단위, 배치 또는 그와 동등한 제품을 포함한다. 유효성 확인에 사용된 제품 선택 근거는 기록되어야 한다. 라. 설계 및 개발 유효성 확인의 일부로서, 조직은 적용되는 법적 요구사항에 따라 임상평가를 수행하여야 한다. 마. 임상평가를 위해 사용된 의료기기는 고객의 사용을 위해 출고된 것으로 간주하지 않는다. 바. 의도된 사용에서 해당 의료기기를 다른 의료기기와 연결 또는 접속하도록 요구된다면, 그렇게 연결하거나 접속할 때 명시된 적용이나 의도된 사용에 대한 제품 요구사항이 충족되었다는 확인을 포함하여 유효성 확인을 하여야 한다. 사. 유효성 확인은 고객의 사용을 위해 제품을 출고하기 전에 완료되어야 한다. 아. 유효성확인 결과와 결론 및 필요한 조치에 대한 기록은 유지되어야 한다.					
7.3.8 설계 및 개발 이관	가. 조직은 설계 및 개발 출력을 제조로 이관하는 절차를 문서화하여야 한다. 이러한 절차는 설계 및 개발 출력이 최종 생산 사양으로 되기 전에 제조에 적합한 것으로 검증되었고, 생산 능력이 제품 요구사항을 충족할 수 있음을 보장하여야 한다. 나. 이관 결과와 결론은 기록되어야 한다.					
7.3.9 설계 및 개발 변경의 관리	가. 조직은 설계 및 개발 변경을 관리하는 절차를 문서화하여야 한다. 조직은 의료기기의 기능, 성능, 사용적합성, 안전성, 적용되는 법적요구사항 및 의도된 사용의 변경 중요성을 결정하여야 한다. 나. 설계 및 개발의 변경을 파악하여야 한다. 변경 실행 전에, 변경사항에 대해서는 다음과 같이 하여야 한다. 1) 검토 2) 검증 3) 해당되는 경우, 유효성 확인 4) 승인 다. 설계 및 개발 변경의 검토는 구성부품, 제조중이거나 이미 인도된 및 제품, 위험관리의 입력 또는 출력, 그리고 제품 실현 프로세스에 대한 영향의 평가를 포함하여야 한다. 라. 변경과 변경에 대한 검토 및 필요한 조치에 대한 기록은 유지되어야 한다.					

품질관리기준 요구사항	심 사 기 준	심사결과 A	B	C	D	비고
7.3.10 설계 및 개발 파일	가. 조직은 각 의료기기 모델 또는 품목에 대한 설계 및 개발 파일을 유지하여야 한다. 나. 이 파일은 설계 및 개발에 대한 요구사항에 대해 적합성을 입증하기 위해 생성된 기록과, 설계 및 개발 변경에 대한 기록을 포함하거나 참조하여야 한다.					
7.4. 구매 7.4.1 구매 프로세스	가. 조직은 구매한 제품이 규정된 요구사항에 적합함을 보장하는 절차를 문서화하여야 한다. 나. 조직은 공급자를 평가하고 선정하는 기준을 수립하여야 한다. 기준은 다음사항을 근거로 하여야 한다. 1) 조직의 요구사항을 충족하는 제품을 공급할 수 있는 공급자의 능력 2) 공급자의 성과 3) 구매한 제품이 의료기기의 품질에 미치는 영향 4) 의료기기와 관련된 위험에 비례 다. 조직은 공급자에 대한 모니터링 및 재평가 계획을 세워야 한다. 구매한 제품의 요구사항을 충족시키는 공급자의 성과를 모니터링 해야 한다. 모니터링 결과는 공급자 재평가 프로세스의 입력으로 제공해야 한다. 라. 구매 요구사항의 불이행은 구매 제품과 관련된 위험, 그리고 적용되는 법적 요구사항 준수와 비례하여 공급자와 함께 처리되어야 한다. 마. 공급자 능력 또는 성과에 대한 평가, 선정, 모니터링 및 재평가 결과와, 이러한 활동에 따라 발생하는 모든 필요한 조치 결과에 대한 기록은 유지되어야 한다.					
7.4.2 구매정보	가. 구매정보에는 해당되는 경우 다음 사항을 포함하여 구매할 제품을 기술하거나 참조해야 한다. 1) 제품 사양 2) 제품의 승인, 절차, 프로세스 및 장비에 대한 요구사항 3) 공급자 인원의 적격성 요구사항 4) 품질경영시스템 요구사항 나. 조직은 공급자와 의사소통하기 전에, 규정된 구매 요구사항의 적정성을 보장하여야 한다. 다. 구매정보에는, 해당되는 경우, 공급자가 조직이 규정한 구매 요구사항을 충족하기 위한 구매 제품의 기능에 영향을 미칠 수 있는 어떠한 변경을 실행하기 전에 제품의 변경사항을 조직에게 통보하는 서면합의서가 포함되어야 한다. 라. 조직은 7.5.9항에 규정된 추적성이 요구되는 범위까지, 관련 구매정보를 문서와 기록으로 유지하여야 한다.					
7.4.3 구매품의 검증	가. 조직은 구매한 제품이 규정된 요구사항에 적합함을 보장하는데 필요한 검사 또는 그 밖의 활동을 수립하고 실행하여야 한다. 검증 활동의 범위는 공급자 평가 결과를 근거로 하여, 구매 제품과 관련된 위험에 비례하여야 한다. 나. 조직이 구매 제품에 대한 어떤 변경을 알게 될 때, 조직은 이러한 변경이 제품실현 프로세스나 의료기기에 영향을 미치는지 여부를 결정하여야 한다. 다. 조직 또는 조직의 고객이 공급자의 현장에서 구매 제품을 검증하고자 하는 경우, 조직은 구매 정보에 의도된 검증 활동 및 제품의 출하 방법을 명시하여야 한다. 라. 검증 기록은 유지하여야 한다.					

품질관리기준 요구사항	심 사 기 준	심사결과 A	B	C	D	비고
7.5 생산 및 서비스 제공 7.5.1 생산 및 서비스 제공 관리	가. 생산 및 서비스 제공은 제품이 사양과 일치함을 보장하기 위해 계획되고, 실행되며, 모니터링되고 관리되어야 한다. 해당되는 경우, 생산관리는 다음 사항을 포함하되, 다음사항들로 한정되는 것은 아니다. 1) 생산 관리 절차 및 방법에 대한 문서 2) 기반시설의 적격성 3) 공정 매개변수 및 제품 특성 모니터링 및 측정 실행 4) 모니터링 및 측정 장비의 사용 가능성과 사용 5) 기재사항 및 포장 작업을 위하여 정해진 활동의 실행 6) 제품 출고, 인도 및 인도 후 활동의 실행 나. 조직은 7.5.9항에 규정된 범위까지 추적성을 제공하고, 생산 및 판매 승인된 수량을 식별할 수 있도록 각 의료기기별 또는 의료기기 배치별 기록을 수립 · 유지하여야 한다. 그 기록은 검증되고 승인되어야 한다.					
7.5.2 제품의 청결	조직은 다음에 해당하는 경우 제품의 청결 또는 제품 오염 관리에 대한 요구사항을 문서화하여야 한다. 다만, 제품이 1) 또는 2)에 적합하게 세척되는 경우 6.4.1항의 요구사항은 세척공정 이전에 적용하지 아니한다. 1) 멸균 또는 사용 이전에 조직에 의하여 세척(clean)되는 제품 2) 멸균 또는 사용 이전에 세척 공정(cleaning process)을 필요로 하는 비멸균 상태로 공급되는 제품 3) 제품이 멸균 또는 사용 이전에 세척될 수 없고, 청결이 사용상 중요한 제품 4) 비멸균 상태로 공급되며, 청결이 사용상 중요한 제품 5) 공정에서의 사용물질(process agents)이 제조과정에서 제품으로부터 제거되는 것					
7.5.3 설치 활동	가. 해당되는 경우, 조직은 의료기기의 설치 및 설치 검증을 위한 허용기준(acceptance criteria)을 문서화하여야 한다. 나. 고객이 조직이나 공급자 이외에 외부 관계자에 의한 설치를 허용한 경우, 조직은 의료기기 설치 및 설치 검증을 위한 문서화된 요구사항을 제공하여야 한다. 다. 조직은 또는 공급자가 수행한 의료기기 설치 및 설치 검증 기록은 유지되어야 한다.					
7.5.4 서비스 활동	가. 의료기기의 서비스가 규정된 요구사항인 경우, 조직은 서비스 활동 수행과 규정된 요구사항을 충족하는지 검증하기 위해 필요 시 서비스 절차, 참고자료(Reference materials) 및 측정기준(Reference measurements)을 문서화해야 한다. 나. 조직은 다음과 같은 목적을 위하여 조직 또는 공급자에 의해 수행되는 서비스 활동에 대한 기록을 분석하여야 한다. 1) 정보가 불만으로 처리되는지 여부를 결정 2) 해당되는 경우, 개선 프로세스의 입력 다. 조직 또는 공급자가 수행한 서비스 활동 기록은 유지되어야 한다.					
7.5.5 멸균 의료기기에 대한 특별 요구사항	조직은 각 멸균 배치에 사용된 멸균공정의 매개변수(parameter)에 대한 기록을 유지하여야 한다. 멸균기록은 의료기기의 각 생산 배치까지 추적할 수 있어야 한다.					

품질관리기준 요구사항	심 사 기 준	심사결과 A	B	C	D	비고
7.5.6 생산 및 서비스 제공 프로세스의 유효성 확인 (Validation)	가. 조직은 결과로 나타난 출력이 후속되는 모니터링 또는 측정에 의하여 검증될 수 없는 모든 생산 및 서비스 제공 프로세스에 대하여 유효성을 확인하여야 한다. 유효성 확인에는 제품의 사용 또는 서비스 인도 후에만 불일치가 나타나는 모든 프로세스를 포함한다. 나. 유효성 확인은 계획된 결과를 일관성 있게 달성하기 위한 프로세스의 능력을 입증하여야 한다. 다. 조직은 다음을 포함한 프로세스의 유효성 확인 절차를 문서화하여야 한다. 1) 프로세스의 검토 및 승인을 위한 규정된 기준 2) 장비 및 인원의 적격성3) 특정한 방법, 절차 및 합격 기준의 사용 4) 해당되는 경우, 샘플 크기에 대한 근거를 포함한 통계적 기법 5) 기록에 대한 요구사항 6) 유효성 재확인 기준을 포함한 유효성 재확인(revalidation) 7) 프로세스에 대한 변경 승인 라. 조직은 생산 및 서비스 제공에 사용되는 컴퓨터 소프트웨어 적용에 대한 유효성 확인을 위한 절차를 문서화하여야 한다. 이러한 소프트웨어 적용은 최초 사용 전에 유효성이 확인되어야 하고, 해당되는 경우 그러한 소프트웨어의 변경 또는 적용 후에도 유효성이 확인되어야 한다. 소프트웨어 유효성 확인 및 유효성 재확인과 관련된 구체적인 접근 방법과 활동들은 제품의 사양에 부합하도록, 제품 성능에 미치는 영향을 포함하여 소프트웨어 사용과 관련된 위험에 비례하여야 한다. 마. 유효성 확인 결과와 결론, 그리고 유효성 확인으로 인해 필요한 조치의 기록은 유지되어야 한다.					
7.5.7 멸균과 멸균포장 프로세스의 유효성 확인에 대한 특별 요구사항	가. 조직은 멸균 및 멸균보호시스템에 대한 프로세스 유효성 확인을 위한 절차를 문서화하여야 한다. 나. 멸균 및 멸균보호시스템에 대한 프로세스는 최초 사용 전에, 그리고 해당하는 경우, 제품 또는 프로세스 변경 전에 유효성을 확인하여야 한다. 다. 유효성 확인 결과와 결론, 그리고 유효성 확인에 따른 필요한 조치의 기록은 유지되어야 한다.					
7.5.8 식별	가. 조직은 제품 식별을 위한 절차를 문서화하고, 제품실현의 전반에 걸쳐 적절한 방법으로 제품을 식별하여야 한다. 나. 조직은 제품 실현 전반에 걸쳐 모니터링 및 측정 요구사항과 관련하여 제품의 상태를 식별하여야 한다. 제품의 생산, 보관, 설치 및 서비스의 전 과정에서 요구되는 시험 및 검사를 통과하거나, 승인된 특채에 따라 출하된 제품만이 출고(dispatch), 사용 또는 설치됨을 보장하도록 제품 상태 식별을 유지하여야 한다. 다. 적용되는 법적 요구사항에 의해 요구되는 경우, 조직은 의료기기에 대해 고유기기식별표시(Unique Device Identification)를 부여하는 시스템을 문서화 하여야 한다. 라. 조직은 조직에게 반품된 의료기기가 식별되고 적합한 제품과 구별됨을 보장하기 위한 절차를 문서화하여야 한다.					
7.5.9 추적성 7.5.9.1 일반 요구사항	조직은 추적성에 대한 절차를 문서화하여야 한다. 이러한 절차는 적용되는 법적 요구사항에 따라 추적성의 범위와 유지되어야 하는 기록을 규정하여야 한다.					

<table>
<tr><th rowspan="2">품질관리기준 요구사항</th><th rowspan="2">심 사 기 준</th><th colspan="4">심사결과</th><th rowspan="2">비고</th></tr>
<tr><th>A</th><th>B</th><th>C</th><th>D</th></tr>
<tr><td>7.5.9.2 추적관리 대상 의료기기에 대한 특별 요구사항</td><td>가. 사용된 부품, 원자재 및 작업 환경 조건으로 인해 의료기기가 규정된 안전 및 성능 요구사항을 충족시키지 못하게 될 수 있는 경우, 추적성이 필요한 기록에는 사용된 부품, 원자재 및 작업 환경 조건의 기록을 포함시켜야 한다.
나. 조직은 제품 추적이 가능하도록 유통서비스 공급자 또는 판매업자가 의료기기의 판매 기록을 유지하고, 이러한 기록이 조사 시 이용가능 하도록 요구하여야 한다.
다. 출고된 제품 인수자(shipping package consignee)의 성명과 주소 기록을 유지하여야 한다.</td><td></td><td></td><td></td><td></td><td></td></tr>
<tr><td>7.5.10 고객자산</td><td>제품으로 사용하거나 제품화하기 위하여 제공된 고객자산이 제조업자의 관리하에 있거나 제조업자에 의해 사용 중에 있는 경우, 조직은 이를 식별, 검증, 보호 및 안전하게 유지하여야 한다. 고객자산이 분실, 손상 또는 사용하기에 부적절한 것으로 판명된 경우 이를 고객에게 보고하고 기록을 유지하여야 한다.</td><td></td><td></td><td></td><td></td><td></td></tr>
<tr><td>7.5.11 제품의 보존</td><td>가. 조직은 가공, 보관, 취급 그리고 유통 시 요구사항에 대해, 제품의 적합성을 보존하기 위한 절차를 문서화하여야 한다.
나. 보존은 의료기기를 구성하는 부품에도 적용하여야 한다.
다. 가공, 보관, 취급 및 유통 과정에서 예상되는 조건 및 위해 요인에 노출될 때, 조직은 다음과 같은 방법으로 제품이 변조, 오염 또는 손상되지 않도록 보호하여야 한다.
1) 적절한 포장과 운반 용기를 설계하고 구성하여야 한다.
2) 포장으로만 보존이 되지 않는다면, 필요한 특수 조건에 대한 요구사항을 문서화 하여야 한다.
라. 특수 조건이 필요한 경우, 그 조건은 관리되고 기록되어야 한다.</td><td></td><td></td><td></td><td></td><td></td></tr>
<tr><td>7.6 모니터링 및 측정 장비의 관리</td><td>가. 조직은 제품이 규정된 요구사항에 적합함을 입증하기 위하여 수행되어야 할 모니터링 및 측정 활동과 필요한 장비를 결정하여야 한다.
나. 조직은 모니터링 및 측정과 관련한 요구사항에 일치하는 방법으로 모니터링 및 측정활동이 수행됨을 보장하는 절차를 문서화하여야 한다.
다. 유효한 결과를 보장하기 위하여 필요한 경우 측정 장비는 다음과 같아야 한다.
1) 국제 기준 또는 국가 기준에서 인정하는 측정표준에 의하여 사용 전 및 일정 주기로 교정 또는 검증하여야 한다. 이러한 표준이 없는 경우 교정 또는 검증에 사용한 근거를 기록할 것
2) 필요한 경우 조정이나 재조정 할 것. 이러한 조정이나 재조정은 기록할 것
3) 교정 상태를 결정할 수 있도록 식별할 것
4) 측정 결과를 무효화시킬 수 있는 조정으로부터 보호 할 것
5) 취급, 보전 및 보관하는 동안 손상이나 열화로부터 보호할 것
라. 조직은 문서화된 절차에 따라 장비를 교정 또는 검증하여야 한다.
마. 조직은 장비가 요구사항에 적합하지 아니한 것으로 판명된 경우, 이전의 측정 결과에 대하여 유효성을 평가하고 기록하여야 한다. 조직은 장비 및 영향을 받은 제품에 대하여 적절한 조치를 취하여야 한다. 교정 및 검증 결과에 대한 기록은 유지되어야 한다.
바. 조직은 규정된 요구사항에 대한 모니터링 및 측정에 컴퓨터 소프트웨어가 사용되는 경우, 컴퓨터 소프트웨어 적용의 유효성 확인에 대한 절차를 문서화하여야 한다. 이는 최초 사용 전에 유효성이 확인되어야 하고, 해당되는 경우 소프트웨어의 변경 또는 적용 후에도 유효성이 재확인되어야 한다. 소프트웨어 유효성 확인 및 유효성 재확인과 관련된 구체적인 접근방법과 활동들은 제품의 사양에 부합하도록, 제품 성능에 미치는 영향을 포함하여 소프트웨어 사용과 관련된 위험에 비례하여야 한다.
사. 유효성확인에 대한 결과와 결론, 그리고 유효성 확인으로 인해 필요한 조치에 대한 기록은 유지되어야 한다.</td><td></td><td></td><td></td><td></td><td></td></tr>
</table>

품질관리기준 요구사항	심 사 기 준	심사결과				비고
		A	B	C	D	
8. 측정, 분석 및 개선 8.1 일반 요구사항	가. 조직은 다음에 필요한 모니터링, 측정, 분석 및 개선 프로세스를 계획하고 실행하여야 한다. 1) 제품의 적합성 입증 2) 품질경영시스템의 적합성 보장 3) 품질경영시스템의 효과성 유지 나. 이는 통계적 기법을 포함한 적절한 방법 및 사용범위에 대한 결정을 포함하여야 한다.					
8.2 모니터링 및 측정 8.2.1 피드백	가. 품질경영시스템 효과성 측정의 하나로, 조직은 고객 요구사항을 충족시켰는지 여부에 대한 정보를 수집하고 모니터링 하여야 한다. 나. 이러한 정보의 획득 및 활용 방법을 문서화하여야 한다. 다. 조직은 피드백 프로세스를 위한 절차를 문서화하여야 한다. 이 피드백 프로세스는 생산뿐만 아니라 생산 후 활동으로부터 자료를 수집하기 위한 조항을 포함하여야 한다. 라. 피드백 프로세스에서 수집된 정보는 제품 요구사항뿐만 아니라 제품실현 또는 개선 프로세스를 모니터링하고 유지하기 위하여 위험관리의 잠재적 입력으로 사용되어야 한다. 마. 적용되는 법적 요구사항에서 조직이 생산 후 활동으로부터 정보를 수집하도록 요구할 경우, 해당 정보에 대한 검토는 피드백 프로세스의 일부가 되어야 한다.					
8.2.2 불만처리	가. 조직은 적용되는 법적 요구사항에 따라 적절한 시기에 불만을 처리하기 위한 절차를 문서화하여야 한다. 이러한 절차는 최소한 다음의 요구사항과 책임사항을 포함하여야 한다. 1) 정보 수신 및 기록 2) 피드백이 불만인지 여부를 결정하기 위한 정보의 평가 3) 불만 조사 4) 정보를 해당 규제 당국에 보고해야 할 필요성에 대한 결정 5) 불만 관련 제품의 처리 6) 시정 또는 시정 조치를 실시해야할 필요성에 대한 결정 나. 조사하지 않는 불만이 있는 경우, 정당한 이유가 문서화되어야 한다. 불만처리 프로세스에 의한 모든 시정 및 시정조치 결과는 문서화되어야 한다. 다. 조사결과 조직 외부의 활동이 불만의 원인이 되었다고 판명된 경우 조직 내·외부 간에 관련 정보를 교환하여야 한다. 마. 불만 처리 기록은 유지되어야 한다.					
8.2.3 규제 당국에 보고	가. 적용되는 법적 요구사항에 따라 부작용 보고 대상 또는 권고문 발행 보고 대상에 해당되는 불만이라면, 조직은 규제 당국에 이를 보고하는 절차를 문서화 하여야 한다. 나. 규제 당국에 보고한 기록은 유지되어야 한다.					
8.2.4 내부감사	가. 조직은 품질경영시스템이 다음과 같은지 결정하기 위하여 계획된 주기로 내부감사를 실시하여야 한다. 1) 계획되고 문서화(수립, 실행 및 유지)된 결정사항, 이 기준 요구사항, 조직이 설정한 품질경영시스템 요구사항, 그리고 적용되는 법적 요구사항에 적합한지 여부 2) 효과적으로 실행되고 유지되는지 여부					

품질관리기준 요구사항	심 사 기 준	심사결과				비고
		A	B	C	D	
8.2.4 내부감사	나. 조직은 감사 계획 및 실시, 감사 결과의 기록 및 보고에 대한 책임과 요구사항에 대하여 절차를 문서화하여야 한다. 다. 감사프로그램은 감사 대상 프로세스 및 분야의 상태와 중요성뿐만 아니라 이전 감사의 결과를 고려하여 계획되어야 한다. 감사 기준, 범위, 주기 및 방법을 정하고 기록하여야 한다. 감사 프로세스의 객관성 및 공정성이 보장되도록 감사자를 선정하고 감사를 실시하여야 한다. 감사자는 자신의 업무에 대하여 감사를 실시하여서는 아니 된다. 감사가 수행된 프로세스 및 감사 대상 분야, 결론을 포함한 감사 및 감사 결과에 대한 기록은 유지되어야 한다. 라. 감사대상 업무에 책임을 지는 관리자는 발견된 부적합 및 원인을 제거하기 위한 필요한 시정 및 시정 조치가 지체 없이 취해질 수 있도록 보장하여야 한다. 후속조치는 취해진 조치의 검증 및 검증 결과의 보고를 포함하여야 한다.					
8.2.5 프로세스의 모니터링 및 측정	조직은 품질경영시스템 프로세스에 대한 모니터링 및 해당되는 경우 측정을 위한 적절한 방법을 적용하여야 한다. 이러한 방법은 해당 프로세스가 계획된 결과를 달성할 수 있음을 입증하여야 한다. 계획된 결과가 달성되지 못한 경우 제품의 적합성이 보장될 수 있도록 적절한 시정 및 시정조치가 이루어져야 한다.					
8.2.6 제품의 모니터링 및 측정	가. 조직은 제품에 대한 요구사항이 충족됨을 검증하기 위하여 제품의 특성을 모니터링 및 측정하여야 한다. 이는 계획되고 문서화된 결정사항 및 문서화된 절차에 따라 제품실현 프로세스의 적절한 단계에서 수행되어야 한다. 나. 합격판정 기준에 적합하다는 증거를 유지하여야 한다. 제품 출하를 승인한 사람의 신원이 기록되어야 한다. 해당되는 경우, 측정활동에 사용된 시험장비가 식별되도록 기록하여야 한다. 다. 계획되고 문서화된 사항이 만족스럽게 완료되기 전에 제품이 출고 또는 서비스가 제공되어서는 아니 된다. 라. 추적관리대상 의료기기의 경우, 조직은 모든 검사 또는 시험을 수행하는 인원의 신원을 식별하고 기록해야 한다.					
8.3 부적합 제품의 관리 8.3.1 일반 사항	가. 조직은 의도하지 않은 사용 또는 인도를 방지하기 위하여 요구사항에 적합하지 않은 제품이 식별되고 관리됨을 보장하여야 한다. 조직은 부적합 제품의 식별, 문서화, 분리, 평가 및 처리에 대한 관리 및 관련 책임과 권한을 규정하는 절차를 문서화하여야 한다. 나. 부적합의 평가에는 부적합에 대한 책임이 있는 외주업체의 조사와 통보 필요 여부에 대한 결정을 포함하여야 한다. 다. 평가, 조사 및 결정의 근거를 포함하여 부적합 상태와 취해진 모든 후속조치에 대한 기록은 유지되어야 한다.					
8.3.2 인도 전에 확인된 부적합 제품의 대응 조치	가. 조직은 부적합 제품을 다음의 방법으로 처리하여야 한다. 1) 발견된 부적합의 제거를 위한 조치 실시 2) 본래 의도된 사용 또는 적용을 배제하는 조치의 실시 3) 특채 하에 사용, 출고 또는 수락을 승인 나. 조직은 타당한 근거가 제시되고, 승인되고, 적용되는 법적 요구사항을 충족하는 경우에만 특채가 허용됨을 보장하여야 한다. 특채에 의한 수락 및 특채 승인자를 식별할 수 있도록 기록을 유지하여야 한다.					

품질관리기준 요구사항	심 사 기 준	심사결과				비고
		A	B	C	D	
8.3.3 인도 후에 확인된 부적합 제품의 대응 조치	가. 부적합 제품이 인도 또는 사용 후 발견되면 조직은 부적합으로 인한 영향 또는 잠재적 영향에 대한 적절한 조치를 취하여야 한다. 취한 조치에 대한 기록은 유지되어야 한다. 나. 조직은 적용되는 법적 요구사항에 따라 권고문 발행 절차를 문서화하여야 한다. 이러한 절차는 언제든지 실행 가능하여야 한다. 권고문 발행과 관련된 조치 기록은 유지되어야 한다.					
8.3.4 재작업	가. 조직은 제품의 재작업으로 인해 발생가능한 부정적인 영향을 고려하여 문서화된 절차에 따라 재작업을 수행하여야 한다. 이러한 절차는 최초 절차와 동일한 검토 및 승인을 받아야 한다. 나. 재작업 완료 후, 제품이 적용되는 합격기준과 법적 요구사항을 충족하였음을 보장하기 위하여 검증되어야 한다. 다. 재작업에 대한 기록은 유지되어야 한다.					
8.4 데이터의 분석	가. 조직은 품질경영시스템의 적합성과 적절성 및 효과성을 입증하기 위하여 적절한 데이터를 결정, 수집 및 분석하는 절차를 문서화하여야 한다. 이 절차는 통계적 기법 및 그 기법의 적용 범위와 함께 적절한 방법에 대한 결정을 포함하여야 한다. 나. 데이터의 분석은 모니터링 및 측정의 결과로부터 그리고 다른 관련 출처로부터 생성된 데이터를 포함하여야 하고, 최소한 다음 입력사항을 포함하여야 한다. 1) 피드백 2) 제품 요구사항에 대한 적합성 3) 개선에 대한 기회를 포함한 프로세스 및 제품의 특성과 경향 4) 공급자 5) 감사 6) 해당되는 경우, 서비스 보고서 다. 데이터 분석 결과 품질경영시스템이 적합, 적절 또는 효과적이지 않다고 밝혀지면, 조직은 8.5항에서 요구되듯이 개선을 위한 입력으로 이 분석을 사용하여야 한다. 라. 데이터 분석결과에 대한 기록은 유지되어야 한다.					
8.5 개선 8.5.1 일반 요구사항	조직은 품질방침, 품질목표, 감사 결과, 시판 후 감시, 데이터분석, 시정조치 및 예방조치, 경영검토 등의 활용을 통하여 품질경영시스템의 지속적인 적합성, 적절성과 효과성뿐만 아니라 의료기기 안전성 및 성능을 보장하고 유지하는데 필요한 모든 변경을 식별하고 실행하여야 한다.					
8.5.2 시정조치	가. 조직은 부적합의 재발 방지를 위하여 부적합의 원인을 제거하기 위한 조치를 취하여야 한다. 나. 필요한 시정조치는 지체 없이 취하여야 한다. 시정조치는 당면한 부적합의 영향에 비례하여야 한다. 다. 문서화된 절차에는 다음을 위한 요구사항을 정하여야 한다. 1) 부적합의 검토(고객 불만 포함) 2) 부적합 원인의 결정 3) 부적합의 재발 방지를 보장하기 위한 조치의 필요성에 대한 평가 4) 필요한 조치의 계획 및 문서화, 해당되는 경우 문서 개정을 포함한 조치의 실행 5) 시정조치가 의료기기의 안전성 및 성능 또는 적용되는 법적 요구사항을 충족시키는데 부정적 영향을 미치지 않음을 검증 6) 취해진 시정조치의 효과성에 대한 검토 라. 모든 조사 결과와 취해진 조치에 대한 기록은 유지되어야 한다.					

품질관리기준 요구사항	심 사 기 준	심사결과				비고
		A	B	C	D	
8.5.3 예방조치	가. 조직은 부적합의 발생방지를 위하여 잠재적 부적합의 원인을 제거하기 위한 예방조치를 결정하여야 한다. 예방조치는 잠재적인 문제의 영향에 대하여 비례하여야 한다. 나. 문서화된 절차에는 다음 요구사항이 규정되어야 한다. 1) 잠재적 부적합 및 그 원인 결정 2) 부적합의 발생을 방지하기 위한 조치의 필요성에 대한 평가 3) 필요한 조치의 계획과 문서화, 그리고 해당되는 경우 문서개정을 포함한 조치의 결정 및 실행 4) 예방조치가 의료기기의 안전성 및 성능 또는 적용되는 법적 요구사항을 충족시키는데 부정적 영향을 미치지 않음을 검증 5) 해당되는 경우, 취해진 예방조치의 효과성에 대한 검토 다. 모든 조사 및 취해진 조치의 결과의 기록은 유지되어야 한다.					

1. 평가표
   가. "A(적절함)" 이라 함은 품질관리기준에서 규정한 요구사항을 준수하고 있음이 인정되는 경우이다.
   나. "B(보완필요)" 라 함은 품질관리기준에서 규정한 요구사항을 이행하고 있지 아니하거나 품질관리기준에서 규정한 요구사항을 준수하고 있으나 준수의 입증근거 또는 실현가능성, 기록의 적절성 등이 미흡하여 개선 등 보완조치가 필요한 경우이다.
   다. "C(부적절함)"라 함은 "보완필요"에 대해 보완 조치가 이루어지지 않거나 의료기기법령 사항을 위반한 경우이다.
   라. "D(해당없음)" 이라 함은 품질관리기준에서 규정한 요구사항에 해당되지 않는 경우이다.
2. 판정기준
   가. 적 합
   심사기준별 심사결과 모든 항목이 "A(적절함)"인 경우
   나. 보완
   심사에서 평가표의 평가결과 1개 이상의 "B(보완필요)"가 있는 경우
   다. 부적합
   1) 보완결과가 제출되지 아니하거나, 보완되지 아니한 경우
   2) 심사에서 평가표의 평가결과 1개 이상의 "C(부적절함)"가 있는 경우

■ [별표 3] 의료기기 GMP 품목군(제4조, 제6조 및 제7조 관련)

의료기기 GMP 품목군

번호	품목군 (Product Group)	구 분
1	진료용 일반장비 (General Equipment for Medical Treatment)	A01000 진료대와 수술대 Operating and treatment table
		A02000 의료용 침대 Bed for medical use
		A03000 의료용조명기 Medical light and lamps
		A68000 치과용 진료 장치 및 의자 Dental unit and chair
		A88000 이비인후과용 진료장치 및 의자 Treatment table for Ear, Nose and Throat
		A89000 안과용 진료 장치 및 의자 Ophthalmic instrument table and chair
		A04000 의료용 소독기 Medical sterilizing apparatus
		A05000 의료용 무균수 장치 Medical water sterilizers
2	수술용 장치 (Surgical Operation System)	A06000 마취기 Anesthesia apparatus
		A39000 의료용 흡인기 Aspirators for medical use
		A35000 전기 및 기타 수술장치 Electrosugical and other surgical devices
		A36000 냉동 수술장치 Cryosurgery device
		A40000 기흉기 및 기복기 Pneumothorax and Pnemoperitoneum apparatus
3	레이저수술용 장치 (Laser surgical devices)	A37000 레이저 진료기 Laser apparatus for medical use
		A15500 레이저 장해 방어용 기구 Laser protective device
4	의료용 챔버 (Chamber for Medical Purpose)	A08000 의료용 챔버 Medical chamber
		A34000 의료용 정온기 Thermostats for medical use
5	생명유지 장치 (Life Support System)	A07000 호흡보조기 Respiratory apparatus
		A10000 보육기 Neonatal incubator
6	내장기능 대용기(I) (Device for Replacing Function of Internal Organ(I))	A09000 내장기능 대용기 Artificial internal organ apparatus
7	내장기능 대용기(II) (Device for Replacing Function of Internal Organ(II))	A09000 내장기능 대용기(3,4등급) Artificial internal organ apparatus(3,4 class)
8	진단용 장치(I) (Diagnostic Imaging System(I))	A11000 진단용 엑스선 장치 Diagnostic X-ray system
		A12000 비전리 진단장치 Non-ionization diagnostic device
		A13000 방사선 진료장치 Radiolgic device
9	진단용 장치(II) (Diagnostic Imaging System(II))	A14000 의료용 필름 현상기 Film developer for medical use
		A87000 의료용 필름 판독장치 Film viewing devices for medical use
		B01000 방사선용품 Radiographic supplies
		A15000 방사선 장해 방어용 기구 Radiation protective device
10	이학 진료용 기구(I) (Physical devices for medical use(I))	A16000 이학 진료용 기구 Physical devices for medical use

번호	품목군 (Product Group)	구 분
11	이학 진료용 기구(II) (Physical devices for medical use(II))	A16000 이학 진료용 기구(3,4 등급) Physical devices for medical use(3,4 class)
12	의료용 자극발생 기계기구(Machine or Instrument for Generating Electric Stimulation, Medical Use)	A83000 개인용전기자극기 Electric stimulator for medical use by persona
		A85000 의료용 자기 발생기 Magnetic induction apparatus for medical use
		A67000 정형 및 기능 회복용 기구 Medical device for orthopedics and restoration
		A82000 의료용 진동기 Vibrators
13	심혈관용 기계 기구(I)(Cardiovascular-devices(I))	A17000 심혈관용 기계 기구 Cardiovascular devices
14	심혈관용 기계 기구(II) (Cardiovasculardevices(II))	A17000 심혈관용 기계 기구(3,4등급) Cardiovascular devices(3,4 class)
15	비뇨기과용 기계 기구(I)(Urology devices(I))	A18000 비뇨기과용 기계 기구 Urology devices
16	비뇨기과용 기계 기구(II)(Urology devices(II))	A18000 비뇨기과용 기계 기구(3,4등급) Urology devices(3,4 class)
17	조직처리기구(Tissue processing device)	A33000 조직 가공기 Tissue processing device
		A91000 의료용 세포 및 조직 처리 기구 Medical cell and tissue processing device
18	결찰기 및 봉합기(I) (Instruments for ligature and suture(I))	A38000 결찰기 및 봉합기 Instruments for ligature and suture
19	결찰기 및 봉합기(II) (Instruments for ligature and suture(II))	A38000 결찰기 및 봉합기(3,4등급) Instruments for ligature and suture(3,4 class)
20	환자 운반차 (PatientTransportVehicle)	A19000 환자 운반차 Patient transport
21	의료용 소식자(I) (Probe and Sound for medical use(I))	A58000 의료용 소식자 Medical informant
22	의료용 소식자(II) (Probe and Sound for medical use(II))	A58000 의료용 소식자(3,4등급) Medical informant(3,4 class)
23	생체현상 측정기기(I)(Physiologica lMonitoring Device(I))	A20000 청진기 Stethoscope
		A21000 체온 측정용 기구 Clinical thermometric system
		A28000 검안용 기기 Eye testing instruments
		A29000 청력 검사용 기기 Hearing testing instruments
		B06000 시력표 및 색각검사표 (1등급) Test chart for visual acuity and color blindness(1 class)

번호	품목군 (Product Group)	구 분
24	생체현상 측정기기(II)(Physiological Monitoring Device(II))	A23000 혈압검사 또는 맥파검사용 기기 Sphygmomanometers and sphygmographs
		A25000 체액 분석기기 (1등급) Body fluid testing apparatus(1 class)
		A26000 내장기능 검사용 기기 Visceral function testing instruments
		A30000 지각 및 신체진단용 기구 Perception and organs diagnostic devices
		A27000 호흡기능 검사용 기기 Respiratory function testing apparatus
25	측정 및 유도용 기구(I)(Measuring and introducing instrument(I))	A64000 측정 및 유도용 기구 Measuring and introducing instrument
26	측정 및 유도용 기구(II)(Measuring and introducing instrument(II))	A64000 측정 및 유도용 기구(4등급) Measuring and introducing instrument(4 class)
27	의료용 경(I)(Medical Speculum(I))	A31000 의료용 경 Speculums for medical use
28	의료용 경(II)(Medical Speculum(II))	A31000 의료용 경(4등급) Speculums for medical use(4 class)
29	의료처치용 기계기구(I)(Machine or Instrument for Medical Treatment(I))	A41000 의료용 칼 Knives for medical use
		A42000 의료용 가위 Scissors for medical use
		A43000 의료용 큐렛 Curettes for medical use
		A44000 의료용 클램프 Clamp for medical use
		A45000 의료용 겸자 Forceps for medical use
		A46000 의료용 톱 Saw for medical use
		A47000 의료용 끌 Chisel for medical use
		A48000 의료용 박리자 Raspatories for medical use
		A49000 의료용 망치 Mallet for medical use
		A80000 헤르니아 치료용 기구 Hernia supporters
		A62000 의료용 충전기 Filling instruments for medical use
		A63000 의료용 누르개 Depressors for medical use
30	의료처치용 기계기구(II)(Machine or Instrument for Medical Treatmen(II))	A50000 의료용 줄 File for medical use
		A51000 의료용 레버 Lever for medical use
		A52000 의료용 올가미 Snare for medical use
		A55000 의료용 천자기, 천착기 및 천공기 Puncturing, abrasion, perforating instrument for medical use
		A56000 개창 또는 개공용 기구 Wound retractors and speculums
		A59000 의료용 확장기 Dilator and expander for medical use
		A60000 의료용 도포기 Applicator for medical use
		A61000 혼합 및 분배용 기구 Dispenser and Mixing instrument
		A65000 의료용 세정기 Douche instruments for medical use
		A81000 의료용 흡입기 Inhalators for medical use

번호	품목군 (Product Group)	구 분
31	주사기 및 주사침류 (Syringe or Needle)	A53000 주사침 및 천자침 Needle for syringe and puncture
		A54000 주사기 Syringes
		A84000 침 또는 구용기구 Acupuncture and moxibustion apparatus
32	의료용 취관 및 체액 유도관(I) (Tube and Catheter for medical use(I))	A57000 의료용 취관 및 체액 유도관 Tube and Catheter for medical use
33	의료용 취관 및 체액 유도관(II) (Tube and Catheter for medical use(II))	A57000 의료용 취관 및 체액 유도관(3,4등급) Tube and Catheter for medical use(3,4 class)
34	채혈 또는 수혈 및 생체 검사용 기구(I) (Blood donor or transfusion and biopsy set(I))	A66000 채혈 또는 수혈 및 생체 검사용 기구 Blood donor or transfusion and biopsy set
35	채혈 또는 수혈 및 생체 검사용 기구(II) (Blood donor or transfusion and biopsy set(II))	A66000 채혈 또는 수혈 및 생체 검사용 기구(3,4등급) Blood donor or transfusion and biopsy set(3,4 class)
36	의약품 주입기(I) (Infusion instruments(I))	A79000 의약품 주입기 Infusion instruments
37	의약품 주입기(II) (Infusion instruments(II))	A79000 의약품 주입기(3,4등급) Infusion instruments(3,4 class)
38	치과처치용 기계 기구(Machine or Device for Dental Treatment)	A69000 치과용 엔진 Dental engine
		A70000 치과용 브로치 Broaches for dental use
		A71000 치과용 탐침 Explorers for dental use
		A72000 치과용 방습기 Moisture-excluding instruments for dental use
		A73000 인상 채득 또는 교합용 기구 Impression taking and articulating instruments
		A74000 치과용 중합기 Vulcanizers and curing units for dental use
39	시력보정용 안경 (Sight corrective spectacles)	A76000 시력보정용 안경 Sight corrective spectacles
40	눈 적용 렌즈(I) (Ophthalmic lens(I))	A77000 눈 적용 렌즈 Ophthalmic lens
41	눈 적용 렌즈(II) (Ophthalmic lens(II))	A77000 눈 적용 렌즈(3,4등급) Ophthalmic lens(3,4 class)
42	보청기 (Hearing Aid)	A78000 보청기 Hearing Aid
43	의료용 물질 생성기 (EquipmentGeneratingMedicalSubstance)	A86000 의료용 물질 생성기 Medicinal substance-producing equipment
44	봉합사 및 결찰사(I) (Suture and ligature)	B02000 봉합사 및 결찰사 Suture and ligature
45	봉합사 및 결찰사(II) (Suture and ligature)	B02000 봉합사 및 결찰사(3,4등급) Suture and ligature(3,4 class)

번호	품목군 (Product Group)	구 분
46	정형용품I(관절류 등) (Orthopedic materials (Internal total etc))	B03000 정형용품, B03410.01(정형용품II(재료) 제외) Orthopedic materials(except for Orthopedic materials II)
47	정형용품II(재료) (Orthopedic materials)	B03190, B03240, B03260, B03280~B03400
48	체내삽입용 치과용품(Interbody Implants for Medical Purpose)	C18000 악안면 성형용 재료 Maxillofacial Plastic Material
		C19000 악골 치아 고정장치 Maxillary Bone Fixation Material
		C21000 치과 임플란트 시술기구 implant, endosseous, hand instrument
49	치과용 임플란트 시스템(I)(Dental Implant System(I))	C20000 치과용 임플란트 시스템 Dental Implant System
50	치과용 임플란트 시스템(II) (Dental Implant System(II))	C20000 치과용 임플란트 시스템(3,4등급) Dental Implant System(3,4 class)
51	인체조직 또는 기능 대치품(Substitute of Human Tissue or Body Function)	B04000 인체조직 또는 기능 대치품 Human tissue and organ substitute
52	치과용 골이식재 (Dental Bone Graft Material)	C22000 치과용 골이식재 Dental Bone Graft Material
53	치주 조직재생 유도재(Guided Bone and Tissue Regeneration Material)	C23000 치주 조직재생 유도재 Guided Bone and Tissue Regeneration Material
54	부목(Splints)	B05000 부목 Splints
55	외과용품(Surgical supplies)	B07000 외과용품(창상피복재 제외) Surgical supplies
56	창상피복재(Dressing)	B07070 창상피복재 Dressing
57	콘돔(Condom)	B08000 콘돔 Condom
58	피임용구 (Contraceptive device)	B09000 피임용구 Contraceptive device
59	치과용 합금 ((Dental Alloy)	C01000 치과 가공용 합금 Dental Processing Alloy
		C02000 치과 주조용 합금 Dental Casting alloy
		C03000 메탈 세라믹 합금 Metal-Ceramic Alloy
		C04000 납착용 합금 Soldering Alloy
		C05000 가공용 합금 Fabricated Alloy
60	치과처치용 재료 (Other Materials for Dental Treatment)	C06000 직접 수복재료 Direct Restorative Material
		C07000 심미 보철재료 Esthetic Prosthetic Material
		C08000 의치재료 Denture Making Material/Denture Material
		C09000 의치상재료 denture material
		C11000 치과접착용시멘트 Dental Adhesive Cement
		C12000 치과용 접착제 Dental Bonding Agent
		C10000 근관 치료재료 Material For Root Canal Therapy

번호	품목군 (Product Group)	구 분
		C13000 치과용 인상재료 Dental Impression Material
		C14000 치과용 왁스 Dental Wax
		C16000 예방 치과재료 Preventive Dental Material
		C17000 치과 교정재료 Orthodontic Material
		C24000 치과용 진단제 dental diagnosis Material
		C25000 보철물 분리재료 Prosthetic Adhesive Remover
		C26000 기타 보철재료 Other Prosthetic Material
		C27000 기타 보존재료 Other Restorative-Endodontic Material
61	유헬스케어 의료기기(I) (Medical Device for Ubiquitous Healthcare(I))	A90000 유헬스케어 의료기기 Medical Device for Ubiquitous Healthcare
62	유헬스케어 의료기기(II) (Medical Device for Ubiquitous Healthcare(II))	A90000 유헬스케어 의료기기(3,4등급) Medical Device for Ubiquitous Healthcare
63	혁신의료기기소프트웨어	「의료기기산업법」제24조(혁신의료기기소프트웨어 특례) 적용 의료기기
64	소프트웨어 (Software)	E01000 심혈관 진료용 소프트웨어 Software for cardiovascular
		E02000 치의학 진료용 소프트웨어 Software for dental
		E03000 이비인후과학 진료용 소프트웨어 Software for otolaryngology
		E04000 위장병학 및 비뇨의학 진료용 소프트웨어 Software for gastroenterology and urology
		E05000 병원진료용 소프트웨어 Software for general hospital
		E06000 신경과학 진료용 소프트웨어 Software for neurology
		E07000 산부인과학 진료용 소프트웨어 Software for uterology
		E08000 안과학 진료용 소프트웨어 Software for ophthalmology
		E09000 정형외과학 진료용 소프트웨어 Software for orthopaedics
		E10000 재활의학 진료용 소프트웨어 Software for rehabilitation
		E11000 방사선종양학 및 영상의학 진료용 소프트웨어 Software for radiation oncology and diagnostic radiology

1. 1번부터 64번의 '구분'은「의료기기법」제3조 및 같은 법 시행규칙 제2조에 따른 의료기기중분류로 구분한다.

[별표 4] 적합성인정등 심사 주체 및 방법(제6조 및 제8조 관련)

적합성인정등 심사 주체 및 방법은 다음과 같다. 다만, 의료기기의 해당 제조소가 위해우려제조소인 경우 서류검토 및 단독현장조사 대상이라 하더라도 합동현장조사를 실시한다.

〈심사주체〉

구분	등급	최초심사	추가심사	변경심사	정기심사
제조	1등급	단독	단독	단독	-
	2등급	단독	단독	단독	단독
	3등급	합동	합동	합동	합동
	4등급	합동	합동	합동	합동
수입	1등급	단독	단독	단독	-
	2등급	단독	단독	단독	단독
	3등급	합동	합동	합동	합동
	4등급	합동	합동	합동	합동

1. "합동"이란 지방식품의약품안전청 및 품질관리심사기관의 적합성인정등 심사이다.
2. "단독"이란 품질관리심사기관의 단독 적합성인정등 심사이다.

〈심사방법〉

구분	등급	최초심사	추가심사	변경심사	정기심사
제조	1등급	현장, 서류	서류	현장, 서류	-
	2등급	현장, 서류	서류	현장, 서류	현장, 서류
	3등급	현장, 서류	서류	현장, 서류	현장, 서류
	4등급	현장, 서류	서류	현장, 서류	현장, 서류
수입	1등급	현장, 서류	서류	현장, 서류	-
	2등급	현장, 서류	서류	현장, 서류	현장, 서류
	3등급	현장, 서류	서류	현장, 서류	현장, 서류
	4등급	현장, 서류	서류	현장, 서류	현장, 서류

1. 현장조사 대상 중 제6조 제2항제2호에서 제5호까지에 해당되는 경우, 서류검토 실시
2. 3·4등급 제조·수입 의료기기 제조소의 변경·정기심사(서류검토에 한함)와 수출용 의료기기 제조·수입 의료기기 제조소의 심사는 품질관리심사기관 단독 실시

■ [별표 5] 적합인정서 발급 및 관리 (제8조 제8항, 제9조 및 제10조)

1. 적합인정서 발급 명의는 다음 각 목과 같이 한다.
   가. 3 · 4등급 의료기기의 경우 지방식약청장 및 품질관리심사기관의 장
   나. 2등급 의료기기의 경우 품질관리심사기관의 장
2. 적합인정서 항목 및 기재요령
   가. 일반 원칙
      1) 적합인정서의 항목별로 국 · 영문 병기
      2) 인쇄용지규격 : 130g 백색, A4 (210 × 297 mm)
   나. 기재 항목
      1) 인정번호

①기관코드 - ②심사구분 - ③연번

① 기관코드

품질관리심사기관명	기관코드	품질관리심사심사기관명	기관코드
한국산업 기술시험원	KTL	한국건설생활환경 시험연구원	KCL
한국기계전기전자 시험연구원	KTC	한국화학융합 시험연구원	KTR

② 심사구분 : 심사구분은 최대 다섯 자리로 기재한다.

심사구분	A	B	C	D	E
첫째자리	제조	수입			
둘째자리	최초심사	정기심사	추가심사	변경심사	
셋째자리	서류검토	현장조사			
넷째자리	나머지	1등급	임상시험용	수출용	혁신의료기기 소프트웨어
다섯째자리					재발급

③ 연번 : 심사접수 순서대로 연속번호

2) 업소명 / 허가번호 : 제조 · 수입업 허가증에 기재된 업소명 및 업종(제조, 수입), 업허가번호 기재
3) 업소소재지 : 제조 · 수입업 허가증에 기재된 소재지 기재하되, 수입업소의 경우 영업소 소재지만 기재
5) 제조소명 : 제조의뢰자(해당할 경우) 및 제조자의 제조소명 기재
6) 제조소 소재지 : 제조의뢰자(해당할 경우) 및 제조자의 소재지 기재
7) 품목군 : 품목허가(신고)증에 기재된 품목명이 해당되는 품목군의 명칭을 기재하되, 다수의 품목군 있는 경우에는 붙임으로 표기
8) 발행일자 : 적합인정서의 발급일자 기재
9) 유효기한 : 본문 제9조에 따라 기재
10) GMP마크 : 별표 6에 따라 인쇄
11) 관인 및 직인 : 각 1개씩 선명한 외관을 색상을 반영하여 인쇄
12) 변경 및 처분사항 : 심사일자, 심사종류, 양도양수 등을 기재
13) 붙임 : 모든 붙임페이지에는 좌측상단에 인정번호(No.)를 기재하여 식별함
14) 쪽수 표시 : 적합인정서의 붙임이 있는 경우 맨 우측 상단에 쪽수 표기(예시 : 붙임 페이지가 총 2장중 1페이지일 경우 Page 1 of 2)
15) 압인 : 적합인정서의 우측 하단 직인 옆 여백에 기관별로 압인처리

[별표 6] 적합성인정등 심사 표시 (제11조 관련)

1. 적합성인정등 심사 표시 도안

가. 도안
나. 크기 비율 : 가로 * 세로 = 1 * 0.83
다. 색상 코드 : 팬텀칼라 2736CVC

2. 표시 방법 및 기준
   가. 적합성인정등 심사 표시는 가목의 크기와 색상을 기본으로 하여, 제품의 특성과 포장 재질 등에 적합하게 다양한 크기(비율은 동일하여야 함)와 색상을 적용하여 사용할 수 있되, 표시 디자인을 변경해서는 아니된다.
   나. 가목의 적합성인정등 심사 표시 방법은 「의료기기법」 제20조 내지 제22조에 따른 기재사항에 준하여 당해 제품의 용기, 외장, 외부포장 및 첨부문서 중 하나 또는 전부에 부착할 수 있다.

[별표 7] 의료기기 품질관리심사기관 평가기준(제13조 관련)

1. 적용대상
의료기기 품질관리심사기관으로 신규 지정을 받고자 하는 기관

2. 평가단 구성
식약처 담당 공무원 2인 이상으로 구성하고, 외부전문가를 과반수 이상 포함하여야 함

3. 평가요소
가. 의료기기 품질관리심사기관 관리운영기준에 대한 준수여부(90[%])
나. 적합성인정등 심사 업무 수행 능력(10[%])

4. 지정기준
평가요소를 100점을 기준으로 절대평가를 실시하고 80점 이상인 경우 지정

5. 평가절차
평가단은 품질관리심사기관의 평가서, 근거 등을 검토 · 확인하여 평가항목별로 배정된 점수를 부여함

6. 품질관리시험기관 지정 평가서

심사기관 요구사항 (배점)	평 가 항 목	평가 점수
1. 품질관리 심사기관 요구사항 가. 일반사항 **(4점)**	(1) 품질관리심사기관의 업무수행 방침, 절차 및 그 운영은 공정하여야 한다.	
	(2) 품질관리심사기관은 모든 신청자가 이용할 수 있도록 하여야 하며 부당한 금전적 또는 그 밖의 조건을 부과하여서는 아니 된다.	
	(3) 품질관리심사기관은 식품의약품안전처장이 정한 업무를 수행하여야 한다.	
	(4) 신청자의 품질관리기준에 대한 적합성인정등 기준은 의료기기제조 및 품질관리기준에 따른다. 이 기준에 대하여 별도의 해석이 필요한 경우 식품의약품안전처장의 승인을 받아야 한다.	
나. 조직구조 **(6점)**	품질관리심사기관의 조직구조는 심사활동에 대한 신뢰성을 제공할 수 있어야 하며 다음의 요건을 만족하여야 한다. (1) 품질관리심사기관은 심사업무를 수행함에 있어 독립성과 공정성이 보장되어야 하며 결정사항에 대하여 책임을 가져야 한다.	
	(2) 품질관리심사기관의 장은 다음의 업무에 대해 총괄적 책임을 가진 운영책임자 또는 위원회를 지정하여야 한다. (가) 이 기준에 규정된 심사업무의 실시에 대한 감독 (나) 품질관리심사기관 업무수행방침의 수립 및 이행	
	(3) 품질관리심사기관 운영의 공정성을 보장하는 문서화된 조직구조를 갖추어야 한다. 이 조직구조는 심사업무 수행과 관련된 방침과 원칙을 수립함에 있어 이해관계를 가진 당사자들이 참여할 수 있도록 구성되어야 한다.	
	(4) 품질관리심사기관 운영 및 심사업무 수행과 관련하여 책임과 의무를 이행하기 위한 업무처리 규정을 마련하여야 하며, 품질관리심사기관의 업무정지 등으로 심사업무의 계속적인 수행이 곤란한 경우에 대비한 방침과 절차를 명확히 규정하고 있어야 하고, 운영 및 활동으로 발생한 배상책임 등의 책무를 위한 수단이나 협정을 보유하여야 한다.	

심사기관 요구사항 (배점)	평 가 항 목	평가 점수
	(5) 품질관리심사기관의 안정적인 운영에 필요한 재원 및 자원을 갖추어야 하며 심사업무를 수행하는데 필요한 전문적인 지식과 경험이 있는 직원으로 구성된 독립된 조직을 갖추어야 한다.	
	(6) 심사업무를 수행하는 조직의 직원들은 심사의 전문성, 공정성 및 독립성을 저해하는 다른 업무를 수행하여서는 아니 된다.	
	(7) 심사업무관련 운영능력에 대한 신뢰성이 보장될 수 있도록 다목의 품질경영시스템을 갖추어야 한다.	
	(8) 품질관리심사기관의 활동은 심사의 기밀성, 객관성 또는 공정성에 영향을 미치지 않도록 보장되어야 하며, 신청자에게 직접 또는 간접적으로 다음 사항을 제안 또는 홍보하여서는 아니 된다. (가) 적합인정 또는 유지를 위한 자문서비스 제공 (나) 특정기관의 자문을 받도록 권고 또는 알선 (다) 품질관리체계의 설계, 실행 또는 유지에 관한 자문서비스 (라) 특정기관의 자문을 받을 경우 비용의 경감, 시간절감 등의 혜택이 있음을 제의 또는 정보 제공	
	(9) 운영책임자와 품질관리심사기관의 모든 직원들은 심사과정 및 심사결과 등에 영향을 미치거나 미칠 수 있는 상업적, 재정적 또는 기타 압력에 영향을 받지 않음이 보장되어야 한다.	
다. 품질경영 시스템 (10점)	(1) 품질관리심사기관의 장은 품질목표와 실천의지를 포함한 품질방침을 정하여 문서화하여야 하며 조직의 모든 계층에서 품질방침을 이해하고 시행할 수 있도록 유지 · 관리하여야 한다.	
	(2) 품질관리심사기관의 장은 이 기준에 따라 수행할 업무의 종류 및 업무량에 적절한 품질경영시스템을 갖추어 문서화하여야 하며 이를 품질관리심사기관의 직원들이 활용할 수 있도록 하여야 한다. 품질관리심사기관의 장은 문서화된 품질매뉴얼, 절차서 및 지침서 등이 효과적으로 실시되고 있음을 입증하여야 하며 다음의 사항에 대하여 권한을 갖는 품질경영책임자를 지정하여야 한다. (가) 이 기준에 따른 품질경영시스템의 확립, 실시 및 유지 (나) 품질경영시스템 검토 및 개선을 위하여 운영실적을 품질관리심사기관의 장에게 보고	
	(3) 품질경영시스템은 품질매뉴얼, 관련 절차서, 지침서 등의 형태로 문서화되어야 하며 품질매뉴얼에는 다음의 사항이 포함되어야 한다. (가) 품질방침	
	(나) 품질관리심사기관의 법적 지위에 관한 사항	
	(다) 심사업무에 영향을 미치는 운영책임자 및 소속직원의 자격, 경험 및 권한	
	(라) 품질관리심사기관의 장을 중심으로 한 권한, 책임 및 업무분담의 계통을 나타내는 조직도(이 조직도에는 심사책임자와 적합인정 결정책임자와의 관계가 나타나야 한다)	
	(마) 품질관리심사기관의 조직에 관한 사항(이 경우 나목의 (2)에 규정된 운영책임자 또는 위원회에 대한 세부사항, 구성, 업무분담 및 운영규정을 포함한다)	
	(바) 내부감사 및 품질경영시스템 검토를 실시하기 위한 방침 및 절차	
	(사) 문서관리를 포함한 업무처리 절차	

심사기관 요구사항 (배점)	평 가 항 목	평가 점수
	(아) 심사업무에 관한 운영 · 기능상 업무담당자의 책임과 권한	
	(자) 품질심사원을 포함한 품질관리심사기관 소속 직원에 대한 교육 · 훈련 계획	
	(차) 심사후 부적합에 대한 처리절차 및 취해진 시정조치의 유효성을 보증하는 절차	
	(카) 그 밖에 적합인정서의 발급, 신청자의 품질관리기준 적합성평가, 사후관리 등 심사업무 실시에 필요한 방침과 절차	
	(타) 이의제기, 불만 및 분쟁의 처리를 위한 방침과 절차	
라. 적합인정의 승인에 관한 요건 **(4점)**	(1) 품질관리심사기관의 장은 적합인정의 승인 조건을 규정하여야 하며 신청자가 적합성에 영향을 미칠 수 있는 정도로 품질관리체계를 변경하는 경우 이를 품질관리심사기관에 통보하도록 한다.	
	(2) 품질관리심사기관은 적합성인정등 심사업무에 대한 절차를 갖춰야 한다.	
마. 내부감사 및 품질경영시스템 검토 **(8점)**	(1) 품질관리심사기관의 장은 품질경영시스템의 실행 및 유효성을 검증하기 위하여 체계적인 방법으로 심사업무와 관련된 모든 절차에 대하여 최소한 연 1회 이상 내부감사를 실시하고 다음의 사항을 보장하여야 한다. (가) 감사대상 조직의 직원 및 품질관리심사기관의 장에게 감사결과 통보 및 보고	
	(나) 시의 적절한 방법으로 시정조치를 실시	
	(다) 감사 및 시정조치 결과의 기록 · 유지	
	(2) 품질관리심사기관의 장은 이 기준의 요구사항, 품질방침 및 품질목표를 만족하고 적합성 및 유효성을 지속적으로 유지하기 위하여 최소한 연 1회 이상 품질경영시스템의 검토를 실시하고 그 기록을 유지하여야 한다.	
바. 문서화 **(8점)**	(1) 품질관리심사기관의 장은 다음의 사항을 문서로 작성 · 관리하여야 한다. (가) 심사업무의 수행근거	
	(나) 적합인정의 승인 등의 기준과 절차	
	(다) 심사지침 등을 포함한 지침 및 절차	
	(라) 심사수수료에 관한 사항	
	(마) 이의제기, 불만 및 분쟁의 처리절차	
	(바) 적합인정을 받은 업체 목록	
	(2) 품질관리심사기관의 장은 심사업무에 관한 모든 문서 및 관련 자료를 관리하는 절차를 수립하고 각 최신본과 개정상태를 식별할 수 있는 문서목록을 유지하고 있어야 한다. 이 문서들의 최초 작성 또는 개정이나 변경을 하는 경우에는 권한을 위임받은 자가 발행 전에 타당성을 검토하고 승인하여야 한다.	
사. 기록**(4점)**	(1) 품질관리심사기관의 장은 심사업무 관련서류를 5년간 보관하여야 하며, 적정한 보존을 위한 방침과 절차를 갖추어야 한다.	
	(2) 심사관련 서류는 식별이 가능하게 유지 관리되어야 하며, 보안이 유지된 상태로 안전하게 보관되어야 한다.	
아. 비밀유지 **(4점)**	품질관리심사기관의 장은 업무수행과정에서 수집된 신청자에 관한 정보의 비밀유지를 위한 문서화된 절차서를 마련하여야 하며, 이 기준에서 특별히 요구하는 경우 외에는 신청자의 서면동의가 없는 한 제3자에게 누설하여서는 아니된다.	

심사기관 요구사항 (배점)	평 가 항 목	평가 점수
2. 품질관리심사기관의 직원 및 심사단 구성 가. 일반사항 **(10점)**	(1) 심사업무를 수행하는 조직의 직원은 해당 직무에 필요한 능력이 있어야 하고, 그 조직은 최소한 선임품질심사원 1인과 2인 이상의 품질심사원을 확보하여야 한다.	
	(2) 심사업무를 수행하는 직원의 자격, 교육훈련 및 경력에 대한 기록과 각자의 직무와 책임을 명확하게 기술한 지침서를 최신상태로 유지 · 관리하고 있어야 한다.	
나. 품질심사원 및 기술전문가의 자격기준**(10점)**	(1) 품질심사원은 대학 또는 동등이상의 학교를 졸업한 자로서 다음의 1에 해당되어야 한다. (가) 품질경영체제 인증심사원 (나) 품질경영체제 심사원보 자격을 취득하고 의료기기 품질관리분야에 1년 이상 종사한 자 (다) 산업표준화법시행규칙 제6조의 규정에 의한 의료기기분야의 인증심사원	
	(2) 기술전문가는 품질심사원 자격기준을 만족할 필요는 없으나 다음의 어느 하나에 해당되어야 한다. (가) 연구기관, 공공기관 및 단체 또는 기업체 등에서 의료기기분야의 관련 업무를 10년 이상 직접 연구 · 기획하였거나 시행한 자 (나) 의료기기분야의 기술사 또는 박사학위 소지자	
다. 심사단의 구성**(2점)**	(1) 심사단은 식약처장이 정하는 바에 따라 편성되어야 한다. 다만, 필요한 경우 심사 대상 의료기기 관련 기술전문가를 심사단에 포함시킬 수 있으며, 기술전문가는 심사원의 감독 하에 심사단에 자문할 수 있다	
	(2) 심사단은 적용되는 관련 법령, 심사기준 및 요건 등에 대한 지식과 의료기기의 품질관리에 충분한 다음과 같은 경험과 능력을 갖추고 있어야 하며, 서면 및 구두로 의사를 효과적으로 전달할 수 있어야 한다. (가) 신청자의 품질관리기준 평가 및 그 이행의 효율성 결정 (나) 신청자의 품질관리기준 평가에 적용되는 특정 규격, 기준 등의 이해 (다) 심사 대상 의료기기와 관련된 의도된 용도 및 위험성 평가 (라) 설계, 제조공정 및 관련 기술 등의 평가	
라. 품질심사원 및 기술전문가에 관한 기록**(6점)**	(1) 품질관리심사기관의 장은 품질심사원 및 기술전문가에 대하여 다음의 사항에 대한 기록을 최신 상태로 유지 · 관리하여야 한다. (가) 성명 및 주소 (나) 직급 및 직위 (다) 학력 및 전문기술자격 입증자료 (라) 심사업무범위 및 부여근거, 실무경험과 교육훈련 (마) 최근의 자격갱신일자 (바) 신청자에 대하여 자문서비스를 제공하지 않겠다는 내용의 서약서	
	(2) 품질관리심사기관의 장은 품질심사원 및 기술전문가가 이 기준의 요구사항을 충족시키고 있음을 확인할 수 있는 기록을 유지 · 관리하여야 한다.	
3. 심사업무 절차 가. 심사준비 **(4점)**	(1) 품질관리심사기관은 신청자가 제출한 '의료기기 품질관리기준 적합인정 신청서'와 구비서류 등을 평가하고, 심사를 수행할 심사원 및 필요한 경우 심사대상 의료기기 관련 기술전문가를 선정하여야 한다.	
	(2) 품질관리심사기관은 특정 심사원 및 기술전문가의 선정에 있어 신청자의 이의제기 가능성을 고려한 예고기간을 두고, 심사를 수행할 심사원 및 기술전문가의 명단을 신청자에게 통보하여야 한다.	

심사기관 요구사항 (배점)	평 가 항 목	평가 점수
	(3) 품질관리심사기관은 심사계획 및 일정 등을 신청자와 협의하여야 한다.	
	(4) 심사단은 현장심사의 준비를 위하여 구비서류와 관련 규정 등을 검토하여야 하고, 그 취급에 적절한 기밀을 유지하여야 한다.	
	(5) 품질관리심사기관은 신청자로부터 제공받은 모든 서류 및 정보 등을 심사단에 제공하여야 한다.	
나. 심사(3점)	(1) 심사단은 품질관리기준과 관련된 모든 요구사항에 근거하여 신청자의 품질관리체계 모든 단계에서 발췌한 문서와 기록을 검토하여야 하며, 발췌한 문서와 기록은 의료기기의 의도된 사용과 관련된 위험성, 제조기술의 복잡성, 제조되는 의료기기의 범위 및 판매 후 사후관리에 유용한 자료를 반영하여야 한다.	
	(2) 심사단은 면담, 문서조사 및 관련 영역에서 활동 및 상태의 관찰을 통하여 객관적 증거를 수집하고 검증하여야 한다.	
	(3) 지적사항은 다음과 같이 기록하여야 한다. (가) 명확하고 간결한 표현 (나) 객관적 증거로 입증 (다) 충족되지 못한 특정 요구사항을 표시	
	(4) 심사단(기술전문가 포함)은 심사과정을 통하여 신청자에게 자문을 하여서는 아니 된다.	
다. 심사결과의 알림(3점)	(1) 심사단은 심사현장을 떠나기 전에 신청자의 경영진 및 관련 책임자 등과 회의를 가져야 하며, 그 회의에서 신청자의 품질관리기준 평가결과를 알리고, 심사단이 발견한 지적사항 및 그 근거에 대하여 신청자에게 질문 기회를 부여하여야 하며, 발견된 지적사항에 대하여 경영진의 동의가 있어야 한다.	
	(2) 심사단은 신청자의 품질관리기준 적합성 평가에 대한 결과보고서를 품질관리심사기관에 제출하여야 한다.	
	(3) 품질관리심사기관은 결과보고서에 따라 신청자에게 '의료기기품질관리기준 적합인정서' 또는 '보완요구서'를 송부하여야 하며, 보완요구서에는 신청자가 보완하여야 할 사항을 명시하여야 한다.	
4. 이의, 불만 및 분쟁 처리 절차 **(4점)**	품질관리심사기관의 장은 신청자 또는 기타 관련자가 제기한 이의, 불만 및 분쟁을 처리하기 위한 절차를 규정하고 있어야 하며, 다음의 사항을 기록하여야 한다. (1) 심사업무에 대한 모든 이의, 불만, 분쟁 및 그에 대한 처리 (2) 적절한 시정 및 예방조치 (3) 취해진 시정조치의 문서화 및 유효성 평가	
5. 품질관리심사 업무 능력 **(10점)**	품질관리심사기관으로서 품질관리심사 경력, 수행분야, 운영능력, 의료기기분야 업무 경력 등이 있어야 한다.	

[별표 8] 의료기기 품질관리심사기관 관리운영기준(제14조 관련)

1. 품질관리심사기관에 대한 요구사항

가. 일반사항
1) 품질관리심사기관의 업무수행 방침, 절차 및 그 운영은 공정하여야 한다.
2) 품질관리심사기관은 모든 적합성인정등 심사 신청자(이하 "신청자"라 한다)가 이용할 수 있도록 하여야 하며 부당한 금전적 또는 그 밖의 조건을 부과하여서는 아니 된다.
3) 품질관리심사기관은 식품의약품안전처장이 정한 업무를 수행하여야 한다.
4) 신청자의 품질관리기준에 대한 적합성인정등 심사는 「의료기기 제조 및 품질관리기준」에 따른다. 이 기준에 대하여 별도의 해석이 필요한 경우 식약처장의 승인을 받아야 한다.

나. 조직구조
품질관리심사기관의 조직구조는 적합성인정등 심사 활동에 대한 신뢰성을 제공할 수 있어야 하며 다음의 요건을 만족하여야 한다.
1) 품질관리심사기관은 적합성인정등 심사 등의 업무를 수행함에 있어 독립성과 공정성이 보장되어야 하며 결정사항에 대하여 책임을 가져야 한다.
2) 품질관리심사기관의 장은 다음의 업무에 대해 총괄적 책임을 가진 운영책임자 또는 위원회를 지정하여야 한다.
(가) 이 기준에 따른 심사업무의 실시에 대한 감독
(나) 품질관리심사기관 업무수행방침의 수립 및 이행
3) 품질관리심사기관 운영의 공정성을 보장하는 문서화된 조직구조를 갖추어야 한다. 이 조직구조는 심사업무 수행과 관련된 방침과 원칙을 수립함에 있어 이해관계를 가진 당사자들이 참여할 수 있도록 구성되어야 한다.
4) 품질관리심사기관 운영 및 심사업무 수행과 관련하여 책임과 의무를 이행하기 위한 업무처리 규정을 마련하여야 하며, 품질관리심사기관의 업무정지 등으로 심사업무의 계속적인 수행이 곤란한 경우에 대비한 방침과 절차를 명확히 규정하고 있어야 하고, 운영 및 활동으로 발생한 배상책임 등의 책무를 위한 수단이나 협정을 보유하여야 한다.
5) 품질관리심사기관의 안정적인 운영에 필요한 재원 및 자원을 갖추어야 하며 심사업무를 수행하는데 필요한 전문적인 지식과 경험이 있는 직원으로 구성된 독립된 조직을 갖추어야 한다.
6) 심사업무를 수행하는 조직의 직원들은 심사의 전문성, 공정성 및 독립성을 저해하는 다른 업무를 수행하여서는 아니 된다.
7) 심사업무관련 운영능력에 대한 신뢰성이 보장될 수 있도록 다목의 품질경영시스템을 갖추어야 한다.
8) 품질관리심사기관의 활동은 심사의 기밀성, 객관성 또는 공정성에 영향을 미치지 않도록 보장되어야 하며, 신청자에게 직접 또는 간접적으로 다음 사항을 제안 또는 홍보하여서는 아니된다.
(가) 적합인정 또는 유지를 위한 자문서비스 제공
(나) 특정기관의 자문을 받도록 권고 또는 알선
(다) 품질관리체계의 설계, 실행 또는 유지에 관한 자문서비스
(라) 특정기관의 자문을 받을 경우 비용의 경감, 시간절감 등의 혜택이 있음을 제의 또는 정보 제공
9) 운영책임자와 품질관리심사기관의 모든 직원들은 심사과정 및 심사결과 등에 영향을 미치거나 미칠 수 있는 상업적, 재정적 또는 기타 압력에 영향을 받지 않음이 보장되어야 한다.

다. 품질경영시스템
1) 품질관리심사기관의 장은 품질목표와 실천의지를 포함한 품질방침을 정하여 문서화하여야 하며 조직의 모든 계층에서 품질방침을 이해하고 시행할 수 있도록 유지 · 관리하여야 한다.
2) 품질관리심사기관의 장은 이 기준에 따라 수행할 업무의 종류 및 업무량에 적절한 품질경영시스템을 갖추어 문서화하여야 하며 이를 품질관리심사기관의 직원들이 활용할 수 있도록 하여야 한다. 품질관리심사기관의 장은 문서화된 품질매뉴얼, 절차서 및 지침서 등이 효과적으로 실시되고 있음을 입증하여야 하며 다음의 사항에 대하여 권한을 갖는 품질경영책임자를 지정하여야 한다.
(가) 이 기준에 따른 품질경영시스템의 확립, 실시 및 유지

(나) 품질경영시스템 검토 및 개선을 위하여 운영실적을 품질관리심사기관의 장에게 보고

3) 품질경영시스템은 품질매뉴얼, 관련 절차서, 지침서 등의 형태로 문서화되어야 하며 품질매뉴얼에는 다음의 사항이 포함되어야 한다.

(가) 품질방침

(나) 품질관리심사기관의 법적 지위에 관한 사항

(다) 심사업무에 영향을 미치는 운영책임자 및 소속직원의 자격, 경험 및 권한

(라) 품질관리심사기관의 장을 중심으로 한 권한, 책임 및 업무분담의 계통을 나타내는 조직도(이 조직도에는 심사책임자와 적합인정 결정책임자와의 관계가 나타나야 한다)

(마) 품질관리심사기관의 조직에 관한 사항(이 경우 나목의 (2)에 따른 운영책임자 또는 위원회에 대한 세부사항, 구성, 업무분담 및 운영규정을 포함한다)

(바) 내부감사 및 품질경영시스템 검토를 실시하기 위한 방침 및 절차

(사) 문서관리를 포함한 업무처리 절차

(아) 심사업무에 관한 운영 · 기능상 업무담당자의 책임과 권한

(자) 품질심사원을 포함한 품질관리심사기관 소속 직원에 대한 교육 · 훈련 계획

(차) 심사후 부적합에 대한 처리절차 및 취해진 시정조치의 유효성을 보증하는 절차

(카) 그 밖에 적합인정서의 발급, 신청자의 품질관리기준 적합성평가, 사후관리 등 심사업무 실시에 필요한 방침과 절차

(타) 이의제기, 불만 및 분쟁의 처리를 위한 방침과 절차

라. 적합인정의 승인에 관한 조건

1) 품질관리심사기관의 장은 적합성인정등의 승인 조건을 규정하여야 하며 신청자가 적합성에 영향을 미칠 수 있는 정도로 품질관리체계를 변경하는 경우 이를 품질관리심사기관에 통보하도록 한다.

2) 품질관리심사기관은 적합성인정등 심사업무에 대한 절차를 갖춰야 한다.

마. 내부감사 및 품질경영시스템 검토

1) 품질관리심사기관의 장은 품질경영시스템의 실행 및 유효성을 검증하기 위하여 체계적인 방법으로 심사업무와 관련된 모든 절차에 대하여 최소한 연 1회 이상 내부감사를 실시하고 다음의 사항을 보장하여야 한다.

(가) 감사대상 조직의 직원 및 품질관리심사기관의 장에게 감사결과 통보 및 보고

(나) 시의적절한 방법으로 시정조치를 실시

(다) 감사 및 시정조치 결과의 기록 · 유지

2) 품질관리심사기관의 장은 이 기준의 요구사항, 품질방침 및 품질목표를 만족하고 적합성 및 유효성을 지속적으로 유지하기 위하여 최소한 연 1회 이상 품질경영시스템의 검토를 실시하고 그 기록을 유지하여야 한다.

바. 문서화

1) 품질관리심사기관의 장은 다음의 사항을 문서로 작성 · 관리하여야 한다.

(가) 심사업무의 수행근거

(나) 적합인정의 승인 등의 기준과 절차

(다) 심사지침 등을 포함한 지침 및 절차

(라) 심사수수료에 관한 사항

(마) 이의제기, 불만 및 분쟁의 처리절차

(바) 적합인정을 받은 업체 목록

2) 품질관리심사기관의 장은 심사업무에 관한 모든 문서 및 관련 자료를 관리하는 절차를 수립하고 각 최신본과 개정상태를 식별할 수 있는 문서목록을 유지하고 있어야 한다. 이 문서들의 최초 작성 또는 개정이나 변경을 하는 경우에는 권한을 위임받은 자가 발행 전에 타당성을 검토하고 승인하여야 한다.

사. 기록

1) 품질관리심사기관의 장은 심사업무 관련서류를 5년간 보관하여야 하며, 적정한 보존을 위한 방침과 절차를 갖추어야 한다.

2) 심사관련 서류는 식별이 가능하게 유지 관리되어야 하며, 보안이 유지된 상태로 안전하게 보관되어야 한다.

아. 비밀유지
품질관리심사기관의 장은 업무수행과정에서 수집된 신청자에 관한 정보의 비밀유지를 위한 문서화된 절차서를 마련하여야 하며, 이 기준에서 특별히 요구하는 경우 외에는 신청자의 서면동의가 없는 한 제3자에게 누설하여서는 아니 된다.

2. 품질관리심사기관의 직원 및 심사단의 구성

가. 일반사항
1) 심사업무를 수행하는 조직의 직원은 해당 직무에 필요한 능력이 있어야 하고, 그 조직은 최소한 선임품질심사원 1인과 2인 이상의 품질심사원을 확보하여야 한다.
2) 심사업무를 수행하는 직원의 자격, 교육훈련 및 경력에 대한 기록과 각자의 직무와 책임을 명확하게 기술한 지침서를 최신상태로 유지 · 관리하고 있어야 한다.

나. 품질심사원, 선임품질심사원 및 기술전문가의 자격 및 자격유지기준
1) 품질심사원은 「고등교육법」 제2조 각 호에 따른 학교(전문대학은 제외한다)에서 대학설립 · 운영규정 제2조 제9항에 따른 자연과학 · 공학 · 의학계열 분야를 전공하여 학사학위 이상을 취득한 사람으로 다음의 사항 중 하나에 해당되어야 한다.
(가) 품질경영체제 인증심사원
(나) 품질경영체제 심사원보 자격을 취득하고 의료기기 품질관리(GMP 심사, 시험검사, 기술문서심사 등)분야에 1년 이상 종사한 자
(다) 산업표준화법시행규칙 제15조에 따른 의료기기분야의 인증심사원
(라) 의료기기 제조 및 품질관리 등 관련 업무를 2년 이상 수행하고 식약처장이 정한 의료기기 제조 및 품질관리기준 품질심사원 교육과정을 이수한 사람
2) 선임품질심사원은 1)의 자격을 갖춘 사람으로서 6년 이상의 의료기기 제조 및 품질관리기준 적합성인정등 심사 경력을 가져야 한다.
3) 선임 및 품질심사원의 자격을 유지하기 위해서는 다음의 사항 중 하나를 만족하여야 한다.
(가) 품질경영체제 인증심사원 자격을 유지하고 1년에 8시간 이상의 식약처장이 정한 품질심사원 교육과정 이수
(나) 1년에 5회(심사일수 12일) 이상의 의료기기 제조 및 품질관리기준 적합성인정등 심사(현장조사)를 실시하고, 24시간 이상의 기술개발활동(1년에 8시간 이상의 식약처장이 정한 품질심사원 교육과정 이수를 포함하여야 하며, 의료기기 제조 및 품질관리기준 관련 교육, 연구수행, 자격증 취득 등이 포함) 실시
4) 기술전문가는 품질심사원 자격기준을 만족할 필요는 없으나 다음의 어느 하나에 해당되어야 한다.
(가) 연구기관, 공공기관 및 단체 또는 기업체 등에서 의료기기분야의 관련 업무를 10년 이상 직접 연구 · 기획하였거나 시행한 자
(나) 의료기기분야의 기술사 또는 박사학위 소지자

다. 심사단의 구성
1) 심사단은 식약처장이 정하는 바에 따라 편성하여야 한다. 다만, 필요한 경우 심사 대상 의료기기 관련 기술전문가를 심사단에 포함시킬 수 있으며, 기술전문가는 품질심사원의 감독하에 심사단에 자문할 수 있다.
2) 심사단은 적용되는 관련 법령, 심사기준 및 요건 등에 대한 지식과 의료기기의 품질관리에 충분한 다음과 같은 경험과 능력을 갖추고 있어야 하며, 서면 및 구두로 의사를 효과적으로 전달할 수 있어야 한다.
(가) 신청자의 품질관리기준 평가 및 그 이행의 효율성 결정
(나) 신청자의 품질관리기준 평가에 적용되는 특정 규격, 기준 등의 이해
(다) 심사 대상 의료기기와 관련된 의도된 용도 및 위험성 평가
(라) 설계, 제조공정 및 관련 기술 등의 평가

라. 품질심사원 및 기술전문가에 관한 기록
1) 품질관리심사기관의 장은 품질심사원 및 기술전문가에 대하여 다음의 사항에 대한 기록을 최신 상태로 유지 · 관리하여야 한다.
(가) 성명 및 주소

(나) 직급 및 직위
(다) 학력 및 전문기술자격 입증자료
(라) 심사업무범위 및 부여근거, 실무경험과 교육훈련
(마) 최근의 자격갱신일자
(바) 신청자에 대하여 자문서비스를 제공하지 않겠다는 내용의 서약서

2) 품질관리심사기관의 장은 품질심사원 및 기술전문가가 이 기준의 요구사항을 충족시키고 있음을 확인할 수 있는 기록을 유지 · 관리하여야 한다.

3. 심사업무 절차

품질관리심사기관은 이 기준에서 정하지 아니한 세부사항에 대하여는 식품의약품안전처장으로부터 승인받은 세부운영규정에 따라 심사업무를 실시하여야 한다.

가. 심사준비

1) 품질관리심사기관은 신청자가 제출한 의료기기 품질관리기준 적합인정 신청서와 구비서류 등을 평가하고, 심사를 수행할 품질심사원 및 필요한 경우 심사대상 의료기기 관련 기술전문가를 선정하여야 한다.
2) 품질관리심사기관은 특정 품질심사원 및 기술전문가의 선정에 있어 신청자의 이의제기 가능성을 고려한 예고기간을 두고, 심사를 수행할 품질심사원 및 기술전문가의 명단을 신청자에게 통보하여야 한다.
3) 품질관리심사기관은 심사계획 및 일정 등을 신청자와 협의하여야 한다.
4) 심사단은 현장심사의 준비를 위하여 구비서류와 관련 규정 등을 검토하여야 하고, 그 취급에 적절한 기밀을 유지하여야 한다.
5) 품질관리심사기관은 신청자로부터 제공받은 모든 서류 및 정보 등을 심사단에 제공하여야 한다.

나. 심사

1) 심사단은 품질관리기준과 관련된 모든 요구사항에 근거하여 신청자의 품질관리체계 모든 단계에서 발췌한 문서와 기록을 검토하여야 하며, 발췌한 문서와 기록은 의료기기의 의도된 사용과 관련된 위험성, 제조기술의 복잡성, 제조되는 의료기기의 범위 및 판매 후 사후관리에 유용한 자료를 반영하여야 한다.
2) 심사단은 면담, 문서조사 및 관련 영역에서 활동 및 상태의 관찰을 통하여 객관적 증거를 수집하고 검증하여야 한다.
3) 지적사항은 다음과 같이 기록하여야 한다.
(가) 명확하고 간결한 표현
(나) 객관적 증거로 입증
(다) 충족되지 못한 특정 요구사항을 표시
4) 심사단(기술전문가 포함)은 심사과정을 통하여 신청자에게 자문을 하여서는 아니 된다.

다. 심사결과의 알림

1) 심사단은 심사현장을 떠나기 전에 신청자의 경영진 및 관련 책임자 등과 회의를 가져야 하며, 그 회의에서 신청자의 품질관리기준 평가결과를 알리고, 심사단이 발견한 지적사항 및 그 근거에 대하여 신청자에게 질문 기회를 부여하여야 하며, 발견된 지적사항에 대하여 경영진의 동의가 있어야 한다.
2) 심사단은 신청자의 품질관리기준 적합성 평가에 대한 결과보고서를 품질관리심사기관에 제출하여야 한다.
3) 품질관리심사기관은 결과보고서에 따라 신청자에게 의료기기 품질관리기준 적합인정서 또는 보완요구서를 송부하여야 하며, 보완요구서에는 신청자가 보완하여야 할 사항을 명시하여야 한다.

4. 이의, 불만 및 분쟁 처리절차

품질관리심사기관의 장은 신청자 또는 기타 관련자가 제기한 이의, 불만 및 분쟁을 처리하기 위한 절차를 규정하고 있어야 하며, 다음의 사항을 기록하여야 한다.

1) 심사업무에 대한 모든 이의, 불만, 분쟁 및 그에 대한 처리
2) 적절한 시정 및 예방조치
3) 취해진 시정조치의 문서화 및 유효성 평가

[별표 9] 품질책임자 교육실시기관의 지정 기준(제17조 관련)

1. 교육시설 및 장비
   가. 교육실시기관은 교육시설을 소유하고 있거나 교육이 진행되는 기간 동안 계속하여 임차하여야 한다.
   나. 교육시설에는 강의실, 휴게실, 화장실(남녀 구별이 되어야 한다) 및 주차장 등이 있어야 한다.
   다. 강의실은 바닥 면적이 150㎡ 이상인 것(예상 교육인원이 100명을 초과 하는 경우 초과 1인당 1.5㎡씩 추가 확보)으로서 1개 이상이어야 한다.
   라. 강의실에는 교육인원에 충분한 의자 · 탁자 등이 갖추어져 있어야 하고, 시청각 교육이 가능하도록 스크린 · 음향시설 등이 설치되어 있어야 하며, 적절한 환기시설 및 조명시설 등이 있어야 한다.
   마. 교육실시기관은 휴대용 컴퓨터 · 빔 프로젝트 등 교육에 필요한 장비를 갖추어야 한다.

2. 교육인력 및 교육과정
   가. 교육관리자
      1) 교육실시기관은 1명 이상의 교육관리자를 지정하여 운영 전반을 감독하도록 하여야 한다.
   나. 교육강사의 자격요건은 다음 각 호의 어느 하나에 해당되어야 한다.
      1) 「고등교육법」에 따른 전문대학 이상의 대학에서 교육과정 관련 학과를 졸업(다른 법에서 이와 동등 이상의 학력을 가진 자로 관련학과 졸업을 포함한다)하고 관련분야 실무경력 5년 이상인 자
      2) 정부 주관 또는 정부 지정 기관에서 의료기기 제조 및 품질관리 기준 관련 교육 훈련을 최근 5년간 50시간 이상 강의한 경력이 있는 자
      3) 그 밖에 이와 동등한 교육 강사의 자격이 있다고 식약처장이 인정하는 자
   다. 교육과정
      1) 교육실시기관은 품질책임자가 기본적인 소양을 함양할 수 있도록 교육과정을 마련 운영하여야 한다.
      2) 교육실시기관은 품질책임자의 교육 수요 분야별로 특성에 맞는 교육과정을 마련하고 교육을 실시하여야 한다.

3. 교육시행규정

교육실시기관은 효율적인 교육실시를 위하여 다음 각 목의 사항이 포함된 교육시행규정을 제정 · 운영하여야 한다.

가. 교육의 목적
나. 교육과목 및 교육교재 편찬방법
다. 교육진행에 관한 사항
라. 강사 및 수강료에 관한 사항
마. 교육과정에 관한 사항
바. 결강 등에 관한 조치사항
사. 수료증 발급대장 등 교육과 관련된 제서식
아. 그 밖에 교육실시에 필요한 사항

<table>
<tr><td colspan="4">[별지 제1호서식] (1/4)</td></tr>
<tr><td colspan="4">의료기기 적합성인정등 심사 신청서</td></tr>
<tr><td>접수번호</td><td colspan="3"></td></tr>
<tr><td>업 종 류</td><td>□ 제조 □ 수입</td><td>업허가번호</td><td></td></tr>
<tr><td>업 소 명</td><td colspan="3">한글 :
영문 :</td></tr>
<tr><td>대 표 자</td><td>한글 :
영문 :</td><td>품질책임자</td><td>성명 :
전화번호 :</td></tr>
<tr><td>소 재 지</td><td colspan="3">한글 :
영문 :
(☎) (FAX)(E-MAIL)</td></tr>
<tr><td rowspan="2">심사대상 제조소 상호명/주소</td><td colspan="3">제조의뢰자 :
(상호명)
(소재지)</td></tr>
<tr><td colspan="3">제조자 :
(상호명)
(소재지)</td></tr>
<tr><td>적용기준</td><td colspan="3">□ 1등급 의료기기
□ 임상시험용 의료기기
□ 수출용 의료기기
□ 혁신의료기기소프트웨어
□ 융복합 의료기기</td></tr>
<tr><td>심사종류</td><td colspan="3">□ 최초심사 □ 정기심사 □ 변경심사 □ 추가심사</td></tr>
<tr><td rowspan="2">품목</td><td>품목군</td><td colspan="2"></td></tr>
<tr><td>품목명/등급</td><td colspan="2"></td></tr>
<tr><td colspan="2">현장조사 희망일</td><td colspan="2">년 월 일</td></tr>
<tr><td colspan="2">특이사항</td><td colspan="2">□ 위해우려제조소 등 제6조 제3항 해당</td></tr>
<tr><td colspan="4">「의료기기 제조 및 품질관리기준」 제7조에 따라 위와 같이 적합성인정등 심사를 신청합니다.

년 월 일
신청인 (서명 또는 인)

○○○ 품질관리심사기관장 귀하</td></tr>
<tr><td colspan="3" rowspan="2">※ 구비서류
제7조에서 정한 적합성인정등에 필요한 자료</td><td>수수료</td></tr>
<tr><td>별도로 정함</td></tr>
</table>

210㎜×297㎜[일반용지 60g/㎡(재활용품)]

(2/4)

제출 여부	구비 서류명	비고 (파일명 등)
	1. 의료기기 적합성인정등 심사 신청서	
	2. 의료기기 제조(수입)업 허가증 사본 또는 조건부 제조(수입)업 허가증 사본(최초심사 또는 임상시험용 의료기기의 경우 제외)	
	2-가. 제조소 개요(제조소의 명칭 및 시설별 주소, 제조소가 다수인 경우 모든 제조소명 포함) 및 조직도, 종업원수, 제조되는 의료기기 등	
	2-나. 규제당국 또는 규제당국에서 위임한 기관에서 발행한 품질경영시스템 적합인정서 사본(제6조 제2항 및 제6조 제6항의 경우에 한함) 및 실사결과 자료(제6조 제2항제2호 및 제6조 제6항의 경우에 한하며, 실사결과에 따른 후속조치 사항 포함)	
	2-다. 평가 대상이 되는 각 제조소의 시설현황(작업소 · 시험실 · 보관소를 포함한 평면도(소프트웨어 의료기기 제조소인 경우에는 작업소 · 시험실 · 보관소가 있는 경우에만 해당 시설에 대한 사항을 평면도 포함), 및 시설 · 장비 목록), 청정실 관련 절차서(해당하는 경우에 한함), 계측기 등의 모니터링 주기를 확인 할 수 있는 모니터링 및 측정장비 관련 절차서	
	2-라. 제조소의 품질매뉴얼(품질방침을 포함한다)	
	2-마. 제조소 대표 품목에 대한 완제품 시험 관련 절차서 및 시험성적서(멸균제품의 경우에는 멸균되었음을 입증할 수 있는 자료 포함)	
	2-바. 제조소의 대표 품목에 대한 구매 · 위탁 절차서, 주요 공급업체명(위탁업체 포함) 및 업무범위	
	2-사. 대표 품목의 제품표준서(멸균, 소프트웨어 등 특정 제조공정에 대한 설명 포함) 및 멸균 유효성 확인 절차서(해당하는 경우에 한함)	
	2-아. 제조소의 별표 2 기준 점검표	
	2-자. 제조소의 별표 2 기준 적합선언문	
	2-차. 대표 품목의 혁신의료기기지정서(혁신의료기기소프트웨어에 한함)	
	기타 자료	

(3/4)

품질경영시스템 상호 관계

구분	제조공정 흐름											
	1	2	3	4	5	6	7	8	9	10	11	12
제조소 지역명 (외국의 경우 국가명)												
위탁 및 자사 여부												

GMP 기준	GMP 세부 요구사항	품질경영시스템 상호 관계						
4. 품질경영시스템	4.1 일반 요구사항							
	4.2 문서화 요구사항							
5. 경영책임	5.1 경영의지							
	5.2 고객중심							
	5.3 품질방침							
	5.4 기획							
	5.5 책임과 권한 및 의사소통							
	5.6 경영검토							
6. 자원관리	6.1 자원의 제공							
	6.2 인적 자원							
	6.3 기반시설							
	6.4 작업환경 및 오염관리							
7. 제품실현	7.1 제품실현의 기획							
	7.2 고객 관련 프로세스							
	7.3 설계 및 개발							
	7.4 구매							
	7.5 생산 및 서비스 제공							
	7.6 모니터링 및 측정 장비의 관리							
8. 측정, 분석 및 개선	8.1 일반 요구사항							
	8.2 모니터링 및 측정							
	8.3 부적합 제품의 관리							
	8.4 데이터 분석							
	8.5 개선							

(4/4)

제조소 총괄표												
제조소에 관한 정보						제조품목에 관한 사항						비고
제조소 명칭	소재지	대표자 성명	본사 주소	인정 번호	유효기간	품목별	소분류 번호	제품명	허가 번호	허가 일자	등급	
제조소 A						품목a						
						품목b						
						품목c						
제조소 B						품목d						
						품목e						
						품목f						
제조소 C						품목g						
						품목h						
						품목i						

※ 다수의 제조소에 대하여 일괄신청할 경우에 한하여 작성할 것

[별지 제2호서식] (앞쪽)

인정번호(No.) :

의료기기 제조 및 품질관리기준 적합인정서
(Certificate of GMP)

■ 업소명/허가번호
(Company name of Applicant / License No.)

■ 업소 소재지 (Company address of Applicant)

■ 제조소명 (Name of Manufacturer)

■ 제조소 소재지 (Address of Manufacturer)

■ 품목군 (Product Group)

의료기기 제조 및 품질관리기준에 적합함을 인정합니다.
(We hereby certify that the above manufacturer complies with Korea Good Manufacturing Practices of Medical Devices for the Product group listed above)

발행일자(Date of Issue) : . . .
유효기한(Date of Expiration) : . . .

지 방 식 품 의 약 품 안 전 청 장 인

품 질 관 리 심 사 기 관 장 인

210㎜×297㎜[일반용지 60g/㎡(재활용품)]

(뒤쪽)

변경사항 등 (Changes History Records of GMP Certificate)	
일 자 (Date)	내 용(Description)

(별첨) 융복합 의료기기가 포함되어 있는 경우
융복합의료기기 품목명, 융복합의료기기에 조합되거나 복합구성된 의약품 또는 의약외품의 제조소명, 제조소 소재지

[별지 제2호의2서식] (앞쪽)

인정번호(No.) :

의료기기 제조 및 품질관리기준 적합인정서
(Certificate of GMP)

■ 업소명/허가번호
(Company name of Applicant / License No.)

■ 업소 소재지 (Company address of Applicant)

■ 제조소명 (Name of Manufacturer)

■ 제조소 소재지 (Address of Manufacturer)

■ 품목군 (Product Group)

의료기기 제조 및 품질관리기준에 적합함을 인정합니다.
(We hereby certify that the above manufacturer complies with Korea Good Manufacturing Practices of Medical Devices for the Product group listed above)

발행일자(Date of Issue) : . . .

유효기한(Date of Expiration) : . . .

품 질 관 리 심 사 기 관 장 인

210㎜×297㎜[일반용지 60g/㎡(재활용품)]

(뒤쪽)

변경사항 등 (Changes History Records of GMP Certificate)	
일 자(Date)	내 용(Description)

[별지 제3호서식]

<table>
<tr><td colspan="4">의료기기 적합성인정등 심사 결과보고서</td></tr>
<tr><td>업 종 류</td><td>□ 제조 □ 수입</td><td>업허가번호</td><td></td></tr>
<tr><td>업 소 명</td><td></td><td>대 표 자</td><td></td></tr>
<tr><td>소 재 지</td><td colspan="3">
(☎) (FAX)</td></tr>
<tr><td>적용기준</td><td colspan="3">□ 1등급 의료기기
□ 임상시험용 의료기기
□ 수출용 의료기기
□ 혁신의료기기소프트웨어</td></tr>
<tr><td>심사종류</td><td colspan="3">□ 최초심사 □ 정기심사 □ 변경심사 □ 추가심사</td></tr>
<tr><td>심사방법</td><td colspan="3">□ 현장조사 □ 서류검토</td></tr>
<tr><td rowspan="2">품목</td><td>품목군</td><td colspan="2"></td></tr>
<tr><td>품목명/등급</td><td colspan="2"></td></tr>
<tr><td rowspan="3">심사단</td><td>소 속</td><td colspan="2">성 명</td></tr>
<tr><td>식품의약품안전처</td><td colspan="2"></td></tr>
<tr><td>품질관리심사기관
(기관명)</td><td colspan="2"></td></tr>
<tr><td>심사일자(년/월/일)</td><td colspan="3">. . . ~ . . .</td></tr>
<tr><td>심사결과</td><td colspan="3">□ 적 합 □ 보 완(. . . 까지) □ 부 적 합</td></tr>
<tr><td colspan="4">「의료기기 제조 및 품질관리기준」 제6조 및 제8조에 따라 위와 같이 적합성인정등 심사결과를 보고합니다.

년 월 일

○ ○ ○ 품질관리심사기관장 [직인]</td></tr>
<tr><td colspan="4">※ 첨부서류 : 의료기기 적합성인정등 심사표 1부</td></tr>
</table>

210㎜×297㎜[일반용지 60g/㎡(재활용품)]

[별지 제4호서식]

<table>
<tr><td colspan="7">의료기기 적합성인정등 심사결과 정기보고서</td></tr>
<tr><td>품질관리
심사기관명</td><td colspan="6"></td></tr>
<tr><td>소 재 지</td><td colspan="6">(☎) (FAX)</td></tr>
<tr><td>심사기간</td><td colspan="6">. . . ~ . . . (월)</td></tr>
<tr><td rowspan="8">심사실적</td><td colspan="2">구 분</td><td>계</td><td>적합</td><td>보완</td><td>부적합</td></tr>
<tr><td rowspan="2">최초</td><td>제조</td><td></td><td></td><td></td><td></td></tr>
<tr><td>수입</td><td></td><td></td><td></td><td></td></tr>
<tr><td rowspan="2">추가 · 변경</td><td>제조</td><td></td><td></td><td></td><td></td></tr>
<tr><td>수입</td><td></td><td></td><td></td><td></td></tr>
<tr><td rowspan="2">정기</td><td>제조</td><td></td><td></td><td></td><td></td></tr>
<tr><td>수입</td><td></td><td></td><td></td><td></td></tr>
<tr><td colspan="2">계</td><td></td><td></td><td></td><td></td></tr>
<tr><td colspan="7">「의료기기 제조 및 품질관리기준」 제15조에 따라 위와 같이 의료기기 품질관리 심사결과를 보고합니다.

년 월 일

○ ○ ○ 품질관리심사기관장 직인</td></tr>
<tr><td colspan="7">※ 붙임 : 의료기기 품질관리심사결과 세부목록 1부</td></tr>
</table>

210㎜×297㎜[일반용지 60g/㎡(재활용품)]

[별지 제5호서식]

의료기기 적합성인정등 심사결과 세부목록

품질관리심사기관명					년도 분기	
연번	구분		업체명	품목명[등급]	심사결과 (적합/보완/부적합)	비고
	제조/ 수입	최초/변경/ 추가/정기				

210㎜×297㎜[일반용지 60g/㎡(재활용품)]

[별표 10] 기준서의 작성(제4조 제2항 관련)

기준서의 작성(제4조 제2항 관련)

1. 기준서의 작성 · 비치
   수입업자는 수입의료기기의 품질관리를 적절히 이행하기 위하여 제품표준서 및 수입관리기준서를 작성하여 비치하여야 한다.

2. 제품표준서
   수입업자는 제품 표준서를 품목마다 작성하여야 하며, 제품 표준서에는 다음 각목의 사항이 포함되어야 한다.
   가. 의료기기의 품목명 및 형명
   나. 수입의료기기의 제조업자명 및 제조국명
   다. 형상 및 구조 · 완제품의 자가품질 관리시험규격
   라. 법 제19조 내지 법 제22조의 규정에 의하여 의료기기 용기 등에 기재하여야 할 사항
   마. 설치방법 및 순서(설치관리가 필요한 의료기기에 한한다)
   바. 멸균방법 · 멸균기준 및 멸균판정에 관한 사항(멸균 의료기기에 한한다)
   사. 제품표준서의 제정자 및 제정연월일(개정한 경우에는 개정자 · 개정연월일 및 개정사유를 기재한다)

3. 수입관리 기준서
   수입관리 기준서에는 다음 각목의 사항이 포함되어야 한다.
   가. 제품관리 및 시험검사에 관한 사항
   나. 시험검사결과 판정 및 불합격품의 처리에 관한 사항
   다. 시험검사시설의 관리에 관한 사항
   라. 수입의료기기의 제조업자와의 연락방법
   마. 수입의료기기 제조업자의 제조 및 품질관리상황에 대한 확인사항
   바. 수입관리기준서의 제정자 및 제정연월일(개정한 경우 개정자 · 개정연월일 및 개정사유를 기재한다)

4. 품질책임자의 지정
   수입업자는 수입업소마다 1인 이상의 품질책임자를 두어 품질관리에 관한 업무를 수행하도록 하고, 2인 이상의 품질책임자를 둔 때에는 그 업무를 분장하여 책임의 한계를 명확하게 하여야 한다.

5. 품질책임자의 임무
   품질책임자는 다음 각목의 사항을 이행하여야 한다.
   가. 품질관리를 적절히 이행하기 위하여 제품표준서 및 수입관리 기준서를 비치 · 활용하여야 한다.
   나. 가목의 서류를 기준으로 하여 작업 지시서를 작성하고, 기준에 적합하게 운영되고 있는지 여부를 점검 · 확인하여야 한다.
   다. 수입의료기기의 제조업자가 적정한 제조 및 품질관리를 하고 있는지 여부를 확인하여야 한다.

6. 수입제품의 품질관리업무
   가. 수입의료기기의 표시사항 및 포장에 대하여 적합 여부를 확인하고, 그 기록을 작성하여야 한다.
   나. 수입의료기기 및 부속품의 보관 · 출하에 대하여 관리기록을 작성하여야 한다.
   다. 수입의료기기의 당해 제조소의 품질관리실태에 대한 적합성을 확보하기 위하여 생산국의 정부, 생산국의 정부가 위임한 기관, 또는 식품의약품안전처장이 인정하는 기관에서 해당 수입의료기기를 제조하는 제조소의 품질관리실태가 시행규칙 [별표 3]의 의료기기제조 및 품질관리기준과 동등이상이거나 국제기준에 적합함을 인정하는 서류로서 2년이 경과되지 아니한 것(유효기간이 기재된 것은 유효기간 이내의 것)을 비치하여야 한다.
   라. 제품보관시설을 점검하여 그 기록을 작성하여야 한다.
   마. 수입의료기기가 중고품일 경우에는 시험검사기관의 검사필증이 붙은 것이 아니면 출하하지 말아야 한다.

7. 시정조치
   수입업자는 의료기기의 품질에 관하여 불만이 발생한 경우 품질책임자가 그에 대한 원인규명과 시정조치를 취할 수 있도록 관련절차를 마련하고 이를 이행하여야 한다.

8. 기록
   수입업자는 다음 각목의 기록을 작성하여 관리하여야 한다.
   가. 제6호의 수입제품의 품질관리업무에 관련된 기록
   나. 시정조치에 관한 기록
   다. 시험검사에 관한 기록
   라. 시험실과 시험시설 관리에 관한 기록
   마. 멸균에 관한 기록
   바. 설치관리에 관한 기록
   사. 교육훈련에 관한 기록
   아. 그밖에 이 기준에 의한 업무처리에 관한 기록

9. 교육
   수입업자는 작업원이 맡은 업무를 효과적으로 수행하고 수입의료기기에 대한 품질을 확보할 수 있도록 작업원에 대하여 품질관리에 관한 교육계획을 수립하고 문서로 작성하여 관리하여야 한다.

연습문제 및 해설

01 다음 중 의료기기 및 원자재 또는 이들의 용출물에 의한 세포의 용해 및 세포성장의 저해, 기타 세포에 대한 영향을 측정하는 시험방법은?

① 세포독성시험 ② 급성독성시험
③ 발암성독성시험 ④ 만성독성시험

해설 세포독성시험 : 세포배양 기술을 이용하여 의료기기 및 의료용 재료 또는 용출액에 의한 세포의 용액정도, 세포성장의 저해율을 근거로 하여 세포에 미치는 영향을 관찰하는 시험이다.

02 다음 중 의료기기의 생물학적 평가와 연관하여 고려되어야 하는 사항이 아닌 것은?

① 공정과정에서의 잔류물, 혼합물, 첨가물 ② 전기적 접속관계
③ 완제품의 성능과 성질 ④ 제품의 분해산물

해설 의료기기의 생물학적 평가와 연관하여 고려되어야 하는 사항 : 생물학적 평가 이전에 완제품의 추출 가능한 정성과 화학물질에 대한 정량작업이 이루어져야 한다.
㉠ 공정과정에서의 잔류물, 혼합물, 첨가물
㉡ 완제품에서의 기타 구성성분 및 구성성분의 상호작용
㉢ 완제품의 성능과 성질
㉣ 용출물
㉤ 제조재료
㉥ 제품의 분해산물(분해하였을 때 생기는 산물)

03 다음 중 이식시험에 관한 설명이 아닌 것은?

① 의료용 재료 또는 완제품의 검체를 이식부위에 이식하여 병이 있는 부분을 평가한다.
② 접촉방법과 시간에 대하여 적합하여야 한다.
③ 이식시험은 아급성독성시험과 일치한다.
④ 이식 후 시험동물 몸 전체에 나타난 상황을 평가한다.

해설 이식시험 : 의료용 재료 또는 완제품의 검체를 이식부위 또는 적용하고자 하는 적절한 조직에 외과적으로 이식하여 직접관찰 및 현미경 관찰로 살아있는 조직에 대한 전체 가운데 병이 있는 부분 정도를 평가한다.
㉠ 이식시험은 접촉방법과 시간에 대하여 적합하여야 한다.
㉡ 의료용 재료이식 후 시험동물 몸 전체에 나타난 상황을 평가하였다.
㉢ 이식시험 : 아급성독성시험과 차이가 없다.

해설 01 ① 02 ② 03 ③

04 다음 중 의료기기 수입품목 허가에서 안전성 · 유효성 심사에 필요한 기간은?

① 10일 ② 30일 ③ 60일 ④ 80일

해설 ㉠ 기술문서 심사필요 : 65일
㉡ 기술문서 등 심사불필요 : 10일
㉢ 안전성, 유효성 검사필요 : 80일

05 다음 중 의료기기 안전성 · 유효성검사 심사대상이 아닌 것은?

① 이미 허가받은 의료기기 중 제품의 안전성 · 유효성에 영향을 미치는 변경허가를 받고자 하는 의료기기
② 4등급 의료기기 품목 중 안전성 · 유효성이 확인되지 아니한 의료기기
③ 2등급 의료기기 품목 중 안전성 · 유효성이 확인되지 아니한 의료기기
④ 신개발 의료기기

해설 2등급 의료기기 : 사용중 고장이나 이상으로 인한 인체에 대한 위험성은 있으나 생명의 위험 또는 중대한 기능장애에 직면할 가능성이 적어 잠재적 위험성이 낮은 의료기기 이므로 안전성 및 유효성검사 심사대상에 포함되지 않는다.

06 다음 중 의료기기의 첨부문서 필수 기재사항은?

① 보수점검이 필요한 경우 보수점검에 관한 사항
② 의료기기 사용상 감전에 관한 내용
③ 사용방법 및 부품조립법
④ 규정에 의하여 보건복지가족부장관이 기재하도록 정하는 사항

해설 첨부문서의 기재사항
㉠ 사용방법 및 주의사항
㉡ 보수점검이 필요한 경우 보수점검에 관한 사항
㉢ 규정에 의하여 식품의약품안전처장이 기재하도록 정하는 사항

07 다음 중 의료기기 제조 및 품질관리 중 품질경영시스템의 문서화에 포함되는 항목이 아닌 것은?

① 품질방침 ② 전시관리
③ 설계관리 ④ 계약검토

해설 제조업자 : 제조 및 품질관리를 위하여 조직, 책임, 절차, 공정 및 자원 등을 효율적으로 관리하기 위한 품질경영시스템을 수립하고 품질매뉴얼 등의 문서를 작성하여야 하며, 그 세부내용은 다음과 같다.
㉠ 품질방침 ㉡ 계약검토 ㉢ 설계관리 ㉣ 문서 및 자료관리 ㉤ 구매관리 ㉥ 제품의 식별 및 추적관
㉦ 제조공정의 관리 ㉧ 구매품 및 제품의 시험검사 ㉨ 부적합품의 관리 ㉩ 측정장비의 관리 ㉪ 시정 및 예방조치
㉫ 제품의 취급, 보관, 포장, 보존 및 인도에 관한 사항 ㉬ 교육훈련
㉭ 그 밖에 제품의 타당성 확인(validation) 등 제조 및 품질관리에 필요한 사항

해설 04 ④ 05 ③ 06 ① 07 ②

08 다음 중 의료기기의 생물학적 안전평가 시험항목 중 의료기기 및 원자재 또는 이들의 용출물을 시험동물 수명의 10[%] 이상의 기간 동안 1회 또는 반복 노출시켰을 때 나타나는 영향을 측정하는 방법은?

① 유전독성시험　　② 아만성독성시험
③ 만성독성시험　　④ 급성독성시험

해설 만성독성시험
㉠ 의료기기 및 의료용 재료 또는 용출액을 최소 시험동물 수명의 10% 이상 이내로 1회 이상 노출시켰을 때 나타나는 현상을 결정한다.
㉡ 접촉방법과 시간에 대해서 적합하여야 한다.

09 다음 중 의료기기와 관련하여 청문회를 실시하여야 하는 경우가 아닌 것은?

① 영업소의 일시적 폐쇄시　　② 허가의 취소시
③ 품목의 제조·수입 및 판매의 금지　　④ 업무의 전부 또는 일부의 정지

해설 허가의 취소, 영업소의 폐쇄, 품목의 제조·수입 및 판매의 금지 또는 업무의 전부 또는 일부의 정지를 명하고자 하는 경우 청문을 실시하여야 한다.

10 다음 중 식품의약품안전청고시 의료기기의 생물학적 안전에 관한 공통기준규격에서 인체에 접촉하는 의료기기의 시험방법의 범주를 제시하는 바, 표면접촉의료기기로써 피부에 접촉하며, 접촉시간이 24시간 미만인 제품에 대한 시험항목이 아닌 것은?

① 자극성시험　　② 세포독성시험　　③ 감작성시험　　④ 이식시험

해설 의료기기의 생물학적안전에 관한 공통기준 규격 : 표면접촉의료기기이고 24시간 이내의 피부접촉을 할 경우 생물학적 평가시험 항목으로 세포독성, 감작성, 자극성시험을 하도록 규정하고 있다.
※ 이식시험 : 의료용 재료 또는 완제품의 검체를 이식부위 또는 적용하고자 하는 적절한 조직에 외과적으로 이식하여 직접관찰 및 현미경 관찰로 살아 있는 전체조직 가운데 비어 있는 부분정도를 평가하는 것으로 체내 이식형 의료기기에 해당한다.

11 다음 중 의료기기의 인체에 대한 잠재적 위해성에 대한 판단기준이 아닌 것은?

① 인체 내 삽입, 이식기간
② 환자에게 국소적 또는 전신적인 생물학적 영향을 미치는지 여부
③ 의료기기의 인체 삽입여부
④ 체내(구강 내 포함)에서의 화학적 변화유무

해설 잠재적 위해성에 대한 판단기준
㉠ 의약품이나 에너지를 환자에게 전달하는지 여부
㉡ 의료기기의 인체 삽입여부
㉢ 환자에게 국소적 또는 전신적인 생물학적 영향을 미치는지 여부
㉣ 체내(구강 내를 제외한다)에서의 화학적 변화 유무
㉤ 인체 내 삽입/이식기간

해설　08 ③　09 ①　10 ④　11 ④

12 다음 중 의료기기 제조품목허가에 대한 설명이 아닌 것은?

① 근거법령 : 의료기기법 제6조 및 동법시행규칙 제5조
② 처리기관 : 식품의약품안전청 종합민원실
③ 처리기간 : 안전성 · 유효성 심사필요 : 60일
④ 처리기간 : 기술문서 심사필요 : 65일

해설 의료기기 제조품목 처리절차 : 안전성 · 유효성 심사필요기간은 80일이다.

13 다음 중 의료기기 기술문서 등 심사의뢰서의 첨부자료는?

① 수입목적에 관한 자료
② 전기 · 기계적 특성에 관한 자료
③ 전기 · 기계적 안전에 관한 자료
④ 물리 · 화학적 안전에 관한 자료

해설 기술문서 : 의료기기의 성능 및 안정성 등 품질에 관한 자료로서 당해품목의 원자재, 구조, 사용목적, 사용방법, 작용원리, 사용시 주의사항, 시험규격 등이 포함된 문서로서 심사의뢰서와 구비서류로 구성된다.

㉠ 기술문서 심사의 대상 : 제조 또는 수입품목허가(변경허가를 포함)를 받고자 하는 의료기기 중 안정성 · 유효성 대상품목을 제외한 의료기기이다.
㉡ 기술문서 등 심사 첨부자료
ⓐ 사용목적에 관한 자료 ⓑ 물리 · 화학적 특성에 관한 자료 ⓒ 전기 · 기계적 안전에 관한 자료
ⓓ 생물학적 안전에 관한 자료 ⓔ 방사선에 관한 안전성 자료 ⓕ 성능에 관한 자료
ⓖ 제품의 성능 및 안전을 확인하기 위한 시험 규격 및 그 설정근거와 실측지에 관한 자료

14 다음 중 초기 생물학적 시험이 아닌 것은?

① 세포독성시험 ② 감작성시험 ③ 생분해시험 ④ 자극성시험

해설 초기 생물학적 시험

㉠ 세포독성시험 : 세포배양 기술을 이용하여 의료기기 및 의료용 재료 또는 용출액에 의한 세포의 용해(세포의 사망) 정도, 세포성장의 저해율을 근거로 하여 세포에 미치는 영향을 관찰하는 시험이다.
㉡ 감작성시험 : 적절한 시험동물 샘플을 이용하여 의료기기 혹은 의료용 재료 또는 용출액에 의한 접촉감작성의 잠재성을 측정하기 위한 시험으로 미량의 용출물의 접촉 혹은 노출에 의해서도 알레르기나 감작반응을 나타내는 실험이다.
㉢ 자극성시험 : 동물의 점막, 눈, 피부 등과 같은 적절한 부위 혹은 이식조직을 이용하여 의료기기 및 의료용 재료 또는 용출액에 대한 자극성의 잠재성을 측정하기 위한 시험으로 자극성 시험은 적절한 부위를 선택하여 의료기기 및 의료용 재료, 용출액에 대한 접촉부위 또는 접촉시간을 고려하여 알맞게 설정되어야 한다.

15 다음 설명에서 ( ) 안에 알맞은 것은?

제조방법은 위탁공정 · 검사공정 및 ( ) 등을 포함하는 제조공정의 흐름에 따라 기재하며 각 공정에 대한 설명을 기재한다.

① 입고공정 ② 멸균공정 ③ 위탁공정 ④ 포장공정

해설 제조방법 : 위탁공정 · 검사공정 및 멸균공정 등을 포함하는 제조공정의 흐름에 따라 기재하며 각 공정에 대한 설명을 기재하여야 한다.

해설 12 ③ 13 ③ 14 ③ 15 ②

16 다음 설명에서 (   ) 안에 알맞은 것은?

> 생체기능성을 평가하기 위해서는 생체와 동일한 온도와 습도를 유지하면서 실험실적으로 실시하는 (   )과 동물시험 또는 임상시험에 해당하는 생체시험으로 구분된다.

① 생체자극성시험　② 생체무극성시험
③ 생체유사모형시험　④ 생체분해성시험

해설 생체유사모형시험(in vitro) : 통제된 환경에서 살고 있는 생명체 밖에서 주어진 절차를 수행하는 기술이다.

17 다음 중 의료기기감사원을 임명할 수 없는 자는?

① 식품의약품안전처장　② 시장
③ 구청장　④ 도지사

해설 의료기기법 제35조 제2항(의료기기감시원)
의료기기감시원 : 식품의약품안전청, 시 · 군 · 구 소속공무원 중에서 식품의약품안전처장, 시장 · 군수 또는 구청장이 임명한다.

18 다음 설명에서 (   ) 안에 알맞은 것은?

> 재심사대상 의료기기의 제조업자는 당해 품목의 제조품목 허가일로부터 4년 내지 (   )년 이내의 범위에서 식품의약품안전처장이 정하는 기간 이내에 재심사를 신청하여야 한다.

① 5　② 7　③ 10　④ 20

해설 의료기기법 제8조 2항
재심사대상 의료기기의 제조업자 : 당해 품목의 제조품목허가일부터 4년 내지 7년 이내의 범위에서 식품의약품안전처장이 정하는 기간 이내에 재심사를 신청하여야 한다. 이 경우 사용성적에 관한 자료, 부작용사례 그 밖에 보건복지가족부령이 정하는 자료를 첨부하여야 한다.

19 다음 중 의료기기취급자에 해당하지 않는 자는?

① 의료기기수출업자　② 의료기기수입업자
③ 의료기기수리업자　④ 의료기기임대업자

해설 의료기기법 제2조 제3항
이 법에서 "의료기기취급자"라 함은 의료기기를 업무상 취급하는 다음 각호의 1에 해당하는 자로서 이 법에 의하여 허가를 받거나 신고를 한 자와 의료법에 의한 의료기관개설자 및 수의사법에 의한 동물병원개설자이다.
㉠ 의료기기제조업자 ㉡ 의료기기수입업자 ㉢ 의료기기수리업자 ㉣ 의료기기판매업자 ㉤ 의료기기임대업자

20 다음 중 의료기기감시원의 자격이 있는 자는?

① 10년 이상 경험이 있는 대학 교수
② 1년 이상 보건의료행정에 관한 업무에 종사한 경험이 있는 소속 공무원

해설 16 ③ 17 ④ 18 ② 19 ①

③ 5년 이상 경험이 있는 의료기기 판매업자
④ 3년 이상 경험이 있는 병원 의사

해설 의료기기법 시행규칙 제36조1항(의료기기감시원의 자격 및 직무범위)
의료기기감시원 : 식품의약품안전처장, 시장 · 군수 · 구청장이 다음 각 호의 1에 해당하는 소속 공무원 중에서 임명한다.
㉠ 전문대학 또는 대학에서 의학 · 약학 · 치의학 · 한의학 · 수의학 · 의공학 또는 이공계학과를 졸업한 자 또는 이와 동등 이상의 자격이 있는 자
㉡ 1년 이상 보건의료행정에 관한 업무에 종사한 경험이 있는 자

21 다음 중 의료기기 생물학적 안정성 시험 중 ISO 규격에서 지정한 이식시험이 필요한 경우에 해당하는 것은?

① 인체의 혈액에 접촉되어 24시간 이내 이식되는 의료기기
② 30일 이상 간접적인 혈액경로로 접촉되며 인체에 삽입되는 의료기기
③ 30일이상 인체의 파열된 표면 또는 외상 표면에 접촉되는 의료기기
④ 24시간에서 30일 사이에 인체의 조직, 뼈 및 상아질에 접촉되어 삽입되는 의료기기

해설

접촉기간	표면접촉 의료기기			인체에 삽입되는 의료기기			이식용 의료기기	
	피부	점막	외상표면	간접적인혈액경로	조직, 뼈, 및 상아질	순환혈액	조직/뼈	혈액
24시간 이내								
24시간 이상 30일 이내		○	○		X	X	X	X
30일 이상		○	○	○	X	X	X	X

X = ISO규격에서 지정한 시험 ○ = 지정된 시험외에 추가로 적용될 수 있는 시험

22 다음 설명의 ( ) 안에 들어갈 용어가 아닌 것은?

> 의료기기의 용어 중 '동일 제품군'이란 ( ), ( ), ( )이(가) 동일한 의료기기로서 기계 · 기구인 경우에는 사용목적 · 사용방법 및 제조방법이 동일한 의료용품으로 구성된 품목이다.

① 제조국 ② 제품가격 ③ 제조사 ④ 품목명

해설 동일 제품군 : 제조국, 제조사, 품목명이 동일한 의료기기로서 기계 · 기구인 경우에는 사용목적, 사용방법 및 제조방법이 의료용품 및 치과재료인 경우에는 원자재 사용목적, 사용방법 및 제조방법이 동일하고 색상, 치수 등의 차이가 있거나 구성부분품이 변경 또는 추가되는 일련의 제품들로 구성된 품목이다. 다만, 「의료기기법 시행규칙」(이하 "시행규칙"이라 한다). 제7조2항제2호의 자료를 제출하여야 하는 제품의 경우에는 제외한다.

23 다음 중 의료기기로 임상시험을 하고자 할 때 임상시험을 종료한 자는 임상시험계획서와 임상시험실시에 관한 기록 및 자료를 임상시험의 종료일로부터 몇 연간 보존하여야 하는가?

① 3년 ② 5년 ③ 10년 ④ 영구보존

해설 20 ② 21④ 22 ② 23 ③

해설 임상시험 계획서, 임상시험용 의약품 등의 제조 및 관리에 관한 기록 등 임상시험 관련 자료를 임상시험의 완료일로부터 10년간 보존한다.

24 다음 중 의료기기 생물학적 안전을 위한 초기 평가시험에 해당되는 것은?

① 발암성시험 ② 생분해성시험 ③ 이식시험 ④ 만성독성시험

해설 ㉠ 이식시험 : 의료용 재료 또는 완제품의 검체를 이식부위 또는 적용하고자 하는 적절한 조직에 외과적으로 이식하여 직접관찰 및 현미경관찰로 살아있는 조직에 대한 전체 가운데 병이 있는 부분 정도를 평가하는 시험으로써 초기에 하는 평가시험이다.

㉡ 발암성시험 : 의료기기 및 의료용 재료 또는 용출액을 시험동물 수명의 전 기간 동안 1회 이상 노출 또는 접속시켜 종양형성의 가능성을 평가한다.

㉢ 생분해성시험 : 재흡수 또는 성질의 변형 가능성이 있을 시, 생분해성시험은 의료기기 및 의료용 재료 혹은 용출액에 의한 재흡수, 분포, 생물학적 변이 및 용출물 및 분해산물의 제거, 변성을 평가하는 시험이다.

㉣ 만성독성시험 : 의료기기 및 의료용 재료 또는 용출액을 최소 시험동물 수명의 10[%] 이상으로 1회 이상 노출시켰을 때 나타나는 현상을 결정하는 시험으로 접촉방법과 시간에 대해서 적합하여야 한다.

25 의료기기 등급의 재분류를 신청 받은 식품의약품안전처장은 다음 중 며칠 이내에 심사·결정 후 그 결과를 신청인에게 통보하여야 하는가?

① 70일 이내 ② 80일 이내
③ 90일 이내 ④ 100일 이내

해설 등급의 재분류 신청 및 지정절차 : 식품의약품안전처장은 이해관계인 등의 신청이 있거나 재분류의 필요가 있다고 인정되는 경우에는 의료기기위원회의 심의를 거쳐 품목별 등급을 재분류할 수 있다. 등급의 재분류 신청을 받은 식품의약품안전처장은 이를 90일 이내에 심사·결정한 후 그 결과를 신청인에게 통보하고, 이를 고지하여야 한다.

26 다음 설명에서 의료인이 수행하는 임무를 바르게 연결한 것은?

ⓐ 조산사 : 조산과 임부에 대해 보건 및 양호지도	ⓑ 간호사 : 상병자 또는 해산부의 간호
ⓒ 의사 : 의료와 보건지도	ⓓ 치과의사 : 치과의료, 진료 및 양호

① ⓐ, ⓑ, ⓒ ② ⓐ, ⓒ, ⓓ
③ ⓐ, ⓑ, ⓓ ④ ⓐ, ⓑ, ⓒ, ⓓ

해설 의료법 제2조(의료인)

㉠ "의료인"이란 보건복지가족부장관의 면허를 받은 의사·치과의사·한의사·조산사 및 간호사이다.

㉡ 의료인은 종별에 따라 다음 각 호의 임무를 수행하여 국민보건 향상을 이루고 국민의 건강한 생활 확보에 이바지할 사명을 가진다.

ⓐ 의사 : 의료와 보건지도를 임무로 한다.
ⓑ 치과의사 : 치과 의료와 구강 보건지도를 임무로 한다.
ⓒ 한의사 : 한방 의료와 한방 보건지도를 임무로 한다.
ⓓ 조산사 : 조산(助産)과 임부(姙婦)·해산부(解産婦)·산욕부(産褥婦) 및 신생아에 대한 보건과 양호지도를 임무로 한다.
ⓔ 간호사 : 상병자(傷病者)나 해산부의 요양을 위한 간호 또는 진료 보조 및 대통령령으로 정하는 보건활동을 임무로 한다.

해설 24 ③ 25 ③ 26 ①

27 다음 중 의료법에서 정의한 의료인만으로 짝지어진 것은?

① 한의사, 치과의사, 약사
② 치과의사, 의사, 약사
③ 한의사, 의사, 간호사
④ 의사, 조산사, 안경사

해설 의료법 제2조(의료인)2항에서 의료인은 다음과 같다.
㉠ 의사 : 의료와 보건지도를 임무로 한다.
㉡ 치과의사 : 치과 의료와 구강 보건지도를 임무로 한다.
㉢ 한의사 : 한방 의료와 한방 보건지도를 임무로 한다.
㉣ 조산사 : 조산과 임부 · 해산부 · 산욕부 및 신생아에 대한 보건과 양호지도를 임무로 한다.
㉤ 간호사 : 상병자나 해산부의 요양을 위한 간호 또는 진료 보조 및 대통령령으로 정하는 보건활동을 임무로 한다.
※ 의료인의 종류 : 의사, 치과의사, 한의사, 조산사, 간호사이다.

28 다음 중 의사에게 응급진료의 요구가 있을 때에는 어떤 행동을 하여야 하는가?

① 거부하지 못한다. 최선의 처치를 행하여야 한다.
② 최선의 처치를 행하여야 한다.
③ 정당한 이유 없이 거부하지 못한다.
④ 의료인의 자유이다.

해설 〈응급의료에 관한 법률 : 법률 제9386호(의료법) 〉 제1조(목적)
국민들이 응급상황에서 신속하고 적절한 응급의료를 받을 수 있도록 응급의료에 관한 국민의 권리와 의무, 국가 · 지방자치단체의 책임, 응급의료제공자의 책임과 권리를 정하고 응급의료자원의 효율적인 관리를 위하여 필요한 사항을 규정함으로써 응급환자의 생명과 건강을 보호하고 국민의료의 적정을 기함을 목적으로 하므로 최선의 처치를 행하여야한다.

해설 27 ③ 28 ②

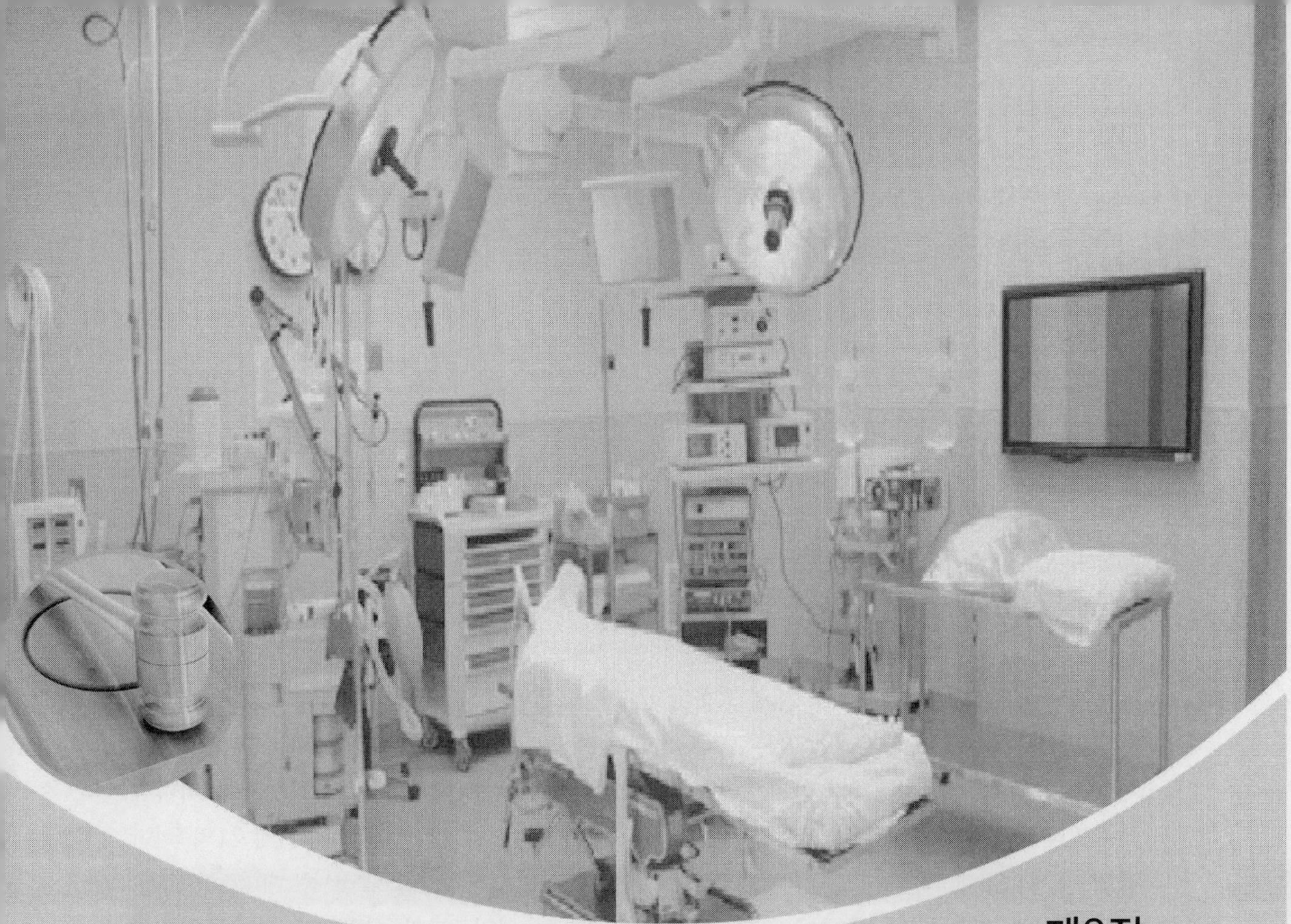

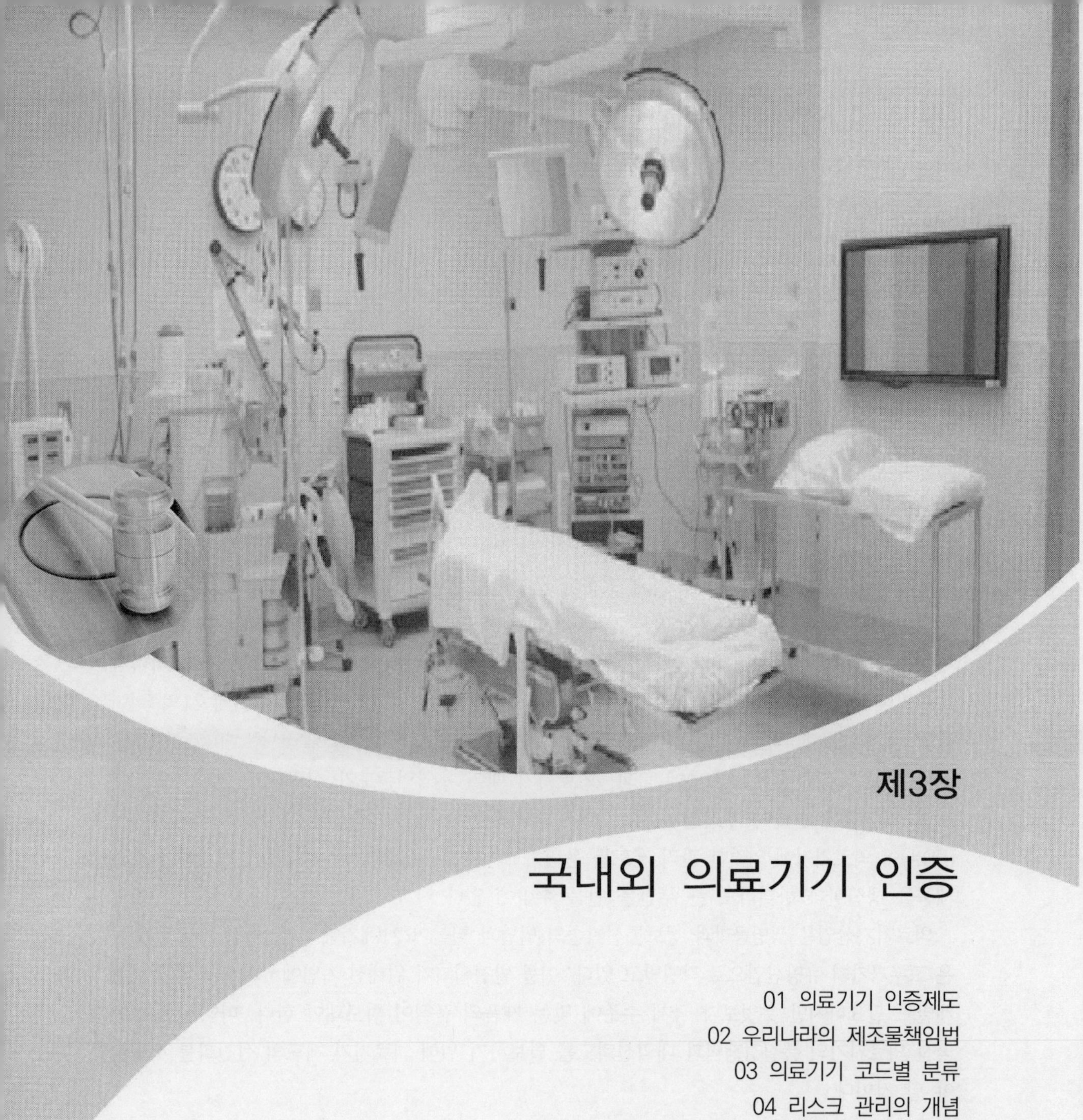

제3장

국내외 의료기기 인증

01 의료기기 인증제도
02 우리나라의 제조물책임법
03 의료기기 코드별 분류
04 리스크 관리의 개념
■ 연습문제 및 해설

01 의료기기 인증제도

1. Q마크

의료기기는 수술용 칼에서부터 'CT · MRI'에 이르기까지 종류가 매우 다양하고, 또한 인체에 미치는 잠재적 위험성도 제품에 따라 다르기 마련이다. 따라서 의료기기는 인체에 미치는 잠재적 위험성에 따라 등급을 나눠 정해진 등급별로 차등화된 관리를 하는 것이 체계적 · 합리적인 제도로 인식하게 됐으며, 이는 미국에서 최초로 도입, 적용하고 있다.

미국은 1976년에 이미 의료기기를 3개 등급으로 분류, 등급별로 차등화된 인 · 허가 관리 제도를 마련했으며, 또한 의료기기의 품질관리기준으로 GMP(Good Manufacturing Practice) 제도를 최초로 도입했다. 미국이 세계 최초로 현대적인 의미의 의료기기 관리 제도를 도입, 시행하게 된 것은 의료기기의 사용에 따른 자국민의 보건위생을 확보하기 위해서다. 이는 전세계 의료기기 시장의 약 50[%]를 차지하는 미국의 시장규모를 고려할 때 당연한 결과이기도 하다.

그러나 국내 의료기기 산업에서 미국이 차지하는 비중은 2007년 현재 총 수입액 21억 54만 달러 중 34.6[%](7억45만 달러)다. 이에 반해 총 수출액 10억 32만 달러 중 대미 수출액은 겨우 23.2[%](2억 40만 달러)에 불과, 의료기기 대미 무역의존도가 심화되고 있다.

이처럼 대미 수출이 부진한 이유는 여러가지 원인이 있겠으나 그중에서 미국식품의약국(FDA)이 의료기기에 엄격한 관리 제도를 운영하고 있기 때문이다. 국내 기업이 경쟁력을 갖춘 제품을 생산한다 하더라도 큰 부담을 안을 수밖에 없다.

의료기기산업은 생명공학과 정보통신기술의 발달과 더불어 21세기에 가장 성장 가능성이 높은 고부가가치 유망산업으로 각광받고 있다. 이를 발전시키기 위해선 기업에서의 지속적인 제품 개발도 필요하지만 무엇보다 국제 수준에 맞는 제품의 품질이 확보돼야 한다. 따라서 정부는 국산 의료기기의 품질경쟁력과 대외신뢰도를 확보하기 위해 의료기기 제도의 선진화를 서둘러야 할 것이다.

기계 · 기구 · 화학 · 의류 · 생활용품의 품질향상 및 소비자 보호를 위해 한국전기전자시험연구원 등 6개 국가공인시험기관에서 축적된 기술을 바탕으로 품질보증검사기준에 만족하는 우수업체의 상품만을 선정하여 품질을 보증하는 제도이다. 업소에서 국가공인시험기관에 신청하여 품질기준에 합격되어야 발급된다. 품질기준은 한국생활용품 시험검사소를 비롯하여 화학 · 원사 · 기기 · 유화 · 전자 · 의류 등 6개 민간시험검사소가 공동으로 마련하였다. 각종 품질인증마크 중 유일하게 환불보상제가 보장되어 불량품이거나 하자가 발생하면 현품으로 바꾸어 주거나 100[%] 현금으로 보상받을 수 있는 마크이다.

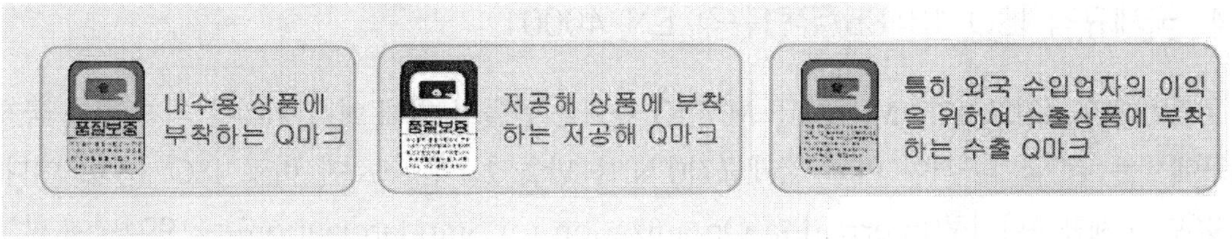

[그림 3-1] Q마크

2. HD 및 HH 마크

HD 및 HH는 전기안전인증 마크로써 업소에서 산업기술시험원, 한국전기전자시험연구원 및 전자파연구원 등에 신청하여 전기적 안전성 기준에 합격된 제품에 대하여 발급된다. 전기안전인증 마크는 기관별로 부여된 고유 영문자(산업기술시험원 : S, 한국전기전자시험연구원 : H, 전자파연구원 : J)에 지역을 나타내는 영문자(A : 서울, B : 부산, C : 대구, D : 인천, … H : 경기도, … 0)와 일련번호 등의 조합으로 구성된다. 즉 HD인 경우에는 한국전기전자 시험연구원(H)에서 인천 소재(D) 업소에 발급한 전기안전인증 마크이다.

3. GH 마크

GH(Goods of Health) 마크는 보건산업진흥원이 식품 · 약품 · 화장품 · 의료기기 등의 품질과 기능을 엄격히 평가해 기준을 통과한 제품에 부여하는 인증제도이다. 보건관련 제품의 KS 마크로 불린다.[34]

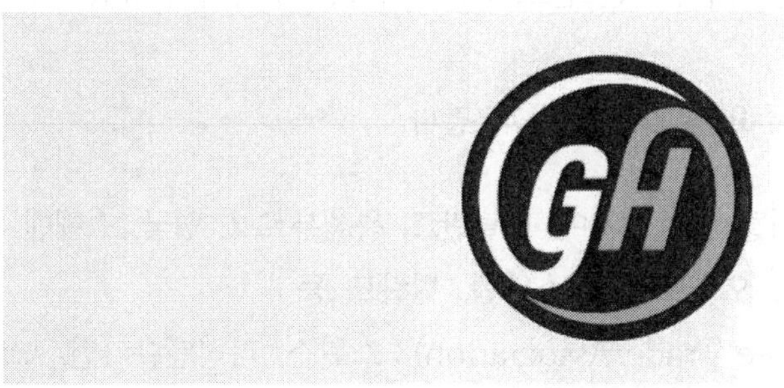

[그림 3-2] GH마크

34) BF형 장착부보다 더 높은 전격에 대한 보호를 갖춘 F형 장착부, 심장에의 직접 사용을 의도하는 기기 또는 기기의 부분이다.

4. 국제규격 ISO 13485/유럽규격 EN 46001

유럽인증마크(의료기기 : MDD/CE MARK) 규격을 만들기 위해 여러 회의를 거친 끝에 국제기구에서는 각 국가규격이 아닌 국제규격(EN)을 만들었는데 그것이 바로 ISO 13485이다. 1996년 국제표준화기구(Internation Organization for Standardization)는 1994년에 발행된 ISO 9000 시리즈(품질경영시스템)를 기본으로 의료기기 관련 산업분야를 특화한 ISO 13485/8규격을 발행하였다.

기존 ISO 9000 품질경영시스템의 요구사항은 기존 의료기기 관련 산업분야의 특성을 충분히 반영하지 못하고 있기 때문에 좀더 특성화되어 있는 품질경영시스템 규격의 필요성이 대두되었다.

특히 의료기기 분야 산업은 인간의 생명과 직접적으로 연관되기 때문에 제품의 잠재적인 불량은 바로 인간의 생명에 치명적인 영향을 미치게 되므로 의료기기 산업분야의 특성에 맞는 별도의 규격 제정은 당연한 것으로 여겨지고 있다.

이에 따라 의료기기(Medical Devices Directive)를 유럽으로 수출할 경우 각 국가마다 독자적인 표준을 제정하고 있어서 상대구입국의 공업표준(영국 : BS, 독일 : DIN, 프랑스 : NF)에 각각 맞추어야 하였기 때문에 복잡한 절차와 막대한 비용이 소요되었다. 또한 독일, 영국 등의 일부 국가에서는 제도를 까다롭게 운영하여 수입을 규제하는 사례까지 발생하기도 하였다.

이러한 복잡한 절차를 하나로 통합 간편하게 개선한 것이 CE마크이다. 그러나 혼돈하지 말아야 할 점은 CE마크는 품질에 대한 보증을 뜻하는 것이 아니라 기본적인 안전조건(필수요구조건)을 충족시키고 있다는 것을 확인하여 주는 수단이라는 점이다. CE마크는 유럽의 해당 지침요건들을 이행하고 있다는 것으로 인정하여 EU회원국들의 별도검사나 시험이 없이도 자유롭게 유통될 수 있으며, 특히 1998년 6월 14일 이후부터는 반드시 CE 마크를 부착하여 유통하도록 강제규정하고 있다.

현재 CE마크를 적용하고 있는 주요 국가는 다음과 같다.

① 유럽연합(EU) : 프랑스, 독일, 이탈리아, 벨기에, 네덜란드, 룩셈부르크, 영국, 스웨덴, 포르투갈, 아일랜드, 덴마크, 그리스, 오스트리아, 스웨덴, 핀란드 등

② 구자유 무역연합(European Free Trade Association) : 스위스, 리히텐슈타인, 노르웨이, 아일랜드 등

③ 준 회원국(구 WARSAW) : 헝가리, 폴란드, 체코 등

이들 국가에 수출을 하기 위해서는 CE는 필수이며, CE마크가 없는 제품에 대해서는 유럽시장에서 반입은 물론 판매도 할 수 없고, 위반시에는 국가별로 차이는 있으나 벌금, 제품회수 및 징역형까지도 받을 수 있다.

유럽수출의 필수조건인 CE마크 인증을 획득하기 위해 국내 의료기기업체들이 많은 관심을 기울이고 있고 또한 획득을 서두르고 있음은 사실이다.

의료기기(Medical Device Directive(MDD) : 93/42/EEC) 인증을 획득하는 방법은 두 가지로 ISO 9001과 CE마크(MDD)를 동시에 받는 경우와 우선 ISO 9001인증을 먼저 받은 후 다시 CE마크(Medical Device Directive(MDD) : 93/42/EEC) 인증을 받는 경우이다. CE마크(MDD) 인증을 받으면서 잘못된 정보의 습득으로 인하여 비용을 2중으로 들이게 되는 경우가 있다.

현재까지는 CE마크를 획득하기 위해서는 국내인증(ISO 9001/2)은 인정해 주지 않고 오로지 EL에 등록된 인증기관의 인증(외국인증)을 획득해야만 ISO 9001 심사비를 면제받을 수 있는데, 국내 인증을 받은 업체의 경우에는 재심사를 받아야 하기 때문에 2중의 비용이 지출되는 것이다.

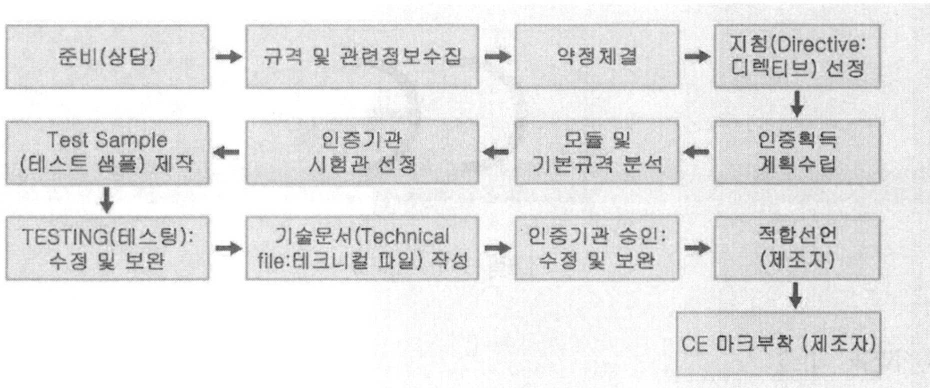

[그림 3-3] CE마크 인증획득 절차

5. CE 마크

CE는 불어로 Communaut Europeen Mark의 머리글자이며, 유럽공동체(유럽연합)를 의미한다. CE마크는 제품이 안전, 건강, 환경 및 소비자보호와 관련된 유럽규격, 즉 EU이사회 지침(directive)의 요구사항을 모두 만족한다는 의미이며, 유럽연합 내에서 유통되는 소비자 안전과 관련된 제품에는 반드시 승인을 받고 CE마크를 부착하여야 한다.

CE Mark(마크)는 1990년 12월 제품의 규격 및 기술규정에 따라 적합성평가를 하는 시험 및 인증제도가 총괄적 접근방식(Global Approach)으로 통일되면서 각 제품별로 달리 적용하던 인증절차나 인증마크를 통일하고, 범 유럽차원의 시험인증기관(EOTC-European Organization for Testiong and Certification)을 설립(1990.4.25)하면서 EU집행위에서 총괄하던 업무를 EOTC에서 관장토록 한다. 또한 17개 인증대상 품목군을 정하고, 8개의 인증방식(Module : 모듈)을 정하면서 본격 시행되었다.

CE Marking을 처음 CE마크라고 한 이유는 영국에서는 EC마크, 독일에서는 EG마크라고 불렀지만 1993년 7월에 CE마크로 통일되어 형상이 명확하게 되었다. 그래서 FDA, EU, JAPAN, GMP 등의 규격이 합쳐져서 ISO 9001/2 + ISO 13485(EN 46001)의 통합된 규격으로 발전하여 궁극적으로는 모든 의료기기에 대한 규정이 하나의 규격으로 통합되는 방향으로 진행되고 있다. 특히 CE마크와 관련한 EC이사회 지침 중에서 93/42/EEC(의료기기)와 73/23/EEC(저전압전기기기) 등이 의료기기(MDD)에 해당하는 것으로 ISO 9001(EN 29001)이 1987년에 제정되었고, MDD EN 46001은 1993년에 개정되었다가 1년 만에 다시 바뀌었으며, ISO 9001(EN ISO 9001)로 1994년 개정되었는데 이것이 현재 최신판이라고 할 수 있다. 다시 말해서 의료기기(MDD) 요구사항에서 EN 46001은 유럽규격이며, ISO 13485는 국제규격인 것이다.

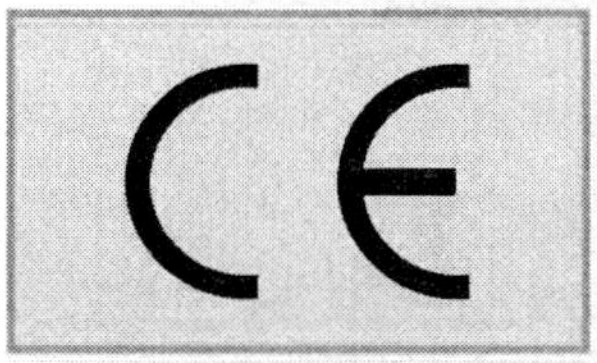

[그림 3-4] CE마크

6. NSF 마크

NSF(National Sanitation Foundation)으로 미국 위생규격이다. NSF에서는 보건안전과 환경보호를 위하여 일하는 기관으로 규격개발, 교육제공, 안전성 검토에 입각된 고품질 규격을 제공하여 해당제품의 적합성을 평가하는 기관이다. NSF는 약 50여년간 보건과 의료에 관련된 제품들을 인증해 왔으며, 현재 NSF의 인증을 받은 업체는 약 58개국 2,900개 업체에 달하고 있다. NSF마크는 제품의 보건 위생에 대한 강제규격으로써 NSF 규격을 취득한 제품은 위생에 관련된 안전과 품질에 대하여 국제적으로 보증할 수 있으므로 핵심적인 홍보도구가 될 수 있으며, 새로운 시장의 개척과 확보에 기여할 수 있다.

7. EMC시험과 의료기기안전시험

CE마크의 모듈은 A-H의 8개로 이루어져 있는데 해당제품이 EC 지침 및 EN 규격 등에 적합한지 여부를 평가한다. 여기서 의료기기 지침(Medical Device Directive : 93/42/EEC) 등에 해당하는 경우에만 나열하기 위하여 의료기기는 제품의 안전 정도에 따라 Class Ⅰ, Ⅱa, Ⅱb,

Ⅲ의 4가지 방식으로 분류된다. 이 중에서 가장 중요시되고 어려운 의료기기(MDD : Medical Device Directive : 93/42/EEC), 즉 모듈(H)에 대해 간략하게 살펴본다.

① 제품에 대하여 제조자가 관련 지침서 요건과의 적합함을 입증한다. 제조자 또는 EU 대리인(NB : Notified Body)은 제품에 CE마크를 부착하고 적합성선언서를 문서로 작성한다.

② 품질시스템

㉠ 제조자가 품질시스템 심사 공식신청서를 공인기관(NB)에 제출하여야 한다. 신청서에는 제품 범주에 관련된 제반정보와 품질시스템 관련 문서에 대한 사항이 포함되어야 한다.

㉡ 품질시스템이란 대상제품이 관련지침상의 요건에 적합한지를 보장할 수 있는 것이어야 한다. 제조자에 채택한 제반요소, 요건 및 절차서, 지시서 등 체계적인 방식으로 문서화되어야 한다. 이 품질시스템 관련문서는 품질프로그램, 품질계획, 품질매뉴얼 및 품질기록 등 품질정책 및 그 절차에 관한 일반적인 이해가 가능한 것이어야 한다. 특히, 다음 사항에 관한 구체적인 내용이 포함되어야 한다.

ⓐ 공급자는 품질에 영향을 주는 일을 관리, 수행, 검증하는 모든 인원의 책임과 권한, 상호관계를 문서화해야 한다.

ⓑ 설계관리 및 임상조사 관련사항을 포함하는 설계 검증기법, 제품설계시 사용될 공정 및 체계적인 조치가 필요하다.

ⓒ 제조 전, 제조 중 및 제조 후에 실시될 정밀검사와 그 실시 횟수가 필요하다.

ⓓ 제조설비의 보수 유지활동이 필요하다.

ⓔ 소독용 의료장비가 필요하다.

ⓕ 제조과정의 환경관리가 필요하다.

ⓖ 검사보고서, 시험 DATA, 계측기 검교정 DATA, 품질에 관련된 요원자격검증 기록서와 같은 품질기록이 필요하다.

ⓗ 요구된 설계 및 제품의 성취도 품질시스템의 효과적인 운용을 감시하는 수단이 있어야 한다.

ⓘ 품질문제의 조기경보를 제공하고 수정 및 예방시스템에 투입할 문서화된 Feedback System을 확립하고 유지한다.

ⓙ 선반 저장기간이 제한되거나 특별한 저장조건들이 필요한 제품의 관리를 위한 문서화된 절차를 설정하고 유지한다.

8. DMF

CE마크 인증을 획득하기 위해서는 기술서류 DMF(Device Master File)를 관리하여야 하는

데, DMF에는 다음과 같이 2가지 사항이 포함되어 있어야 한다.

① DHR(Design History Record) : 개발 전 DMF(설계규정 ISO9001)에 따른 연구개발과 관련된 서류 및 각종 시험자료가 있어야 한다.
② GMP : 개발 후 설계 변경된 도면, 복지부 형식승인을 받기 위해서 각종 자료, 특별주문과 관련된 모든 자료(작업지도서, 지시서, 계약검토의뢰서, 공정도 등)의 보관위치, 기록서로 대치 가능하여야 한다.

9. 510k의 정확한 의미

미국에 의료기기를 수출하기 위해서는 우선 FDA로부터 제품 승인을 받아야 한다. 제품 승인은 의료기기의 등급에 따라 다르지만 크게 두 가지 종류로 나누어 볼 수 있다. 1·2등급 의료기기의 경우 FDA에 시판 전 신고(510k)를 해야 하며, 대부분의 3등급 의료기기는 FDA로부터 시판전승인(PMA)을 받아야 한다. 시판 전 승인을 받아야 하는 3등급 의료기기는 소위 말해 신개발 의료기기인 경우에 한해 적용되며, 현재 우리나라에서 제조하는 대부분의 의료기기는 510k 대상으로 보아야 할 것이다.

그런데 여기서 유의할 점은 FDA는 510k 자료를 검토할 때 일부 생명유지용 의료기기를 제외하고는 임상시험에 관한 자료를 요구하지 않으며, 대부분 미국 내에서 시판중인 의료기기와 사용목적, 제품의 기술적 특성이 본질적으로 동일한지 여부에 초점을 두고 있다. 이 같은 본질적 동등성을 입증하기 위해선 유사한 제품과 사용목적 및 기술적인 특성이 동일하다는 비교표를 제시할 수 있다. 경우에 따라선 FDA에서 인정하는 기준규격에 해당 제품이 적합하다는 적합선언을 통해 입증할 수도 있다.

그리고 FDA는 모든 의료기기 제조업체로 하여금 일부 품목을 제외하고는 GMP 규정을 준수할 것을 요구하고 있다. 미국은 최근 들어 유럽연합(EU)과 의료기기 분야에 대해 2001년 12월부터 발효되는 상호인정협정(MRA)을 체결, MRA 추진과정에서 ISO 9001과 ISO 13485 규정도 인정하는 한편 GMP 규정에 설계관리에 관한 부분을 보완해 QSR(Quality System Regulation) 규정을 마련, 시행 중이어서 비관세 수출장벽이 높아지고 있다.

10. FDA 승인 절차

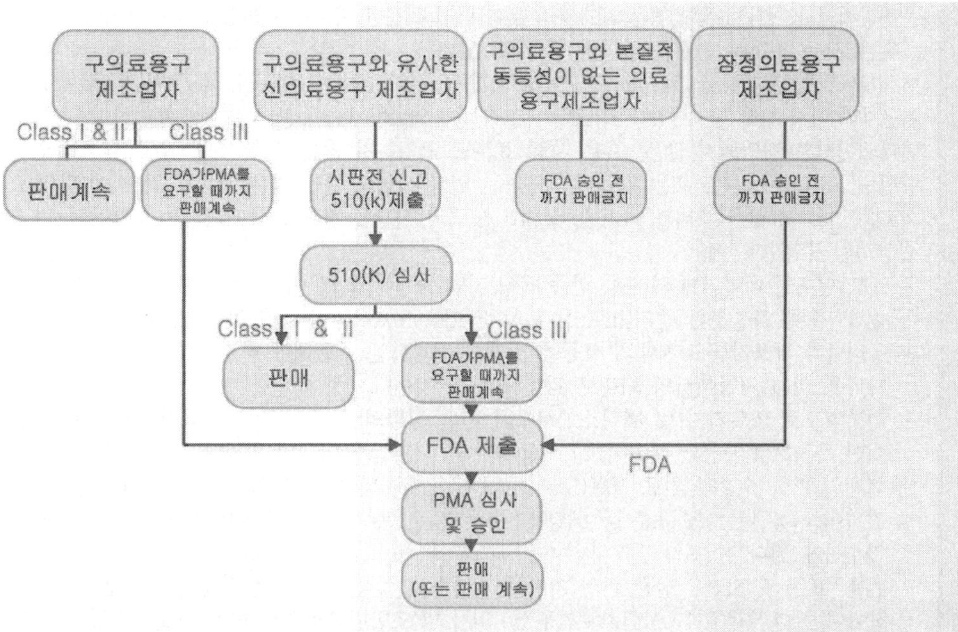

11. 유럽신의료기기법(EU MDR : Medical Device Regulation)

EU는 세계에서 가장 큰 의료기기 시장 중 하나로 인정받고 있다. 2022년 기준으로 EU의 의료기기 시장 매출은 약 1,500억 유로(EUR)로 전세계 시장의 약 30[%]를 차지하여 미국(41[%])에 이어 두 번째로 큰 규모이다.

EU의 전체 의료기기 매출은 인공지능(AI) 및 원격 모니터링과 같은 기술 발전 덕분에 2027년까지 1,700억 유로(EUR)를 초과할 것으로 예상되는 이유로 EU는 대기업부터 혁신적인 스타트업까지 모든 의료기기 제조업체에게 중요한 시장으로 인식되고 있다.

- 유럽의 의료기기법은 1993년에 초판이 발행됐으며, 1998년부터 CE 인증이 시작됐다.
- 구법인 MDD는 통합 법률(Regulation)이 아닌 각 회원국이 채택해서 사용해야 하는 지령(Directive)이었다. 그래서 회원국마다 약간씩 다른 면이 있었으며, 범유럽의 법률로는 많이 부족했다. 대신 각 회원국이 지정하는 NB의 퍼포먼스에 의존했다.
- 인증을 해야만 운영이 되는 상황에서 NB들은 앞다퉈 인증서를 발행했다. 내용이 부실해도 제목이 맞는 문서만 있으면 인증을 해주는 NB들이 많아지면서 유럽은 물론 의료기기 CE 인증을 인정하는 제3국가에서 MDD CE 인증의 가치는 퇴색되었다.
- 2017년 유럽연합(EU)은 개정된 의료기기법(MDR)을 내놓았으나, MDR은 2024년 5월 26일부터 강제 적용하기로 한 계획이 연장됐으며, 현재는 최장 2028년 말까지 유예 기간이 연장된 상황이다.
- MDR에서는 모션만 확인하던 방식을 지양하고 실제적인 활동(Practices)의 결과를 평가하기 때문에 제조자는 MDR 구현 방법을 구체적으로 기획해야 한다. 의도된 적응증(Indication) 및 의도된 사용 목적

(Intended Use)을 명확히 정의해야 하는데, 결국 임상적인 고찰이 가장 중요한 요구 사항으로 부각된 것이다.
- 임상적인 증거가 부족할 경우 제조자의 뜻과 달리 특정한 적응증(Indication)을 클레임할 수 없게 되거나 혹은 사용 목적의 범주를 줄여야 할 수도 있다.

- MDR은 위험 관리(Risk Management)와 P-D-C-A(Plan-Do-Check-Act) 기반으로 준비하지 않으면 처음부터 다시 시작 할 수 있다. 성급한 제조자들이 의료기기법과 관련 표준에 부합하지 않은, 혹은 명확한 인디케이션도 정의되지 않은, 혹은 치료 표준도 고려하지 않은, 혹은 노블(Novel) 제품임에도 전임상 방법도 고려하지 않은, 혹은 유럽이 요구하는 임상 시험도 하지 않은 이유로 큰 벽에 맞닥뜨리게 된다.
- 새로운 법률 MDR은 뿌리를 내리 는데 많은 노력과 시간을 필요로 하고, EU는 MDR을 2번 연장했지만, 필연적일 수 있다.
  - 2023년 3월 데이터에 의하면, 인증 신청 기업 중 4분의 1만이 인증을 취득하고 있으며, 신청 기업이 증가할수록 불충분한 증거(Insufficient Evidence)가 많이 나오고 있기 때문이다.
  - 우리나라 제조자들도 시대의 흐름에 맞게 규제과학을 구현해야 하고, 기존 방식으로는 최악의 경우 가까운 미래 시장에서의 퇴출도 감안해야 할 것이다.
  - 기본적으로 의료기기 및 웰니스에서부터 어떤 질환의 어떤 중증도의 환자에게 어떤 적응증을 위해 어떤 목적으로 사용할 것이며, 그 사용자가 곧 환자인지 아니면 의사나 간호사인지를 확정해야 한다.
  - 현재의 기술 수준과 치료 표준(Standard of Care)법과 미국식품의약국(FDA), 유럽 등 선진 규제 기관이 사용하는 기술표준 등 해당 기기에 맞는 충분한 고찰에 기반한 치밀한 개발 전략이 성패를 좌우하게 된다.
  - 법률, 표준 및 지침은 물론 관련 기기들의 기술적 · 임상적 레벨을 심층적으로 분석한 후 개발방향을 잡아야 한다. '제조자+시험소+연구소+의사'의 조합만으로 가능하지 않을 수 있다. 규제 전문가의 참여가 성패를 좌우한다.
- MDR 규정 제1조에는 해당 규정이 유럽연합에서 수행하는 임상조사에 적용한다고 명시돼 있다. 62조 3항에는 업체는 MDR인증에 필요한 임상조사 신청 이전 MDR 인증기관 윤리위원회(EC) 임상조사 승인신청서 평가가 선행돼야 한다는 것도 규정하고 있다. 이밖에도 MDR시행 이후 전체적으로 의료기기 등급 상향이 이뤄졌다.

소프트웨어 의료기기는 기존 1등급에서 종류에 따라 2a, 2b, 3등급까지 상향 조정됐고, 체내로 유입되거나 피부에 도포되는 의료기기 등도 같은 수준으로 상향됐다.

- MDD 인증서의 유효 기간 등 각 기업의 상황에 맞는 대응 전략 수립 필요
- 유효기간만료 전 MDR 심사 기간을 고려하여 심사 시점 예측 및 MDR 적용 준비 기간도 고려
- MDD 인증서의 유효기간이 남았다 하더라도 다음 요구 사항은 MDR 적용 시점부터 적용
  - 인증기관의 참여가 필요한 MDD 클래스 I 기기 MDR은 특정 조건에서 2024년 5월 25일까지 시장에 계속 출시할 수 있다.
- 의료기기(MDD)에 대한 의회 지침 93/42/EEC는 2021년 5월 26일에 폐지 그 이후, 신규 또는 수정된 MDD 인증서 발급 불가(정오표 만 해당)
- MDD에 대한 인증기관 notification 만료
- MDD 인증서는 2024년 5월 27일부터 효력이 만료됨
- MDD 인증서 업데이트가 필요한 MDD 인증서에 따른 제품, 시스템에 대한 중대한 변경은 해당 기간 동안 허용되지 않음
- 2021년 5월 26일~2024년 5월 26일 기간에 MDD로 인증을 유지하는 경우, MDR 규정에서 요구하는 시판 후 감시활동 요구 사항을 만족해야 함
- 2024년 5월 27일부터는 모든 MDD인증서 효력이 만료하더라도 이미 유럽 시장에서 유통되고 있는

Legacy Device(MDD로 인증받은 제품)는 2025년 5월 26일까지 사용이 가능
- 유럽위원회가 EUDAMED 타임라인을 새롭게 발표
- 2024년 4분기 (공고 후 6개월 후) : Actors, Vigilance & PMS, Market Surveillance, Clinical investigations & Performance studies, modules 사용 의무화
- 2026년 2분기 (공고 후 24개월 후) : UDI/Device and NB & Certificate modules 사용 의무화

(1) MDD에서 MDR 개정 법규의 이해 및 주요 변경 사항

전체 Article이 123개로 규정이 늘어났으며, 특히 제조자, 수입자, 유통업자, 현지 대리인, 정부기관(CA), 인증기관(NB) 등 다수의 Player에 대한 정의, 역할, 업무 범위 등에 대해 명확히 명시한다.

- 평가 활동에 관련된 인력에 대한 절대적으로 증가된 역량 요구사항
- 고위험 기기에 대한 더 엄격한 승인
- 이식형 기기 및 ClassⅢ 기기에 대한 안전성 및 임상 성능 요약
- 3등급 이식형 및 주입 장치에 대한 전문가 패널 임상 평가보고서 검토
- 특정 의료기기에 대한 분류 변경(AED, Spinal disk)
- NB 지정기준 및 감독절차 강화로, MDR의 인증기관 수 절대적 감소
- 컬러 콘택트렌즈, 주름살제거필러, 안티에이징레이저기기, 지방흡입에 사용되는 장치와 같이 의료 목적이 아닌 미용 목적을 위한 제품이 새로운 규정에 적용(타투, 피어싱을 위한 제품 제외)
  - ANNEX XVI : ARTICLE 1 (2)에 언급된 비의료용 제품군 리스트
- UDI, SRN(Single Registration Number) 전자등록(EUDAMED)을 통한 향상된 투명도
  - EUDAMED는 회원국, EU 집행위원회, 인증기관(NB), 후원자및 관계자가 시판된 의료기기, 적합성 평가 절차, 인증기관(NB), 인증서, 공인 무역업체, 각성 상태/부작용 사례, 사후감독, 임상 시험에 대해 공유할 수 있는 정보를 수집
- 임플란트 카드 등록
- 기기명, 시리얼넘버, LOT넘버, UDI, 이름, 주소 그리고 제조자의 웹사이트
- Basic UDI-DI와 UDI-DI 와의 개념 구분
- EMC로 인한 경고, 주의 사항, 예상 수명에 대한 정보
- 장비 위험등급 결정 : 우리나라는 품목별로 위험등급이 결정되어 고시화되어 있으나, 유럽은 rule 기반으로 Invasiveness/location, Duration of use, Energy, Material/Composition에 따라 고려하여 결정, MDE Code 부여
- 적합성 평가절차 : Class 별로 적합성 평가절차가 상이
- 안전 및 성능 요구조건 확인 : GSPR과 Harmonized standard 체크리스트
- EN ISO 14971:2016에 위험관리개념, 위험통제 수단으로서 기본 3가지(설계변경, 보호수단, 정보제공) 외에 Usability가 추가

(2) MDD에서 MDR 개정법규의 이해 및 주요 변경사항

① 고위험 기기에 대한 더 엄격한 승인

- 이식형 기기 및 Class3 기기에 대한 안전성 및 임상성능 요약
- Class3 이식형 및 주입 장치에 대한 전문가 패널 검토
- 특정 의료기기에 대한 분류 변경(예 AED, 척추 디스크 교체 임플란트, 독립형 SW)

② NB의 지정 기준 및 감독 절차 강화

- MDR의 인증기관 수 절대적으로 감소
- 평가 활동에 참여하는 직원의 능력 요구사항이 절대적으로 높아짐, 특정 미용 장치 포함
- Annex16의 비의료용 기기
- 컬러렌즈, 에스테틱필러, 주름치료/안티에이징 레이저기기 향상된 투명도
- EUDAMED, UDI, 경제공동체의 단일등록번호(SRN)

③ 임플란트 카드의 도입

- 기기명, 시리얼넘버, LOT넘버, UDI, 이름, 주소 그리고 제조자의 웹사이트
- 모든 경고, EMC로 인한 주의 등급 재지정, 예상 수명에 대한 모든 정보

④ 임상증거에 대한 규칙 강화

- Class3, Iib 이식형 장치에 대한 임상조사(예 이 장치에 대한 제한된 문서 경로)
- 동등성에 대한 더 엄격한 증명
- 인증기관의 임상 평가자에 대한 더 엄격한 자격 요건

⑤ 시판 후 감시 강화

- 제조업체 및 EUR로 지정된 PRRC에 의한 PSUR, 및 사건 보고
- 제조업체의 잠재적 책임에 대한 충분한 재정적 보장, 경계 및 시장 감시 분야에서 EU 국가 간의 개선된 조정 메커니즘
- EUDAMED를 통한 데이터 공유

⑥ 위임장

- 기기의 제조사가 유럽 회원국에 소재하지 않는 경우, 유럽 대리인을 지정해야 한다.
- 유럽 대리인은 자신과 제조사 간에 합의된 위임 사항에 명시된 직무를 수행하여야 하고 유럽 대리인은 유럽 보건당국으로부터 요청이 있을 때, 위임장의 사본을 유럽 보건당국에 제공하여야 한다.
- 위임장은 유럽 대리인이 그 위임장이 포함하는 기기에 관련된 최소한 다음의 직무를 수행할 것을 요구하여야 하며, 제조사가 이를 가능하게 하여야 한다.
  - EU 적합 선언서와 기술문서가 작성되었는지, 적용 가능한 경우, 적절한 적합성 평가 절차가 제조사에 의해 수행 검증
  - 기술문서 사본, EU 적합 선언서, 적합성 인증서에 따라 발급된, 수정본 및 보충 내용을 포함하는 관련 인증서 사본을 마지막 기기가 출시된 이후 최소 10년의 기간 또는 이식형 기기의 경우 마지막 기기가 출시된 이후 최소 15년 동안 보건당국의 재량에 따라 사용할 수 있도록 유지
  - 모든 문서는 회원국에 의해 결정된 유럽 연합의 공용어로 제공
  - 유럽 대리인이 등록된 사업장을 두고 있는 회원국의 보건당국의 샘플또는 기기에 대한 접근에 관한 모든 요청을 제조사에 전달하고, 그 보건당국이 그 샘플을 받거나 그 기기에 접근하는지를 검증
  - 기기가 초래하는 위험을 제거하거나, 그것이 불가능하다면, 완화하기 위해 취한 어떤 예방 또는 시정조치에 관해 보건당국에 협조

- 의료전문가, 환자 및 사용자의 지정한 기기와 관련된 의심스러운 사고에 대한 불만 및 보고에 대해 제조사에게 즉시 통보
- 만약 제조사가 본 규정에 따른 의무에 반하는 활동을 하면 위임장을 종료

(3) 규제 책임자

제조사는 제15조에 따라 의료기기 분야에서 필요한 전문지식을 보유하고 있는 규제 전문가를 조직 내에서 한 명 이상 이용할 수 있어야 하고, 그 필수 전문지식은 아래와 같은 자격 중 하나로 입증하여야 한다.

- 법률, 의학, 약학, 공학 또는 기타 관련 과학 분야에서의 대학 학위를 포함 의료기기와 관련된 품질경영시스템 분야에서의 1년 이상의 경력
- 의료기기와 관련된 규제 업무 또는 품질경영시스템 분야에서 4년 이상의 경력
  - 단, 개인형 맞춤 기기의 제조사는, 전문 자격에 관한 국내법을 위배하지 않고, 2년 이상의 관련 제조 분야 내의 직업경력을 보유함으로써 (위)에서 언급된 필수 전문 지식을 입증할 수 있음.

① 제15조 3절에 따라 규제 준수를 책임지는 사람은 최소한 다음을 보장할 책임이 있다.

- 기기가 출하되기 전에, 그 기기가 제조되는 품질경영시스템에 따라, 그 기기의 적합성을 적절하게 점검
- 기술 문서와 EU 적합 선언서를 작성되고 최신의 상태로 유지
- 시판 후 감시 의무는 제10(10)조에 따라 준수
- 제87조에서 91조까지에 언급된 보고 의무가 충족
- 임상용 기기(investigational devices)의 경우, 부속서 XV의 II장의 4.1절에 언급된 진술문.15)
  - 부속서 XV의 II장의 4.1절 진술문 : 대상 기기가 임상 시험에 포함된 측면에서 일반 안전 및 성능 요구 사항에 부합되고 그 측면들에 관하여 피조사인의 건강 및 안전을 보호하기 위해 모든 주의가 기울여졌다는 그 임상용 기기의 제조에 책임이 있는 개인 또는 법인의 서명된 성명서

② 임플란트 카드는 이식형 의료기기에 대한 의무사항이므로 이식형 의료기기 제조사는 반드시 임플란트 카드에 대해 준비를 해야 한다.

③ 이식형 의료기기의 제조사는 다음의 정보를 제공하여야 한다. 임플란트 카드 제작에 자세한 사항은 부록 1에서 확인할 수 있다.

- 의료기기명, 일련번호, 로트 번호, UDI, 의료기기모델, 제조사의 이름, 주소 및 웹사이트를 포함하여 기기를 식별할 수 있는 정보
- 합리적으로 예측가능한 외부 영향, 의료 검사 또는 환경조건에 대한 상호 간섭과 관련하여 환자 또는 의료전문가에 의해 취해야 할 경고, 주의 사항 또는 조치
- 기기의 예상 수명에 대한 정보 및 필요한 사후관리에 관한 정보
- 부속서 I의 제23.4절, (u) 항 '이식형 기기의 경우, 환자가 노출될 수 있는 재료 및 물질에 관한 전반적인 정성적 및 정량적 정보'를 포함하여, 환자가 기기를 안전하게 사용할 수 있도록 하는 기타 정보

(4) EU 의료기기 정보시스템 (EUDAMED)

MDR에서는 의료기기의 식별 및 추적성, 기기와 경제 운영자의 등록, 안전 및 임상 성능의 요약, 의료기기에 대한 정보 접근을 위해 유럽데이터베이스 (이하 'EUDAMED')에 제조사 및 의료기기의 정보 등록을 요구한다.

- 개인형 맞춤 기기를 제외한 기기의 출시 전에, 제조사는 그 기기에, 해당한다면, 모든 상위 수준의 포장에 유럽위원회에 의해 지정된 발급 단체의 규칙을 준수하여 생성된 UDI를 배정하여야 한다.
- UDI(고유기기 식별자) : UDI는 전 세계적으로 승인된 기기 식별 및 부호화 규격을 통해 생성된 일련의 숫자 또는 영숫자. 이것은 시장에서 특정 기기의 모호하지 않은 식별할 수 있게 한다.

(5) UDI는 UDI-DI와 UDI-PI로 구성

기본 UDI-DI	기기 모델의 기본 식별자이다. 기기 사용 단위 수준에서 할당된 DI이다. 이것은 UDI 데이터베이스에 있는 기록의 기본 키로 관련 인증서 및 EU 적합 선언서에서 참조된다.
UDI-DI	어떤 모델의 기기에 특정한 고유 숫자 또는 영숫자 부호이며 UDI 데이터베이스에 저장된 정보에 대한 '접근 키'로도 사용된다.
UDI-PI	기기 생산의 단위를 확인하는 숫자 또는 영숫자 부호이다. 다양한 유형의 UDI-PI는 일련 번호, 로트 번호, 소프트웨어 식별 및 제조 또는 만료일 또는 두 가지 유형의 날짜가 포함된다.

부속서 VI의 Part B에 언급된 제조사가 UDI 데이터베이스에 제공해야 하는 UDI-DI와 제조사 및 기기에 관련된 정보는 아래와 같다.

- 포장 구성 당 수량
- 기본 UDI-DI와 추가적인 DI(제29조에 언급)
- 기기의 생산이 관리된 방법(폐기일 또는 제조일, 로트 번호, 일련번호)
- 해당하면 사용 UDI-DI의 단위(UDI가 사용의 의료기기 수준으로 기기에 라벨로 표시되지 않은 경우 '사용의 의료기기' DI는 한 환자당 한 기기의 사용을 연상하도록 배정)
- (라벨에 표시된 대로) 제조사의 이름 및 주소
- 발급된 SRN
- 해당하면, (라벨에 표시된 대로) 유럽 대리인의 이름 및 주소
- 의료기기 명칭 부호
- 기기의 위험성 등급
- 해당하면, 명칭 또는 상품명
- 해당하면, 기기 모델, 참조, 또는 카탈로그 번호
- 해당하면, (부피, 길이, 구경, 지름을 포함하는) 임상적 크기
- 추가적인 제품 설명서 (선택사항)
- 해당하면, (라벨 또는 사용 설명서에 표기된) 보관 및/또는 취급 조건
- 해당하면, 기기의 추가 상품명
- 일회용으로 라벨 표시 여부(y/n)
- 해당하면, 최대 재사용 횟수

- 멸균 라벨 표시된 기기(y/n)
- 사용 전 멸균 필요성(y/n)
- 라텍스 포함 여부(y/n)
- 해당하면, 부속서 I의 10.4.5절에 따라 라벨로 표시된 정보
- 전자식 사용 설명서와 같은 추가 정보에 대한 URL(선택사항)
- 해당하면, 중대한 경고 또는 금지사항
- 기기의 상태(시판 중, 더 이상 판매되지 않음, 회수됨, 현장 안전 시정조치가 개시됨)
  - 해당 된다면, 부속서 VI의 Part C에 규정된 포장된 기기의 단위를 식별하는 UDI 생산식별 표시('UDI-PI')
  - 기기 또는 포장의 라벨에 UDI 배치
  - 경제 운영자, 보건기관 및 의료전문가에 의한 UDI의 보관
  - UDI 식별을 위한 전자식 UDI 데이터베이스의 설치

(6) 안전성 및 임상 성능의 요약

개인형 맞춤 기기 또는 임상용 기기를 제외한 이식형 기기와 Class III 기기의 경우, 제조사는 안전 및 임상성능 요약서(Summary of safety and clinical performance, 이하 'SSCP')를 작성을 요구하고 있다.

- SSCP는 의도된 사용자에게 관련되면 환자에게 명확한 방법으로 작성되어야 하고, EUDAMED를 통해 대중에게 공개되어야 한다.
- SSCP의 초안은 적합성 평가 절차에 따라 인증기관에 제출되어야 하는 문서 일부가 되어야 하며 해당 인증기관에 의해 유효성이 확인되어야 한다. 그리고 이 유효성이 확인되면 해당 인증기관은 SSCP를 EUDAMED에 올려야 한다.
- 제조사는 SSCP가 이용가능한 곳을 라벨 또는 사용 설명서에 언급하여야 할 의무가 있다.
- SSCP에는 최소한 다음을 포함하여야 한다.
  - 해당 기기와 제조자의 정보, Basic UDI-DI 코드, SRN(single registration number)
  - 사용목적, 정확하고 구체적인 Indication, contraindications, target populations(성별, 연령 등)
  - Device description(Variant 모델이면 기존 모델과의 차이점, 악세서리 포함, 다른 의료기기와의 연결사용 여부)
  - 다른 가능한 진단 or 치료가 있는지(대체 치료법에 대한 서술)
  - 적용규격 lists
  - MDR 부속서 XIV(Clinical evaluation and PMCF)에 따라 수행한 clinical evaluation의 Summary(Executive summary)
  - 해당되는 경우, 해당 제품을 사용하기 위해 필요한 교육
  - 잔여위험, 부작용, 경고사항, 사용 전 주의사항
  - 안전성 및 임상 성능의 요약(Summary of safety and clinical performance)

(7) 시판 후 감시

제조사의 시판 후 감시 시스템(Post-Market Surveillance : PMS) 수행 제조사는 각 기기에 대해 기기의 위험 등급에 비례하고 기기 유형에 적합한 방식으로 시판 후 감시 시스템을 계획,

수립, 문서화, 실행, 유지 및 갱신하여야 하고, 품질경영시스템의 필수적인 부분이 되어야 한다.

시판 후 감시 시스템	전체 수명주기 동안 기기의 품질, 성능 및 안전에 관한 관련 자료를 능동적이고 체계적으로 수집, 기록 및 분석한다. 또한 필요한 결론을 도출하고 예방 및 시정 조치의 결정, 실행 및 감시하는 데 적합해야 한다. 특히, 제조사의 감시 시스템으로 수집된 자료는 다음을 위해 사용되어야 한다.	• 이익 - 위험(Benefit-risk) 결정을 갱신하고 위험성 관리를 개선 • 설계 및 제조정보, 사용 설명서 및 라벨의 갱신 • 임상 평가의 갱신 • 안전성 및 임상 성능 요약(SSCP)의 갱신 • 예방, 시정 또는 현장 안전 시정조치를 위한 필요성의 확인 • 기기의 사용성, 성능 및 안전성의 개선을 위한 선택사항의 확인 • 관련되는 경우, 다른 기기의 시판 후 감시에 기여 • 경향 보고(Trend report)
시판 후 감시 보고서	(Post-Market Surveillance Report : PMSR) Class I 기기의 제조사는 시판 후 감시 계획의 결과로서 수집된 시판 후 감시 자료의 분석 결과 및 결론을, 취해진 예방 및 시정조치에 대한 설명과 함께 요약한 시판 후 감시 보고서를 작성하여야 한다. 이 보고서는 필요한 경우 업데이트되어야 하며 요청 시 보건 당국에 제공되어야 한다.	
정기 안전성 갱신 보고서	(Periodic safety update report, PSUR) Class IIa, IIb, III 기기의 제조사는 정기 안전성 갱신 보고서 PSUR를 작성해야 한다. PSUR에는 다음을 명시해야 한다.	• 이익 - 위험성 결정의 결론 • PMCF의 주요 발견사항 • 기기의 판매량과 그 기기를 사용하는 집단의 규모와 다른 특성의 산정 평가

02 우리나라의 제조물책임법(PL법)

[시행 2018.4.19.] [법률 제14764호, 2017.4.18., 일부개정]
법무부(상사법무과)공정거래위원회(소비자안전교육과)

제1조(목적) 이 법은 제조물의 결함으로 발생한 손해에 대한 제조업자 등의 손해배상책임을 규정함으로써 피해자 보호를 도모하고 국민생활의 안전 향상과 국민경제의 건전한 발전에 이바지함을 목적으로 한다.

제2조(정의) 이 법에서 사용하는 용어의 뜻은 다음과 같다.

1. "제조물"이란 제조되거나 가공된 동산(다른 동산이나 부동산의 일부를 구성하는 경우를 포함한다)이다.
2. "결함"이란 해당 제조물에 다음 각 목의 어느 하나에 해당하는 제조상 · 설계상 또는 표시상의 결함이 있거나 그 밖에 통상적으로 기대할 수 있는 안전성이 결여되어 있는 것이다.
   가. "제조상의 결함"이란 제조업자가 제조물에 대하여 제조상 · 가공상의 주의의무를 이행하였는지에 관계없이 제조물이 원래 의도한 설계와 다르게 제조 · 가공됨으로써 안전하지 못하게 된 경우이다.
   나. "설계상의 결함"이란 제조업자가 합리적인 대체설계(代替設計)를 채용하였더라면 피해나 위험을

줄이거나 피할 수 있었음에도 대체설계를 채용하지 아니하여 해당 제조물이 안전하지 못하게 된 경우이다.

다. "표시상의 결함"이란 제조업자가 합리적인 설명 · 지시 · 경고 또는 그 밖의 표시를 하였더라면 해당 제조물에 의하여 발생할 수 있는 피해나 위험을 줄이거나 피할 수 있었음에도 이를 하지 아니한 경우이다.

3. "제조업자"란 다음 각 목의 자이다.

가. 제조물의 제조 · 가공 또는 수입을 업(業)으로 하는 자

나. 제조물에 성명 · 상호 · 상표 또는 그 밖에 식별(識別) 가능한 기호 등을 사용하여 자신을 가목의 자로 표시한 자 또는 가목의 자로 오인(誤認)하게 할 수 있는 표시를 한 자

제3조(제조물책임) ① 제조업자는 제조물의 결함으로 생명 · 신체 또는 재산에 손해(그 제조물에 대하여만 발생한 손해는 제외한다)를 입은 자에게 그 손해를 배상하여야 한다.

② 제1항에도 불구하고 제조업자가 제조물의 결함을 알면서도 그 결함에 대하여 필요한 조치를 취하지 아니한 결과로 생명 또는 신체에 중대한 손해를 입은 자가 있는 경우에는 그 자에게 발생한 손해의 3배를 넘지 아니하는 범위에서 배상책임을 진다. 이 경우 법원은 배상액을 정할 때 다음 각 호의 사항을 고려하여야 한다.

1. 고의성의 정도
2. 해당 제조물의 결함으로 인하여 발생한 손해의 정도
3. 해당 제조물의 공급으로 인하여 제조업자가 취득한 경제적 이익
4. 해당 제조물의 결함으로 인하여 제조업자가 형사처벌 또는 행정처분을 받은 경우 그 형사처벌 또는 행정처분의 정도
5. 해당 제조물의 공급이 지속된 기간 및 공급 규모
6. 제조업자의 재산상태
7. 제조업자가 피해구제를 위하여 노력한 정도

③ 피해자가 제조물의 제조업자를 알 수 없는 경우에 그 제조물을 영리 목적으로 판매 · 대여 등의 방법으로 공급한 자는 제1항에 따른 손해를 배상하여야 한다. 다만, 피해자 또는 법정대리인의 요청을 받고 상당한 기간 내에 그 제조업자 또는 공급한 자를 그 피해자 또는 법정대리인에게 고지(告知)한 때에는 그러하지 아니하다.

제3조의2 (결함 등의 추정) 피해자가 다음 각 호의 사실을 증명한 경우에는 제조물을 공급할 당시 해당 제조물에 결함이 있었고 그 제조물의 결함으로 인하여 손해가 발생한 것으로 추정한다. 다만, 제조업자가 제조물의 결함이 아닌 다른 원인으로 인하여 그 손해가 발생한 사실을 증명한 경우에는 그러하지 아니하다.

1. 해당 제조물이 정상적으로 사용되는 상태에서 피해자의 손해가 발생하였다는 사실
2. 제1호의 손해가 제조업자의 실질적인 지배영역에 속한 원인으로부터 초래되었다는 사실
3. 제1호의 손해가 해당 제조물의 결함 없이는 통상적으로 발생하지 아니한다는 사실

제4조(면책사유) ① 제3조에 따라 손해배상책임을 지는 자가 다음 각 호의 어느 하나에 해당하는 사실을 입증한 경우에는 이 법에 따른 손해배상책임을 면(免)한다.

1. 제조업자가 해당 제조물을 공급하지 아니하였다는 사실
2. 제조업자가 해당 제조물을 공급한 당시의 과학 · 기술 수준으로는 결함의 존재를 발견할 수 없었다는 사실
3. 제조물의 결함이 제조업자가 해당 제조물을 공급한 당시의 법령에서 정하는 기준을 준수함으로써 발생하

였다는 사실
4. 원재료나 부품의 경우에는 그 원재료나 부품을 사용한 제조물 제조업자의 설계 또는 제작에 관한 지시로 인하여 결함이 발생하였다는 사실

② 제3조에 따라 손해배상책임을 지는 자가 제조물을 공급한 후에 그 제조물에 결함이 존재한다는 사실을 알거나 알 수 있었음에도 그 결함으로 인한 손해의 발생을 방지하기 위한 적절한 조치를 하지 아니한 경우에는 제1항제2호부터 제4호까지의 규정에 따른 면책을 주장할 수 없다.

제5조(연대책임) 동일한 손해에 대하여 배상할 책임이 있는 자가 2인 이상인 경우에는 연대하여 그 손해를 배상할 책임이 있다.

제6조(면책특약의 제한) 이 법에 따른 손해배상책임을 배제하거나 제한하는 특약(特約)은 무효로 한다. 다만, 자신의 영업에 이용하기 위하여 제조물을 공급받은 자가 자신의 영업용 재산에 발생한 손해에 관하여 그와 같은 특약을 체결한 경우에는 그러하지 아니하다.

제7조(소멸시효 등) ① 이 법에 따른 손해배상의 청구권은 피해자 또는 그 법정대리인이 다음 각 호의 사항을 모두 알게 된 날부터 3년간 행사하지 아니하면 시효의 완성으로 소멸한다.
1. 손해
2. 제3조에 따라 손해배상책임을 지는 자

② 이 법에 따른 손해배상의 청구권은 제조업자가 손해를 발생시킨 제조물을 공급한 날부터 10년 이내에 행사하여야 한다. 다만, 신체에 누적되어 사람의 건강을 해치는 물질에 의하여 발생한 손해 또는 일정한 잠복기간(潛伏期間)이 지난 후에 증상이 나타나는 손해에 대하여는 그 손해가 발생한 날부터 기산(起算)한다.

제8조 (「민법」의 적용) 제조물의 결함으로 인한 손해배상책임에 관하여 이 법에 규정된 것을 제외하고는 「민법」에 따른다.

03 의료기기 코드별 분류(의료기기 품목 및 품목별 등급에 관한 규정)

[시행 2023.6.12.] [식품의약품안전처고시 제2023-41호, 2023.6.12., 일부개정]
식품의약품안전처(의료기기정책과)

제1조 (목적) 이 규정은 「의료기기법」 제3조 및 같은 법 시행규칙 제2조에 따른 의료기기의 품목 및 품목별 등급에 관하여 필요한 사항을 정함을 목적으로 한다.

제2조 (품목 분류 기준) ① 의료기기의 성능을 발휘하고 사용 목적을 달성함을 주된 기능으로 하는 독립적으로 제조・판매되는 의료기기 부분품으로서 안전성・유효성 확보가 필요한 경우 별도의 의료기기 품목으로 분류할 수 있다.

② 의료기기를 둘 이상 조합하여 별도의 의료기기로 사용하는 경우 그 전체를 하나의 의료기기로 분류할 수 있다.

③ 품목의 재분류를 신청하고자 하는 자는 신청서에 다음의 자료를 첨부하여 식품의약품안전처장에게 제출하여야 한다.
1) 기술문서 등에 관한 자료
2) 재분류 대상 의료기기와 유사한 다른 의료기기와의 구조・원리, 성능, 사용목적, 사용방법 등 기술적

특성의 비교·분석한 자료
④ 식품의약품안전처장은 이해관계인 등의 신청이 있거나 재분류의 필요가 있다고 인정되는 경우에는 의료기기위원회의 심의를 거쳐 90일 이내에 심사·결정한 후 그 결과를 신청인에게 통보하고, 이를 고지하여야 한다.

제3조 (의료기기 품목 및 품목별 등급) 「의료기기법 시행규칙」 별표 1에 따른 의료기기 품목 및 품목별 등급은 별표와 같다.

제5조 (규제의 재검토) 「행정규제기본법」제8조 및 「훈령·예규 등의 발령 및 관리에 관한 규정」(대통령훈령 제248호)에 따라 2014년 1월 1일을 기준으로 매 3년이 되는 시점(매 3년째의 12월 31일까지이다)마다 그 타당성을 검토하여 개선 등의 조치를 하여야 한다.

04 리스크 관리의 개념

1. 리스크(Risk)의 정의

1) 사전적 의미의 리스크

사전적 의미의 리스크란 '손해, 상해, 불이익, 또는 파괴의 가능성(Possibility of Loss, Injury, Disadvantage or Destruction; Webster's 사전)을 뜻한다. 학계에서는 '측정 가능한 불확실성(Measurable Uncertainty, F. Knight)', '기대되는 결과로부터 이탈하는 가능성(Emmett J. Vaughan)' 등으로 정의된다.

2) 리스크와 유사한 개념들

리스크와 비슷하지만 약간의 차이가 있는 용어들을 살펴보면 위태(Hazard), 손인(Peril), 손해(Loss), 위험(Danger), 불확실성(Uncertainty), 오류(Error)등이 있다. 일반적으로 위험(Risk), 위태(Hazard), 손인(Peril)은 유사한 의미로 사용되고 있다.

① 위태(Hazard) : 손실의 발생을 초래하거나 발생확률을 증가시키는 조건을 말하는 개념으로 위험이 어느 정도의 수준을 넘은 상태 또는 구조적 실패가 확연하여 문제의 발생이 임박한 상황이다(A condition which effects the both the frequency and size of a loss). 이러한 위태의 예로는 물리적 위태, 도덕적 해이, 위해요소 중점관리 등을 들 수 있다.

㉠ 물리적 위태(Physical Hazard) : 물리적 위태는 손실의 원인을 증대시키는 자연적 또는 물리적 조건이다. 예를 들어 고속도로상에 안개가 심하게 끼거나 갑자기 폭우가 내리거나 겨울철에 눈이 많이 내려 도로가 빙판길이 되면 자동차 사고가 발생할 가능성이 크게 증가되고, 이로 인해 재정적 손실의 가능성도 크게 증가하게 되는 상황을 들

수 있다. 이러한 조건이 발생한 경우가 불리적 위태이다.

㉡ 도덕적 해이(Moral Hazard) : 도덕적 해이는 고의적이지는 않지만 어떤 일에 대하여 전혀 관심이 없거나 주의를 게을리함으로써 발생할 수 있는 손실(Loss)을 방관하는 태도이다. 이는 다소 비윤리적이거나 도덕적으로 비난을 받을 가능성이 많은 심리적, 정신적 상황이다. 일례로 지난 1993년 12월 우리나라의 대외신인도 하락과 단기외채의 급등으로 IMF에 구제금융을 신청했던 금융위기 당시, IMF와 정부의 구제금융을 통하여 부실한 기업들이 많은 지원을 받았다. 그러나 지원금을 받은 이러한 부실기업등 중 일부는 이러한 지원금의 일부로 자사 임직원들에게 거약의 보너스를 지급하는 등의 경우가 있어 이들 기업의 도덕적 해이를 지적하는 일이 있었다.

의료기관에서는 이러한 종업원의 도덕적인 해이로 인하여 리스크가 현실화되는 경우가 종종 발생된다. 예를 들면 병원시설 중 건물과 건물 사이에 연결복도가 있을 때 평소에는 외기와 차단되어 있어 문제가 없었으나 비가 와서 일부 천정에서 누수가 발생하고 이어 바닥에 물이 고이기 시작할 때 시설물 관리자가 아닌 다른 부분의 종업원이 이를 보고도 조치하지 않음으로써 환가와 방문자가 미끄러지는 경우이다.

㉢ 위해요소중점관리기준(Hazard Analysis and Critical Control Point) : 위해요소중점관리기준(HACCP; Hazard Analysis and Critical Control Point)에서의 'Hazard(위해)'란 식품의 원재료 생산에서부터 제조, 가공, 보존, 조리 및 유통단계를 거쳐 최종소비자가 섭취하기 전까지 각 단계에서 위해 물질이 해당 식품에 혼입되거나 오염되는 것을 사전에 방지하기 위하여 발생할 우려가 있는 위해요소를 규명하고, 이들 위해요소 중에서 최종제품에 결정적으로 위해를 줄 수 있는 공정, 지점에서 해당 위해요소를 중심적으로 관리하는 위생관리 시스템을 일컫는 데 사용된다. 이때 Hazard는 인체에 나쁜 영향을 미치는 위험한 물질의 의미로 쓰이고 있다.

② 손인(Peril) : 손해를 발생하게 하는 우연한 사고(위험)을 말하는 것으로 주로 보험에서 담보하고 있는 위험, 즉 화재, 낙뢰, 폭발, 풍수해, 홍수, 등을 일컫는다.

③ 손해(Loss) : 물리적 · 정신적 손실을 포함한 총괄적 의미의 손실(손해와 결과)이다. 위태(Hazard)한 상황은 손인(Peril)의 요인이 될 수 있고 그 결과로 손해(Loss)를 발생시키며, 그러한 상황을 통제하거나 관리하지 못하면 발생하는 손해를 가중시키고 더욱 대형화시키게 된다. 이러한 개념들이 앞으로 이야기할 중요한 개념들이 된다.

3) 리스크의 일반적 분류

품질관리 비용과 리스크 발생비용을 경제적 관점에서 비교하여 보면 다음과 같이 리스크를 분류할 수 있다.

① 예방된 리스크(Prevented Risks) : 추가 법률적 책임 발생에 따른 리스크 관리비용보다는 리스크 발생 비용이 높은 리스크이다. 여기에는 의료과실로 인한 의도적인 부상이나 나쁜 결과 등이 포함된다.
② 일반적인 예방 리스크(Normally Prevented Risks) : 리스크 발생비용이 리스크 관리비용보다 훨씬 큰 리스크이다.
③ 관리된 리스크(Managed Risks) : 리스크의 발생비용이 리스크 관리비용보다 약간 큰 리스크이다.
④ 예방되지 않은 리스크(Unprevented Risks) : 리스크 발생비용이 리스크 관리비용보다 적은 리스크로, 흔히 간과해도 되는 리스크이다.
⑤ 예방할 수 없는 리스크(Unpreventable Risks) : 천재지변이나 대규모 재난 등 불가항력적인 상황으로 인하여 예방할 수 없는 리스크에 해당하는 것으로, 이 경우 리스크 사전관리 비용이 리스크 발생비용보다 큰 리스크이다.

이렇게 다양하게 존재하고 각 기관별로 상황에 따라 발생하는 리스크는 적절한 관리비용으로 관리되어야 한다. 분야별 리스크 관리 Process는 다음과 같이 구분하여 설명할 수 있다.

2. 리스크 관리방법론

1) 일반 리스크 관리론

일반적인 리스크 관리절차 대상과 범위를 먼저 설정하고, 해당 리스크를 분석하고 그러한 리스크가 어느 정도인지를 평가해야 한다. 그 후에는 그러한 평가에 근거하여 리스크를 처리하는 절차를 수립한다. 그리고 해당 리스크 처리절차가 제대로 수행되는지를 점검하고 모니터링(Monitoring)한다.

리스크 관리 프로그램은 안전하고 비용 효과적이어야 하며, 상호의존적이고 전 분야에 걸쳐 복합적이고 치밀해야 한다. 리스크 관리 프로그램은 전반적인 위기를 감당해야 하지만 전체적으로는 해당 의료기관의 전략, 마케팅, 브랜드전략, 가치전략 등과도 일치해야 한다. 또한 지속적으로 관리가 가능하고 문서화되어서 모든 조직원에게 공유되어야만 한다.

의료기관의 진료행위는 '의료서비스'라는 표현으로 바뀌고 있다. 점차 가치기준이 바뀌고 있다는 것이다. 경쟁이 심화되고 의료제공방법, 장비 및 기술이 발전함으로써 점차 균질화되고 근거중심의학(EBD : Evidence Based Medicine)의 적용을 받는 질환이 증가함으로써 환자의 입장에서 접근이 용이하고, 환자 보호자가 안심할 수 있는 의료기관으로서 치료 후에도 지속적인 관심으로 가지고 관리해 주는 의료기관을 요구하고 있다. 궁극적으로는 의료기관이 환자와 동행함으로써 환자를 가족같이 여기고 환자의 안전을 나의 안전과 동일시하는 문화를 조성함으로써 의료 리스크를 예방할 수 있고, 그 처리비용을 절감할 수 있다. 이러한 관점에서 의료기관 역시 그 전략적 서비스 비전이 필요한 것이다. 이러한 전략적 서비스 비전 아래 설정된 공유가치에 따라 전 조직원이 행동함으로써 의료 리스크는 '관리' 될 수 있는 것이다.

리스크 관리 프로그램은 다양한 영역에 걸쳐서 리스크가 많고 심각한 영역에 초점을 맞추어서 구성해야 하며, 각 조직의 일상적인 형태 및 각 부분 간의 관계도 파악하여 상호작용을 고려해야 한다. 또한 조직 전체의 입장에서 의료기관의 운영, 진료, 영업, 마케팅, 홍보 등을 파악하고 잘 나타나지 않는 잠재적인 qnqnsRK지도 포함하여 그 리스크가 무엇인지를 규명한다.

① 리스크 규명(Risk Identification) : 동시대의 예상되는 정치적인 변화, 사회적인 변도, 경제적인 변화, 기술적인 변화를 정확하게 파악하고 분석하여 그러한 변화 속에서 발생가능한 리스크 유형을 규명하여야 한다. 해당 리스크는 설문조사, 사건 보고서, 의료소송 내용, 기존의 손실발생 이력 즉 병원에서의 비용손실을 경험했던 내용, 보도자료 등을 참고하여 규명할 수 있다. 병원에서 발생하는 문제를 발생 즉시 발견하고, 이로 인한 손해 또는 손상에 대하여 적절한 조치를 시작할 수 있도록 하기 위해서는 문제를 보고하는 체계를 갖추어야한다. 의료기관에서 리스크를 발견하기 위한 체계에는 사건보고(Incident Reports) 및 문제사례 선별(Occurrence Screens), 환자의 불평(Complain), 불만(Dissatisfation), Indicator Monitoring 자료(사망률, 재입원율 등) 등이 해당되며, 외부기관의 심사결과(병원신임평가 및 의료기관평가 결과 또는 병원 인증 획득 결과) 등을 활용할 수도 있다. 또한 의료기관 재무제표의 분석, 제반 임상 및 지원자료를 파악하고 각 분야별 업무의 흐름을 파악하여 사안에 따라서는 개인적인 조사를 병행하여야 하며, 부족한 부분에 대해서는 전문가의 조언을 구하여 노출된 리스크가 배무, 책임, 인사, 손익에 미치는지를 판단하여야 한다.
병운 곳곳에서 발생하는 문제를 알아내기 위해서는 전 직원의 적극적이고 능동적인 참여가 필수적이지만, 문제가 발생할 경우 문책에 대한 두려움, 보고가치가 있는 사건이 무엇인지에 대한 혼란, 보고서 작성 시간의 부족, 다른 사람이 관련된 보고에 대한 거부감 등으로 보고되지 않는 경우가 많다. 문제발생 보고율이 낮기 때문에 직원들이 보고를 하지 않아도 문제 발견이 용이할 수 있도록 병원 내 정보화가 이루어져야 한다.

② 리스크 분석(Risk Analysis) : 조직의 목표와 일치하도록 손익극대화, 지속성장, 의료 고유의 박애정신 그리고 법적인 조건을 구비하는 데 초점을 맞추어 제반 활동을 분석하고, 해당 리스크의 중요도를 파악해야 한다. 이때 그 중요도는 발생의 빈도와 발생 사건의 심각도를 고려하여 정한다.

③ 리스크 측정(Risk Measurement) : 분석이 끝나면 해당 리스크가 조직에 감내 가능한 수준인지와 현재 조직의 여력을 파악하고, 자원의 가용성 여부를 측정하여 향후 리스크 통제절차를 구성하기 위하여 준비한다. 이때 그 중요도는 발생의 빈도와 발생 사건의 심각도를 고려

하여 정한다.

㉠ 목적 적합성(FFP : Finess For Purpose) : 효과성 척도로서 관련자의 관심과 요구 및 욕구 충족정도를 측정하고 기록한다.

㉡ 표준 부합성(CTS : Conformance To Standard) : 질적 척도로서 규제, 기준, 요구사항 및 사양부합도를 측정하고 기록한다.

㉢ 경과시간(CT : Cycle times) : 효율성 척도로서 수행과정의 반응속도를 측정하고 기록한다.

㉣ 과정비용(PC : Process Cost) : 간접비용의 척도로서 과정과 관련한 고정비용 및 투자비용을 측정하고 기록한다. 전통적인 리스크 관리에서는 오래된 자료이거나 수년간 일정지역에서 추출된 자료를 기준으로 할 수는 있으나 문제의 직시해결을 위해서는 타 기관의 자료를 비교해서 과정개선에 적용하면 유효한 결과를 얻을 수가 있다. 이와 같은 효과적인 성과측정의 효용을 정리하면 다음과 같다.

ⓐ 고객의 입장에서 중요한 점을 파악할 수 있다.

ⓑ 요구하는 성과를 나타내는 척도를 만들 수 있다.

ⓒ 매우 중요한 사안에 대하여 공개적으로 토의할 수 있는 환경을 조성한다.

ⓓ 보다 나은 의사결정을 하게 하고, 객관적으로 쉽게 측정할 수 있게 한다.

ⓔ 활동을 수반하며 시간의 흐름에 따라 예측이 가능하지만 단순한 반응은 나타나지 않는다.

ⓕ 다중의 관련자가 쉽게 이해할 수 있다.

ⓖ 효율, 효과, 고객만족, 상호존중의 환경에서 종업원 만족을 추구할 수 있다.

ⓗ 경영진 및 종업원에 의하여 규칙적으로 조사될 수 있다.

④ 리스크 통제(Risk Control) : 다음으로 발생하는 리스크의 처리와 보상을 위하여 자체적으로 해결할 것인가 혹은 외부자금을 활용할 것인가를 결정한다. 즉 자체자금을 유보하고 내부적으로 차입여부를 결정하여 동일 계열 내 자가보험을 가입하여 준비하는 것과 계약을 통하여 리스크를 이전하거나 상업보험에 가입하여 리스크 발생 시 보전하거나 헤징(hedging : 통상적으로 외환 거래에서 사용하는 용어로서 장래에 발생한 리스크를 현재시점에서 확정하고자 하는 방법)을 통하여 손실과 비용을 상쇄해야 한다. 그러나 리스크는 발생하였을 경우 이미 손실과 비용이 추가될 것이므로 예방하는 것이 무엇보다도 중요하다. 예방이 어려울 경우 축소하거나 리스크를 분산시킨다. 그리고 리스크를 이중화하기 위하여 일부 계약이전과 헤징의 방법을 병용할 수가 있다.

⑤ 리스크 관리(Risk Management) : 아무리 잘 규정된 제도라 하더라도 실행되지 않으면 무용지물이다. 실행 가능한 제도를 만드는 것도 중요하지만 실행에 옮기는 것도 중요하다. 그래서 리스크 관리자는 이러한 리스크 관리 프로그램을 잘 실행시키기 위하여 조직 내 정보를

선 순환하도록 의사전달 채널을 확보하고 열려있는 소통채널을 상시 구축하여야 한다. 그 한 가지 방법이 교육이다. 의료기관의 각 계층별로 리스크 관리 프로그램 및 리스크 발생, 보고, 처리방법에 대한 교육을 수시로 해야 한다. 특히 신규직원에 대해서는 필수적으로 실시해야한다. 기존직원과의 인식의 편차가 조직의 질을 좌우하고 편차의 상, 하단에 있는 신규직원이 리스크 발생 확률을 증대시키기 때문이다.

특히 여기서는 공식적인 보고시스템의 경우 해당분야의 관리자가 성과에 집착한 나머지 문제가 예상되는 자료를 왜곡하거나 축소하여 보고하는 경우가 발생할 수 있다. 그래서 리스크 관리자에게는 비공식적인 의사전달통로가 더 중요한 정보원천이 될 수 있다. 그러나 비공식 경로를 통한 정보는 매우 적시에 입수되지만 종종 부분적인 정보만 입수되는 경향이 있다. 일반적으로 의료기관이란 다른 조직보다 세분화된 전문가집단으로 구성되어 있어 각 진료과 별은 물론이고 스스로 판단하는 형태를 띠고 있으므로 이에 적합하다. 그러나 최근에는 의료사고를 줄이기 위하여 각 전문진료과들이 모여서 다학제적 진료를 수행하고 있어 기존의 Paradigm이 바뀌고 있다.

각 통제방법이 잘 수행될 수 있도록 철저히 관리한다면 사전에 좋은 결과를 도출할 수가 있고, 그 개선된 결과를 토대로 의료기관은 다시 새로운 공유가치를 창조할 수 있다. 즉 문제가 해결된 이후의 조직의 가치는 한 단계 진보된 가치를 가지고 새로운 미션과 비전을 가질 수 있게 되며, 이에 따른 새로운 리스크 관리 프로그램을 새로이 구성해야 한다. 이렇게 조직이 취약점을 보완하고 장점을 살려서 격변하는 내·외부 정치, 경제, 사회, 문화적 환경 안에서 나름대로의 대응논리를 가지고 운영해 나간다면 경영이론의 요체인 의료기관의 지속경영을 달성할 수가 있는 것이다.

2) 문서화의 기술과 리스크 관리

리스크 관리 전략은 정확한 의사소통을 촉진시키고 의무기록의 핵심목표를 달성하기 위한 기술과 사고의 과정에도 개입되어야 한다.

① 의무기록의 오류교정 : 기록한 것에 선을 긋고 상단에 서명, 날짜, 올바른 정보를 기재하는 방법이 오류교정에 있어서 용인된 방법이다. 그러나 공간이 충분치 않거나 교정된 정보의 양이 많아서 오류를 교정할 수 없을 경우, 경과기록지나 간호기록지에 기록해야 하고 일시, 교정이유, 서명이 있어야 한다. 화학적 수정액을 사용하여 교정하는 방법은 사용해서는 안 된다. 특히 환자치료와 동시에 기재하지 않거나 계속 입원 중일 때는 기록 전에 주의 깊게 검토되어야 한다. 특히 환자가 부작용을 경험하거나 불평하거나 고소인이 변호사로부터 의무기록을 제출하라는 요구가 있을 경우에 더욱 유의해야 한다.

② 풍문(Hearsay) : 리스크 관리 전문가는 풍문이나 기입한 사람 외 다른 사람으로부터의 이야

기를 진실인 것처럼 기록해서는 안 된다는 것을 직원에게 교육하여야 한다.

③ 의료진으로부터의 전화에 의한 자문 : 모든 병원에서 의사의 자문은 문서화되어야 한다. 특히 환자의 전화를 자주 받는 외래, 의사사무실, 가정간호, 응급실과 같은 부서는 유의하여야 한다. 이 경우 최소한의 일시, 토론내용, 전화 통화내용은 문서화되어야 한다.

④ 의사에게 보고(Physician Notification) : 의사에게 한 모든 전화내용의 일시는 잘 기록되어야 하고 대화내용, 확실한 증상, 임상검사 결과, 의사에게 전달된 기타 세부내용과 반응, 의사에게 요청하는 정보를 기록해야 한다. 만약 상황이 위중한데 의사가 시간을 맞추지 못하면 간호사는 명령계통에 따라 자신의 상급자나 적절한 인원에게 이야기해야 하고 의사관리자에게도 보고해야 한다. 그리고 의무기록에는 의사에게 전화한 시간, 회신시간, 수신자, 전화번호들을 기록해야 한다.

⑤ 공동성명(Countersignatures) : 공동성명은 의료제공자가 단순히 읽고 서명했다는 것 이상을 의미하는데, 치료자가 기록된 환자의 치료에 동의했다는 것을 의미한다. 특히 서명은 책임을 진다는 뜻이고 종종 병력, 신체기록, 수술기록, 입원기록, 퇴원요약 등을 받아서 기록하게 된다.

⑥ 약어(Abbreviation) : 약어는 기록시간을 절약할 수는 있지만 종종 오해를 불러 일으켜 의료사고의 첫 번째 요인으로 작용한다. 약어와 머릿글 조합, 상징과 용량규정이 임상치료에서 안전하게 사용될 수 있도록 문서화 정책과 절차를 마련하여야 한다. 그래서 사용하지 말아야 하는 내용은 모든 의료진에게 회람하고 그 준수 여부를 점검해야 한다.

미국의 경우 Joint Commission과 안전약물사용기구(ISMP : the Institute for Safe Medication Practices)에서는 사용하지 말아야 하는 목록을 공표하고 있다. 병원 내에서 사용가능한 약어는 표준화하여 사용해야 하고 여러 병원에서 공통적으로 알 수 있게 하는 교육이 절대적으로 필요하다. 리스크 관리 전문가의 역할이 필요한 대목이다.

⑦ 인증(Authentication) : 미국의 Joint Commission은 의무기록에 기입되는 내용은 병원의 정책과 절차내규에 근거하여 자격이 있는 인원만이 기록할 수 있도록 요구하고 있다. 기록시에는 완전한 호칭과 직책이 기재된 서명이 반드시 필요하다.

⑧ 치료종결의 문서화 : 리스크 관리 전문가는 식사, 투약지시, 안전장치의 사용요구에 불응하거나 의료기기를 의료진의 승낙이 없이 접촉하는 환자 및 비협조적인 환자와 그의 가족에 대해서는 이러한 내용을 객관적으로 충실하게 기록해야 한다고 교육시켜야 하며, 학습 제공을 공개적으로 하여야 한다. 또한 강제 퇴원이나 치료중단이 필요할 때 환자와 가족에게 미리통지하고 대략 30일 정도의 기간을 부여한 문서를 내용증명으로 보내야 한다. 치료를 계속하기 위해서는 다른 병원의 이름과 동일한 전공의 의사소개 및 전화번호도 필요하다. 그리고 환자와 주고받은 편지의 사본 역시 사무실 의무기록철에 같이 있어야 하고, 리스크 관리 전문가는 그러한 치료의 종결과정이 제반 법규와 일치하는지를 변호사를 통하여 확인하여야 한다.

3) 문서화의 개선방법

리스크 관리 전문가는 병원의 문서화 정책을 준수하고 객관화하는 방법을 지속적으로 강구하고 추측으로 기재되는 일이 없도록 관리하여야 한다.

① 용어(Verbiage) : 사건발생시 환자 측 변호사는 의무기록에서 신뢰성을 의심할 수 있는 어휘를 찾고자 한다. 즉 '고의가 아니라(Unintentionally)', '부주의하게(Inadvertently)', '예상외로(Unexpectedly)', '그런 것 같다(Appeared, apparently)' 등은 판단에 무엇인가 원하지 않는 결과가 일어났다는 것을 의미하기 때문에 사용하는데 주의가 필요하다. 부득이하게 불명료한 단어를 쓸 때면 충분히 보충할 수 있는 자료를 준비해야 한다. 다른 사람에 의하여 고소될 수 있는 '리스크 신호'를 치하는 방법은 다음과 같다.

㉠ 만족하지 못한 결과가 나왔을 때 비난하는 말은 사용하지 않는다.

㉡ 공감하되 확인되지 않는 한(오해를 불식시키기 위해) 사죄하지는 않는다.

㉢ 모든 사실을 알기 전에는 먼저 이야기하지 않는다.

㉣ 누군가가 태만해서 문제가 발생했다는 것이 명확하지 않는 한 그러한 내용을 의무기록에 기재하지 않는다.

㉤ 수정할 가능성이 있는 행동계획은 미리 문서화하지 않는다.

㉥ 개인적인 상황에서 의견의 차이는 환자가 떨어져 있는 상태에서 해야 오해가 생기지 않는다.

② 가독성(Legibility) : 문서화의 가장 큰 문제는 가독성이다. 현재 전자의무기록으로 전환되면 문제는 해소되겠지만 그렇지 못한 경우는 판독할 수 있는 기록을 해야 한다. 법적인 절차 진행시 판사는 보이는 대로의 해석에 근거하여 결정을 내리게 되어 있기 때문이다. 연구결과에 있어서도 읽을 수 없는 기록은 전문가들 사이에서도 의사소통에 장애를 가져온다.

모든 기록은 읽을 수 있고 완전해야 하며, 처방과 서비스를 평가하기 위하여 책임이 있는 인원에 의해 즉시 확인되고 서명되어야 한다. 그래서 리스크 관리 전문가는 관련된 규제와 인가 등의 요구조건에 대하여 병원에서 문제없이 수용할 수 있도록 조치해야 한다. 특히 가독이 불가능한 수기기록의 경우 지속적으로 교육과 개선을 해야만 한다. 가독성 개선방법은 다음과 같다.

㉠ 의료진에게 글자 쓰는 법을 교육시킴으로써 필체를 좋게 하고 오류를 줄이도록 해야 한다.

㉡ 필사 서비스(Transcription Service)를 사용하는 것은 쓰는 것보다 빠르고, 생산성과 만족도를 높여 준다.

㉢ 컴퓨터의 사용으로 해결한다. 특히 컴퓨터의 사용은 약물의 상호작용, 민감한 방응, 부작용, 적정용량을 알려줄 수 있고 자주 사용되는 약은 Data Base로부터 세부적인

치료권고도 받을 수 있어 권장된다.

③ 보험회사(한국의 경우 건강보험심사평가원)의 환급

㉠ 환급의 절차가 복잡하고 다양하므로 의료조직도 다양해지고 있다.

㉡ 보험회사(심평원)는 의무기록을 면밀히 검사하여 처방과 실제 치료와 일치하지 않는 점이 발견될 때 주수입원인 진료비 지불을 거절할 수 있다.

㉢ 보험회사(심평원)의 조사자가 확인한 실제와 의무기록이 불일치할 때 소송에서 질 수가 있다. 이 경우 치료자와 병원은 무능력하게 되고 재정적으로 어려움을 겪게 된다.

㉣ 리스크 관리 전문가와 건강정보 관리 전문가는 불일치한 점을 발견했을 때 협의하여 해결하여야 한다.

④ 의료과오의 기록

㉠ 환자치료시 사고를 문서화해야 하는 것은 법규, 인증기관, 협회, 개업의 임상적 기준 등에 의하여 의무화되어 있다.

㉡ 의무기록은 환자가 부상했거나 다쳤을 때 특정 의료진에 대한 태만이나 과실에 대한 소송에서 사용된다.

㉢ 우발적 사건에 대한 보고에 있어서는 그 사건에 대한 사실내용과 어떻게 해결되었는가 하는 내용은 기록되어야 한다.

㉣ 의료과오를 문서화할 때 의료진이 유의할 사항

ⓐ 의료과오에 대한 병원의 정책을 참고한다.

ⓑ 사고 발생 실제시간을 기록한다.

ⓒ 사건을 '의료과오'로 표현하지 않는다.

ⓓ 병원에서 인정되는 의무기록방법에 의한 것이면 객관적으로 기록한다.

ⓔ 사건보고를 받은 사람을 기록한다.

ⓕ 사건보고를 받고 조치한 내용과 다른 중재 내용을 기록한다.

ⓖ 환자와 거주자와 가족들의 사건에 대한 이해와 질문에 대한 답변을 기록한다.

ⓗ 지시된 치료결과와 계획을 기록한다.

ⓘ 공개적으로 토론한 내용을 기록한다.

㉤ 의사와관련된 의무기록의 완성문제

ⓐ 대만하거나 완성되지 않는 의무기록은 손해배상을 초래할 뿐만 아니라 양질의 치료를 제공하는데 장해요인이 된다.

ⓑ 의무기록은 환자가 퇴원한 후 30일 이내에는 완료해야 한다.

ⓒ 의무기록이 완료되지 않으면 병원평가시 낮은 점수를 받게 되고, 의사가 규정을 잘 준수하지 않는 것으로 보이며 완료되지 않은 의무기록을 보험회사에 제출하는

경우 문제가 발생할 수 있다.

ⓓ 듣고 받아 적거나 필사된 내용에 대해서는 그 시간을 기록해야 한다.

ⓔ 의사와 받아 적은 사람이 서명을 하는 것은 해당기록을 읽었고 기재사항이 올바르며 내용에 동의하고 법적으로 인정한다는 의미를 가진다.

ⓕ 의사와 필사된 보고내용이나 요약된 내용을 승인함에 있어서 의사의 발음이 불분명하여 다른 항생제와 유사하게 기대된 경우와 필사자가 해당 단어를 이해하지 못하는 경우, 의사의 제1언어가 모국어가 아닌 경우 등에서 더욱 주의하여 검토해야 한다.

ⓖ 의사가 공란이나 오류가 있는 보고서 및 요약내용에 서명을 하는 것은 해당병원 및 의사는 그러한 부정확한 서류정리로 인하여 증언이나 소송에 불리한 위치에 서게 된다는 것을 의미한다.

ⓗ 리스크 관리 전문가는 적기에 의무기록을 완성할 수 있도록 의무기록 관리자와 긴밀하게 협조하여야 한다.

ⓘ 의무기록을 제때 완성시키는 방법으로는 미완료시 불이익을 주는 것과 벌금을 부과하는 방법이 있다. 실제로 의국(병원에 있어서 전문진료과의 의사들이 대기하는 장소)의 운영비를 차등하여 지급하는 방식을 활용하는 병원이 있다.

ⓙ 적기에 적절하게 의무기록을 완성하기 위해서 리스크 관리 전문가는 병원의 경영진과 렵의하여 공정한 절차를 마련해야 한다.

ⓗ 의무기록의 변조

ⓐ 의무기록을 의도적이든 아니든 변경하면 타인은 이를 의심하게 된다.

ⓑ 의무기록을 이유 없이 변경하는 것은 비윤리적이며 불법이고, 민 · 형사소송의 근거가 될 수 있다.

ⓒ 의무기록에 있어서 부정확한 정보를 변경하거나, 생략된 곳을 채워 넣거나, 일시를 바꾸거나, 원본을 다시 작성하거나, 기록을 파괴하거나, 다른 사람의 기록에 첨가나는 것 등 병원의 정책에 반하여 교정, 변경하는 것은 좋은 의도가 있다 하더라도 '의무기록을 함부러 변경하는 것'으로 인식되어 병원의 의료진은 여러 유형의 소송에 휘말릴 수가 있다. 또한 논쟁의 대상이 되어 결국 소송에서 패하여 재산상의 손실을 가져올 수가 있다.

ⓓ 의무기록을 함부로 변경하는 사례가 발생되면 외부기관, 인증단체에 보고될 수 있다(미국 플로리다 중에서는 간호위원회는 병원이 환자의 의무기록과 경과기록지, 마약사용기록, 간호일지의 기록을 위조했거나 환자와 직접 관련된 사실을 잘못 기록한 것에 대하여 징계한다).

4) 의무기록 리스크 예방에 있어서의 리스크 관리 전문가의 역할

① 각종 규제기관의 징계규정을 잘 숙지하여야 한다.

② 의무기록이 변경되었거나 의심될 경우 상시 통보받아야 하고, 조사자에게 협조한다.

③ 기록을 보관하거나 변경시키는 행위를 하지 않도록 주지시켜야 한다. 또한 중요한 사고가 생긴 직후 의무기록을 회수하는 내부정책은 의무기록을 변조하는 가능성을 차단할 수 있다.

④ 현재의 의무기록을 보존하기 위하여 변호사와 의무기록 전문가가 수립한 절차와 정책에 따라야 한다.

⑤ 의무기록을 변경하지 못하게 하는 효과적인 방법은 원본을 법적관리하에 두고, 사본을 보관함으로써 원본에 자유롭게 접근하지 못하게 하여 잠재적인 사고와 변경 가능성을 예방하는 것이다.

〈표 3-1〉 문서화 과정에서 해야 할 사항과 하지 말아야 할 사항

해야 할 것	해서는 안 되는 것
• 의무기록은 가능한 한 빨리 완성한다. • 볼펜을 사용하고 연필이나 사인펜은 사용하지 않는다. • 깔끔하고 읽기 쉽게 쓴다. • 날짜와 시간을 기록하고 각각 기록할 때마다 이름과 직책을 기재하고 서명한다. • 사실과 관찰기록, 환자의 상태 그리고 합병증을 기록한다. • 사고과정을 표시하여 의도했던 바를 표현한다. • 명백하고 간결한 용어를 사용하여 추후에 활용할 수 있도록 명확하게 기재한다. • 긍정적이거나 부정적인 내용을 모두 기재한다. • 기록오류를 정정할 때는 기존 기록 위에 한 줄을 긋고 정정자가 서명을 한 후 교정된 내용을 기재한다. • 약의 이름, 용량, 강도, 주입경로, 시간 등 모든 정보를 제공한다. • 일상적이지 않은 것이나 예상하지 못한 것이라도 기록한다. • 기술방법이 확립되고 용인된 것을 사용한다. • 표준화된 약어만을 사용한다. • 전체 페이지의 상단에 환자 이름을 기재한다. • 명확하고 간결한 용어를 사용하고, 불분명한 단어와 구절은 피한다. • 의사의 구두지시는 기록하고 병원의 정책에 따라 정확하게 옮겨 적는다. • 문제와 관련된 임상병리 결과를 기록한다. • 투약과 치료에 대한 환자의 반응을 기록한다. • 부적절한 수정, 말소를 하지 않는다. • 비난하는 단어는 피한다. • 지연 기재는 기준을 따른다. • 환자와 그 가족에게 교육을 한 내용이 있으면 기록한다.	• 애매하고 모호하거나 주관적인 용어 사용은 금지한다. • 동료에 반하는 진술은 하지 않는다. • 기록을 변경하거나 기재일자를 늦추어 적거나 거짓정보를 기록하지 않는다. • 수정액을 사용하거나 기재사항을 지우지 않는다. • 기록시 글자 사이에 공백을 남기지 않는다. • 공인되지 않거나 감정을 자극하거나 오해되는 약어는 사용하지 않는다. • 다른 치료자의 판단이나 권고를 비판하지 않는다. • 사고에 대한 기록, 오류, 리스크 관리에 대한 사항 또는 품질관리 프로그램 그리고 동료들이 제조사한 활동이나 관련 모임에 대하여 언급하지 않는다. • 의무기록의 원본은 유출하지 않는다. • 의무기록을 변경시키거나 파기하거나 함부로 바꾸지 않는다. • 환자나 거주자로부터 직접 인용한 말이외 다른 주관적인 진술은 포함하지 않는다.

3. 의료관광 리스크 관리의 의의

1) 의료관광 리스크 관리의 개념

사람들은 문명이 발생한 이래로 실수를 저지르거나 오류를 범하는 것을 줄여 나가면서 좀 더 안정적인 삶을 영위하는 방법을 깨닫게 되었다. 특히 문명의 발전이 현대 산업화로 접어들수록 노동자의 잦은 실수로 인한 손실이 점차 증가하게 되었고, 이러한 실수를 줄여나가는 것은 리스크 관리 측면에서 무척이나 중요한 요소가 되었다. 문명의 발전과 함께 발전해온 의료 분야도 그 예외가 아니다. 의료인에 의한 실수를 의료과실이라 표현하는데, 이러한 의료과실에 있어서 의료인이 실수를 했다고 하더라도 의료학계에서 배운 전문가의 숭고한 치료목적 혹은 치료기술의 전문화로 인하여 과거에는 의료과실에 대한 문제가 크게 파장을 일으키지 못하였다. 그렇다면 실수나 오류가 발생하였을 때의 문제점에 대한 인간의 인식이 거대화되고, 이를 본격적으로 줄여나가기 위한 리스크 관리론이 시작된 시점은 언제부터일까?

그 시점은 1960년대 값비싸고 복잡한 미사일 시스템 공정의 출현부터라고 봐도 무방할 것이다. 즉 정교하고 값비싼 미사일 시스템의 출현은 공정과정에서의 작은 오류로 인하여 엄청난 경제적 손실을 입을 수 있다는 것을 알려 주었고, 이는 곧 인간의 실수가 큰 사고나 손실을 유발할 수 있다는 인식을 심어 주었다. 이 때문에 다음에 소개할 리스크 관리론들이 개발되어 다양한 산업과 직업에 적용되게 되었다. 물론 의료계에서도 마찬가지이다. 문명이 차츰 발전하면 할수록 의료과실로 인해 생명을 잃는 환자들이 증가하게 되었고, 의료계에서는 이러한 의료과실을 줄이기 위하여 리스크 관리론을 개발하여 적극적으로 활용하게 되었다.

1999년 미국 의학연구소 보고서는 매년 44,000명에서 98,000명에 이르는 미국인들이 의료과실로 인하여 죽어간다는 의료과실상의 문제점을 발표하였고, 이것은 곧 리스크 관리론의 활성화를 앞당기는 큰 계기가 되었다. 이러한 계기를 발판삼아 의료품질과 의료안전 보건의 관리를 의사, 간호사, 등 병원에 관련된 의료인들에게 인지시키게 되었고, 리스크 관리론의 활성화를 시도하게 되었다.

특히 최근에 들어서는 미국인뿐만 아니라 유럽인, 중동 부호들, 러시아인, 중국인 등 많은 사람들이 인도, 태국, 싱가포르, 말레시아 등의 개발도상국으로 수술을 받기 위해 떠나고 있다. 2005년 태국의 범룽랏 국제병원의 경우에는 40,000명의 외국인 환자 중 미국인이 55,000명에 이르렀다고 보고되고 있는 실정이다. 이러한 현상은 미국인들이 치료비 절감을 위해 의료관광을 통해 자국보다 비용이 저렴한 동남아국가로 가서 치료를 받고 있다는 현재의 상황을 얘기하고 있다. 이러한 의료관광을 통한 환자의 국가 간 이동이 점차 빠르게 증가함에 따라 이에 따른 환자의 안전관리가 보다 중요한 요소로 여겨지고 있으며, 무엇보다도 의료관광의 성공 여부는 이러한 리스크 관리를 통하여 환자의 안전 및 질 관리에 의해 갈리게 되었다.

2) 의료관광 리스크 관리의 목적

국내 환자와는 달리 의료관광을 통해 자국을 떠나 다른 나라에서 치료할 목적으로 입국한 외국인 환자의 경우는 의료서비스 제공 중에 발생할 수 있는 위험상황이나 사고의 형태가 내국인 환자와 다른 경우가 많다. 자국의 의료환경 및 보건의료시스템의 차이뿐만 아니라 여행 중 전염성 질환으로 인한 감염 위험, 이로 인한 내국인 환자로의 전염 확산 등의 또 다른 리스크가 존재할 수 있다. 예를 들면 2002년 이후 전 세계적으로 발생된 중증급성호흡기증후군(SARS : Severe Acute Respiratory Syndrome)나 2009년 호흡기를 통해 사람에게 감염을 일으키는 인플루엔자 A(H1N1; Novel Swing-origin Influenza A)등 유행하였거나 유행하고 있는 질병의 감염에 따른 리스크, 비행기나 자동차 이동에 따른 교통사고 등의 안전사고 등의 리스크가 존재한다. 따라서 외국인 환자에 대한 의료서비스 제공시 발생할 가능성이 있는 위험상황이나 불의의 사고 결과로 이어지는 제정적 손실로부터 의료기관을 보호하기 위한 준비가 필요하다. 이러한 요구로 인한 필요성 및 의료관광 리스크 관리의 목적을 정리하면 다음과 같다.

① 보다 안전한 의료환경을 조성하고 유지함으로써 의료의 질을 향상(Quality Improvement, QI)시키고, 그 성과를 향상(Performance Improvement, PI)시킴으로써 국제적 신뢰도를 크게 향상시키는 데 있다.

② 외국인 치료시 발생될 가능성이 있는 의료상 원내 사고 또는 국가 간 이동이나 국내 여행시 발생될 가능성이 있는 비행기, 자동차 사고 등 비의료상의 원외 사고로 인한 재정적 손실을 최소화 한다.

③ 국제간 의료분쟁 발생요소를 사전에 예방할 수 있는 사전적 리스크 관리 프로그램을 마련함은 물론 사후관리(After Care)까지도 포함하는 리스크 관리 매뉴얼을 완성한다.

④ 의료관광 리스크 관리를 통해 외국인 환자에 대한 사전 의료분쟁 예방을 통해 의료기관 및 국가 이미지 손상에 따른 재정적 손실을 막을 수 있다.

3) 의료관광 리스크 관리의 필요성

경제학에서 말하는 일반 '완전경쟁시장'은 물건이나 서비스를 제공하는 공급자와 이를 구입하고자 하는 수요자가 다수이고, 자원의 이동이 이러한 일반 시장을 통해 언제든지 자유롭게 교환, 매매되어 구입이 가능하다. 이러한 수요자와 공급자 사이에서 시작에 대한 완전한 정보를 가족이나 이웃, 친구, 신문이나 방송, 인터넷 등 다양한 경로를 통해 언제든지 쉽게 획득할 수 있다.

반면에 이러한 자본주의의 '완전경쟁시작'과는 달리 의료서비스 시장은 일반 시장과 다른 특별한 특징을 갖고 있다. 리스크 관리와 관련한 의료서비스 시장의 가장 큰 특징 중 하나는 의료서비스를 제공받는 환자나 보호자의 입장에서는 의료서비스 상품의 내용과 그 질을 평가하는데 한계가 있으며, 경우에 따라서 필요한 완전한 정보를 획득하기가 매우 어렵거나 불가능하다.

즉 과거 의료서비스 시장의 가장 큰 특성 중 하나로 의료정보에 대한 환자와 의료인 상호간에 발생되는 의료정보에 대한 비대칭성을 들 수 있다. 즉 의료서비스의 소비자인 환자 및 보호자와 의료서비스의 공급자인 의료인이나 의료기관과의 의료정보에 대한 불균형으로 인해 의료과실이나 의료사고 발생시 환자들이 잘못을 입증할 정보를 얻는 것이 불가능하여 환자들의 권리가 매우 열악한 형편이었다.

그러나 오늘날과 같은 지식과 정보화시대에는 인터넷이나 방송매체 등을 통한 의료정보의 획득이 용이함으로써 환자들의 권리의식이 크게 증대되었다. 이런 결과로 의료과실에 대한 책임과 보상요구가 점차 증가하고 의료사고는 매년 급격히 증가하고 있으며, 이와 관련된 보상비용의 지출도 지속적으로 증가하고 있는 실정이다. 사실 의료행위는 그 자체가 위험요인(Risk Factors)을 항상 내포하고 있고 시술 및 처치의 효과 및 그 결과가 개인의 체질이나 특성에 따라 다양하게 나타나는 등 사고가 발생할 개연성이 높은 편이다.

또한 현대의학의 발달로 인하여 위험성이 큰 침습적(侵襲的) 시술이 증가하고 의료서비스 제공 과정이 보다 전문화·세분화되고 복잡해지게 되어 여러 부서의 다양한 직종이 함께 일을 하는 경우가 많아지고, 의료서비스와 관련된 문제의 통합·관리가 필요해짐에 따라 국내에서도 위험관리 활동의 필요성과 중요성이 점차 커지고 있다. 이러한 분위기 속에서 외국인을 대상으로 진료 및 치료를 하는 의료기관에서는 외국인 환자 유치에서부터 진료에 이르기까지 각 단계별로 잠재하고 있는 리스크가 매우 많다.

이러한 리스크를 잘 관리하지 않으면 치료 후 나쁜 결과에 따른 외국인 환자와의 의료분쟁의 가능성이 항상 존재한다. 따라서 이러한 의료분쟁이 발생하지 않도록 사전예방을 위한 충분한 준비가 필요한데, 예를 들면 외국인 환자를 위한 리스크 관리 체크리스트 및 외국인 환자 진료 매뉴얼과 같은 관리 프로그램을 마련하는 것이다.

4. 리스크 관리정책 수립

1) 리스크 관리정책의 필요성

국내 의료기관을 찾는 의료관광객 중 각종 암치료나 장기이식, 심혈관 질환은 신경계 질환 등 중증질환에 대한 치료를 위해 국내 의료기관을 찾는 환자의 숫자가 급격히 늘고 있다. 외국인 환자의 중증질환 진단과 치료가 늘어남에 따라 그 과정에서 의료과실, 의료과오 또는 부주의에 의한 의료사고의 위험성이 크게 증가할 수밖에 없다. 이러한 의료사고가 발생하게 되면 의료분쟁으로 이러질 가능성 또한 커진다. 만일 이러한 결과로 의료기관과 외국인 환자사이에 의료분쟁으로 이어지면 의료기관에 많은 재정적 부담과 함께 한국 의료관광산업의 이미지에 부정적 영향을 미칠 것이다.

따라서 이러한 리스크를 사전에 예방하고 의료분쟁 발생시 그 해결방안과 정책을 수립하는 것은 매우 중요하다. 이를 위해서는 사전 리스크 예방을 위한 외국인 환자 진료절차를 수립하는 것은 매우 중요하다. 이를 위해서는 사전 리스크 예방을 위한 외국인 환자 진료절차를 수립하여 각 단계별 리스크 관리 체크리스트(Check List)와 매뉴얼(Manual)을 만들어 운영해야 한다. 또한 의료분쟁시 해결방법에 대한 정책을 마련해야 한다. 예를 들면 의료사고에 대비한 의료사고 배당책임보험 가입 여부에 대한 검토와 위험분산을 위한 국제 의료사고 배상책임보험의 가입 또는 의료분쟁조정중재원을 통한 의료분쟁 조정 · 중재를 통해 문제를 해결하는 방안을 수립해 놓는 것이다.

2) 미국의 의료관광 가이드라인

미국인들이 차츰 자신의 질병 치료를 위해 자국을 떠나 해외로 의료관광을 떠나는 경향이 나타나기 시작하자 최근 메이요 클리닉, 하버드, 듀크, 존 홉킨즈, 클리브랜드 대학병원 등 미국의 유수 대학병원들은 인도의 Wockhart 병원, 싱가포르의 JCI 인증 병원들, 중동의 아부다비에 있는 외국 소재 병원과 상호 의료협력에 관한 제휴를 통해 활발히 교류하고 있다. 미국 최초의 의료관광 전문 안내서적인 〈Patients Beyond Borders : Everybody's Guide to Affordable, World-Class Medical Tourism〉의 저자인 Josef Woodman에 의하면, 2006년에 약 150,000명의 미국인이 외국에서 의학적으로 필요한 수술을 받았으며, 이러한 의료관광을 통해 미국 내 치료비의 약 20% 정도로 치료를 받을 수 있었다고 보고하고 있다.

이렇듯 최근 의료관광을 통해서 미국이 아닌 다른 나라에게 치료를 받기를 원하는 미국인들이 차츰 늘고 있는 추세로 이제는 다수인의 관심사로 부상하기 시작하였다. 반면에 이러한 관심사에 불구하고 인토, 태국, 말레이시아, 인도네시아 등 개발도상국에서의 치료는 환자안전에 관한 문제점뿐만 아니라 진료 후 사후관리(After-care) 문제, 수술 전이나 수술 후 발생하게 되는 의료과오로 인한 의료분쟁 시 해결 방안의 미비 등은 미국인들이 의료관광을 통한 치료를 망설이게 하는 요인이 되고 있다.

이러한 문제에 대하여 미국의 몇몇 단체에서는 의료관광을 통해 외국에서 치료시 주의할 점 등을 안내하기 위한 프로토콜(Protocol)을 만드는 노력을 기울이다가 마침내 2007년 12월 미국의사협회(AMA : American Medical Association)에서 이러한 의료관광 리스크를 최소화하기 위해 다음과 같은 의료관광 가이드라인(Guideline for Care Abroad)을 만들어 외국에서 치료를 받는 미국인들로 하여금 의료관광 참여시 참고가 되도록 하였다. 그 주요 내용을 살펴보면 다음과 같다.

① 외국에서의 의료제공을 받을 경우 반드시 자발적이어야 한다.

② 미국을 떠나 외국에 가서 치료를 받을 경우 재정적 지원은 환자에 대한 전원 선택이나 제한된 진료에 따른 진단 검사와 치료의 선택 등에 제한을 두어서는 안 된다.
③ 환자는 반드시 국제적으로 공인된 의료기관평가 인증기관(예를 들면 JCI, ISQua) 등에 의해 인정된 병원으로만 의뢰되고 전원되어져야 하나 여행하기 전에 미국 이외의 국가에서 치료 후 미국에 돌아왔을 때 미국 현지진료가 지속되기 위한 재정과 현지 추후관리(Follow-up)에 대한 준비가 마련되야 한다.
④ 미국을 떠나 치료를 받기 위해 다른 나라에 갈 때에는 미국에 돌아왔을 때 필요한 추후관리에 필요한 비용까지도 포함되어야 한다.
⑤ 치료를 위해 미국 이외의 다른 나라로 여행하는 것에 동의하기 전에 환자 본인의 권리가 무엇인지 그리고 만일 손해가 발생한다면 그 손해에 따른 배상청구는 어떻게 해야 하는지에 대하여 알아야만 한다.
⑥ 미국 이외의 다른 나라에서 치료를 받는 환자는 의료기관 인증, 실적뿐만 아니라 의사의 면허와 진료 실적에 대하여 정보를 획득하고 알아야 한다. Facilities를 통하여 의료정보를 미국 이외의 지역으로 보내기 위해서는 반드시 HIPAA(Health Insurance Portability and Accountability Act) 가이드라인을 충족시켜야 한다.
⑦ 환자가 치료를 받기 위해 미국 이외의 국가로 여행할 때에는 장시간 비행과 여가 활동이 연결되어 시술·수술 과정에서 발생될 수 있는 잘재적 리스크에 관한 충분한 정보를 알고 의료관광을 결정해야 한다.

5. 리스크 관리시스템 구축

1) 리스크 관리위원회 구성 및 운용

외국인 환자 리스크 관리위원회는 기존에 조직된 리스크 관리위원회가 그 기능을 수행하는 경우와 국제진료센터장과 코디네이터가 추가로 구성하는 경우가 있다. 의료 리스크 관리업무는 주로 임상시험위원회(IRB : Instituional Review Board), 품질향상(QI : Quality Improvement) 부서 혹은 성과향상(PI : Performance Improvement)부서, 법무부서와 행정부서에서 각각의 담당자가 수행하고 있고, 큰 의료기관에서는 특별히 의료리스크 관리 전문가를 채용해 관리하기도 한다.

2) 리스크 관리위원회 구성의 예

① 진료적정평가위원장(통상 QI 또는 PI 위원장이 당연직으로 겸임한다.)
② 진료부원장

③ 국제진료센터장
④ 교육연구부장
⑤ QI팀장, PI팀장, 또는 적정진료실장
⑥ 내과계, 외과계 임상과장 각 1인
⑦ 소아과장
⑧ 마취과장
⑨ 투약 · 수혈 · 항균제 관련 CQI팀장(진료의 질과 관련되어 구성된 각 CQI팀장)
⑩ 코디네이터
⑪ 간사(행정부서장)

3) 품질향상부서 또는 성과향상부서의 역할

의료 리크스 관리활동에 있어 품질향상부서의 역할은 크게 다음과 같다.

① 의료 리스크 관리활동을 위한 계획을 수립한다.
② 사건사고 보고서가 잘 이루어지도록 효율적인 보고 운영체계를 구축한다.
③ 발생하는 사건의 유형이나 빈도, 추이 등을 면밀히 분석하고 모니터링한다.
④ 확인된 문제의 근본원인에 대한 분석과 문제점이 발견되면 그에 따른 개선안을 만든다.
⑤ 채택된 개선안 중 전반적인 병원시스템과 관련된 내용은 반드시 실행한다.
⑥ 의료 리스크 관리활동에 대한 직원들의 교육을 지속적으로 한다.

연습문제 및 해설

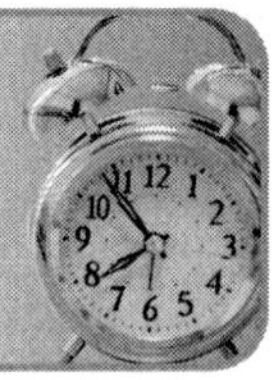

01 다음 중 ECG 등 심장과 같은 움직이는 장기의 움직임을 관찰하기 위해 사용되는 모드는?

① B-모드 ② M-모드 ③ A-모드 ④ C-모드

해설 ECG : 심전도를 검사하고, 심장과 같은 움직이는 장기의 운동상태를 탐지하고, 심장을 표시하는 데 M-모드를 이용한다.
㉠ A-모드 : 모니터상에 Y축(종축)에 반사파(Echo)의 세기를, X축(시간축)상에 초음파 발사시간을 표시하는 방법이다. 심장학, 안과학 그리고 뇌과학에서 사용되며, CT, MRI의 등장으로 현재는 별로 이용되고 있지 않다.
㉡ B-모드 : 초음파 에코(Echo)의 세기를 휘도 변조하여 단층영상을 얻는 방법이다. 가장 일반적인 초음파 진단법으로 우리가 보통 초음파 검사라고 하면 B-모드이며, 에코그램(Echogram)이라고도 한다.
㉢ M-모드 : 심장판막 움직임의 기록 등 심장진단에 주로 이용되며, 초음파심전계(UCG : Ultrasound Cardiogram)라고 한다.

02 다음 중 주요 영상진단장비의 제공자들이 영상진단장비를 이용하여 PACS를 구성하는 경우에 서로 다른 데이터와 영상을 효율적으로 교환하고 전송할 수 있도록 마련한 표준안은?

① IEEE ② DICOM ③ ANSI ④ ITU-T

해설 PACS의 영상전송 표준을 DICOM이라 한다.
㉠ DICOM(Digital Imaging and Communication in Medicine) : 의료영상 및 데이터를 서로 간에 주고받을 수 있도록 고안된 영상정보 및 통신의 표준으로 병원내부, 원격진료소 간의 통신 및 원격진단시스템에 이르기까지 모든 의료영상 관련 시스템에 적용되고 있다.
ⓐ IEEE : 미국전기전자학회
ⓑ ANSI : 미국표준협회
ⓒ ITU-T : 통신장비 및 시스템의 협동조합표준을 육성하기 위한 세계기구
㉡ DICOM(Digital Imaging and Communications in Medicine)
ⓐ 의료영상분야 장비들 간의 연결 및 원격지와 통신이 가능하도록 규정된 프로토콜
ⓑ 1985년 ACR-NEMA(The American College of Radiology and National Electrical Manufactures Association) 공동으로 표준을 제정
ⓒ 1988년에 개정되어 1993년 제개된 후 DICOM ver. 3.0을 발표

03 다음 중 PACS(Picture Archiving and Communication System)의 구성요소가 아닌 것은?

① 필름영상조직부 ② 네트워크
③ 영상저장시스템 ④ 영상출력시스템

해설 ㉠ PACS(Picture Archiving and Communication System) : DICOM에서 정한 표준규격에 따라 의료영상 데이터를 저장, 관리하고 이더넷(Ethernet)을 통해 의료영상기기, 진단방사선과 각 임상의사들을 하나의 통신망으로 연결하는 시스템이다.
㉡ PACS(Picture Archiving and Communication System)의 구성 : PACS Architecture, 영상획득시스템, 영상저장시스템, 영상출력시스템, 데이터베이스, 네트워크 등이다.

해설 01 ② 02 ② 03 ①

04 다음 중 PACS 도입시 기대효과가 아닌 것은?

① 신속, 정확한 판독을 통한 의료의 질이 향상된다.
② 영상획득비용이 절감된다.
③ 필름 보관 및 관리비용이 절감된다.
④ 필름 현상 관련 비용이 절감된다.

해설 PACS(Picture Archiving and Communication System) 도입시 기대효과
㉠ 비용절감 측면
ⓐ 필름과 현상정착액 비용절감 ⓑ 인건비 절감 ⓒ 재촬영 비용절감
ⓓ 필름 보관 및 관리비용절감 ⓔ 레이저 필름 현상기와 영상저장장치 비용절감
㉡ 생산성 향상 측면
ⓐ 외부 고객만족(환자와 보호자) ⓑ 내부 고객만족 ⓒ 신속 정확한 판독 ⓓ 필름 분실방지

05 다음 중 원격의료에 대한 설명이 아닌 것은?

① 화상회의와 원격의료영상전송시스템의 복합기술이다.
② 병원 내 PACS 연결로 인해 의료정보를 공유한다.
③ 진단 및 치료에 원격통신을 이용한다.
④ 환자진료행위 및 자문행위를 위해 원격통신을 이용한다.

해설 원격의료 : 넓은 의미의 원격의료는 의학영상, 소리, 동영상, 환자기록과 같은 전자화된 의료데이터를 두 지점에서 주고받는 것을 의미한다.
㉠ 필요한 의료정보를 정확, 신속, 편리하게 받을 수 있다.
㉡ 비용절감효과와 원격화상회의를 이용 : 진단, 치료, 입원시간의 단축과 더불어 후송과 자문을 위한 방문비용을 줄일 수 있다.
㉢ 활용분야 : 원격진단, 원격치료, 원격회의, 원격자문, 재택진료 등으로 나눌 수 있다.

06 다음 ISO 기준 중 의료기기 분야의 품질경영시스템의 인증기준은?

① ISO300 ② ISO13485 ③ ISO4001 ④ ISO9001

해설 ISO13485 : ISO9000 품질경영시스템 요구사항이 기존 의료기기 관련 산업분야의 특성을 충분히 반영하지 못하고 있기 때문에 기존 ISO9001/2의 요구사항을 모두 포함하며 의료기기 분야의 특성에 따른 추가적인 요구사항을 포함하여 구성된다.

07 다음 중 제품이 안전, 건강, 환경 그리고 소비자 보호와 관련된 유럽규격의 조건들을 준수한다는 의미의 제품 인증마크?

① Q 마크 ② CE 마크 ③ NSF 마크 ④ ISO 마크

해설 ㉠ Q 마크 : 소비자는 적정품질의 제품을 안심하고 구입할 수 있고, 생산자는 제품의 품질을 유지하고 품질 이미지를 고양할 수 있도록 하기 위해 붙여진 기술성능 인증마크이다.
㉡ CE 마크 : 제품이 안전, 건강, 환경 그리고 소비자 보호와 관련된 유럽규격의 조건들을 준수한다는 의미의 제품 인증마크이다.
㉢ ISO 마크(International Organization for Standardization : ISO) : 국제표준화기구는 재화 및 서비스와 관련 된 제반설비와 활동의 표준화를 통하여 국제 교역을 촉진하고 지적, 학문적, 기술적, 경제적 활동분야에서의 협력증진을 하기 위한 목적으로 만들어진 시스템 인증마크이다.
㉣ NSF 마크(National Sanitiation Foundation 미국 위생규격) : 보건과 의료에 관련된 제품들을 인증하는 미국 위생 규격 마크이다.

해설 04 ② 05 ③ 06 ② 07 ②

부록 의료기기 품목 및 품목별 등급

[시행 2023.6.12.] [식품의약품안전처고시 제2023-41호, 2023.6.12., 일부개정] 식품의약품안전처(의료기기정책과)

(A) 기구 기계[기구 · 기계] Medical Instruments

A01000 진료대와 수술대 Operating and treatment table
A02000 의료용 침대 Bed for medical use
A03000 의료용 조명기 Medical light and lamps
A04000 의료용 소독기 Medical sterilizing apparatus
A05000 의료용 무균수 장치 Medical water sterilizer
A06000 마취기 Anesthesia apparatus
A07000 호흡 보조기 Respiratory apparatus
A08000 의료용 챔버 Medical chamber
A09000 내장 기능 대용기 Artificial internal organ apparatus
A10000 보육기 Neonatal incubator
A11000 진단용 엑스선 장
A12000 비전리 진단 장치 Non-ionization diagnostic device
A13000 방사선 진료 장치 Radiologic device
A14000 의료용 필름 현상기 Film developer for medical us
A15000 방사선 장해 방어용 기구 Radiation protective device
A16000 이학 진료용 기구 Physical devices for medical use
A17000 심혈관용 기계 기구 Cardiovascular device
A18000 비뇨기과용 기계 기구 Urology devices
A19000 환자 운반차 Patient transport
A20000 청진기 Stethoscope
A21000 체온 측정용 기구 Clinical thermometric system
A23000 혈압 검사 또는 맥파 검사용 기기 Sphygmomanometers and sphygmographs
A25000 체액 분석기기 Body fluid testing apparatus
A26000 내장 기능 검사용 기기 Visceral function testing instruments
A27000 호흡 기능 검사용 기기 Respiratory function testing apparatus
A28000 검안용 기기 Eye testing instruments
A29000 청력 검사용 기기 Hearing testing instruments
A30000 지각 및 신체 진단용 기구 Perception and organs diagnostic devices
A31000 의료용 경 Speculums for medical use
A33000 조직 가공기 Tissue processing device
A34000 의료용 정온기 Thermostats for medical use
A35000 전기 및 기타 수술 장치 Electrosugical and other surgical devices
A36000 냉동 수술 장치 Cryosurgery device
A37000 레이저 진료기 Laser apparatus for medical use
A38000 결찰기 및 봉합기 Instruments for ligature and suture
A39000 의료용 흡인기 Aspirators for medical use
A40000 기흉기 및 기복기 Pneumothorax and Pnemoperitoneum apparatus

A41000 의료용 칼 Knives for medical use
A42000 의료용 가위 Scissors for medical use
A43000 의료용 큐렛 Curettes for medical use
A44000 의료용 클램프 Clamp for medical use
A45000 의료용 겸자 Forceps for medical use
A46000 의료용 톱 Saw for medical use
A47000 의료용 끌 Chisel for medical use
A48000 의료용 박리자 Raspatories for medical use
A49000 의료용 망치 Mallet for medical use
A50000 의료용 줄 File for medical use
A51000 의료용 레버 Lever for medical use
A52000 의료용 올가미 Snare for medical use
A53000 주사침 및 천자 침 Needle for syringe and puncture
A54000 주사기 Syringes
A55000 의료용 천자기, 천착기 및 천공기 Puncturing, abrasion, perforating instrument for medical use
A56000 개창 또는 개공용 기구 Wound retractors and speculums
A57000 의료용 취관 및 체액 유도관 Tube and Catheter for medical use
A58000 의료용 소식자 Probe and Sound for medical use
A59000 의료용 확장기 Dilator and expander for medical use
A60000 의료용 도포기 Applicator for medical use
A61000 혼합 및 분배용기구 Dispenser and Mixing instrument
A62000 의료용 충전기 Filling instruments for medical use
A63000 의료용 누르개 Depressors for medical use
A64000 측정 및 유도용 기구 Measuring and introducing instrument
A65000 의료용 세정기 Douche instruments for medical use
A66000 채혈 또는 수혈 및 생체 검사용 기구 Blood donor or transfusion and biopsy set
A67000 정형 및 기능 회복용 기구 Medical device for orthopedics and restoration
A68000 치과용 진료 장치 및 의자 Dental unit and chair
A69000 치과용 엔진 Dental engine
A70000 치과용 브로치 Broaches for dental use
A71000 치과용 탐침 Explorers for dental use
A72000 치과용 방습기 Moisture-excluding instruments for dental use
A73000 인상 채득 또는 교합용 기구 Impression taking and articulating instruments
A74000 치과용 중합기 Vulcanizers and curing units for dental use
A76000 시력 보정용 안경 Sight corrective spectacles
A77000 눈 적용 렌즈 Ophthalmic lens
A78000 보청기 Hearing aid
A79000 의약품 주입기 Infusion instruments
A80000 헤르니아 치료용 기구 Hernia supporters
A81000 의료용 흡입기 Inhalators for medical use
A82000 의료용 진동기 Vibrators
A83000 개인용 전기 자극기 Electric stimulator for medical use by personal
A84000 침 또는 구용 기구 Acupuncture and moxibustion apparatus

A85000 의료용 자기 발생기 Magnetic induction apparatus for medical use
A86000 의료용 물질 생성기 Medicinal substance-producing equipment
A87000 의료용 필름 판독 장치 Film viewing devices for medical use
A88000 이비인후과용 진료 장치 및 의자 Treatment table for Ear, Nose and Throat
A89000 안과용 진료 장치 및 의자 Ophthalmic instrument table and chair
A90000 유헬스케어 의료기기 U-healthcare medical device
A91000 의료용 세포 및 조직 처리 기구 Cell and tissue processing apparatus for medical use

(B) 의료용품 Medical supplies

B01000 방사선 용품 Radiographic supplies
B02000 봉합사 및 결찰사 Suture and ligature
B03000 정형 용품 Orthopedic materials
B04000 인체조직 또는 기능 대치품 Human tissue and organ substitute
B05000 부목 Splints
B06000 시력표 및 색각 검사표 Test chart for visualacuity and color blindness
B07000 외과 용품 Surgical supplies
B08000 콘돔 Condom
B09000 피임 용구 Contraceptive device

(C) 치과 재료 Dental Materials

C01000 치과 가공용 합금
C02000 치과 주조용 합금
C03000 메탈 세라믹 합금
C04000 납착용 합금
C05000 가공용 합금
C06000 직접 수복 재료
C07000 심미 치관 재료
C08000 의치 재료
C09000 의치상 재료
C10000 근관 치료재
C11000 치과 접착용 시멘트
C12000 치과용 접착제
C13000 치과용 인상 재료
C14000 치과용 왁스
C16000 예방 치과 재료
C17000 치과 교정 재료
C18000 악안면 성형용 재료
C19000 악골 치아 고정장치
C20000 치과용 임플란트 시스템
C21000 치과 임플란트 시술기구
C22000 치과용 골 이식재
C23000 치주조직재생유도재
C24000 치과용 진단제

C25000 보철물 분리 재료
C26000 기타 보철 재료
C27000 기타 보존 재료

(E) 소프트웨어 Software as a Medical Device

E01000 심혈관 진료용 소프트웨어 Software for cardiovascular
E02000 치의학 진료용 소프트웨어 Software for dental
E03000 이비인후과학 진료용 소프트웨어 Software for otolaryngology
E04000 위장병학 및 비뇨의학 진료용 소프트웨어 Software for gastroenterology and urology
E05000 병원진료용 소프트웨어 Software for general hospital
E06000 신경과학 진료용 소프트웨어 Software for neurology
E07000 산부인과학 진료용 소프트웨어 Software for uterology
E08000 안과학 진료용 소프트웨어 Software for ophthalmology
E09000 정형외과학 진료용 소프트웨어 Software for orthopaedics
E10000 재활의학 진료용 소프트웨어 Software for rehabilitation
E11000 방사선종양학 및 영상의학 진료용 소프트웨어 Software for radiation oncology and diagnostic radiology
E12000 피부과학 진료용 소프트웨어 Software for dematology

이 책을 구입한 독자에게는 도서출판 상학당 이메일(E-mail : shdbooks@naver.com)로 연락주시면 세부적인 〈의료기기 품목 및 품목별 등급〉 부록을 PDF 파일로 보내드릴 수 있습니다.

참고문헌

1. 국제의료관광 코디네이터, 보건의료 관광행정, 나승권, 도서출판 상학당, 2016년
2. 국제의료관광 코디네이터, 보건의료서비스 지원관리, 나승권, 도서출판 상학당, 2017년
3. 국제의료관광 코디네이터, 보건의료 관광마케팅, 나승권, 도서출판 상학당, 2017년
4. 국제의료관광 코디네이터, 관광서비스 지원관리, 나승권, 도서출판 상학당, 2020년
5. 국제의료관광 코디네이터, 의학용어 및 질환의이해, 나승권, 도서출판 상학당, 2013년
6. 국제의료관광 코디네이터, 보건의료 관광실무, 나승권, 도서출판 상학당, 2020년
7. 병원의료설비 · 의료용품 · 안과 · 치과 · 한방 의료기기 의료기기, 나승권, 도서출판 상학당, 2018년
8. 병원진료과 임상분류 및 의료기기, 나승권, 도서출판 상학당, 2020년
9. 수술 · 임상 · 검사 의료기기, 나승권, 도서출판 상학당, 2014년
10. 생리해부학 및 생체물성학, 나승권, 도서출판 상학당, 2013년
11. 의료기기 기술분석 및 의료정보, 나승권, 도서출판 상학당, 2018년
12. 영상 · 응급의료기기, 나승권, 도서출판 상학당, 2015년
13. 의료기기 개론, 나승권, 도서출판 상학당 2021년
14. 의료관광 마케팅및 시장분석, 나승권, 도서출판 상학당, 2023년
15. 의료 리스크 관리 및 의료 · 관광법규, 나승권, 도서출판 상학당, 2023년
16. 의료 커뮤니케이션과 고객관리, 나승권, 도서출판 상학당, 2023년
17. 의학용어 및 질환의 이해, 나승권, 도서출판 상학당, 2013년
18. 재활 · 피부의료기기, 나승권, 도서출판 상학당, 2014년
19. 진찰 · 진단의료기기, 나승권, 도서출판 상학당, 2014년
20. 치료의료기기, 나승권, 도서출판 상학당, 2014년
21. 현대 기초의학 및 의공학, 나승권, 도서출판 상학당, 2009년
22. 현대 의용전자공학, 나승권, 도서출판 상학당, 2009년
23. 현대 의료기기, 나승권, 도서출판 상학당, 2009년
24. 현대 의용기계공학, 나승권, 도서출판 상학당, 2009년
25. 현대 의료안전 · 법규및정보, 나승권, 도서출판 상학당, 2009년
26. 현대 의공실무, 나승권, 도서출판 상학당, 2014년

저자약력

■ 나 승 권

- 한국폴리텍대학교 원주캠퍼스 의료공학과 교수(현)
- 서울청량초교, 경희중, 한양공업고등학교 졸업
- 한국폴리텍대학 동부산캠퍼스 전기, 전자과 2년 수료, 인천캠퍼스 전기과기능장 과정 졸업
- 세명대학교 대학원 전기전자학과 졸업(의공학 및 전력전자응용전공, 공학박사)
- 삼육부산병원 의공기사, 한국수자원공사 전기기사근무
- 의공기사, 의공산업기사, 병원코디네이터(Hospital Coordinator)사, 의료정보관리사
- ISO13485:2016심사원, ISO9001:2015국제심사원, 의료기기상품기획사
- 전기·전자기술지도사, 전기기기기능장, 전기공사기능장, 산업안전기사
- 한국전력기술인특급기술자, 한국전력기술인특급감리사, 전기공사특급기술자
- 한국전력기술인설계사면허, 전자산업기사 외 20개의 자격증과 면허취득
- 한국산업인력공단 의공(산업)기사, 의료전자기능사 이론, 실기(출제, 검토, 채점)위원(현)
- 강원특별자치도 교육청 인정도서심의회 심의위원장(현)
- 강원특별자치도 인적자원개발위원회 자문위원 및 평가위원(현)
- 식품의약품안전처 의료기기자문위원 및 평가위원(현)
- (재)원주의료기기테크노밸리, (사)강원의료기기산업협회 의료기기 자문위원 및 평가위원(현)
- 한국산업단지공단 원주단지혁신클러스터추진단 기술과제 평가위원(현)
- 국가직무능력표준(NCS)훈련과정편성 주강사, 직업능력심사평가원 개발훈련사업심사, 평가의원(현)
- 강원특별자치도 경제진흥원 강원지식재산 전문위원 및 평가위원(현)
- 강원테크노파크 기술개발사업선정(의료기기) 및 입주위원회 평가위원(현)
- 한국방송통신전파진흥원 강원본부 ICT산학동반성장협의회 자문위원(현)
- 강원일보, 원주투데이, 메디저널, 매월 의료기기기술 및 포럼 기고 (현)
- ㈜메디아나, ㈜씨유메디칼시스템, ㈜리스템, ㈜태연메디칼, ㈜미라클헬스케어, ㈜네오닥터 ㈜조양디엠, ㈜메디코넷, 엔트리인증원, 의료기술 자문위원(현)
- 대한의용생체공학회, 한국모바일학회 총무부회장, 한국통신학회 학술이사, 대한의공협회, 한국항행학회 회원

의료기기 안전 및 법과 제도

2024년 7월 15일 1판 1쇄 발행

저 자 나 승 권
발행인 남 승 우

발행처 도서출판 상尙 학學 당堂
서울특별시 동작구 사당로9가길 6
TEL : 02) 595-1692~4
FAX : 02) 595-1394
E-mail : shdbooks@naver.com
신고 : 2-155호 (1968. 11. 29)

정가 35,000원

ISBN 978-89-6587-259-7 93510

〈디자인〉 편집 엄해숙 / 표지 토틀컴